Die Philosophie des Rohen

Jens W. Hafner. Während einer chronischen Erkrankung probierte der Autor die ungewöhnliche Instincto-Rohkost aus. Mit erstaunlichen Folgen. Für eigentlich alles. Nichts blieb mehr wie es war, Leben und Denken änderten sich in nie geahnter Weise. Doch es zeigte sich, dass der Wunder-Diät eine schwere Bürde innewohnte, die zu tragen unmöglich erschien.
Dieses Buch berichtet von den Wundern und Schwierigkeiten dieser rohesten aller rohen Ernährungsformen, von ihren himmlischen Höhen und höllischen Tiefen, von ihren Chancen und Gefahren. Gleichzeitig entstand ein tiefschürfendes Buch über das, was Gesundheit eigentlich ist, über die heimliche Natur-Welt hinter unserer gemütlichen Wohn-Welt und über das Leben und Sterben in diesen beiden Welten.

Der Autor lebt heute in der Schweiz am Zürichsee und ist 46 Jahre alt.

Jens Hafner

DIE PHILOSOPHIE DES ROHEN

Ein neues Weltbild unserer Gesundheit

Engelsdorfer Verlag
Leipzig
2012

Bibliografische Information durch die Deutsche Nationalbibliothek: Die Deutsche Nationalbibliothek verzeichnet diese Publikation in der Deutschen Nationalbibliografie; detaillierte bibliografische Daten sind im Internet über http://www.dnb.de abrufbar.

ISBN 978-3-86268-645-2

Hergestellt in Leipzig, Germany (EU)
www.engelsdorfer-verlag.de

19,90 Euro (D)

»Dieser Honig ist auf Grund seiner Naturbelassenheit für Säuglinge unter 12 Monaten nicht geeignet«

- Deckeletikett eines Bio-Honigs aus dem Schwarzwald -

»Nichts was gegen die Natur ist, hat auf Dauer Bestand«

- Charles Darwin -

INHALTSVERZEICHNIS

BEVOR SIE LOSLESEN 11
VORWORT 13
EINFÜHRUNG 15

Erster Teil

Rohes Fleisch und Wilde Früchte

Von den großen Folgen einer kleinen Diät

1. KAPITEL: BEGEGNUNGEN 21
1. Lahmgelegt *21*
2. Das Buch eines Freundes *25*
3. Das Rohkost-Experiment *30*
4. Schneewittchens Mango *46*
5. Die gefrässige Katze *52*
6. Das Seminar in München *62*
7. Am Scheideweg *75*
2. KAPITEL: REISE INS UNBEKANNTE 85
1. Aufbruch *85*
2. Das Schloss *88*
3. Sohn einer neuen Welt *99*
4. Der Kult der Reinheit *103*
5. Die Macht der Gerüche *111*
6. Entgiftung – Der Beweis *114*
7. Brot – Ein Durchbruchstraum *119*
8. Der Ruf der Durian *127*
9. Heimkehr *138*

3. Kapitel: Alltag mit dem Ungewöhnlichen 141
1. In der Schweiz *141*
2. Urzeit goes Neuzeit – Instincto in einem Schweizer Wohnblock . *145*
3. Wie man tödliche Muscheln essen kann *157*
4. Gespaltenes Herz *169*
5. Die Macht eines toten Fisches *178*
6. Die Stufen der Autonomie *184*
7. Anpassungen *190*
4. Kapitel: Neue Wege 199
1. Der Abgrund *199*
2. Auf der Brücke *207*
EPILOG 223

Zweiter Teil

Das Rohe und das Gekochte

Zwei Weltbilder im Vergleich

1. Kapitel: Instinkt und Umwelt 227
1. Vom Riechen der Welt – Gerüche und ihre Botschaften *227*
2. Im Gefüge der Instinkte *231*
3. Der Umweltinstinkt *238*
4. Prägungen – Wie die Natur sich Grenzen setzt *243*
2. Kapitel: Die unbekannte Vergiftung 251
1. Der verwunschene Garten *251*
2. Die magische Grenze *253*
3. Die Störenfriede *259*
4. Die einzige Krankheit *264*

3. Kapitel: Die unbekannte Entgiftung 271

1. Die Entzauberung der Krankheiten *271*

2. Die Kanäle der Ausscheidung *276*

3. Werkzeuge der Ausscheidung *279*

4. Das Viele und das Eine *282*

5. Der Schrei der Allergie *286*

6. Das offene Tor – Entgiftungen bei Instincto *290*

4. Kapitel: Im Bann des Feuers 297

1. Ein Ort namens Eden *297*

2. Als das Feuer in uns schlich *299*

3. Das heilige Brot *306*

4. Die Aura der Gekochten Welt *310*

5. Die Sprache des Inneren – Körperträume *315*

6. Die Macht der Psyche –

Von den Kräften, die uns im Elend halten *324*

5. Kapitel: Die Philosophie des Rohen 331

1. Das Normale und das Richtige *331*

2. Das Gute und das Schlechte *336*

3. Heimat und Fremde *346*

4. Himmel und Hölle *354*

5. Nacktheit und Verhüllung *359*

Dritter Teil

Die Instincto-Diät - Autonom Essen und Trinken

Praktische Tipps für ein gesünderes Leben

1. KAPITEL: VORBEREITUNGEN 367

1. Motivationen – Für wen eignet sich Instincto? *367*

2. Der Alltag als Übung *374*

3. Güteklassen der Instincto-Diät *378*

4. Planungen *384*

2. KAPITEL: DURCHFÜHRUNG 387

1. Die Rohkost-Küche: Tipps und Tricks für die Einrichtung *387*

2. Zusammenstellen der Nahrungsmittelpalette *391*

3. Der erste Tag Instincto-Diät *406*

4. Die Folgetage *421*

5. Der Weg zurück: Wie man mit Instincto aufhört *424*

6. Instincto für immer *428*

ANHANG **437**

I. ZUSAMMENFASSUNG 437

II. GESUND SEIN – ABER WIE? 441

Von der Schwierigkeit der Ursachenfindung bei Gesundheitsproblemen *441*

III. LIEBE, SEX UND ANDERE NEUROSEN 445

Eine persönliche Betrachtung der Missbrauchsgeschichte auf dem Chateau de Montrâme *445*

IV. DER HERR DES FEUERS – EINE LEGENDE 451

LITERATUR- UND ADRESSLISTE **455**

STICHWORTVERZEICHNIS **465**

Bevor Sie loslesen ....

... eine Empfehlung: Legen Sie dieses Buch am besten wieder weg. Unbedingt. Stellen Sie es von mir aus in ihr Bücherregal, aber dorthin, wo es niemand auf den ersten Blick sieht. Vielleicht unten links neben den nie gelesen Roman von »Wer-war das-noch-gleich?, den Sie, genau wie dieses Buch, einmal kauften, um irgend etwas Neues zu erfahren. Über das Leben und so.

Dann wären das schon zwei zum Glück nicht gelesene Bücher für Sie.

Sie können dieses Buch auch verbrennen. Mit seinen vielen Seiten brennt es bestimmt lange und hell. Eine Feuerbestattung wäre sogar eine derart ironische Endlösung, Sie würden lachen, wenn Sie wüssten, wie ich das meine. Aber um das zu verstehen, müssten Sie dieses Buch gelesen haben. Was Sie aber nicht tun werden. Nicht, wenn Ihnen Ihr Leben lieb ist. Ja, ja schmunzeln sie nur, ich weiss auch, das genau solche Einleitungen wie diese hier, Neugier gerade zu anstacheln. Aber ich meine es total ernst: Dieses Buch ist gefährlich! Absolut. Mehr noch wie eine Datenbank voller Steuerhinterzieher oder das geheime Buch der amerikanischen NSA.

Dieses Buch ist gefährlich, weil ...

Vielleicht sollten Sie auch das nicht wissen. Wissen zerstört den Zauber. Wissen untergräbt den Glauben. Wissen macht die Welt in Ihrem Herzen ärmer.

Das reicht Ihnen nicht als Begründung?

Dann nur soviel: In diesem Buch geht es um Dinge, die unser ureigenstes Weltgefühl in seinem Kern sprengen könnten. Einfach so. Zack – und alles ist anders! Sie wissen ES nun und schon können Sie nicht mehr so tun, als wüssten Sie von nichts. Geht nicht mehr. Diese Unschuld ist dann weg für immer.

Wenn Ihnen also ihr bisheriges Leben zumindest in seinem Kern lieb und teuer ist, Sie weiter gemütlich einkaufen, fernsehen, mit Freunden telefonieren und über die lahme Politik und das gemeine Bankenwesen lamentieren wollen, dann, wie gesagt, lesen Sie auf keinen Fall dieses Buch.

Sonst laufen Sie Gefahr, irgendwann weinend in einem Restaurant zu stehen, mit einer Mango in der Hand, inständig flehend, es solle doch bitte alles wieder so sein wie vorher.

Aber dann ist es zu spät.

Weil: Zack!

Mehr warnen kann ich nicht, sonst wird dieses Buch zu dick und damit noch teurer als es jetzt schon ist.

Warum ich es geschrieben habe, wenn es doch keiner lesen soll?

Das steht leider erst in der »Einführung«, einige Seiten weiter. Aber soweit lesen sie ja nicht. Hoffentlich.

Falls doch, falls sie nicht anders konnten als diesen Wälzer staunend zu »verschlingen« und bald tatsächlich irgendwo weinend und flehend in der Gegend rumstehen, hier zwei Internetadressen, vielleicht kann ich Ihnen noch mit einem Rat zur Seite stehen:

1. jensw.hafner@freenet.de (Emailadresse des Autors)
2. www.the-raw.de.to (ergänzende Webseite zum Buch)

Viel Glück!
(Und jetzt stellen Sie das Buch bitte wieder weg!)

Vorwort

Während der langjährigen Arbeiten an diesem Buch ereigneten sich eine Menge Dinge, die in direktem und indirektem Zusammenhang mit den hier erzählten Geschichten und ihren Hintergründen zu tun haben. Der Begründer der instinktiven Rohkosttherapie (auch *Instincto* oder *Anopsologie* genannt), Guy Claude Burger, wurde wegen Kindesmissbrauch in Frankreich verurteilt und verbüsst zur Zeit eine mehrjährige Haftstrafe. Auf seinem ehemaligen Wohnsitz, dem Chateau de Montrâme, fanden wiederholt Razzien statt; Personen, die dort lebten, sahen sich gezwungen diesen Ort zu verlassen, und der dort ansässige Rohkost-Versand *Orkos* geriet kurzzeitig sogar in den Verdacht, eine Tarnfirma für Kinderhandel zu sein (s. a. Anhang).

In Folge geriet die gesamte Instincto-Bewegung, so es denn überhaupt eine gab, in Verruf und zog sich weitgehend aus der Öffentlichkeit zurück. Einer der Söhne G.C. Burgers wurde im Dezember 2008 auf Bali verhaftet. Nach Sichtung seiner privaten Computerdateien droht ihm nun ebenfalls der Prozess wegen Kindesmissbrauch.

Die Presse bezeichnete G.C. Burger, wie schon einst in den 1980er Jahren den berühmten Gründer der Sannyas-Bewegung, Baghwan Shri Rajneesh, als »Sex-Guru«. Die Instincto-Szene wurde gar als gefährliche Sekte betitelt. Zudem ist wegen einer noch viel älteren Geschichte – G.C. Burger hatte sich wiederholt mit Medizinern heiße Wortgefechte geliefert – Instincto in Frankreich offiziell verboten worden. Niemand darf dort in irgend einer Weise behaupten, dass er sich selbst mit dieser Sonderform der Rohkost geheilt hätte oder darf behaupten, dass er weiss, wie man sich selbst heilen könnte. In Deutschland ist, parallel zu dieser Geschichte, kürzlich das *Lichtnahrungs-Konzept* (Leben ohne Essen und Trinken) von Jasmuheen verboten worden, nachdem es zu einigen Todesfällen während des 21-Tage-Umstellungsprozesses kam.

In diesem Buch geht es unter anderem auch um genau dieses äusserst heikle Thema der Selbstheilung.

Daher möchte ich an dieser Stelle ausdrücklich festhalten und warnen: Die im Folgenden erzählte Geschichte des ersten Buchteils, so wahr sie ist, ist eine *persönliche* Geschichte. Sie betrifft ausschließlich mein Leben. Die erwähnten Selbstheilungs-Erfolge bei mir und den im Buch erwähnten Personen sind *nicht* verallgemeinerbar. Man kann und darf aus ihnen keinesfalls ableiten, wie man sich selbst von einer Krankheit heilen könnte. Auch alle Ansichten und Betrachtungen zum Thema Rohkost und Selbstheilung sind persönlicher Art. Dieses Buch ist ohne irgendeine bedeutsame Verbindung oder gar Abhängigkeit von einer Institution oder einer Gruppierung geschrieben worden. Dafür verbürge ich mich.

Auch der Praxis-Teil dieses Buches darf nicht missverstanden werden als Anleitung zur Selbstheilung. Er dient ausschließlich als Anleitung zu einer besonderen Diät. Welche Konsequenzen man aus dieser Diät ziehen möchte, bleibt dem Leser selbst überlassen. Jedem steht es frei für sich zu entscheiden, ob er diese Diät als kurzfristiges Experiment, als vorübergehende Methode zur Gewichtsabnahme oder sogar als Lebenshaltung praktizieren möchte.

Noch einmal: Die Ideen in diesem Buch ersetzen keinen Arzt. Falls Sie sich dennoch für eine längerfristige Ernährungsumstellung interessieren, wenden Sie sich an einen Arzt, der Sie hinreichend gut beraten kann.

Ich empfehle dem interessierten Leser ausdrücklich, dieses Buch von vorn nach hinten zu lesen, damit die Bedeutungstiefe und auch die Schwierigkeiten dieser Heilungsthematik begriffen werden können.

Jens W. Hafner, November 2011

Einführung

Zu den Themen Gesundheit und Ernährung ist schon viel geschrieben worden. Doch was hat es gebracht? Die Menschen sind nicht gesünder geworden. Diäten wurden erfunden, vermarktet, ausprobiert und wieder abgebrochen. Zum Schluss landeten die meisten doch wieder bei ihren gewohnten Leibspeisen.

Noch nie gab es so viele Allergien und Wohlstandsleiden wie in der heutigen Zeit. Übergewicht, Depressionen, Kurzsichtigkeit, Zahnprobleme und Haarausfall – die Liste unserer schon als »normal« betrachteten Gebrechen ist nicht kürzer geworden, im Gegenteil. Obwohl wir alle intuitiv wissen, dass wir mit unserer Ernährungsweise den Zustand unserer körperlichen und seelischen Verfassung mitbestimmen, ja, sogar gravierend verändern können, zu guter Letzt entscheiden wir uns doch lieber für Altbekanntes, Altvertrautes und Heißgeliebtes.

Also: Wozu schon wieder ein Ernährungsbuch? Und dann noch über Rohkost? Dabei spricht von Rohkost kaum noch jemand. Das Thema ist »out«. Abgehakt. Eine Modeerscheinung der 1970 – 1990er Jahre. Trotz vieler positiver Dokumentationen und packender Bücher schaffte es die Rohkost nicht, sich auf dem Diätenmarkt zu etablieren, geschweige denn ein gutes Image zuzulegen. Immer noch wird sie verwechselt mit Vegetarismus (Übliche Ansicht: »Wer nicht normal isst, ist Vegetarier«), immer noch haftet ihr der Ruf an, kaum mehr als eine »einsame Möhre auf einem trostlosen Teller« zu bieten. Rohkost gleich Magerkost. Rohkost gleich Schonkost. Rohkost – nur was für Kranke, Sonderlinge und Aussenseiter.

Also: Wozu dieses Buch?

Ganz einfach: Weil wir alle in dieser Gesellschaft Kranke, Sonderlinge und Aussenseiter sind. Gegenüber unserer inneren Natur sind wir dies. Unser Körper ist eine Sache der Natur. Darin eingepackt ist unserer Denken, Empfinden und Wollen. Wir Menschen sind »Kulturseelen« in einem »Naturkörper«, welcher ganz anderen Gesetzen gehorcht als wir glauben, anderes braucht als wir gern hätten.

Die Natur ist roh. Aber der Mensch is(s)t gekocht.

In diesem Widerspruch, dieser Konfrontation, liegen praktisch alle Erklärungen zu allen wesentlichen Problemen der heutigen Zeit. Wenn man genau hinschaut. Wenn man Mut hat, die Dinge zuende zu denken.

Deshalb dieses Buch.

In diesem Buch wird hingeschaut, ans Licht gezerrt, unter die Lupe genommen und zuende gedacht. Manchmal behutsam. Manchmal schonungslos. Wirkliche Rohkost ist viel mehr, als nur eine besondere Diät oder ein Thema für Aussenseiter und Kranke. Es ist eine Chance, in sich jene Natur wieder zu finden, die uns allen verloren gegangen ist, die nie wirklich verschwunden war – das kann sie nicht –, die aber von uns konsequent verleugnet, missachtet, verdrängt und getreten wird. Unbewusst. Tag für Tag.

In diesem Buch wird sie zum ersten Mal seit Jahren wieder liebevoll ins Licht gestellt. Rohkost ist eine Chance zum Leben. Zu einem besseren Leben. Nicht einem leichteren. Jedenfalls nicht auf den ersten Blick. Manchmal auch nicht auf den zweiten. Und in manchen Stunden sogar überhaupt nicht. Dennoch bietet die »Rohe Welt« uns allen die Möglichkeit, wesentliche Dinge im Alltag zu verändern. Gesünder zu werden. Bewusster. Autonomer. Nicht jeder will das. Die wenigsten verzichten gern auf ihren heimischen Herd, ebenso wenig wie auf Restaurant- und Arztbesuche. Bewusster leben kann sehr weh tun. Da wird was weg genommen. Da werden Dinge in Frage gestellt. Da geht es wortwörtlich ans «Eingemachte«.

Dieses Buch ist ein zärtliches und ein schonungsloses Buch. Alle Vor- und Nachteile der Rohkost werden aufgezeigt. Ebenso Fluch und Segen der Kochkost. Dieses Buch ist ein Krimi auf einer »Brücke zwischen den Welten«, denn beide System scheinen, wenn man genauer hinschaut, so unvereinbar wie Leben und Tod. Und gehören doch zusammen. Wie Leben und Tod.

Dieses Buch ist Erfahrungsbericht, Philosophiebuch und grundlegender Gesundheitsratgeber in einem. Es besteht es aus drei Teilen, die aber erst in der Summe, erst wenn man sie alle gelesen hat, zeigen, was Rohkost *wirklich* ist und was Gesundheit *wirklich* bedeutet.

Als tragendes Beispiel dient in diesem Buch die berühmt-berüchtigte Instincto-Therapie, auch kurz »Instincto« genannt.

Berühmt deshalb, weil das Standardwerk des Begründers G.C. Burger in den 1980er Jahren ein Bestseller wurde und viele Leute in seinen Bann zog. Da war von Heilung durch instinktives Essen die Rede; kranke Menschen pilgerten ins Kurzentrum auf einem Schloss nahe Paris, um sich mit rohem Fleisch, Fisch, Algen und seltenen Tropenfrüchten von ihren Leiden zu erlösen. Menschen mit schwersten Krankheiten, von den Ärzten aufgegeben, oder derart von Mitteln und Wegen der Medizin enttäuscht, dass sie sich entschlossen, ihr Schicksal in die eigene Hand zu nehmen, schnupperten wie die Tiere an rohen Lebensmitteln, spürten ihren Instinkten nach und heilten sich offenbar in kürzester Zeit von so aussichtslos erscheinenden Krankheiten wie Krebs, multiple Sklerose und Aids.

Der Begründer, ein Physiker und Cellist, wurde wegen dieser Heilungsgeschichten in Frankreich verurteilt. Redeverbot. Ausübungsverbot. Wer kein Arzt ist, darf in Frankreich über Heilmöglichkeiten nichts kundtun. Aus Instincto wurde kurzfristig eine »alternative Szene«. Etwas für Grenzgänger. Für Aussteiger. Und Kranke.

Wieder mal.

Zu allem Übel dann erste Pressemitteilungen, die vor einer »Rohkost-Sekte« warnten. Es folgten Anzeigen wegen Kindesmissbrauch, es kam zu Razzien auf dem Schloss, Verfolgungen, Verhaftungen, Verurteilungen. Instincto, die große Chance auf Paradies und Erlösung, erlitt grausam Schiffbruch und verschwand in der Versenkung. Der Ruf war dahin. Das Zentrum wurde geschlossen. Die Anhänger zerstreuten sich. Die Idee einer »Rohkost nach den Gesetzen der Natur« wurde nunmehr geächtet und verdammt: Die Idee eines Irren und Sexsüchtigen. Gefährlich. Falsch. Abartig.

In diesem Buch geht es auch um Instincto.

Aus einem einfachen Grund: Eine gute Idee ist immer eine gute Idee. Auch wenn der »Erfinder« schwere Schuld auf sich geladen hat und gesellschaftlich geächtet ist.

Das Modell der instinktiven Rohkost ist einzigartig in der Geschichte der Ernährungswissenschaften. Einzigartig, weil es die konsequenteste aller Rohkostformen ist – roher geht nicht. Einzigartig, weil Instincto als einziges Modell von einem Wissenschaftler nach wissenschaftlichen Methoden erforscht, durchdacht und über

Jahre hinweg in schonungsloser Konsequenz umgesetzt wurde. Instincto ist der «Weg der Natur«. Das völlige Gegenteil der Kochkost. So atemberaubend gegenteilig, dass man es erst wirklich begreift, wenn man es selbst ausprobiert hat.

Dieses Buch zeigt, wie weit man mit Rohkost kommen kann. Wie faszinierend und zugleich schwierig es ist, sich auf seine »innere Natur« einzulassen, auf den »Ruf der Wildnis« in sich zu hören.

Dieses Buch zeigt, wie unerkannt stark wir Menschen von unserer Kochkost geprägt, durchdrungen, beeinflusst, geplagt und geleitet werden. Kochkost ist das Ernährungssystem auf der Welt mit dem größten Erfolg. Alle Menschen kochen. In jedem Land. In jeder Stadt. In jedem Dorf. Rohkost hingegen ist – wie gesagt – klein, unbedeutend, erfolglos und nur was für Kranke und Freaks. Gleichzeitig aber ist Rohkost das System auf der Welt mit der größten Anhängerschaft: mehrere Billionen Tiere, vom Elefanten bis zur Ameise, ernähren sich roh und instinktiv.

Mensch und Tier. Roh und Gekocht. Zwei Welten. Unvereinbar?

In diesem Buch finden das Rohe und das Gekochte ihren Platz. So sind sie. So wirken sie.

Der erste Buchteil ist ein spannender Ernährungskrimi. Ein Erfahrungsbericht. Eine schwindelerregende Schicksalsgeschichte. Von einem, der mit Rohkost noch nie was am »Hut hatte« und dennoch, zusammen mit seiner Freundin, tiefer in die Sache reinrutschte, als er es jemals für möglich gehalten hätte, so tief, dass er und sie, beide, sich in einer Weise veränderten, die jede Rückkehr unmöglich zu machen schien. In dieser Geschichte wird schon eine Menge erklärt. Rohkost kontra Kochkost in einer Weise, wie sie begreifbarer wohl kaum dargestellt werden kann.

Der zweite Buchteil beantwortet alle Fragen, die im ersten Buchteil aufgeworfen wurden, eingehender, hintergründiger. Die Rohe und die Gekochte Welt werden detailliert verglichen. Warum kochen wir Menschen eigentlich? Warum werden wir krank? Warum fällt es so schwer, gesund zu essen? Was passiert, wenn man von Geburt an roh ernährt wird? Gibt es wirklich Ablagerungen im Körper? Und gibt es tatsächlich daraus resultierende Entgiftungsprozesse? Schadet kochen der Welt?

Der dritte Buchteil schließlich ist praxisbetont. Wie kann man die Vorteile der Rohkost für sich nutzen? Wie kann man seinen Ernährungsinstinkt konstruktiv zur Anwendung bringen? Wie sieht eine Diät aus, die wirklich etwas verändert? Was wäre für mich persönlich das Beste? Der dritte Teil zeigt, wie eine Instincto-Diät *wirklich* aussieht, was sie bringt, was man beachten muss, wie man wieder aufhört. Oder auch nicht. Dieser dritte Buchteil ist hilfreich für alle, die spüren, dass eine Veränderung ihnen gut tun würde, die aber nicht genau wissen, was sie sich zumuten wollen. Instinktiv essen ist eine Methode, die auch im Gekochten funktioniert. Der dritte Buchteil zeigt, was uns die rohste aller Rohkosten für unser Überleben in der Welt lehrt.

Dieses Buch wendet sich ebenso an den interessierten Laien wie an den »eingefleischten« Wissenschaftler. Es ist zugleich Sachbuch, Abenteuerstory und philosophisches Essay. Alle erzählten Geschichten, sämtliche beschriebenen Phänomene, alle kleinen und großen Wunder sind wahr. Es ist genau so passiert. Dafür verbürge ich mich. Einige der hier vorgestellten Hypothesen im zweiten Teil des Buchs sind Entwürfe und Betrachtungen aus der «Rohen Welt«. Sie sind für jemanden, der keinerlei Rohkosterfahrungen hat, schwer zu verstehen. Der ein oder andere Leser wird daher den Kopf schütteln, ob der Theorie der »Einhüllungen«, »Störfelder«, »Gekochten Aura« und anderer Besonderheiten. Dieses Buch lädt ein zum Querdenken, Nachdenken, Tiefdenken und Zuende-Denken. Dieses Buch tritt nicht in Konkurrenz zur Medizin. Es erhebt keinerlei Heilungsansprüche (s. Vorwort).

Auch wenn es hier um Ernährung, Diäten, Früchte, Spaghetti, Krankheit und Heilung, Leben und Tod geht: Dieses Buch ist ein Buch für alle, die gerne spannende und innovative Bücher lesen. Bücher, die sich trauen, ausgetretene Wege zu verlassen, sie aber gleichzeitig nicht aus den Augen verlieren. Ich hoffe, es ist mir gelungen die Rohkost in einer neuen Weise ans Licht zu holen. Dunkelheit tut dem Leben nicht gut. Und Rohkost *ist* Leben.

Das sollte einfach nicht vergessen gehen.

Erster Teil

Rohes Fleisch und wilde Früchte

Von den großen Folgen einer kleinen Diät

1. Kapitel: Begegnungen

»Der Fisch entdeckt das Wasser als letzter«
- Albert Einstein -

1. Lahmgelegt

Mit achtundzwanzig Jahren war plötzlich Schluss. Etwas in mir entgleiste. Was genau mit mir los war, wusste ich nicht. Es fühlte sich einfach unheimlich an. Zerstörerisch. Endgültig. Ohne es zu ahnen, stand ich am Beginn einer Reise, wie sie seltsamer nicht sein konnte, am Beginn einer Veränderung, die alles Vertraute in einen dunklen Strudel reissen würde, um es am Ende in einem völligen Neuland auszuspeien. Ohne Chance auf eine Rückkehr.

Dabei fing alles so harmlos an. Damals, vor 16 Jahren ...

Nach dem Schlittschuhlaufen in Landshut, an einem Donnerstagnachmittag im Februar 1992, in sperrigen Leihschuhen, die meine Füsse gleichsam in einen Harnisch pressten und den Spaß auf dem Eis zu einer orthopädischen Tortur werden ließ, zeigten sich nach Abnehmen der Schuhe zwei größere Quetschwunden, genau dort, wo die Schnürung gegen den Rist drückte.

Nichts besonderes eigentlich.

Doch die harmlosen Wunden verwandelten sich in den folgenden Tagen zu wuchernden Geschwüren. Knallrote nässende Wunden, gefüllt mit Eiter und Blut. Fassungslos schaute ich zu, wie die Oberseiten meiner Füsse regelrecht zu verfaulen schienen.

Ich hoffte jeden Morgen auf eine deutliche Besserung, und das einzige, was mir als Behandlung einfiel war, sie regelmässig mit ein wenig Desinfektionsmittel abzutupfen, trocken zu föhnen und mit einem neuen Pflaster zu versehen. Einem noch größeren Pflaster. Bald schon jedoch schien jedes Pflaster zu klein für diese bösartigen »Augen« auf meinem Rist.

Ratlos und besorgt fuhr mich Yashila schließlich zur Ambulanz ins Spital Leutkirch. Die Ärzte waren überaus erstaunt. Vor allem, als ich ihnen den Werdegang dieser Verletzung erzählte. Besonders die Wunde am rechten Fuss hatte schlimme Ausmaße angenommen, tief hatte sie sich ins Fleisch hineingefressen.

Hineingefault, dachte ich im Stillen.

Der behandelnde Arzt tupfte das Wundloch sorgfältig mit Jodlösung ab, schmierte gelbliche Salbe drauf, wickelte einen Verband um den Fuss und verwies mich ins Nebenzimmer zu einer Assistentin. Diese packte zu meinem Entsetzen schienbeinabwärts alles in Gips und drückte mir anschließend mit professioneller Unbeteiligtheit zwei Krücken in die Hand. Verlegen versuchte ich mich noch in kleinen Scherzen. Sinnlos. Dann humpelte ich auf den Gang hinaus.

Ich verstand die Welt nicht mehr: Krücken! Wegen einer Wunde am Fuss! Das konnte einfach nicht real sein.

Yashila, die draußen auf dem Gang inmitten anderer Verletzter gewartet hatte, schaute mit großen Augen zu, wie ich ihr mit einem wohl wenig überzeugenden Grinsen im Gesicht entgegen wankte: Krücken vor, Beine nach, Krücken vor, Beine nach. Der Held hatte seinen gefährlichen Einsatz auf dem Eisfeld überlebt, der große Krieger kehrt nun heim. Ich hatte das Gefühl, in einem seltsamen Traum hängen geblieben zu sein. Ich, der große Sportler, der unverbesserliche Schlaukopf in Sachen Gesundheit, den alle fürchteten, weil er bei diesem Thema jeden gnadenlos in Grund und Boden reden konnte, ich war schachmatt gesetzt. Wegen eigentlich nichts.

Was war mit mir los? Was hatte ich übersehen?

Seit einigen Jahren lebte ich nun schon in Seibranz, einem kuscheligen Dorf im Allgäu, gelegen oberhalb von Bad Wurzach auf einem weit gespannten Hügelzug voller einsamer Wege und stiller Wälder. Ich hatte soeben meinen Job im ortsansässigen Sanitärbetrieb verloren, weil dieser sich wegen einer Vielzahl selbst verursachter Probleme in den Konkurs getrieben hatte. Nun arbeitete ich für meinen Vermieter im Innenausbau seines Wohnhauses, dem ehemaligen Gasthof *Rössle*, einem Trumm von Gebäude am oberen Dorfrand, das eine lange und spannende Geschichte als Therapiezentrum hinter sich hatte und nun komplett zu Eigentumswohnungen umgebaut werden sollte.

Meine Schweizer Freundin Yashila, die ich vor zwei Jahren bei einem Therapie-Seminar in Würzburg kennen gelernt hatte, lebte seiner einiger Zeit bei mir. Die Woche über sauste sie mit ihrem schwarzen VW Golf-Cabrio in die grenznahe Gemeinde Thal, wo sie als Grundschullehrerin arbeitete. An warmen Sommerabenden kehrte sie gern mit geöffnetem Verdeck und wummernder Hip-Hop-Musik heim, parkte schwungvoll im Hof und stürmte, ausgehungert von der langen Fahrt, die alte Holztreppe nach oben.

Wir führten ein sportives und unkompliziertes Leben. Dazu passend wohnten wir in einem ehemaligen Speicherturm, der im Hof des Gasthofes stand und vollständig mit Holz ausgekleidet war. Ein deckenhohes Panoramafenster sorgte für viel Licht. An stürmischen Wintertagen pfiff der Wind gehörig um die vier dünnen Aussenwände und kühlte unser Ein-Zimmer-Nest fast schneller aus, als wir es mit unseren Elektroöfen aufheizen konnten. Während eines besonders kalten Jahreswechsels, mit Temperaturen um Minus Zwanzig Grad, nicht enden wollenden Schneemassen und einer horrenden Stromrechnung, tauften wir Seibranz kurzerhand in *Seibirien* um. Dennoch liebten wir unser kleines extravagantes Haus auf dem Land, wo wir ungestört Musik hören, singen und tanzen konnten und in den Nächten die Wohltat völliger Stille genossen.

Jeden Morgen vor der Arbeit saßen wir mit dampfenden Kaffee-Tassen nebeneinander im Bett, philosophierten über Gott und die Welt, planten nächste Ausflüge und notschlachteten dabei Schweizer Kekspackungen.

Eine wunderbare Zeit.

Eigentlich ging es mir richtig gut.

Warum also begann mein Körper derart zu spinnen?

Irgendetwas in meinem Leben stimmte nicht. Etwas Wesentliches. Ich fühlte das. Unterschwellig. Mir war, als würde ich in Zeitlupe innerlich verbrennen.

Die Tage in Gips, dieses eingeschränkte Leben mit Leihkrücken und Herumhumpeln in einem Areal von 5 x 6 Metern, begann mich zunehmend depressiv zu machen. Von meinem Körper derart ausgebremst zu werden, war mir neu. Das kannte ich nicht. Nicht so. Nicht mit Gipsbein.

Aus Frust hielt ich mich schadlos an den Gebäckpackungen. Vor allem diese fettigen, schottischen Butterkekse hatten mir es angetan. Als wäre dies nicht schon genug, packten mich Anwandlungen von Kindheitswehmut, und ich bemutterte mich selbst mit erschreckenden Mengen heißem Vanillepudding und verbrachte endlose Stunden im Bett zusammen mit Büchern und düsteren Gedanken.

Tag für Tag rutschte ich tiefer ins Elend.

Plötzlich wurde mir nach dem Kaffee am Morgen schwarz vor Augen. In meinen Ohren summte ein Bienenschwarm, und mein Magen rebellierte mit Geräuschen und Krämpfen, als hätte ich in ihm ein wildes Tier geweckt. Entsetzt blieb ich im Bett liegen. Ich fühlte mich mit einem Mal todkrank. Aus Angst vor einer eventuellen Mangelerscheinung wegen all dem Zuckerzeug, welches ich mir zum Trost zugemutet hatte, trank ich gläserweise Vitaminsaft. Meine ohnehin schon düsteren Gedanken wurden nun abgrundtief schwarz. Ich hatte das Gefühl, mir völlig zu entgleiten, nie mehr in eine gesunde Verfassung zurückfinden zu können

Und die Wunde am gipsfreien linken Fuss sah von Tag zu Tag noch schlimmer und noch bösartiger aus.

In diesen Wochen des Abstürzens fühlte ich mich wie im Vorhof zu einer Hölle, die man schon zu Lebzeiten erreicht und die einen nicht mehr frei lässt, bis sich das letzte Tor vor einem aufgetan hat.

2. Das Buch eines Freundes

Seit meiner Bundeswehrzeit experimentierte ich gern mit Ernährungskonzepten. Verschlang Fachbücher und probierte die seltsamsten Diäten aus. Einmal lebte ich wochenlang nur von Butter, Sahne, Thunfisch und Eiern, ganz nach den Regeln der berühmt-berüchtigten *Atkins-Diät.* Und mit meiner damaligen Lebensgefährtin Anastassia praktizierte ich während unserer Studienzeit in Bielefeld über Monate hinweg Vollwertkost, bis ich genug hatte von meinem dauergeblähten Bauch und dem ewigen Hungergefühl.

Müsli, Tofu und Buchweizenbratlinge waren einfach nichts für mich. Schon beim Betreten des Bioladens in der Bielefelder Altstadt hätte ich nur schreien können angesichts der rotwangigen Verkäuferinnen in ihren pastellfarbenen Gewändern und dem heiligen Ambiente, das einem das Gefühl gab, Engel würden hier die Lagerbestände verwalten und auch noch über die billigste Packung Gerstenkörner einen Schutzbann im Namen Demeters aussprechen.

Die ganze neumodische Körnerkost-Szene konnte mir getrost gestohlen bleiben. Ich brauchte Nahrung mit »Saft und Kraft«, Food der wirklich satt machte und den Körper leistungsfähig hielt. So nahm ich mir Ernährungsstil und Lebensweise der Bodybuilder zum Vorbild, trainierte stundenlang mit schweren Hanteln im Kellerstudio der Sportfakultät und schüttete mir anschließend hochgradig eiweisshaltige Aufbau-Drinks rein.

Um Geld zu sparen, entwickelte ich in Eigenregie »Power-Drinks«, ganz nach dem wissenschaftlichen Konzept einer anzustrebenden, möglichst hohen Proteinwertigkeit. Das Resultat war eine obskure Mischung aus Milch, Magerquark, Sojapulver, Mandelmehl und rohem Eigelb, ein wahres Nonplusultra flüssiger Kraft.

Es roch und schmeckte grässlich.

Aber ich hätte einen größeren Geldbetrag darauf verwettet, dass es das weltbeste Mastmittel war, um an sich selbst schnellstmöglich den Body eines Arnold Schwarzenegger nachzubauen.

Und tatsächlich: Es funktionierte! Schon bald verließ ich meine schwachbrüstige Sechsundsechziger-Marke und schwoll in wenigen Jahren hinüber zu stolzen fünfundachtzig Kilogramm Kampfgewicht. Wo andere in ihren Schubladen Fotos und Kerzen verwahren, stapelten sich bei mir Vitamin- und Mineralstoffpräparate. Es gab nur wenig, was ich nicht hatte.

Ich war jung. Ich war fit. Und ich war mir sicher, dass ich genau wusste, wie man das auch für alle Zeiten bleiben würde.

Und nun im Bett in Seibranz, runde sechs Jahre später, saß ich da mit meinem olympischen Kampfgewicht. Muskelstrotzend. Gebildet. Ratlos. Und vom Gefühl her todkrank.

Eiter, Gips und Depressionen.

Es war einfach nur lächerlich.

Da bekam ich eines Morgens Post von Rainer. Ein Päckchen, das mein Leben verändern sollte …

Rainer, ein blonder, gutaussehender Typ, der ein Jahr lang im Haus gegenüber gewohnt hatte, dort begnadete Landschaftsaquarelle aufs Papier zauberte und täglich stundenlang im nahe gelegenen Wald verschwand, um Skizzen zu machen, Rainer schickte mir aus seinem Studienort München ein Buch. Zusammen mit einem begeisterten Brief. Er war zufällig bei einem Vortrag des Autors gewesen, und was er dort gehört hatte, überzeugte ihn völlig.

Man muss wissen, Rainer ist ein echter Naturbursche. Einer, der die stillen Wälder und das Licht der Morgendämmerung zum Freund hat, der auf der Suche ist nach den *großen Bildern* in uns und auch das Talent hat, sie auf die Leinwand zu bringen. Rainer hat keine Mühe damit, unter entbehrungsreichen Bedingungen zu leben, mit dem Schlafsack mehrere Nächte im Wald zu verbringen und in einer Männer-WG zu wohnen, was mitunter härter sein kann als ein Leben in der Wildnis.

Wie Rainer mir nun in ausufernd schwungvoller Schrift mitteilte, hatte er endlich DIE passende Ernährung für sich gefunden. Er schrieb, dass er begonnen hätte, gemäß den genialen Ideen im Buch zu essen und dass es ihm *super* ginge und er sich alles mögliche an Nahrungsmitteln draußen in den Wäldern besorgen würde.

Das war wieder typisch Rainer: Natur pur. Durch und durch.

Ich schaute mir das Taschenbuch an. Es trug den Titel »Instinktive Rohkosttherapie« und war von einem Guy-Claude Burger. Ich überflog die Rückseite des Umschlags und blätterte es anschließend wahllos durch. Das alles sagte mir gar nichts. Was ich auf den ersten Blick sah, erschien mir neu – völlig neu. Offenbar hatte ich in all meinen Lehrjahren der Ernährungsformen einen großen Bereich komplett übersehen: Rohkost! Doch dieses Buch schien noch viel weiter zu gehen als Salat und Möhrenkuchen. Es ging hier um eine Rohkost im echten Urzustand: Alles ganz und gar roh essen, so wie es draußen die Tiere tun.

Und das sollte funktionieren? Und dann noch, wie es auf dem Buchumschlag hiess, instinktiv?

Beim näheren Durchblättern fielen mir die zahlreichen wissenschaftlichen Erläuterungen auf. Nun, das gefiel mir. Mit Wissenschaft konnte man mich ködern. Und wenn Rainer drauf schwor, dann war es zumindest einen ernsthaften Leseversuch wert. Ich nahm das Buch am frühen Abend mit ins Bett, schlug das Vorwort auf und begann zu lesen …

Am nächsten Morgen sagte mir Yashila, immer wieder sei sie in der Nacht kurz wach geworden, hätte mich Nägel kauend und völlig im Buch versunken neben ihr im Halbdunkeln sitzen sehen, während ich immer wieder »Wahnsinn« und »Das kann nicht sein« und »Dann ist ja alles, was wir glauben, falsch« vor mich hinmurmelte.

Ich muss eine Menge vor mich hingemurmelt haben, denn diese Nacht war eine ganz besondere Nacht für mich.

Genau genommen, war es die letzte Nacht meines alten Lebens.

In den frühen Morgenstunden war ich mit dem Buch fertig. Ich hatte einen Druck im Kopf, als ob dort in Zeitlupe eine Atombombe explodieren würde. Alte und neue Gedanken rasten gleich Schnellzügen durch die verschlungen Bahnen meines Gehirns. Schufen neue Verbindungen. Kamen sich in die Quere. Fuhren ineinander. Schon ohne Kaffee war ich an diesem Morgen so wach wie noch nie. In meinen Adern strömte Adrenalin. Und in meinem Kopf rauschten in einem fort die Züge …

Der Autor dieses seltsamen Buches war eigentlich Physiker. Ein Wissenschaftler mit scharfem Verstand. Ein Pragmatiker und Wahrheitssucher. So ungeheuer seine Aussagen in dem in Form eines langen Interviews verfassten Buches auch waren, stets wirkte das Ganze äusserst präzise, scharf beobachtet, genau durchdacht und in sich verblüffend kohärent. Dieses Buch erschien mir, was das Thema Ernährung angeht, als *wirklich zu Ende gedacht.*

Aufgrund meines Vorwissens in Biologie und Chemie, begriff ich sofort, worum es hier ging und konnte den Stellenwert der wissenschaftlichen Fakten gut einordnen. Auch wenn in diesem Buch die bekannten Wissenschaften eher Kopf zu stehen schienen: Es war die Rede von Krankheiten als *Reinigungskrisen*, von seltenen Früchten mit nie gehörten Namen, von der Macht des Nahrungsinstinktes und von einem Virus-Modell der *freundlichen* Art. Viren als Helfer. Nicht als unheilbringende Macht von aussen, sondern als Zusatzprogramme der Natur für Heilungsaufgaben im Körper. Kaum zu glauben!

So befremdlich und unheimlich die im Buch vorgestellten Ansichten auch waren, so zwingend logisch, so verführerisch wahr erschien mir doch diese Methode einer völlig rohen Ernährung.

Ich beschloss, das zu überprüfen.

Ich beschloss, diese Diät an mir selbst auszuprobieren.

Im Anhang des Buches befand sich dazu ein Schnellprogramm. Einige Seiten mit einer praktischen Anleitung. Welche Lebensmittel man braucht. Wie man es anstellt, mit seinem Geruchssinn zu arbeiten. Laut Buch erwarteten einen phantastische Erfahrungen. Von Selbstheilung war die Rede, von völlig neuartigen Ess-Erlebnissen, von Genuss auf einer hohen sinnlichen Stufe. Und immer wieder war die Rede von *Entgiftungen.*

Nun, ich fühlte mich zwar nicht vergiftet, aber so ganz frisch fühlte ich mich nun auch wieder nicht. Die Tage im Bett, mit meinem Gips und meinen düsteren Gedanken, hatten aus mir einen trübsinnigen, dumpfen Klotz gemacht. Die Vorstellung, Licht und Luft in meinen Körper zu bringen gefiel mir. Ja, *instinktiv* fühlte ich, dass ich hier an der richtigen Adresse war.

Wenn man sich in seinem Leben in einer echten Sackgasse befindet – und ich fühlte mich in einer solchen – dann bietet sich die einmalige Gelegenheit, eine völlig neue Richtung einzuschlagen. Nicht nach links oder nach rechts. Nein: nach oben. Dahin, wo man noch nie war, wohin man sich üblicherweise auch nicht begibt, weil man nicht glaubt, dass es gelingen könnte. Eine Sackgasse sollte man überfliegen - dann geht es weiter!

Yashila, die ein großes Gespür für die Feinheiten im Leben hat, merkte sofort, dass ich an diesem Morgen das Tor zu einem neuem Leben aufstiess. Ich erzählte ich gar nicht viel über den Inhalt des Buches: Sie muss ihn mir angesehen haben. Gefühlt haben, dass in mir ein Schalter umgelegt worden war. Ein Hauptschalter. Vielleicht sogar DER Hauptschalter.

Viel zu sehr war ich an diesem Morgen mit mir und meiner Aufgewühltheit beschäftigt, als das ich irgendein Gefühl für eine Zukunft hatte. Sie aber, sie hatte es. Sie ahnte, dass es hier und jetzt um mich, um sie und um unser zukünftiges, gemeinsames Leben ging. Ihre Intuition sagte ihr, dass jetzt, innerhalb einer ganz kurzen Spanne von Zeit, für sie die letzte Möglichkeit bestand auszusteigen. Abzuspringen. Zu flüchten. Mich zu verlassen.

Weil es sonst zu spät sein würde.

Wie sie mir einige Jahre später erzählte, hatte sie alles, was damals geschehen sollte, geahnt. All die kommenden Jahre. All die großen Wunder und die noch viel größeren Schwierigkeiten. Ihre Gefühle waren der Zeit in hellsichtiger Weise vorausgeeilt. Sie hatte nicht gewusst, was genau im Detail sich ereignen würde. Aber sie hatte geahnt, dass es hier um etwas ging, von dem aus kein Weg mehr zurück führen würde. Sie hatte mir an diesem Morgen in Seibranz angesehen, dass ich bereit war für ein neues, unbekanntes Leben. Und dass sie selbst dabei war, ihre Träume zu verlieren.

Und mich.

Sie muss diese Kraft in meinen Augen gesehen haben, als ich ihr an diesem Morgen drei folgenreiche Sätze förmlich entgegenleuchtete: »Jetzt wird alle anders! Wir gehen einkaufen! Ich muss sofort ausprobieren, ob das in dem Buch stimmt!«

Sie sollte recht behalten. Ich öffnete an diesem Morgen das Tor zu einem neuen Leben. Und hatte selbst keinen blassen Schimmer davon.

3. Das Rohkost-Experiment

Schon während des Einkaufens in dem großen Supermarkt am Westende von Leutkirch packte mich eine große Vorfreude. Einkaufen hatte mir schon immer gefallen. Einkaufen, das war ein bisschen wie durch das Paradies schlendern. Ein Garten Eden der Neuzeit, in dem ein unsichtbarer Gott allerlei Feines in Regale gestellt hatte. So viele schön verpackte Dinge zum Mitnehmen. Das einst biblische Paradies konnte kaum einfacher gestaltet gewesen sein.

Von den wenigen Freiheiten, die wir in dieser Welt noch haben, ist Einkaufen wohl die dominierendste. Beim Einkaufen geniesst unser Selbsterhaltungstrieb eine Wahlfreiheit, die es so in der Geschichte der Menschheit noch nie gab: Alles und viel und sofort! Ich liebte das: vor einem Regal stehen und unter 20 Schokoladensorten auswählen zu können. Mir zwischendurch die neueste Ketchup-Kreation zu gönnen und das Gefühl zu haben, ich könnte ja auch alles andere nehmen. Leider war ich so ein Typ, der dann doch immer wieder das gleiche nahm. Ein echtes Gewohnheitstier eben. Oder, wie so manche Frau sagen würde: typisch Mann!

Aber an diesem Tag, an diesem *neuen* Tag, kaufte ich ganz anders ein. Dinge, die ich sonst nie, oder wenn, dann nur als Beiwerk ass, waren jetzt mein Beutegut: Ananas, Orangen, Äpfel, Möhren, Fenchel, Nüsse, Eier. Vor meinen Augen füllte sich der Einkaufswagen mit purer Gesundheit. Es sah toll aus. Aus dem Wagen leuchtete es in allen Farben. Dieser Einkaufswagen wurde zum frischesten und saftigsten meines bisherigen Lebens. Egal, wie das hier rauskommen würde – nach all den Jahren Nudeln, Quark und Käsebroten würde mir allein schon diese grundlegende Abwechslung gut tun.

Erstaunt merkte ich beim Anblick der Früchte-Auslage, dass ich tatsächlich sogar Lust hatte auf endlich einmal völlig neue Geschmackserlebnisse.

An der Kasse standen wir beide dann zusammen mit unserem randvollen Einkaufs-Wagen, der aussah, als hätten wir einen mittelgroßen Urwald geplündert. Natürlich kaufte ich in meiner Euphorie viel zu viel. Möglicherweise hatten jahrzehnte alte Mangelerscheinungen beim Füllen des Wagens in unbewusster Weise mit Hand angelegt. Nun, der dekorative Effekt war auf jeden Fall gewaltig. Innert Minuten nach dem Auspacken der Kartons und Taschen, verwandelte sich unser großes Turmzimmer in ein Rohkost-Paradies. Und alles duftete...

Der Rest des Tages verging wie im Flug. Während ich mich innerlich auf mein großes Experiment vorbereitete, wirkte Yashila seltsam in sich gekehrt. Schweigend schaute sie zu, wie meine Euphorie den Raum einnahm und ihr nur noch den Platz einer stillen Beobachterin überließ.

Der Abend kam und die folgende Nacht legte sich wie dunkles Tuch über unser Leben.

Was wird nun geschehen? Wie wird es mir gehen? Werde ich jetzt völlig abmagern? Und Yashila? Macht sie mit?

Ich fiel in einen unruhigen und traumlosen Schlaf.

Am nächsten Morgen, nachdem Yashila mit ihrem schwarzen Flitzer wieder in Richtung Grenze unterwegs war, legte ich los. Das heißt, eigentlich hörte ich auf. Ich hörte auf mit dem, womit ich sonst üblicherweise loslegte: Kaffee, schottische Kekse und später dann ein kleines Frühstück.

Damit war jetzt Schluss.

Gemäß der Theorie im Buch, störte eine Nahrungsaufnahme am Morgen den inneren Reinigungsprozess des Körpers. Durch Verzicht auf ein Frühstück würde die Entgiftungsphase der Nacht somit bis in die Mittagsstunden hinein ausgedehnt werden.

Gifte? Vergiftet mit was?

Trotz dieser einleuchtenden Theorie über Maillardmoleküle und fehlende Enzyme im menschlichen Körper – so richtig vorstellen konnte ich es mir nicht, *vergiftet* zu sein.

Doch ich sollte das noch zu spüren kriegen.

An diesem ersten neuen Morgen also, gab es für mich nichts. Gar nichts. Und dieses Nichts durfte ich runterspülen mit soviel Wasser wie ich mochte. Wasser war natürlich erlaubt. Wasser ist schließlich kein Nahrungsmittel. Wasser ist einfach nur Wasser. Es hält alles im Fluss, reinigt, schwemmt Schadstoffe aus. Und außerdem, so hiess es im Buch, sei Hunger meist eh nur Durst. Aha.

Der Vormittag verging im Nu.

Ungefüttert und ungedopt (kein Frühstück, kein Kaffee), saß ich mit meinem Gips im Bett, las noch mal einige der schwierigeren Kapitel im Buch, schrieb Briefe, trank mehrere Gläser Wasser und horchte in mich hinein – war da nicht doch irgendwo ein klitzekleiner böser Hunger? So ein heimliches Weh in den Zellen wegen dem fehlenden Kaffee?

Nein. Es ging mir wirklich gut. Ich vermisste nichts. Erstaunlich!

Am Mittag schoben mich dann Appetit und Neugier hinüber zu der masslosen Früchteauswahl, die sich entlang der Küchenzeile und auf den Regalen ringsum ausbreitete. Jetzt endlich war es soweit: *Essen nach Instinkt!*

Es ging nun darum, einmal ganz Tier zu sein. Zu schnüffeln, zu riechen und das Denken im Hintergrund zu lassen. Wählen, was fein riecht. Und nur in das reinbeissen, was einen Speichelreflex auslöst. Um angesichts des üppigen Sortiments an Farben, Formen und Gerüchen nicht völlig mit seinen Wahrnehmungen durcheinander zu kommen, empfahl das Buch eine simple Methode: das Blind-Riechen im direkten Vergleich.

Ich nahm also in die eine Hand eine Orange, in die andere einen Apfel, schloss die Augen und schnüffelte vergleichend hin und her. Was duftete stärker, was roch anziehender? Ich schnüffelte konzentriert hin- und her. Die Orange roch eindeutig besser. Also legte ich den Apfel wieder zurück, nahm stattdessen eine Mango, schloss die Augen und wiederholte das Abschnüffeln. Nein, die Mango roch überhaupt nicht, also zurück mit ihr in den Korb. Neuer Partner für den bisherigen Favoriten Orange wurde eine große, struppige Ananas. Ich schloss die Augen und war kaum mit meiner Nase in die Nähe der Ananas angelangt, da lief mir schon das Wasser im Mund zusammen. Nicht sprichwörtlich, nein: tatsächlich! Es sabberte im Mund. Wie bei einem Hund! Eine eindeutige Mitteilung des Nahrungsinstinktes: WILL HABEN!

Nach der Theorie im Buch, war dieser Speichelreflex das zuverlässigste Zeichen einer richtigen Wahl des Nahrungsmittels. Der Körper hatte sich mit seinen Säften quasi schon auf das Ding vor der eigenen Nase einjustiert. Das Wasser im Mund signalisierte: »Hey, ich bin bereit – wo bleibt der Food?!«

Gierig säbelte ich die Ananas auseinander und schob einen dicken Schnitz mit der Messerspitze in den Mund. Meine Geschmackssensoren badeten in köstlichen Aromen.

Was für ein Genuss ... was für eine Frische ... himmlisch!

Ich war hin und weg. Bislang gab es Ananas für mich nur als Dessert, als kleine exotische Zugabe nach einem ausgiebigen Mittagsmahl. Stets brannten mir schon nach einer Scheibe die Zungenränder. Ich griff daher vorzugsweise auf die Dosenausgabe dieser Frucht zurück. Drei Ringe, versteckt unter einem hübschen Haufen Schlagsahne, so mochte ich es am liebsten.

Und nun? Kein Brennen. Nach der ersten Scheibe nicht. Und auch nach einer zweiten nicht. Die Ananas war zum ersten Mal die Königin einer Hauptmahlzeit von mir, und ich fühlte mich von ihr richtig gehend beschenkt. Auch eine dritte Scheibe schmeckte noch immer wunderbar süss und saftig, ohne auf der Zunge zu brennen. Schon bald war nur noch das obere Viertel mit den struppigen Blättern übrig.

Urplötzlich hörte es auf gut zu schmecken.

Das Aroma verschwand, stattdessen überwog ein säuerlicher Geschmack. Nach einem weiteren Bissen fingen die Zungenränder an zu brennen. Nur ganz sacht, aber ich merkte sofort: zusätzliche Bissen mehr und das Brennen würde noch stärker werden. Mit einem Mal begriff ich den Zusammenhang. Wie Schuppen fiel es mir von den Augen: Das Brennen war ein Signal des Körpers! Er rückmeldete: »Stop! Genug! Mehr Ananas brauche ich nicht!«. Sekunden vorher war die Frucht noch Säftetraum und Hochgenuss pur. Nun, wo mein Bedarf gedeckt war, kippte das Ganze um ins Gegenteil: Die Ananas begann für mich schädlich zu werden.

Das Brennen war eine *Warnung!*

Verblüfft legte ich das Messer beiseite und schob gedankenversunken die Schalenreste auf dem Teller zusammen. Da war sie nun, meine erste Begegnung mit den verborgenen Mechanismen des Nahrungsinstinktes. Mein erster Einblick in das animalische Erbe des menschlichen Körpers: Riechen – Wählen – Schmecken – Aufhören wenn's ungut wird.

So einfach war das.

Offenbar gab es eine Art *instinktive Sperre,* die uns schützt, wenn etwas droht uns zu schaden. Warum funktionierte sie nicht auch bei Bier, Süssigkeiten und Zigaretten? Oder bei warmem Toastbrot mit Butter (damit konnte ich, einmal angefangen, nämlich kaum noch aufhören)? Oder funktionierte diese Sperre sogar bei solchen Dingen, nur hatten wir aus irgendeinem Grund verlernt, sie auch wahrzunehmen?

Ich stand erstaunlich gesättigt vom Tisch auf und ließ diese neue Erfahrung auf mich wirken. Es ging mir richtig gut. Kein Hunger mehr. Und auch keinerlei Druckgefühl im Magen, wie ich es sonst nach einem Mittagessen hatte.

Ich war satt und zufrieden.

Und sehr nachdenklich. Mit einem subtilen Wohlwollen dachte ich an diese ungewöhnliche Mahlzeit von eben und verspürte, ganz zart im Hintergrund, so etwas wie ein heimliches Schwärmen, eine kleine Verliebtheit in diese wunderschöne Ananasfrucht. Ich hatte zum allerersten Mal wirklich ihren Zauber entdeckt, sie wirklich bewusst genossen und erfahren, wie überaus bereichernd eine Frucht sein kann.

Na, das konnte ja heiter werden ...

Eine halbe Stunde später, die ich mit kleineren Aufräumaktionen verbrachte, trieb mich eine Unruhe und das Gefühl, Hunger zu haben, wieder zurück zur Früchteauswahl. Selbes Spiel wie zuvor: Augen schließen, in Ruhe nacheinander alles vergleichend beschnüffeln. Auch eine zweite Ananas. Und das war nun wirklich verblüffend: sie roch praktisch gar nicht mehr! Nur noch schwach säuerlich. Ein wenig wie altes Brot. Unglaublich! Derart unattraktiv, würde ich sie nun tatsächlich nicht wählen, geschweige denn essen.

Hingegen die Bananen, es war nicht zu fassen, dufteten zart süsslich und lösten einen schwachen Speichelfluss aus. Und auch diese beiden Bananen, die ich dann verschlang, schmeckten einzigartig köstlich und schienen das Feinste auf der Welt überhaupt zu sein.

Sämtliche Bananen vorher in meinem Leben konnten da nicht mithalten. »Pappklumpen« waren das früher, immer irgendwie klebrig, immer mühsam zu schlucken, stets leicht runterwürgen musste ich sie. Ich hatte sie früher eigentlich nur deshalb gegessen, weil man das halt so machte, weil Bananen als gesund galten. Aber begeistern konnte ich mich für diese stopfigen Früchte nie. Man schwärmt in der Regel auch nicht für Pappe in seinen Eingeweiden.

Doch nun waren all die Bananen von früher vergessen. Dieses Erlebnis hier, wie die Frucht sich einfach im Mund auflöste und von selbst in Richtung Magen flutschte, ohne zu kleben, ohne mühsames Runterwürgen, machten mir klar, dass alle Bananen früher, von mir zu einem völlig falschen Zeitpunkt gegessen worden waren – ich war ganz einfach schon satt von all den anderen verzehrten Dingen zuvor! Die Klebrigkeit des Bananenbreis im Mund war ebenfalls eine instinktive Sperre. Ein zaghafter Versuch des Körpers, das Runterschlucken zu unterbinden.

Eine Banane *instinktiv* zu essen, war wirklich etwas ganz anderes. Der Verzehr stand nun im Einklang mit dem Körper. Kein Zwang, kein Reinzwingen. Einfach sanft den eigenen Wahrnehmungen folgen.

Nach der zweiten Banane hörte ich auf. Wieder kein Völlegefühl, wieder keine Müdigkeit. Ich war beschwingt und aufgeregt über diese ganze neue Art der Nahrungswahl. Das hatte schwer etwas von Selbsterfahrung. Natürlich, irgendwo im Hinterstübchen der Gewohnheiten, raunten mir ängstliche Stimmen zu: »War das schon alles? Gibt's nichts mehr?«

Nein. Ich war tatsächlich satt.

Den Nachmittag über ließ ich die überrumpelte Gewohnheit mit der leichten Sattheit im Hintergrund meiner Gedanken weiterdiskutieren und wendete mich meinen Aufzeichnungen zu.

Die Sonne strahlte ins Zimmer, brachte die Pflanzen auf der Fensterbank und die Früchte auf der Ablage zum Leuchten. Durch das offene Fenster strömte warme Luft vom Hof herein und kündete vom Frühling, der sich draußen begann in den Dingen einzunisten.

Ich liebte Seibranz vor allem auch wegen der Ruhe. War man einmal, so wie ich damals, an eine Wohnung gefesselt, so hatte man für die erzwungene Muße auch die nötige Stille, um sich auf Schreiben und Lesen ganz einlassen zu können. Nichts störte. Nichts lenkte einen ab.

Diese ersten Stunden mit meiner Instincto-Diät hielten mich ganz in ihrem Bann. Bislang schien das Buch recht zu haben, und es jetzt tatsächlich selbst zu erleben, verlieh den Theorien eine noch viel größere Glaubhaftigkeit. Ich schaute aus dem Fenster, blickte über Hügel im Westen und verlor mich in meinen Gedanken.

Was würde da noch auf mich zukommen?

Reichte die eigene Nase wirklich aus, um sich auf Dauer gesund zu ernähren?

Und falls ja – wieso weiss das dann niemand?

Andererseits: Myriaden von Tieren, vom kleinsten Insekt bis hin zum größten Säugetier, sie alle ernährten sich gemäß ihrer Instinkte. Roh und schlicht. Direkt aus ihrer Umgebung. Ohne Theorien und Tabellen. Einfach so. Dieses Modell schien schon seit Urzeiten gut zu funktionieren. Ich staunte, dass mir das alles nicht schon längst selbst aufgefallen war. Die Gewohnheit, sein Essen im Supermarkt zu kaufen, machte eindeutig betriebsblind. Die ganze liebe Welt der Tiere futtert sich der Nase nach durch ihre Umgebung. Arten kamen und gingen. Und alle lebten und leben sie mittels ihrem Nahrungsinstinkt. Nur wir Menschen, wir seltsamen Wesen, von der Menge her nur wenige innerhalb der Lebensformen dieses Planeten, wir Menschen machen es anders. Wir kochen, backen und kreieren Dinge die an keinem Baum zu finden sind.

Warum tun wir das?

Ist das besser oder schlechter?

Den ganzen sonnigen Nachmittag lang philosophierte ich über diese neue Sicht der Dinge, blätterte in dem seltsamen, fast magischen Buch von diesem Herrn Burger, trank reichlich Wasser und merkte gar nicht, wie die Stunden vorbeizogen.

Das Licht im Zimmer färbte sich schon abendhaft orange, als mich das vertraute Motorengeräusch von Yashilas Cabrio aus den Träumereien riss. Sie kehrte soeben von ihrem langen Arbeitstag in der Schweiz zurück. Eilig stapfte sie die enge Turmtreppe herauf und öffnete neugierig die Tür, gespannt darauf zu sehen, wie ihr »neuer, roher Jens« seinen ersten Rohkost-Tag überstanden hatte. Aufgeregt erzählte ich ihr von den vergangenen Stunden, die ich so ganz ohne Kaffee, Kekse und Spaghetti tatsächlich hungerlos überstanden hatte, erzählte ihr von der himmlischen Ananasmahlzeit und dem wunderbaren Gefühl von Leichtigkeit in mir.

Kurz darauf saß sie dann neben mir und schaute interessiert zu, wie ich es anstellte, mir mein Abendessen zu erschnüffeln.

Es befanden sich jetzt andere Nahrungsmittel in der Auswahl: Gemüse, Nüsse, Eier. Im Detail waren dies: Möhren, Fenchel, Rotkohl, Salat, Sellerie, Mandeln, Cashew-Kerne, Haselnüsse und Hühnereier. *Rohe* Hühnereier, selbstverständlich. In dem Buch war sogar noch von ganz anderen Dingen die Rede, die man auf den Tisch bringen konnte: Algen, Fleisch, Fisch, Muscheln, Pilze, Langusten und Krebse. Wie gesagt: roh! Aber für mich war so etwas zu diesem Zeitpunkt völlig utopisch.

Rohes Fleisch? Roher Fisch? Rohe Krebse?

Unvorstellbar!

Aber meine kleine Supermarktauswahl reichte schon für den Anfang, und so führte mich meine Schnüffelei zu einem Abendessen aus Möhren, Rotkohl und Cashew-Nüssen. Nacheinander natürlich. Mit Pausen zwischen den einzelnen Gängen. Alles schmeckte, wie gehabt, ausnahmslos fein.

Trotz ihrer Ahnungen und Befürchtungen zeigte sich Yashila mehr und mehr fasziniert von dieser seltsamen Art zu essen. Ihr Talent, Wahrheiten zu spüren, ging eben auch in eine ganz andere Richtung: sie spürte, welche Kraft und Wirklichkeit in diesem Instinkt-Prinzip steckten. Sie, die in einem kleinen Dorf in den Bergen groß geworden war und von Kindesbeinen an einen guten Draht zu den Schöpfungen der Natur hatte, zu einem Leben mit Tieren, Bauernhöfen, Wäldern und Wildbächen, sie, die schon immer gern und regelmässig Salate und Früchte gegessen hatte, sie begriff intuitiv, worum es bei dieser Instincto-Rohkost letztendlich ging.

Zudem hatte ich sie in den letzten Monaten ständig verführt mit Gyros, selbstgebackenen Baguettes, scharfen chinesischen Suppen und unverschämt dicken Gouda-Käsebroten, ganz nach dem Motto: »Wozu gesund, wenn's auch lecker geht?«

Meine köstlichen, mitunter aber durchaus wüsten Kochkost-Ideen waren der Alptraum jeder Weight-Watcher-Gruppe. Ich besaß ein unschlagbares Talent darin, stets neue kulinarische Verführungen zu erfinden und diese zusätzlich in romantische Rahmenbedingungen zu verpacken. Noch heute schmunzeln wir darüber, wie wir am Weihnachtsabend zusammengekuschelt unter der Bettdecke saßen, auf dem Schß ein Backblech voll herrlich duftender Pommes und im Fernsehen *Rambo 1* schauten. Oder wie wir an warmen Sommerabenden nach der Arbeit, bewaffnet mit holzfällerwürdigen Gyrosportionen von der Imbissbude in der alten Tankstelle von Bad Wurzach, auf dem alten Sportplatz bei Ziegelbach den Sonnenuntergang genossen.

Neben mir gesund und kalorienarm zu essen war ähnlich schwer, wie einem Wolf in einer Metzgerei beizubringen, ruhig zu sitzen und gefälligst appetitlos zu sein.

Verständlich also, gefiel Yashila die Idee, dass jetzt endlich mal frische und leichte Kost angesagt war, außerordentlich gut. Und roh zu essen, wie ein Tier an den Sachen herumzuriechen, fand sie nicht nur aufregend und interessant, sondern irgendwie sogar *normal.* Etwas schlug an in ihr. Etwas, gegen das sie sich nicht wehren konnte.

Sie fasste den Beschluss, diese seltsame Diät mitzumachen.

So wurde dieser Abend auch für sie zu einem schicksalhaften Ereignis. Ein Abend, der die Weichen stellte in ein Leben, wie wir es uns in unseren kühnsten Träumen nicht hätten vorstellen können.

In der folgenden Nacht schlief ich tief und traumreich. Nie zuvor war ich mit einem solchen Gefühl von Leichtigkeit in Körper und Geist zu Bett gegangen. Die ganze Energie, die ich üblicherweise zur Verdauung meiner Abendgelage benötigte, blieb nun für die Erholung und die Welt der Träume.

Der nächste Morgen brach an mit dem Gezwitscher der Vögel und den ersten Spiegelungen der Sonne im Fenster. Mein zweiter Instincto-Tag. Mein zweiter Morgen ohne Kaffee und Verwöhngebäck.

Noch während Yashila auf der A96 in Richtung Bregenz raste, hatte ich schon die ersten zwei Liter Wasser in mich rein geschüttet. Dieser Durst war mir unheimlich. Bis zum Mittag wurden es sage und schreibe vier Liter, die da einfach so in mir verschwanden. Unten wieder heraus kam höchstens ein Liter. Wo also war der Rest geblieben? Ich hatte auch tatsächlich das Gefühl, mich regelrecht zu »verdünnen«. Das Wasser schien mich aufzulockern, einzelne Schichten zu trennen, wie durch ein Mauerwerk zu sickern und alles bis in den letzten Winkel hinein zu befeuchten.

Es fühlte sich gut an. Neu und gut.

Wasser solo hatte ich nie groß getrunken. Meine Flüssigkeitsaufnahme bestand üblicherweise aus Kaffee, Magermilch, Fruchtsäften und Cola. In der Sport- und Gesundheitsszene wurde schon seit Jahren hin- und herdiskutiert, ob Kaffee nun dem Körper Wasser entziehe, oder nicht. Ob isotonische Getränke nun besser seien als Wasser, oder nicht. Und ob es gut sei zum Essen zu trinken. Oder nicht.

Theorien und Versuche. Gegentheorien und Gegenversuche. Meinungen und Gegenmeinungen ...

Ich hatte an diesem Vier-Liter-Morgen einfach einen Riesendurst und das klare Gefühl, denselben schon die längste Zeit in mir herum getragen zu haben. Wochenlang. Jahrelang. Verborgener Durst, über den ich ständig ein Frühstück gestopft hatte und der von mir zugeschüttet worden war mit Getränken, die ihn nur immer weiter vergrößerten. Eine Teufelsspirale des Wassermangels. Ein aufsummierter Dauerdurst.

Nun schienen die Dinge endlich an den richtigen Platz zu rücken: Trinken statt Frühstücken. Bewässern statt Zustopfen. Kein Wunder, vermisste ich nichts! Weder Kaffee, noch Brot, noch meinen üblichen Magerquark.

Instincto fing eben schon durch Weglassen und durch Trinken an.

Mein zweiter roher Mittag war dem ersten sehr ähnlich: Blind an allem schnüffeln, aussondern was nicht anziehend duftet, einen »Favoriten« wählen. Schon wieder war es Ananas, und schon wieder schmeckte sie vollendet fein. Daran konnte man sich gewöhnen. Genuss, Frische und Leichtigkeit. Was brauchte man mehr?

Eine Antwort darauf erhielt ich eine halbe Stunde später.

Meine zweite Riech-Runde zeigte weder bei den Früchten noch beim Gemüse ein deutliches Ergebnis. Auch Nüsse schienen nicht angesagt. Sie rochen überhaupt nicht. Blieben also noch die Hühnereier. Halb zum JSpaß nahm ich eines in die Hand, schloss die Augen und beschnupperte die Schale. Sie roch fein.

Oh. Und jetzt?

Noch bevor das Denken seine Kreise ziehen konnte, mit all seinem Zaudern und seiner Besorgnis (»Rohes Ei! Eklig! Gefährlich! Nicht tun!«), wurde mir der Mund wässrig. Das war also die ganz andere Meinung des Körpers auf seiner Ebene des Instinktes: »Haben! Jetzt! Rein! Los!«

Vorsichtig öffnete ich die Schale, trennte Eiklar von Eigelb, schnüffelte an beidem, wählte vom Duft her letzteres und zögerte noch einen Moment.

Wie war das noch gleich mit Salmonellen und so? Und überhaupt, dieses Geschlüdder, sollte …

Schon war der erste Löffel im Mund.

Es strömte warm und mild und unendlich lecker über Zunge und Gaumen hinunter in den Magen. Alles war gut. Ich wurde ruhig. Ganz ruhig.

Und weinte.

Schluchzend kauerte ich mich auf die Bettkante. Die Tränen strömten mir über die Wangen, und mit den Tränen kam auch das Begreifen: Zum ersten Mal in meinem Leben hatte ich wirklich Nahrung zu mir genommen. Nicht einfach nur Essen – NAHRUNG!

Dieses köstliche Eigelb, das sich wie von selbst in den Körper streichelte, war kräftigende, echte Nahrung in einem mir bis dahin unbekannten Sinne des Wortes. Was hier weinte, war meine Zärtlichkeit. Indem ich mir gab, was ich wirklich brauchte, indem ich nachgab, mich hingab an die Regungen des Nahrungsinstinktes, war ich in einer ganz neuen Art liebevoll zu mir selbst. Was hatte ich mir nur all die Jahre angetan? Gedankenlos hatte ich alles mögliche in mich hinein geschüttet. Wahllos gegessen, brutal scharf gegessen, manchmal Unmengen verschlungen, einfach alles nach Lust und Laune.

So wie man es halt macht.

Und jetzt, auf der Bettkante sitzend, begriff ich dies alles und heulte. Heulte, weil ich zum ersten Mal *zärtlich mit mir selbst war.* Mich einfach und sanft und völlig normal genährt hatte. Dies war mein zweiter Instincto-Tag.

Erst mein zweiter.

Die folgenden Tage verliefen unspektakulär. Trinken. Riechen. Essen. Und Nachdenken.

Ich schrieb Briefe, kümmerte mich um die Pflanzen in der Wohnung und genoss den Frühling mit seiner zunehmenden Wärme und dem intensiven Licht, welches nach dem rauen Seibirien-Winter, das Turmzimmer bis in den letzten Winkel zu beleben schien.

Mir ging es richtig gut.

Das viele Wasser und das wenige, gezielt gewählte frische Essen brachte auch in meinen Körper ein Gefühl von Frühling. Instincto kam mir schon völlig normal vor. Dieses Erlebnis mit dem Eigelb war für mich wie die Einweihung in ein lange verschollenes Geheimnis gewesen. Eine Erhebung auf eine höhere Stufe von Bewusstsein. Ich hatte mich versehentlich in der Tiefe meines Seins selbst umarmt und war nun der Wirklichkeit des Körpers einen riesigen Schritt näher gekommen.

Auch Yashila schnupperte und futterte sich durch die rohe Welt in unserem Zimmer, als hätte sie nie etwas anderes getan. Unser gemeinsames Kaffeetrinken am Morgen im Bett, dieses Begrüßen des Tages, zusammengekuschelt gemeinsam das Gleiche schlürfend, dieses überaus heimelige Ritual, das fehlte schon. Trotz aller Faszination des Neuen – da war ein Loch, das nicht gefüllt werden konnte. Statt mit Kaffee, saßen wir nun mit einem Glas warmem Wasser im Bett.

Nicht mehr ganz so gesprächslustig.

Mit kleinen Scherzen versuchten wir die Absurdität unserer nun »gesunden« Ritualvariante zu überspielen. Es wollte nicht recht gelingen. Ein Glas warmes Wasser konnte den Kaffee nicht ersetzen, so sehr wir uns auch bemühten. Dafür war Wasser einfach zu trostlos. Mit diesem vollständig transparenten Gesöff rutschte man irgendwie anders in den Tag. Wir hatten das Gefühl, in dem, was einem üblicherweise als *Tag* vertraut ist, kommt man nie an, wenn man nur Wasser trinkt.

Wasser ist zu leer für diese volle Welt.

Wir hatten beide das Gefühl, etwas sehr Wichtiges verloren zu haben, und wir trauerten unserem alten Ritual nach, wie einem verstorbenen Freund.

Seltsam, welche seelische Tiefe Gewohnheiten um das Essen herum erlangen können.

Am fünften Tag meiner Radikal-Diät, schnupperte ich nur so zum Spaß an einer offenen Tüte H-Milch, fettarm, die immer noch im Kühlschrank herumstand – und hätte mich beinahe übergeben: »Gott, wie das stinkt! Das ist ja abartig!«

Ungläubig drückte ich erneut, diesmal etwas fester, den Bauch der halbvollen Packung, die mir daraufhin aus dem schwarzen Maul der Anschnittkante ihren fauligsüssen Odem entgegenhauchte.

Grässlich!

Es roch wie jemand, der sich nach seinem Milchfrühstück übergeben hatte und mir anschließend aus einer handbreit Entfernung »Huff!« ins Gesicht stöhnte. Kaum zu glauben, dass ich aus dieser Milchpackung noch einige Tage zuvor getrunken hatte. Die Milch war nicht verdorben, keineswegs, in einem fünf Grad kalten Kühlschrank hält ultrahocherhitzte Milch eine kleine Ewigkeit lang. Nein, mir wurde übel, weil ich zum ersten Mal roch, wie Milch *wirklich* riecht, mehr noch: wie Milch für mich schon immer gerochen hatte, ohne dass es mir je bewusst geworden wäre!

Während ich die offene Tüte in der Hand hielt, überlagerten sich in mir unbegreiflicher Weise, Gewohnheit und reale Wahrnehmung. Die Milch roch vertraut wie immer – und gleichzeitig total ekelerregend.

Ich war schockiert.

Konnte es tatsächlich sein, dass all mein Wissen bezüglich Milch – Milch ist gesund, Milch enthält viel Calcium, Milch ist ein vollwertiges Nahrungsmittel, Milch macht starke Knochen – dass all dieses Hören-Sagen von Wissen, sowie die langjährige stumpfsinnige Gewohnheit des Milch-Trinkens, das beides wie ein Schleier über der Real-Wahrnehmung lag? Einer Wahrnehmung ganz im Hintergrund der Sinne, völlig zurückgedrängt, nie wirklich ausgelöscht, aber genug versteckt, um sich in den Alltag der anerzogenen Verhaltensweisen nicht mehr einmischen zu können?

Milch stinkt. Milch stank schon immer für mich. Das merkte ich jetzt. Und was derartig schlecht riecht, das hatte ich in diesen wenigen Rohkosttagen schon begriffen, *kann* nicht gut für mich sein. Egal was die Welt über Milch sagte – mein Instinkt sagte etwas völlig anderes.

Angewidert und irritiert leerte ich die H-Milch-Tüte im Klo aus.

Es war, als ob ich ein Leben voller Illusionen wegschüttete. Milch war seit meiner frühesten Kindheit ein täglicher Begleiter. Wie Atmen gehörte es zum Leben. So normal, dass ich gar nicht groß über sie nachdachte. Und wenn, dann nur mit Wohlwollen.

Ich erinnerte mich wieder an diese bizarre Begebenheit im Real-Markt in Bielefeld vor vielen Jahren, als ich mit einem Großkarton voller H-Milch Packungen an der Kasse stand, soeben bezahlt hatte und eine alte Frau plötzlich neben mich trat und mich lautstark aufforderte, ich solle dieses ungesunde Zeug sein lassen, das wäre Gift für mich, ich solle das gefälligst nicht kaufen!

Halb belustigt, halb wütend, grummelte ich zurück, sie solle sich gefälligst um ihren eigenen Kram kümmern, mich in Ruhe lassen, und außerdem sei fettarme Milch gesund – was diese Frau allerdings nur noch mehr in Rage geraten ließ und sie tatsächlich hocherhobenen Stockes schimpfend und zeternd hinter mir her lief, während ich vor ihr, meine Ladung Milch wie ein bedrohtes Kind schützend im Arm haltend, energisch in Richtung Parkplatz davon eilte, in der Hoffnung, dieser Riesenblödsinn hier erledige sich von allein. Was er dann auch tat.

Während die Milch ins Klo gluckerte, fiel mir diese Geschichte wieder ein.

Diese verrückte alte Frau … tja …sie hatte recht.

Ich schmiss die leere Packung in unseren klapprigen Mülleimer unter der Spüle, holte aus dem Vorratsschrank daneben die restlichen vier Packungen von dem weissen Irrtum, riss sie skrupellos auf und goss sie ebenfalls ins Klo, wobei ich, ebenfalls instinktiv, den Kopf zur Seite drehte und flach atmete.

Meine gute, schlechte, liebe, böse, alte Milch – entsorgt wie Sondermüll!

Ich wusste, dieses weisse Zeug würde ich nie wieder trinken.

(Und so war es dann auch. Bis heute, wo ich dieses Erlebnis aufschreibe, 14 Jahre später, habe ich es nicht mehr getan. Wann immer sich die Gelegenheit ergab und ich bei Bekannten eine offene Milchpackung herum stehen sah, schnupperte ich vorsichtig an ihr. Es blieb dabei: Milch riecht nicht mehr nicht gut für mich. Aus und vorbei. Die Riech-Erlebnisse bei Instincto haben eine fast magisch anmutende Kraft. Man muss es selbst erleben, um das hier Erzählte wirklich begreifen zu können. Übrigens: Trotz des Verlustes meiner ehemaligen Lieblingsnahrungsmittel Milch, Quark und Käse, bin ich bislang immer noch nicht in Ermangelung von Calcium und Eiweiss krankhaft verkümmert, verdummt oder gar auseinander gefallen. Auch Yashila, die nach einem ähnlichen Erlebnis »milchlos« wurde, endete bislang noch nicht als Osteoporose-Patientin. Gesund leben, funktioniert problemlos auch ohne Milch.)

Während meiner ersten Instincto-Woche gab mir das Thema »Wie riecht etwas wirklich?« viel zu denken, da ich nach dem Milcherlebnis nun an allen möglichen Dingen meiner Umgebung testend herumschnüffelte und anfing zu begreifen, wie sehr uns *eingebildete Wohlgerüche* umgeben. Das meiste, von dem wir glauben, es rieche gut, schien dies in Wirklichkeit gar nicht zu tun. Wir denken nur, es wäre so. Und dieses Denken überlagert dann unsere Wahrnehmung. Wie häufig wurde vom »frischen Geruch der Wäsche« geredet, davon, dass etwa ein Bad »sauber« riecht, oder ein gebohnerter Boden – dabei handelte es sich in Wahrheit nur um künstliche Duft- und Reinigungsstoffe, die, wenn man es genau betrachtete, eher schädlich als gesundheitsheitsfördernd waren. Und nun, während meiner ersten Phase der Neueichung des Geruchssinns, begriff ich diesen Unterschied zwischen realer und illusionärer Wahrnehmung.

Nur eine Woche.

Und mein Leben schien Kopf zu stehen.

Und umgekehrt: Mein Kopf schien im Leben zu stehen. In einem neuen, viel wirklicheren Leben. Hinter Kulissen, die ich allmählich begann zu entdecken.

Trotz meiner Behinderung und dem minimalistischen Wirkungskreis von Zimmer, Klo und Dusche, ging die Zeit vorbei wie im Nu. Lesen, Schreiben, Nachdenken und die aufgeregte Freude über meinen unverändert guten Zustand, ließen meine kleine Gefangenschaft zu einem regelrechten Kururlaub werden.

Der Verzicht auf Kaffee, nach zehn Jahren durchgehendem Koffein-Doping (ich trank bis zu sechs Tassen täglich, während der Studienzeit in Bielefeld sogar noch mehr), hätte eigentlich ungemütliche Entzugserscheinungen mit sich bringen müssen. Doch außer einer unterschwelligen Müdigkeit am Nachmittag, war davon nichts zu spüren. Offenbar feierten meine Körperzellen so fröhlich Urlaub von der schwarzen Suchtbrühe, dass ihre Beschwingtheit auch auf die entzugsempfindlichen Neuronen des Gehirns übergriff.

Ich überlegte, welche Produkte ich noch zu meiner Auswahl hinzufügen könnte und entschied mich für rohe Pilze. So etwas erdigwaldiges, das fehlte noch. In den Geschäften gab es meines Wissens nur weisse und braune Zuchtchampignons, zumindest hatte ich beim Shoppen keine anderen gesehen. Mir kam der Gedanke, wie es wohl wäre, wenn ich unbekannte Pilze aus dem Wald mit in den Gemüsekorb meiner Riechauswahl legen würde. Oder gar hinreichend bekannte Giftpilze. Zum Beispiel Fliegenpilze. Oder Knollenblätterpilze.

Was wäre, wenn diese Giftpilze gut riechen würden?

Vertraute ich meiner Wahrnehmung soweit, sie zu kosten – gar zu essen?

Laut Theorie war ja alles, was roh ist, anziehend riecht und im Mund auch eindeutig gut schmeckt, essbar. Würde also ein Knollenblätterpilz fein duften und im Mund gut schmecken, hiesse das, mein Körper würde eine bestimmte Menge von diesem Pilz brauchen. Jetzt und nur jetzt. Morgen schon könnte derselbe Pilz wieder unangenehm riechen. Und dann wäre er giftig.

Eine verwegene Idee. Die Bezeichnung *Giftpilz* – eine relative, eine nur temporär gültige Bezeichnung!

Umgekehrt hatte ich ein solchen Fall der Relativität kürzlich ja schon erlebt: mit der Ananas. Dieses Brennen auf der Zunge, Signal einer instinktiven Sperre, beinhaltete die Rückmeldung: »Achtung, ab jetzt wirkt die Ananas schädlich!«

Und wie sie schädlich sein kann! Wenn man Ananas weiter isst, obwohl die Zungenränder schon brennen, dann wird es, so erzählte mir später jemand, richtig bös: Die Zunge schwillt zu einem Klumpen an, die Mundhöhle wird wund, der Rachen schmerzt und beginnt ebenfalls zu schwellen. Und dann kommt Blut. Die Zungenränder reissen auf. Aus den Schwellungen werden offene Wunden. Den Enzymen und Fruchtsäuren der Ananas hat der Körper nun nichts mehr entgegenzusetzen. Sie verätzen unaufhaltsam alles, womit sie in Berührung kommen. Die im Allgemeinen als gesund und ungiftig bezeichnete Ananas wird in diesem Moment schwer ungesund – richtig giftig! Denn was ist Gift anderes, als ein Stoff, der unserem Körper Schaden zufügt?

Von dem berühmten deutschen Naturforscher und Arzt *Paracelsus*, ist der bekannte Spruch überliefert: Dosis facit venenum – Die Dosis macht das Gift. Ein wahrer, ein weiser Spruch.

Und er reicht weiter, als man glaubt.

4. Schneewittchens Mango

In meiner zweiten Instincto-Woche fühlte ich mich den Früchten schon so nah, dass sie mir vorkamen wie enge Freunde. Ich begann zu verstehen, warum man sie als *Sonnenkost* bezeichnete: Ihre leuchtenden Farben. Ihre Ausstrahlung von Frische und Lebenskraft. Als hätten die Bäume das über die Blätter eingefangenes Licht direkt in Fruchtform kondensiert. Früher hatte ich dies nie gesehen – Früchte waren für mich so auffällig wie eine Rauhfasertapete. Doch jetzt freute ich mich auf jede Mittagsmahlzeit, als hätte ich schon wieder Geburtstag.

In meiner Auswahl lagen nun auch drei Mangos aus dem Leutkircher Supermarkt, meinem quaderförmigen Urwaldersatz im Allgäu, sozusagen. Vom Typ her war es diese brasilianischen Standardmangos, wie sie in den meisten Lebensmittelläden schon seit Beginn des Exoten-Trends zu finden sind: mittelgroß, grün-rot, und mit einer festen, leicht glänzenden Schale. An diesem besonderen Mittag in meiner zweiten Woche dufteten sie außerordentlich fein. Zwar haftete dem Geruch unterschwellig noch eine bittere Note an, wenn ich die Schale aber mit dem Messer anritzte, verstärkten sich die süsslichen Aromen so eindeutig, dass mir das Wasser im Mund zusammenlief. Perfekt – das sichere Zeichen einer guten Wahl!

Gierig halbierte ich die Frucht entlang des Kerns und begann die abgeschnittene Hälfte auszulöffeln.

Wie aus dem Nichts fiel mir dabei ein, dass ich ja mal gelesen hatte, in der Schale einer Frucht befänden sich besonders viele gesunde Stoffe und dass Tiere ohnehin bei den meisten Früchten die Schale grad mitfressen würden. Nun, Instincto war von seiner Art her ganz klar dem Ernährungsstil der Tiere abgeschaut, also könnte ich …

Klar, warum nicht?

Ich legte den Löffel zur Seite und biss geradewegs ein großes Stück Mango mitsamt Schale ab.

Lustig, mir kam es vor, als hätte ich ein halbes Brötchen in der Hand. Ich musste sogar ähnlich kräftig kauen, denn die Schale erwies sich als äusserst zäh. Sofort verbreitete sich ein bitterer, petrolartiger Geschmack in meinem Mund. *Egal,* dachte ich, *wird schon gut sein. Die Mango hat ja gut gerochen. Wahrscheinlich ist das immer so, wenn man die Schale mitisst. Da muss man halt etwas Unangenehmes in Kauf nehmen. Dafür kriegt man aber auch die ganzen Vitamine der Schale.*

Dachte ich.

Und schluckte den nur halbguten Fruchtbrei im Mund herunter.

Mit einem Schlag wurden die Zungenränder taub. Und nur Momente später trocknete die Mundhöhle aus, als hätte ich sie mit einem Föhn malträtiert. Ich legte den Rest der Mango beiseite, lief zum Wasserhahn und spülte mir den Mund aus.

Was ist denn jetzt los? Ist das eine Sperre gegen die Schale? Oder schon eine Entgiftung?

Eine düstere Ahnung flüsterte mir zu, dass mit der Mango etwas nicht in Ordnung war. Konnte es sein, dass die Schale mit Chemikalien versetzt war? Ich erinnerte mich nun, gelesen zu haben, dass in der Landwirtschaft eine Menge Giftstoffe zum Einsatz kommen. *War da nicht mal ein Artikel im GEO über verseuchte Bananenplantagen in Mittelamerika? Galt das auch für Mangos?*

Bislang hatten mich diese Panikmache-Meldungen in der Presse nie interessiert. »Alles Übertreibung!«, so meine Meinung dazu. »Alles Marketing zwecks großer Zeitungsauflagen und höherer Fernseh-Einschaltquoten!« Da ich ohnehin kaum Gemüse und Früchte ass und mich in Sachen Chemie nur für die Zusammensetzung von Vitaminpräparaten, Hefetabletten und Mineralstoffkapseln interessierte, vergass ich Berichte über Pestizide und ähnliches schon beim Lesen. Sie langweilten mich einfach. Und das Fernsehen musste mir mit solchen Horrormeldungen gar nicht erst kommen: Fernbedienung – Zapp – anderer Sender. So mogelte ich mich geschickt aus jeder drohenden Unruhe wieder heraus.

Klar, DDT, das war mir ein Begriff, dieses Thema wurde ja breitgewalzt ohne Ende, bis man das Zeug hierzulande mit großem Trara endlich verbot. In der dritten Welt allerdings, streute man es munter weiter aus. Angeblich auch zur Malaria-Prophylaxe. Diese Info war in meinem fröhlichen Ausblende-Gehirn hängen geblieben.

Doch nun erschrak ich regelrecht: Sollte auf meiner Mango so ein komisches Pestizidzeug gewesen sein? Der Geschmack der Schale war wirklich eher giftig als gut, das dämmerte mir allmählich. Und die Trockenheit im Mund hatte mittlerweile Ausmasse erreicht, als ob ich mir zusätzlich zum Föhnen auch noch eine Handvoll Babypuder reingestopft hätte. Ich versuchte meine Symptome zu ignorieren, setzte mich wieder zu meiner Mittagsauswahl und roch noch einmal alles durch. Die Mango duftete nun nach gar nichts mehr. Meine Nase verengte sich sogar spürbar, als ich sie beschnüffelte – eine mehr als klare Sperre. Auch keine der anderen Früchte roch irgendwie gut. Meine Nase streikte.

Und ehrlich gesagt, mir hatte es auch gehörig den Appetit verschlagen.

Mein Durst hingegen wurde immer größer. Ich stand auf, holte mir ein Glas Wasser und begann schluckweise zu trinken. Mein Magen antwortete mit lautem Gurgeln. Wie es aussah, passte da etwas ganz und gar nicht zusammen.

Aber die Trockenheit im Mund ist doch Durst, oder?

Ich nahm noch einen Schluck. Das Gurgeln wurde zu echtem Protest.

Oh, oh, gar nicht gut.

Seufzend stellte ich das Glas auf den Tisch. Wie es aussah, war mein Körper für alles und jedes gesperrt, wollte einfach nur noch seine Ruhe. Ich schnappte mir das Rohkost-Buch und blätterte noch mal alles durch.

Hatte Burger nicht irgendwo etwas zum Thema chemisch behandelte Früchte gesagt? Da war doch was …

Während ich die ersten Seiten umschlug, wurde mir plötzlich eiskalt. Meine Finger schienen sich in gefrorene Knochen zu verwandeln, und ich hatte das umfassende Gefühl, innerlich einzuschrumpfen. Mit einem Schlag wurden die Geräusche meiner Umgebung glasklar. Jeder Ton schien sich direkt in meinen Ohren abzuspielen.

Entsetzt stand ich auf.

Doch jäh einsetzender Schwindel riss mich sofort wieder nach unten. Schwankend tastete ich mich zum Bett. Kaum sitzend, begann ich jämmerlich zu zittern. Jetzt verschwamm auch noch das Zimmer vor meinen Augen und im Kopf dröhnte eine komplette Helikopterstaffel. Eiskalter Schweiss strömte aus allen Poren.

Hilfe!

Während ich um das Überleben meiner Sinne kämpfte, kam Yashila von ihrer Erledigungstour zurück und war fassungslos über dieses Bild des Elends, das sich ihr bot. Kaum hatte ihr die wichtigsten Infos zurecht gestammelt, fiel ich plötzlich ohnmächtig hintenüber.

Schwarz. Schwarz. Schwarz.

Und kreisen …

Jäh wachte ich auf. Aus dem Dröhnen in meinen Ohren war nun ein aufdringliches Dauersummen geworden. Das Zimmer drehte sich vor meinen Augen. Seine Dimensionen schienen nicht mehr zu stimmen. Ich konnte mit meinem Blick nichts mehr fixieren. Die Wand gegenüber kam näher, rückte wieder weg, kam näher, verschob sich, rückte wieder weg. Stand plötzlich schief. Geräusche drangen wie in Zeitlupe zu mir durch.

Yashila saß neben mir und versuchte mir irgendetwas mitzuteilen. Aber es kam nichts an bei mir.

Was will sie denn? Wieso? Was?

Inmitten der driftenden Bilder und hallenden Geräuschen löste ich mich wieder auf. Weltraumkälte und Karussellfahrt. Nassgeschwitzt fiel ich zurück ins Kissen.

Schwarz. Schwarz. Schwarz.

Weiter kreisen …

Nach einer gefühlten Ewigkeit kehrte wieder Ordnung in meine Sinne zurück. Draußen hatte es sich schon eingedunkelt. Halbwegs stabil, erhob ich mich und schälte mir die nasse Kleidung vom Leib. Anschließend duschte ich lang, ließ mir immer wieder das warme Wasser in den Mund laufen.

Köstliches, fließendes Wasser … so schön!

Ich hatte das tiefe Verlangen, mich tränken, abspülen und durchspülen zu müssen. Die Trockenheit in meinem Mund war noch unverändert groß. Ich fühlte mich ausgehöhlt und wahrlich vergiftet.

Yashila war sichtlich erleichtert über meine »Auferstehung von den Dummen« und klärte mich auf: Ganz eindeutig waren meine Symptome die Folge einer leichten Vergiftung mit den Spritzmitteln auf und in der Schale. Sie war fassungslos über mein Unwissen bezüglich der generellen Oberflächenbehandlung von Handelsfrüchten, die niemals ungewaschen, im Falle von Tropenfrüchten sogar ausschließlich geschält verzehrt werden sollten. Brav zuhörend, ließ ich mich von meiner Lehrerinnenfreundin diesbezüglich auf den aktuellen Stand der Dinge bringen.

Und war vor allem darüber froh, dass ich schon wieder hören, verstehen und gleichmässig atmen konnte.

Zum Glück hatte ich nur sehr wenig Schale erwischt. Nicht auszudenken, was geschehen wäre, hätte ich mir die gesamte Mangohälfte hineingezwungen. Vermutlich wäre ein Spitalaufenthalt nötig geworden. Magen auspumpen. Kopfschüttelnden Ärzten meine

Dummheit beichtend. Erst Gips, dann Magen auspumpen – und mit was kommt der Freak hier als nächstes?

Am Morgen des darauf folgenden Tages war der Spuk vorbei.

Ich behielt die übrigen zwei Mangos noch weiter in der Auswahl. Aber sie hatten jeden Zauber für mich verloren. Ich roch zwar anstandshalber noch an Ihnen, doch von Anziehung keine Spur mehr. Statt sonnigem Leuchten, sah ich dort nur noch giftige Kugeln liegen. Tickende Zeitbomben. Schneewittchens Apfel war ganz bestimmt eine Mango aus dem Supermarkt. Freundlich aussehend, aber unsichtbar vergiftet. Genau wie Dinge, die radioaktiv verseucht sind. Vielleicht waren meine Mangos das sogar noch zusätzlich.

Wer solche Gifte auf die Schalen packt, der macht auch noch ganz anderes, dachte ich und war einfach nur noch wütend. Weniger auf mich, sondern auf die Welt überhaupt. *Wie kann man derart schöne Früchte nur so schlimm behandeln? Und diese dann den Menschen als Nahrung hinlegen? Muss das sein? Geht das nicht auch behutsamer, weniger giftig?*

Schockiert war ich natürlich auch über die Art und Weise, wie ich mir selbst ein Bein gestellt hatte. Die Mangoschale roch ja eindeutig ungut. Und der Geschmack beim Kauen war absolut widerlich. Das waren schon zwei Sperren, die ich wahrgenommen hatte! Und trotzdem überging ich sie, nur weil in meinem Kopf Gedanken zum Thema Vitamine und Gesundheit kreisten. Ich hätte es besser wissen müssen. Ich wusste es besser. Mein Körper wusste es besser. Für einen Moment hatte ich dem Kopf die Handlungsvollmacht gegeben. Und geriet mit meinem gesamten Leben in Gefahr.

Mir dämmerte, welche tiefere Bedeutung dieses Erlebnis hatte. Und ich war froh darüber, dass auf den Instinkt wirklich Verlass ist.

Sogar bei künstlichen Giftstoffen.

5. Die gefrässige Katze

Am Ende meiner zweiten Instincto-Woche war ich schon ein echter Riech-Profi. Wie ein Köter schnüffelte ich an allem herum, was mich umgab. Das Schlüsselerlebnis mit der H-Milch hatte eine schrankenlose Schnüffel-Neugier in mir geweckt. Ich beroch das Duschgel, die Waschmittel, das Holz der Wände, die Zimmerpflanzen, die Bettdecke, meine eigenen Hände, die Kleidung und bald schon hing ich mit der Nase an Yashilas Nacken. Ich entdeckte meinen Geruchssinn völlig neu und legte eine unsichtbare Landkarte meiner Umgebung an. Eine Duft-Karte.

Seit meiner Jugendzeit war »Nase« für mich gleichbedeutend mit Verschleimung, Atemnot, Sinusitis und Polypen. Drei grässliche Operationen hatte ich schon hinter mir. Wahre Folterungen in einem Behandlungszimmer, getarnt unter dem Deckmantel medizinischer Notwendigkeit.

Im Alter von zehn Jahren wurden mir im Marienhospital in Letmathe, einem Nachbarort meiner Heimatstadt Hohenlimburg, von einem Dr. Ebel auf brutalste Weise Rachenpolypen entfernt. Dabei saß ich auf dem Schoss eines Assistenzarztes, der mir mittels Polizeigriff die Arme nach hinten bog und festklammerte. Eine Krankenschwester drückte mir kurz ein feuchtes Tuch auf die Nase (Äther?) und sagte mir, ich solle laut bis Zwanzig zählen. Gehorsam zählte ich: »Eins. Zwei. Drei …«

Noch nicht mal bei »elf« angekommen, drängte mir Herr Ebel mit seinen grün behandschuhten Fingern schon die Kiefer auseinander und penetrierte meinen Rachen mit einer unmenschlich langen Spezialzange, während ich gleichzeitig versuchte zu stöhnen und weiter zu zählen, in der Hoffnung, bei »Zwanzig« endlich bewusstlos zu werden. Doch schon bei »Sechszehn«, was aus meinem geöffneten Mund eher wie »Gechgehn« klang, rupfte und knirschte es grässlich, tief hinten oben irgendwo im Kopf. Ein irrer und bösartiger Schmerz grub sich von hinten her quer durch mein Gesicht. Ich wollte weinen. Aber die Angst vor dem, was noch kommen könnte blockierte es irgendwie.

»Gangkich!«

Zwanzig.

Blut strömte den Rachen herunter und aus dem Mund hinaus in eine silberne Nierenschale, die mir eine Krankenschwester fest unter das Kinn presste. Ich versuchte zu spucken, zu atmen – und brav weiter zu zählen.

»Chüngengangkich!«

Fünfundzwanzig.

Wo bleibt die Betäubung denn nur!?

Der wühlende Schmerz und das Entsetzen darüber, nicht ohnmächtig zu werden, machten mich von Sekunde zu Sekunde wacher denn je. Ich begriff, wie sehr die Lautworte »Aargh! Aargh!«, die in Comics üblich sind, der Realität entsprechen, denn genau diese Artikulationen entfuhren mir als automatische Antwort auf die hässlichen Rupfereien in meinem Hals.

Patsch! Wieder landete ein fasriger Fleischklumpen in der Petrischale. Ich verfluchte meine Neugier, die mich zwang, die Augen soweit nach unten zu drehen, damit ich sehen konnte, was ich gar nicht sehen wollte: faserige Polypenknubbel, die wie mutierte Schnecken in der blutgefüllten Schale hockten.

Oh Gott, das kommt alles aus meinem Rachen? Aus mir?

Plopp. Patsch.

Meine Augen suchten panisch Halt auf den imposanten Gerätschaften des Operationssaales.

»*Fünfunddreissig*«, dachte ich jetzt, unfähig auch nur ein Wort sagen, »*Fünfunddreissig!*« schrieen meine Augen der Krankenschwester zu. Von Betäubung keine Spur. Ich war wach wie ein Warmduscher im Eismeer.

Plopp. Patsch.

Der Krankenpfleger, auf dem ich saß, korrigierte unerbittlich jeden Versuch von mir, mich zu entwinden. Nicht eine Sekunde Ohnmacht wurde mir geschenkt. Irgendwo bei »Fünfzig« hörte ich mit dem stummen Zählen auf. Sogar für ein weiteres »Aargh« fehlte mir die Kraft.

Ich starrte einfach ins Nichts, litt schweigend vor mich hin.

Nach dieser brachialen Polypenentfernung ohne Narkose, dieser hemmungslosen Bluttat, bugsierte man mich auf ein Bett und schob mich hinaus in den Gang, direkt rechts neben die Flügeltüren des OP. Dort wimmerte ich weiter und entdeckte den tieferen Sinn des Wortes *Abkratzen*. Denn tatsächlich begann ich vor lauter Schmerzen, mit der linken Hand den Putz von der Wand neben mir zu kratzen. Immer und immer wieder. Wie in Trance schabte ich lange Furchen in den rauen Untergrund, pulte die kleinen Steinchen aus der Farbe, und kaum war mein Arm unten angelangt, ritzte ich oben wieder von neuem los.

Niemand kam, um mich von meiner Makulaturveränderung abzuhalten, geschweige denn, um mich zu trösten, zu pflegen oder gar in ein ordentliches Zimmer zurück zu schieben.

Irgendwann erlöste mich dann ein ohnmächtiger Schlaf.

Manchmal, wenn ich bei meinen Eltern zu Besuch bin, komme ich bei Fahrten durch die Umgebung an diesem Marienhospital in Letmathe vorbei. Die Bäume sind höher geworden in den Jahren, das Gebüsch um den Eingang herum dichter, aber das Spital selbst, sieht von aussen noch genauso aus wie damals.

Während ich vorbeifahre, frage ich mich jedes Mal, ob die Kratzspuren neben dem OP wohl immer noch zu sehen sind …

Auch die beiden anderen »Nasen-Storys« sind nichts für Zartbesaitete. In Hohenlimburg, etwa 4 Jahre nach meiner Polypen-Folter, durchbrach mir ein Arzt die Nasenknochen mit einem Metalldorn, fädelte einen Schlauch abwechselnd in die linke und die rechte Kieferhöhle und spülte mein inneres Gesicht mit einer warmen Kamillenlösung aus. Wieder hatte ich eine Nierenschale unter dem Kinn. Und wieder starrte ich auf dessen grauenvollen Inhalt. In diesem Fall rotes Blut, weißer Eiter und gelbe Kamillenlösung.

Im Alter von zweiundzwanzig ging ich sogar freiwillig (!) zu einem HNO – weil ich genug davon hatte, schon seit Jahren kaum noch richtig durch die Nase atmen zu können. Der HNO bescheinigte mir eine krumme Nasenscheidewand und schlug mir vor, einen Teil der Schleimhäute zu entfernen, damit mehr Platz für die einströmende Luft wäre.

Ich nickte. Und sagte zu.

Kurz darauf hielt ich ein kaltes Metallblech in der rechten Hand, während mein Dr. Sowieso einen Draht, der aussah wie die schrottige Elektrode eines polnischen Schweissgerätes der Jahrhundertwende, in den Nasenkanal hinaufschob und dann, ja ... dann den Strom einschaltete!

Wieder einmal saß ich auf einem bösen Stuhl. Diesmal war es sogar ein elektrischer Stuhl. Mann – was für ein Fortschritt!

Der Generator schräg hinter mir brummte angestrengt. In meiner Nase fauchte und brutzelte es leise, und aus meinen Ohren kringelten feine Rauchschwaden. Im Mund störte recht schnell ein Geschmack von gebratenem Fleisch. Resultat der verbrannten Schleimhäute. Nach einer Viertelstunde war die »Elektro-Sitzung« vorbei. Mit dem Gefühl, in jedem Nasenloch eine geröstete Frikadelle hocken zu haben, machte ich mich dann, fleissig durch den Mund atmend, auf den Heimweg.

Die Theorie der Naseninnendurchmesser-Vergrößerung klang so wunderbar einleuchtend. Und tat auch so wunderbar schön weh (Häufig anzutreffender Irrtum, vorzugsweise bei Männern: »Wenn es weh tut, dann passiert auch was!«). Doch natürlich funktionierte diese Theorie in der Praxis überhaupt nicht. Nach einigen Wochen verstopfter Nase wegen der Grindbildung, war alles wieder beim alten.

Meine Nase war also über eine lange Zeit hinweg Spielplatz für allerlei medizinische Mittel und Methoden. Großartig beachtet habe ich sie nie. Sie war da und meist war sie lästig.

So stellte für mich das Erlebnis, nach einer Woche Instincto zum ersten Mal völlig unbeschwert atmen und auch so viel riechen zu können, ein bedeutendes persönliches Wunder dar. Ein Zeichen, dass hier eine Menge Gutes passierte. Zudem hatte ich sechs Kilogramm abgenommen und vor dem Spiegel fiel mir auf, dass Stirn und Gesichtshaut fast frei von Hautunreinheiten waren. Würde das so bleiben? Konnte ich nun nach der H-Milch auch mein *Clearasil-Blue* ins Klo schütten?

Und: Die Wunde am linken, gipslosen Fuss sah sehr gut aus. Die heilte! Das war eindeutig zu erkennen. So ungewöhnlich die rohe

Schnüffeltherapie auch war – sie zeigte auf jeden Fall schnelle Erfolge.

Neben der großen Welt der Gerüche, entdeckte ich schließlich auch das Geheimnis der *Nuancen der instinktiven Sperre*. Bei der Ananas war diese Sperre ja klar und deutlich: Die Zunge fing an zu brennen. Doch war dieser Schmerz nur das Ende einer ganzen Kette geschmacklicher Veränderungen. Zuerst schmeckte die Ananas wunderbar aromatisch und süss, dann ließ die Aromaintensität nach, verflachte zu monotoner Süsse, die sich weiter verminderte und schließlich umschlug in ein zunehmend saures Milieu. Auch bei Bananen und Äpfeln gab es diese Übergangsphasen der Geschmäcker. Nach den hocharomatischen Momenten der ersten Bissen, ebbte die Vollmundigkeit des Genuss nach und nach ab – bis die Bananen klebrig und die Äpfel mehlig wurden im Mund. Die *instinktive Sperre* vollzog sich in kleinen Schritten. Die Natur gab einem mehrere Chancen, rechtzeitig mit dem Essen aufzuhören, bevor es wirklich unangenehm wurde.

Endlich, nach zwei Wochen meiner Extrem-Rohkost, löste ich das Rätsel der gefräßigen Katze …

Seibranz war damals voller Katzen. Schlenderte man am frühen Abend gemütlich entlang der Höfe und Häuser, hinter beinahe jeder Ecke huschte, rollte und schnurrte es. Ein großes Geschleiche und Gemaunze begleitete einen des Weges. Schon nur ein kleiner Spaziergang zum Luftschnappen, ließ etwa drei gekraulte Katzen zurück.

Eine von ihnen, die schwarz-weisse Hofkatze vom Schweine-Bauern gegenüber, kam täglich zu mir auf Besuch. Und zwar in die große Küche des Haupthauses gegenüber, einer Gemeinschaftsküche für alle Mieter, im Erdgeschoss gelegen, immer offen, ein Treffpunkt. Und eine Futterstelle. Ideal für Katzen.

Gedankenverloren saß ich an diesem Abend allein auf der alten Holzbank dieses kahlen, hohen Raumes, dem nicht anzusehen war, dass hier viele Jahre lang rot gekleidete Sanyasins ein und aus gingen, in den schallgedämmten Zimmern nebenan tiefgreifende Therapien absolvierten und sich in dieser Küche, auf dieser Bank, nach ihren

Urschrei- und Rebirthingsitzungen mit deftigem Food wieder kräftigten. Nur ein kleiner, maschinengeschriebener, halb verblichener Zettel am Türrahmen, mit dem Hinweis der Teamleitung »Bitte alles wieder sauber verlassen!«, erinnerte noch an eine ganz andere, sehr viel lebendigere Zeit des Hauses.

Ich wickelte gerade buttrige Spaghettis um meine Gabel, nichts ahnend, dass ich ein halbes Jahr später von Dingen leben würde, die von Nudeln so weit entfernt sind wie Ameisen von den Wolken, als meine Fussgelenke plötzlich rückmeldeten: Kontakt mit Streichelmaterial!

Unbemerkt hatte ich samtpfotigen Besuch bekommen, der nun schnurrend um meine Beine strich, mit dem nachdrücklichen Hinweis, dass jetzt auch für Katzen Fütterungszeit sei. Auf dem verschlissenen Herd neben mir, einem Modell aus der garantiert ersten Generation der Elektrogeräte, befand sich noch ein großer Edelstahltopf mit einer kompletten Männerportion Nudeln. Satt war ich ohnehin, großherzig auch und zudem, was Haustiere anging, völlig naiv: Also servierte ich der schnurrenden Verführerin *den ganzen Topfinhalt* auf einem Teller. Kleine Katze kriegt heute große Männerportion. Ich dachte mir einfach nichts dabei und überhaupt: Essen managte ich generell großräumig.

Die Katze wohl auch.

Sie fraß den Teller komplett leer.

Fassungslos schaute ich ihr dabei zu. *Was macht die da? Wie geht denn so was? Wo ist denn der Magen dafür?*

Irgendetwas schien hier überhaupt nicht zu stimmen. Keine Katze auf der Welt braucht so viele Nudeln. Das verstand sogar ich. Nach dem Gelage verließ sie ohne ein weiteres »Schnurr« zu verlieren, umgehend die Küche und bog links um die Hausecke in Richtung Garten ab. Ich hinter ihr her. Unter dem Apfelbaum entdeckte ich sie dann und sah noch, wie sie letzte Nudelreste auswürgte. Sie kotzte. Eine Katze mit Bulimie. *Wie, auch Katzen kennen Essprobleme? Oder ist sie vielleicht krank?*

Gedankenverloren ging ich zurück in die Küche.

Noch ehe ich die Sitzbank erreichte, schnurrte und streichelte es schon wieder an meinen Beinen. *Was denn, schon wieder Hunger? Erst fressen, dann kotzen und jetzt wieder fressen?*

Wie gesagt, ich war sehr naiv was Haustiere anging und noch mehr war ich es, was die Ernährung von Haustieren anging. Brav das allgemein bekannte Naturgesetz »Hunde haben Herrchen, Katzen haben Bedienstete« befolgend, öffnete ich eine große Dose Thunfisch. Abtropfgewicht 155 Gramm. Stellte sie hin.

Schwupps, war sie leer.

Zusammen mit der halbvollen Dose aus dem Kühlschrank, die ich ihr auch noch gab, wurden das schließlich 230 Gramm für diesen zweiten Gang Katzenvöllerei. Ich kopfrechnete das schnell auf meine eigenen körperlichen Verhältnisse um und kam auf erschreckende fünfzehn Dosen Thunfisch. Fünfzehn!

Ja, Wahnsinn!

Nachdem sie fertig war mit ihrer Schlingerei, verschwand sie aus der Küche. Aber diesmal blieb ich sitzen. Ich wollte einfach nicht schon wieder eine kotzende Katze sehen.

Wie sich kurze Zeit später herausstellte, war die Katze schwanger. Zusammen mit den Kindern der türkischen Familie aus dem dritten Stock und Wolfgang, dem alten Alkoholiker von nebenan, erlebte ich dann auch das Ende dieser Geschichte: Im Garten hinter dem Haus, in meinem alten Zweipersonen-Zelt, das ich als Spielgerät für die Kids auf der Wiese hatte stehen lassen, brachte sie mehrere Junge zur Welt. Alle waren sie tot.

Ich fand das nur noch gruselig.

Am Ende meiner zweiten Instincto-Woche hatte ich nun endlich eine Erklärung für diese Bulimie-Geschichte: Die Katze erlebte beim Fressen keine *instinktive Sperre.*

Es gab nämlich keine.

Das ist der Haken in der Welt der Kochkost, der Haken und gleichzeitig das Verführerische, denn nur ohne eine solche Sperre gelingen überhaupt erst Masslosigkeit und Völlerei. Eine Katze denkt nicht. Sie lebt mit ihren Instinkten. Sie hat nichts anderes. Sie liest keine Diät-Bücher. Sie frisst, was für sie gut riecht und hört auf, wenn ihr Instinkt rückmeldet, dass es genug ist.

Natürlich wird diese Rückmeldung später kommen als vergleichsweise bei uns Menschen, da Katzen selten an Riesenportionen gelangen und mehr auf Vorrat bedacht sein müssen. Doch grundsätzlich haben auch Katzen eine Instinktregulierung, die vor allem verhindert, sich den Bauch derart unklug vollzuschlagen, dass nur noch Kotzen geht. Denn Erbrechen bedeutet Nahrungs- und damit Energieverlust. Dampfende Nudeln und sterilisierter Dosen-Thunfisch und dann auch noch schwanger und somit hochgradig bedürftig nach echter Katzen-Nahrung – das hält keine Katze aus! Das arme Tier prallte mit seinen realen Bedürfnissen auf die seltsame Welt der menschlichen Ernährungsweise. Mäuse hätte sie gebraucht, oder rohen Fisch oder kleine Vögel. Aber ganz sicher keine Männerportion Spaghettis mit Butter und Salz!

Das Gekochte verwirrt den angeborenen Instinkt. Es riecht *irgendwie gut*, ist aber von seiner Substanz her eine veränderte Nahrung, die in der Natur so nicht vorkommt. Das Gekochte hat ähnliche Geruchsstoffe wie bestimmte rohe Dinge. Aber es ist nicht roh. Durch diese Verwirrung fehlt eine klare Sperre – womit der Weg offen ist zu Völlerei und Sucht.

Selbstverständlich haben die Regulierungsmechanismen des Instinktes eine große Bandbreite. Eine Anakonda, die ein komplettes Schwein verschluckt, wird wohl kaum aufhören mit dem Reinwürgen, weil sie bei der Hälfte des Schweins plötzlich eine *Sperre* verspürt.

Der Nahrungsinstinkt ist artenspezifisch konzipiert. Je vielseitiger die Palette der Nahrungsmittel einer Tierart, umso diffiziler sind seine Regulierungsmechanismen. Dazu gesellt sich noch das Phänomen der *instinktiven Gier*: Besonders Raubtiere haben in der Natur nicht zu jeder Zeit die Chance, etwas Fressbares zu finden. Daher müssen sie ordentlich zulangen, sobald etwas auch nur annähernd gut Duftendes in ihre Witterung gerät. Da gekochte, instinkttäuschende Mahlzeiten im Angebot der Natur nicht vorhanden sind, wird dieses »komische Zeug aus der Menschenwelt« nur deshalb gefressen, weil es entfernt nach etwas Natürlichem riecht.

Der Instinkt hat gewissermassen die Mentalität bayrischer Gelassenheit: »Passt schon!«.

Instinktive Gier macht im natürlichen System ihren Sinn (s.a.Teil II/4.1.). Aber in der Welt der künstlich veränderten Nahrung, unserer Kochkost-Welt, führt sie zu Masslosigkeit und in Folge zur Einverleibung unzähliger Schadstoffe. Aus genau diesem Grund werden auch Haustiere, die mit Brot versorgten Enten im Park, die Tiere der Viehzuchtbetriebe, die zugefütterten Rehe der stadtnahen Wälder und sogar die Fische im eigenen Aquarium, ähnlich krank wie wir Menschen.

Ich beschloss, der Sache noch tiefer auf den Grund zu gehen und meldete mich für das Seminar *Instincto I.* in München an. Geleitet von dem Autor des Buches, das ich nun schon zum dritten Mal durchgelesen hatte. In gut einem Monat sollte es stattfinden. Ich war überaus gespannt darauf, den Begründer dieser merkwürdigen Ernährungsweise kennenzulernen.

Drei Wochen instinktiver Rohkost mit Handelsprodukten lagen nun hinter mir. Auf der alten Badezimmerwaage stoppte der Zeiger nun schon bei 70 kg – ich hatte sage und schreibe zwölf Kilogramm abgenommen! Soviel wog ich zuletzt im Alter von sechzehn Jahren. Doch ich fühlte mich keineswegs schwach und ausgezehrt. Einfach weniger voluminös. Weniger schwammig. Wenn ich, wie ich es manchmal Spaßeshalber vor dem Duschen tat, vor dem Badezimmerspiegel posierte, mich nach beiden Seiten hin drehte und dabei die Oberkörpermuskeln anspannte, hatte ich nun, im Gegensatz zu früher, den Eindruck, unter der Haut würden schmale Tiere vorbeihuschen, plötzlich anhalten und sich kräftig durchstrecken.

Kurz gesagt: So definiert war mein Körper noch nie.

Es war, als hätte sich eine schwammige Schicht, die mich vormals unbemerkt umhüllte, einfach aufgelöst. Zudem fühlte sich meine Haut zart und angenehm weich an. Die meisten Unreinheiten auf Stirn und Rücken waren verschwunden. Auch beide Wunden am Fuß waren mittlerweile völlig verheilt, der Gips schon seit mehreren Tagen ab. Humpeln und Leiden hatten ein Ende. Mit meiner Nase konnte ich im Vergleich zu früher, so gut Luft holen wie ein mittelgroßer Pottwal. Dazu gesellte sich noch ein außerordentlich empfindlicher Geruchssinn, der mir vorkam, als hätte man mir über Nacht die Schleimhäute eines wilden Tieres implantiert.

Ein neuer Körper. Ein neues Leben.

In nur drei Wochen.

Yashilas Gedanken gingen derweil in eine ganz andere Richtung. Sicher, ihr tat diese ungewöhnliche Rohkost ebenfalls sehr gut: ihre Migräneattacken waren verschwunden und sie fühlte sich insgesamt leichter und beweglicher. Mehr im Gleichgewicht mit sich. Doch insgeheim hoffte sie auf ein baldiges Ende dieser skurrilen Diät. Und noch viel insgeheimer ahnte sie, dass dieses Ende nicht kommen würde. Ihre Besorgnis richtete sich in eine Zukunft, welche schemenhaft vor ihrem inneren Auge entstand, eine Zukunft, die trostlos und einsam anmutete: Keine Weihnachtsessen mehr mit der Verwandtschaft, keine Pizzeriabesuche mehr mit mir, keine gemeinsamen Essen mehr mit überhaupt irgendwem. Nur noch diese asoziale Rohkost. Und Kinder? Konnte man mit dieser Ernährung Kinder großziehen? Und wenn ja: Würden nicht auch diese Kinder von Beginn an zu totalen Außenseitern werden? So, wie wir es jetzt drohten zu werden?

Über solcherlei Ahnungen hinweg wurde eine Stimme in ihr laut: »Geh! Jetzt! Rette Dich!«. Aber ein Leben ohne mich mochte sie sich noch viel weniger vorstellen. Endlich hatte Sie nach den Fehlschlägen der letzten Jahre einen Mann gefunden, den sie liebte und der sie liebte, der sie einfach nahm wie sie war, sich an ihr erfreuen konnte und mit dem es einfach JSpaß machtem zusammen zu sein. Mit dem sie sich zum ersten Mal in ihrem Leben überhaupt vorstellen konnte, eigene Kinder zu haben, eine Familie zu gründen. Nun, der Hauch einer Chance auf eine Rückkehr ins Altvertraute bestand immer noch: Sie wusste, dass ich mich sehr schnell für etwas begeistern, aber genauso schnell auch wieder komplett entgeistern konnte.

Yashila hoffte, dass mein Seminarbesuch in München, eine klare Entscheidung mit sich bringen würde.

Für mich. Für sie. Für uns.

6. Das Seminar in München

Der Kurs dauerte zwei Tage und fand in einem angemieteten Seminarhaus einer wenig bekannten Stiftung irgendwo in einem Münchener Randbezirk statt. Im Anmeldeformular wurde empfohlen, ohne Frühstück zu kommen. Sämtliche Mahlzeiten waren inklusive, dazwischen mehrstündige Theorieblöcke. Das Teilnehmerfeld setzte sich aus Ärzten, Heilpraktikern, Bioladen-Besitzern, Öko-Freaks und einigen chronisch Kranken zusammen. Nicht alle hatten Instincto-Erfahrung. Und so mancher Teilnehmer kam nur deshalb mit, weil sein Partner Rohkost oder sogar Instincto machte und er neugierig auf die Hintergründe dieser verwegenen Diät war.

Als einer der Letzten betrat ich den Kursraum, sicherte mir mit Jacke und Aktentasche noch schnell einen freien Stuhl im vorderen Drittel der hufeisenförmigen Tischreihe und gesellte mich zu einer kleinen, eifrig diskutierenden Gruppe, die sich vor einem separaten Tisch im Eingangsbereich gebildet hatte. Eine große Glasschale war dort zu sehen, gefüllt mit einer schwarz glänzenden Masse, die mich spontan an ein Stück Strassen-Asphalt erinnerte. Wie ich dem Smalltalk der Gruppe entnahm, war dies also die mysteriöse *Kassia.* Im Buch wurde es mehrfach lobend erwähnt. Angeblich ein außerordentlich vielseitiges Naturheilmittel.

Ich beugte mich hinab zum Schalenrand, um diese dunkle Masse besser beschnuppern zu können – und schnellte augenblicklich, wie ein aufspringendes Klappmesser, zurück in die Senkrechte.

Du meine Güte, was für ein Gestank!

Die Kassia roch haargenau wie Hundekot! Dieser ganz üblen Sorte, die auch dann noch von der Schuhsohle herauf müffelt, nachdem man eine halbe Stunde lang dieselbe verzweifelt geschrubbt hatte, sich sicher war, alles entfernt zu haben und nun zu der frustrierenden Vermutung gelangte, dass der Kot sich irgendwie mit dem Gummi der Sohle verbrüdert haben musste.

In sicherem Abstand warf ich einen genaueren Blick auf den kotigen Asphalt und registrierte, dass er aus kleinen, lakritzartigen Scheiben bestand, zwischen denen zahllose braune Kerne klebten. Einige Leute der Gruppe schienen das Zeug genauer zu kennen, gaben

Erklärungen ab und naschten sogar davon. Ich hörte: Fruchtmark aus den Schoten des indonesischen Sennes-Strauches, auch genannt *Kassia fistula*. Sehr heilungsfördernd, sehr stark entgiftend, sehr sperrensicher. Wenn der Körper es nicht braucht oder noch zu wenig bereit ist für eine Entgiftung, riecht es absolut ungeniessbar. Braucht er es, dann duftet es zart süßlich und schmeckt variierend fein.

Duften? Unvorstellbar! Wie soll dieses abscheuliche Zeug hier gut riechen können? Und wie erst schmecken?

Da war sie wieder, die Essenz der Instincto-Theorie: man muss das Unvorstellbare selbst erleben. Am eigenen Leib. Mit den eigenen Sinnen. Nur das zählt. Man kann sich nicht im Kopf ausmalen, wie etwas, das jetzt nach Hundekot riecht, vielleicht schon morgen früh, oder sogar noch am heutigen Abend, ja, möglicherweise schon in nur zwei Stunden, süsslich und verführerisch duftet. Dies ist genau so wenig vorstellbar wie das Erlebnis der Schwerelosigkeit, der erste Fallschirmsprung oder das Gefühl, wenn man nach einem jahrzehntelang gehörlosen Leben plötzlich die Klänge der Welt vernimmt.

Bestimmte Dinge muss man *erleben*. Vorher bleibt einem nur das Staunen.

Die Gruppe löste sich auf, die Leute gingen zu ihren Plätzen. Mit einem verwirrten Blick auf diese schwarze Stinkmasse, fiel ich in eine schwere Grübelei über mein so seltsam gewordenes Leben, das – ich schaute noch mal zur Schüssel – wohl noch viel seltsamer werden würde. Schließlich drehte ich mich um und ging ebenfalls hinüber zu meinem Platz.

Aus einer weiteren Gruppe neben dem vorderen Fenster, löste sich ein schmaler, älterer Mann und trat nach vorn an die freistehende Weißwandtafel. Da war er: Guy-Claude Burger, der Entdecker und Erforscher des menschlichen Nahrungsinstinktes, Begründer dieser wohl seltsamsten Diät der Welt. Physiker, Musiker und mehrfacher Familienvater, der zusammen mit seiner Frau, einem seiner Kinder und zahlreichen Gleichgesinnten, das Kurzentrum *Chateau de Montrâme* leitete, ein altes Schloss am Rande des winzigen Dorfes Soisy-Bouy, eine knappe Autostunde von Paris entfernt.

Das Seminar begann.

G.C. Burger, mittelgroß und schlank, mit grauweißen, schulterlangen Haaren, war gekleidet in einen hellgrauen, tadellos geschnittenen Anzug und wirkte mit seinen feinen Gesichtszügen sehr asketisch. Er sprach in einem französisch akzentuierten Deutsch. Unaufgeregt, mit einer sehr zurückhaltenden Gestik. In manchen Momenten erweckte er den Eindruck, gar nicht hier in diesem, sondern in einem völlig anderen Raum zu sein, den nur er sah und der ihm wesentlich wichtiger erschien. Um so überraschender war daher sein Humor. Sein Vortrag lebte von einer Vielzahl sarkastischer Untertöne, wie es wohl typisch ist für einen Forscher und Neuerer, der eine Menge Fremdartiges erlebt hatte, vielen höchst unüblichen Dingen und Phänomenen begegnet war. Und der immer wieder erleben musste, wieviel Unverständnis und Ablehnung ihm seine Ergebnisse im Kontakt mit Vertretern der »normalen« Wissenschaften einbrachten.

Die Stunden verflogen. Mein Kopf glühte. Meine rechte Hand stenographierte fast pausenlos über den Aufzeichnungsblock. Blatt um Blatt versuchte ich mitzuhalten mit dieser immensen Flut an Informationen. Was hier erzählt wurde, war sogar mit Superlativen kaum noch zu umfassen. Burger als Buch, das war schon gut.

Aber Burger live zu erleben, das war noch viel besser.

Köstliche Anekdoten aus seiner detektivischen »Sturm-und-Drang-Zeit«, in der er keinen Selbstversuch und keine Mühe und Kosten scheute, der Sache mit dem Instinkt auf den Grund zu gehen, lockerten die dichte Abfolge wissenschaftlicher Hintergründe gekonnt auf.

Seine Hauptthese war folgende: Wir Menschen sind den Schimpansen zu 98,7 % genetisch ähnlich. Ergo sind wir eigentlich körperlich dafür gemacht, uns auch nahezu genau so wie diese zu ernähren: Roh und ursprünglich und mithilfe unseres Nahrungsinstinktes. Nicht nur Bananen. Nein, die gesamte Palette der Natur. Bis hinunter zu Insekten, Pilzen, Flechten oder sogar Walderde. Auf nur dieses eine Motto kommt es an: *Alles ist essbar, insofern es roh und naturbelassen ist, gut riecht und gut schmeckt.* Unser Nahrungsinstinkt ist von Natur aus in der Lage, uns immer zum genau Richtigen zu führen und im Falle einer Krankheit auch zu jenen, in der Regel sogar eher ungewöhnlichen Produkten, die wir für unsere Heilung benötigen. Und nicht nur das: die Ursache der meisten Krankheiten ist eine Überlastung unseres Körpers mit gekochter Nahrung, für die wir nicht die nötigen Verwertungs-Enzyme haben. Weil uns die Gene zur Herstellung derselben fehlen. Die Menschheit kocht noch gar nicht lange genug, als das die Evolution uns genetisch daran hätte anpassen können. Genetisch betrachtet, sind wir also immer noch Urmenschen. Daher kann es auch gelingen, sich mittels Rohkost zu heilen, denn an diese Ernährungsweise sind wir schon seit Jahrmillionen angepasst. Angepasst – wie ein Tier. Immer noch. Was für eine revolutionäre These!

Endlich war Mittagspause. Endlich.

Ich war fix und fertig. Während ich mich im Stuhl zurücklehnte und schluckweise ein großes Glas Wasser leerte, schaute ich mich in der Runde um. Den meisten ging es wie mir, sie zeigten deutlichen Erholungsbedarf. Starrten gedankenverloren vor sich hin, kramten in ihren Papieren, streckten sich, oder machten sich auf den Weg in Richtung Klo, eine Etage tiefer.

Burgers Assistenten trugen derweil körbeweise bunte Früchte in den Raum. Wir schauten fasziniert zu. Immer mehr Körbe und Schalen wurden auf die vorderen Tische gewuchtet. Der triste, mit weissen Büromöbeln eingerichtete Seminarraum, verwandelte sich in einen tropischen Markt: Kleine, große und riesige Bananen, einige von roter (!) Farbe oder eckiger (!) Form, häuften sich neben gigantischen ovalen Mangos und solchen, die schmal und länglich, anderen, die eher klein und rund waren und die allesamt im Schatten riesiger Ananasfrüchte lagen.

Im Korb daneben hockte, meteoritengleich, eine einzige dunkelgrüne, dick genoppte Riesenfrucht, die geschätzte zehn Kilo wiegen musste und im Anschnitt strahlend gelb leuchtete.

Eine Unzahl mir völlig unbekannter Dinge tummelte sich da vorn und beherrschte in seiner tropischen Pracht sofort den ganzen Raum.

Das alles wächst auf dieser Welt?

Zwei Sachen dämmerten mir: Die Welt da draußen ist tatsächlich größer als der Supermarkt in Leutkirch. Und: Schimpansen leben gar nicht mal so schlecht.

Im Nu wurde das Pracht-Büffet von uns allen umringt. Wir griffen zu, schnupperten, schwätzten, zogen unsere Runden um die Tische, tatsächlich einer Horde Schimpansen nicht unähnlich. Und von wegen Rohkost gleich Möhren, Kohlrabi und halbvolle Teller: Dieses Büffet hier war die Speisung der Götter!

Augenbinden wurden verteilt. So würden wir uns leichter auf unseren Geruchssinn konzentrieren können. Jeder suchte sich nun einen Partner und gemeinsam galt es, sich durch dieses Buffet zu schnüffeln, solange, bis genau das Richtige gefunden war. Ein Erlebnis sondergleichen, denn die Luft rund um diese überquellenden Körbe war mittlerweile geschwängert von einer Vielzahl fremdartiger Gerüche.

Mit verbundenen Augen schnupperte ich wie wild, während meine Wahlpartnerin, eine auffallend dünne Frau um die 40, die vorhin am Tisch schon neben mir gesessen hatte und wegen einer attestierten Hyperallergie, bis auf ein amerikanisches Algenpräparat nichts anderes mehr essen durfte, mir eine Frucht nach der anderen unter die Nase hielt.

Und wieder war es Ananas, als mir das Wasser im Mund zusammenlief. Interessant. Rein optisch wäre ich natürlich sofort über die roten Bananen hergefallen, die mir vorkamen wie ein Importprodukt von den Sternen. Oder die dicken eckigen. Am besten beide gleichzeitig. Meine Augen waren sensationslüstern. Aber mein Körper bestand, leider, eindeutig und schon wieder nur auf Ananas. Zumindest war es ein Exemplar einer mir völlig unbekannten Sorte. Sehr schlank, von einem hellen Orange.

Meine Partnerin wählte eine merkwürdige Frucht mit dem Namen *Sapote Mamey*, länglich dick, mit samtig brauner, erstaunlich stabiler, fast hölzern wirkender Schale. Zur Sicherheit ging sie noch hinüber zu einem speziellen Tisch, auf dem Anschnittproben der meisten Früchte lagen, womit ein stärkeres Aroma für die genaue Geruchswahrnehmung garantiert wurde. Immerhin waren wir alle noch Laien. Schimpansen in Ausbildung, sozusagen.

Wir erzählten Peter, einem der Assistenten hier, von unserer jeweiligen Wahl und kaum saßen wir wieder am Tisch, wurde schon serviert. Eine der Länge nach halbierte Ananas victoria aus Thailand leuchtete mir saftglänzend vom Teller entgegen. Nein, da gab es für mich kein Halten mehr: Wie ein ausgehungertes Äffchen fiel ich über das gelbe Prachtstück her und verschlang es seufzend. Keine Handels-Ananas konnte da mithalten. Diese Qualität hier sprengte jeden Rahmen. Das war ein Stück Paradies!

Wo wächst denn so was? Wieso gibt es das nicht auch in Leutkirch?

Ich schaute mich in der Runde um.

An allen Tischen das gleiche Bild: Schmatzen. Seufzen. Stöhnen. Tropfnasse Hände. Verträumte Blicke. Wohlige Aufgeregtheit. Diese Verschling-Orgie mit ihrer hemmungslosen Geräuschkulisse lustvoller Einverleibungen hatte durchaus eine erotische Note.

Geht das den Schimpansen auch so?

Meine Tischnachbarin jedoch war völlig verunsichert. Vor ihr lag, der Länge nach aufgeschnitten, diese fremdartige Sapote Mamey. Von innen sah sie fast verboten sexy aus: ein tiefrosa Fruchtfleisch, mit einem mahagoniglänzenden, delphinförmigen Kern, der sich formvollendet in diese Assoziation weiblicher Intimsphäre kuschelte. Eine wunderschöne Frucht, fürwahr. Ich wünschte mir natürlich auf der Stelle, dass sie auch für mich mal fein duften wird.

Meine Nachbarin jedoch traute sich nicht, von dieser exotischen Schönheit auch nur einen ersten Bissen zu nehmen. Mit dem Löffel in der Hand saß sie vor der Sapote und war wie versteinert. Zu viel Angst. Schließlich winkte sie Guy-Claude Burger herbei, der hier seine Runden um die Tische zog und mit Rat und Tat zur Seite stand, falls es Probleme gab.

Nun, jemand, der aufgrund einer Meta-Allergie jahrelang nur von Präparaten aus einem Labor lebte, hatte in Anbetracht dieser rosa leuchtenden Verführung aus dem Herzen der südamerikanischen Wildnis, ganz sicher ein Problem. Und was für eins!

Guy-Claude Burger hörte sich ihre Geschichte an, nickte und erklärte ihr, dass sie ganz beruhigt essen könne, es würde keinen allergischen Schock geben, sie könne völlig ihrem Instinkt vertrauen, besonders deshalb, weil diese Frucht sehr ursprünglich sei und wirklich nur dann gut riechen würde, wenn man sie tatsächlich braucht.

Die Angst meiner Nachbarin war für mich beinahe körperlich fühlbar. Nach Jahren der Präparate und des Abgeschnittenseins von allem, was in der Welt an bekanntermassen leckerer Nahrung zu haben war, hatte sie jeglichen Bezug zum Thema Essen schon längst verloren. Welche Verzweiflung war da am Werk, und welchen Mut hatte es gebraucht, sich über Todesängste hinweg für diesen Kurs anzumelden und sich nun vor diesen Tisch mit dieser seltsamen Frucht zu setzen, die heimlich versprach, der Beginn eines neues Leben zu sein.

Herrn Burgers Beruhigungen wirkten. Mutig grub sie einen Löffel voll Fruchtfleisch aus dem rosaroten Grund, kostete vorsichtig und dann – dann brach der Instinkt sich seinen Weg durch alle Barrieren der Furcht. Wie ein Tier verschlang sie Sapote Mamey um Sapote Mamey. Es war zum Weinen schön. Sechs komplette Früchte lang badete sie in einem Genussrausch, der einer Erlösung gleichkam. Einer Erlösung von einem dunklen Fluch, der in diesen Minuten von ihr wich und dem Licht eines neuen Lebens Platz machte. Einem Leben mit richtigem Essen und wunderbaren Geschmäckern.

Dieser erste Menü-Gang löste an den meisten Tischen heftige Diskussionen aus. Überall war eine Menge passiert. Viele fragten nach der Herkunft dieser Früchte, schwärmten von ihrem Erlebnis soeben, und einige waren sogar schwer enttäuscht, weil sie merkten, sie hatten doch nur mit den Augen gewählt, dann im Mund eine heftige Sperre gehabt und waren nun zu verwirrt für einen neuen Riechdurchgang. Der Kurs war nicht billig. Und natürlich wollte man was haben für sein Geld. Da erschien einem dieser exotische »Meteorit« namens *Jackfrucht* als ein passender Gegenwert. Welche Ironie, hatte man nach zwei Bissen davon schon eine brutale Sperre – und ging im ersten Gang komplett leer aus! Ein wahres Lehrstück des Körpers: Genuss lässt sich mit dem Kopf nicht erzwingen.

Guy-Claude hatte in dieser Mittagspause eine Menge zu tun. Beratend und ermutigend zog er von Tisch zu Tisch. Dieses »Kopf-Nase-Problem«, die Angewohnheit, nach den Kriterien Aussehen, Erinnerung und Vorlieben auszuwählen, aber eben *nicht* nach dem Geruchssinn, schien recht verbreitet zu sein. Die harte Schule der Zivilisation, wo gegessen wird, was auf den Tisch kommt, wo klar geregelt ist, was gegessen werden darf und was nicht, was für uns gut und was schlecht, was gesund und was ungesund ist, diese harte Schule mit der Bezeichnung *Konditionierung*, machte es schwer, den ersten zarten Regungen seines Instinktes schon auf Anhieb zu vertrauen.

Natur kontra Kultur: Ein geradezu existentieller Konflikt war es, der an den Mittagstischen in diesem Raum offen zutage trat.

Nach der Pause gab es einen zweiten Riech-Durchgang.

Verdeckten Blickes wählte ich diesmal etwas völlig Erstaunliches: überreife Gemüsebanane. Wobei »überreif« deutlich untertrieben ist angesichts einer halbflüssigen, gelbbraunen Masse in einem mumifiziert wirkenden Etwas, das zu besseren Zeiten einmal »Schale« genannt wurde.

Jeder normale Mensch hätte solcherart Fruchtleiche nur noch mit Handschuhen oder Besteck angefasst und schnellstens im nächsten Grüncontainer verschwinden lassen. Aber trotz der ungewohnten Optik: dieses Geschlüdder roch fantastisch!

Mutig probierte ich, und, war ja klar, verschlang in Folge Stück um Stück dieser herrlich alkoholisch-süßen Abfallbananen.

In Afrika, so ließ ich mir erklären, wurden diese Bananen *Platanos* genannt. Grün und unreif kochte man sie dort in mit Blättern verdeckten Erdgruben, verzehrte sie als eine Art Gemüse-Ersatz. In dem matschigen Zustand wie hier im Seminar, verwendete man diese Banane in Afrika nur noch als Tierfutter.

Tierfutter!

Dann stimmte ja alles wieder: Was für Tiere gut genug ist, kann einem Instincto nur recht und billig sein!

Am Nachmittag ging es stundenlang weiter mit den sich zu immer größerer Kühnheit hochschwingenden Theorien, die einem durchschnittlichen Bildungsbürger wir mir, hoffnungslos schwindelig werden ließ. Meine vertraute Welt geriet nun völlig aus den Fugen: Viren waren angeblich hilfreiche »Software« für körpereigene Entgiftungsprozesse. Kochen erzeugte *Maillard-Moleküle*, die sich im Körper anreicherten und mittels Krankheiten, hier *Detoxinations-Krisen* genannt, wieder ausgeschieden wurden. Kassia, Wasser und Rohkost entgifteten einen nach und nach und vermochten es, das innere Gefüge wieder in ein lebendiges Gleichgewicht zu bringen.

Selbstheilung statt *Selbstvergiftung* war das Stichwort.

Deshalb auch die Bezeichnung Instincto-*Therapie*.

Ich begann zu begreifen, warum diese Ideen noch nicht in einem weiten Kreis bekannt waren. Zu fremdartig klangen sie in unserer Wohlfühl-Welt aus Brot, Kaffee und »zweimal warm am Tag«. Eine watteweiche, sichere Welt voller fixer Vorstellungen in Bezug auf das, was gut und richtig ist. Vorstellungen, die gleich trutzigen Bollwerken in unserem Geist hockten, uneinnehmbar und allgültig: *Brot ist Grundnahrung. Milch macht harte Knochen. Ohne warmes Essen hat man kalt im Winter. Wenn man krank ist, geht man zum Arzt. Und überhaupt, und noch mal für alle zum mitschreiben: Gegessen wird, was auf den Tisch kommt!*

Das Seminar stellte die vertraute Welt auf den Kopf.

Und riss ihr nebenbei auch noch das Herz heraus: Kochen macht krank. Kochkost ist die hauptsächliche Ursache von Krankheit, Schmerz und verfrühtem Tod. Ohne Kochen blieben wir länger gesund und attraktiv und würden zudem wesentlich älter werden.

Burger lud dazu ein, alles, wirklich *alles*, komplett neu zu überdenken. Und nicht er, sondern *unser Körper* sei der wirkliche Lehrer bei diesem Transformationsprozess hin zu einer völligen neuen Art gesunden Lebens.

Guy-Claude Burger hatte Charisma. Eines von der Art, wie man sie bei Gründern, Entdeckern und Forschern findet, die mit Leib und Seele hinter einer Sache stehen, die weitaus größer ist als sie selbst. Einer Sache, einer Wahrheit, die durch sie nun einen Weg in diese Welt gefunden hatte. Im Gegensatz zu den ihnen nachfolgenden Schülern, die nur noch nachreden können, was ihnen angelernt wurde, stehen die Gründer mit ihrem ganzen Sein in dem, was ihnen widerfuhr, lehren Kraft ihres besonderen Schicksals und mit einer Energie, die sich nie erschöpft, weil das Neue sie wie von selbst und ohne Unterlass gebiert.

Burger machte seine Sache gut. Er überzeugte durch Intelligenz und Humor. Seine Körpersprache war ruhig und klar. Kein Räuspern, kein Sich-Kratzen war zu sehen, kein überflüssiges Gefuchtel mit den Armen. Stundenlang trug er Theorien und lustige Anekdoten vor, ohne sichtlich dabei zu ermüden. Im Gegensatz zu uns, die wir unruhig auf den Stühlen hin- und her rutschten, im Wechsel alle Varianten von Sitzen, Hängen, Lungern und Räkeln durchexerzierten, uns die Handgelenke lahm schrieben oder erschöpft in den sich allmählich verdunkelnden Himmel vor dem Fenster starrten. Doch die Erlösung kam: Abendessen! Endlich!

Wieder wurden große Körbe in den Raum geschleppt. Wieder ereignete sich ein botanisches Spektakel auf den vorderen Tischen, das uns alle Anstrengung sofort vergessen ließ. Gemüse war nun angesagt. Dicke Bündel Möhren, große, mittlere, kleine Rüben und Rübchen in allen Farben, Selleriestangen, Fenchel, und mehrere Sorten Kohl stapelten wild durcheinander. Zwischen den Körben: reihenweise Gläser mit Nüssen, Oliven und Blütenpollen. Welch' ein göttergleiches Sortiment auch am Abend!

Doch die eigentliche Sensation befand sich auf einem kleinen Tisch neben dem Eingang: Rohes Fleisch und roher Fisch! Mehrere Sorten, in verschiedenen Graden der Trocknung.

Meine Tischnachbarin, ermutigt durch ihr Schlüsselerlebnis vom Mittag, hatte schon gewählt und verdrückte an ihrem Sitzplatz mit Hingabe rohe Hühnereier. Eier! Eine ärztlich attestierte Hyperallergikerin ass seelenruhig Hühnereier! Ein Produkt, das zusammen mit Erdnüssen und Paprika offiziell auf dem vorderen Listenplatz allergieauslösender Lebensmittel rangierte. Die dünne Frau verzehrte diese Eier, als ob solche Tabellen für diesen besondern Tag mal kurz außer Kraft gesetzt werden konnten.

Und es passierte wirklich nichts! Kein Griff an die Kehle mit anschließend röchelndem Umfallen. Kein Über-den-Boden-robben mit Zuckungen und Krämpfen. Sie ass, war glücklich und hatte ihre Allergie offenbar schon völlig vergessen. Ich schaute ihr fasziniert zu, während ich voller Bestürzung begriff, dass vor meinen Augen Geschichte geschrieben wurde, während herkömmliches Wissen zum Thema Allergien sang- und klanglos unterging, als hätte es dieses Wissen nie gegeben. War dieses unverschämt unmögliche Ei-Essen nicht Beweis genug für die Verlässlichkeit des Instinktes? Und auch Beweis für die geheimnisvolle Kraft einer unbehandelten Nahrung?

Dies war nicht nur ein Beweis: Es war eine schiere Revolution im Bereich der Ernährung! Keine andere Diät brachte diesen Mut auf, sich wirklich über die Grenze der Traditionen zu wagen, hinein in das Neuland der Autonomie, einem Gebiet, welches das totale Vertrauen in die Fähigkeiten unserer »tierischen« Instinkte erforderte. Instincto erschien mir in diesem Moment als Freiheit pur. Obwohl an die offenbar strengen Gesetze des Körpers gebunden, stand einem damit die ganze Welt der rohen Natur offen. Vorbei die Angst vor Giften und Vergiftungen. Vorbei die Abhängigkeit von Tabellen, Lehrmeinungen und Theorien zum menschlichen Körper.

Nur noch der Instinkt als einzige Instanz – der Rest konnte getrost in Rente gehen!

Der Mut dieser spindeldürren Allergikerin berauschte mich regelrecht. Fasziniert roch ich nun selbst an der Auslage dieses Tisches mit seinen absonderlichen Gaben herum. Schnüffelte mutig an dunkelroten, halbtrockenen Fleischstücken und beigefarbenen Fischhälften und blieb tatsächlich bei einer herrlich duftenden, jedoch schrecklich verschrumpelten Makrele hängen.

Sieht aus, als hätte man den Fisch im Strandgut von vorletzter Woche gefunden.

Trotz der unappetitlichen Optik: Mein Mund wässerte mit einer Menge Flüssigkeit, die den Fisch scheinbar zum Hereinschwimmen einladen wollte. Kurz darauf brachte Peter mir meine sensationelle Menü-Premiere an den Tisch: Kaltgetrocknete, ungesalzene und ungeräucherte rohe Makrele.

Ich langte zu.

Rupfte. Knabberte. Nagte. Zerrte.

Mit öligen Fingern hing ich anschließend satt im Stuhl, blickte auf die kümmerlichen Reste von Haut und Gräten (einen Teil der Haut hatte ich sogar bewusst mitgegessen!) und grinste stolz vor mich hin. Kaum zu glauben, wie salzig, wie geräuchert und wie gebraten roher Fisch schmecken konnte. Dabei hasste ich Fisch! Früher hätte man mich damit erschrecken und fortjagen können. Alles, was in Lebendform nicht »Muh!« oder »Mäh!« von sich gab, hatte auf meinem

Teller nichts verloren. Flossentragendes durfte sich mir nur im Blechkleid zeigen mit der beruhigenden Aufschrift *Thunfisch in Tomatensosse* oder *Sardinen in Senfsosse.* Und heute? Ich aß freiwillig einen nach echtem Fisch aussehenden echten Fisch.

Wunder waren hier scheinbar an der Tagesordnung.

In den Pausen hatte ich von den Kursteilnehmern viele merkwürdige Geschichten aufgeschnappt. Von einem mysteriösen *Durian* war die Rede, von Krebsheilungen und von außersinnlichen Erlebnissen. Auch dieses Abendessen schien so manchen in der Runde an seine persönlichen Grenzen gebracht zu haben. Und darüber hinaus. Ich staunte, wie leicht sich Ekel überwinden ließ, wenn etwas wirklich und eindeutig gut roch.

Am Abend war Filmschau angesagt. Guy-Claude öffnete sein Privat-Archiv und zeigte uns Super-8 Filme von verschiedenen Stationen seines Lebens. Die Geburt seines ersten Instincto-Kindes. Die erste Instincto-Gemeinschaft auf einem alten Landgut. Nahaufnahmen von Instincto-Kleinkindern, die genüsslich an blutigem Fleisch saugten.

Filme aus einer fremden Welt.

Filme aus einer Welt mit gänzlich anderen Koordinaten.

Sehr viel später: die letzte Filmrolle drehte sich wild im Kreis und schlug mit ihrem losen Ende wütend gegen den Projektor. Jemand schaltete das Licht an. In den Fenstern kauerte bereits die Nacht. Der erste Kurstag war zuende und entließ uns alle erschöpft, bereichert und – völlig überfordert.

Am nächsten Vormittag lüftete sich das Geheimnis der Herkunft dieser vorzüglichen Früchte und Gemüse. Prospekte und Preislisten einer Firma namens *Orkos* machten die Runde und Guy-Claude Burger erzählte deren Gründungsgeschichte: Seine Selbstexperimente hatten ihn zu dem Schluss geführt, dass der Instinkt umso genauer funktioniert, je ursprünglicher und reiner das Nahrungsmittel ist. Eine Ananas aus den Tiefen des Urwaldes verfügt über wesentlich mehr Aromen und eine klarere Sperre, als eine mit Chemikalien verseuchte Zuchtsorte der industriell geführten Plantagen. Außerdem schien es Früchte zu geben, die für uns wie gemacht waren.

Uralte und sehr ursprüngliche Früchte mit exotischen Namen wie *Brotbaumfrucht*, *Durian* und *Cempedak*. Früchte, die seit Jahrmillionen unverändert geblieben sind und auf die unser Instinkt heftig reagiert. Denn: Unsere genetische Ausstattung entstand vor Jahrmillionen in einer tropischen Umgebung. Und die Evolution ist ein langsames Gefährt. Genetisch sind wir unseren Ur-Vorfahren noch so nah, als ob wir den Dschungel gar nie verlassen hätten. Massstabsgerecht betrachtet, fand das Ereignis der »modernen Menschwerdung«, setzt man die Geschichte des Lebens einem einzigen Tag gleich, erst vor einigen Sekunden statt. Trotz Acker und Pflug, trotz Anzug und Krawatte, der Mensch ist, genetisch gesehen, ein Affe, ein seltsamer zwar, aber trotzdem eher ein Wesen der Wälder und Steppen, als der Städte und Strassen. Daher sind tropische Früchte für uns auch heute noch so ungemein anziehend und wohltuend. Der Regenwald mit seiner üppigen Botanik entspricht gewissermassen dem Sinnbild des biblischen Paradieses: Er ist unsere archaische Heimat.

Unsere Heimat hinter den Heimaten.

Burger reiste also in der Welt herum und suchte die Früchte dieses Paradieses. In den Urwäldern selbst, und auch auf den angrenzenden Arealen der dort lebenden Kleinbauern wurde er schließlich fündig. Er machte Exklusiv-Verträge, ließ sich Landstücke und einzelne Bäume reservieren und organisierte zusammen mit Freunden einen Export in den Westen. So entstand *Orkos*, der erste Lebensmittelversand der Welt, bei welchem Produkte mittels Geruch und Geschmack, sowie den strengsten Anbaukriterien überhaupt ausgewählt wurden.

Eigentlich gab es nur ein Kriterium: Alles ist verboten!

Jede Art von Düngung, Behandlung mit Chemikalien vor, während und nach der Ernte, jeder Trick und jeder übliche Kunstgriff, waren vollständig untersagt. Und es war eine Menge üblich, wie wir erfuhren. Sogar im Bio-Handel.

Orkos wollte das Beste und Reinste von dem, was unser Planet nach Jahrzehnten der Misshandlungen noch zu bieten hatte.

Mir dämmerte nun, warum meine Tischnachbarin so problemlos Sapote Mamey und Hühnereier essen konnte: Da war nichts schädliches drin. Es war Nahrung, die biologisch und chemisch einwandfrei war. Und dann mittels Instinkt erwählt wurde.

Natur trifft auf Natur.

In dieser Kombination schienen wahre Wunder möglich.

Ich blätterte in der Preisliste. Und schluckte leer: Ein Kilo Mango: 28.- DM! Es gab sechs Sorten zur Auswahl, deren Namen sehr exotisch klangen und ahnen ließen, welcher Beschaffungsaufwand dahinter steckte.

Zu teuer! Viel zu teuer für mich!

Und was jetzt?

Natürlich wollte ich auf diese wunderbaren Früchte nie mehr verzichten. Gegessen, erlebt, berauscht – abhängig.

Absurd: Abhängig von der Natur! Und von welcher genau? Der im Urwald? Oder der in mir drin, welche die Sachen aus dem Urwald haben will? Aber wenn man doch selbst auch ein Stück Natur ist: Ist man dann nicht *notwendigerweise* abhängig von allem Natürlichen?

Meine Gene, nach diesen zwei Tagen Gehirn- und Körperwäsche vollends wach gefüttert, schrieen schon laut nach Orkos. Ich fühlte diesen stummen Schrei in jeder meiner Zellen. Im Gegenzug produzierte meine Vernunft vehement Angstschweiss: *Wie soll ich das bezahlen?*

Mit sehr gemischten Gefühlen und einem Kofferraum voller Orkos-Früchte, die ich am Ende des Seminars nicht wenig gierig zu einem Reife-Sonderpreis kaufte, fuhr ich zurück nach Seibranz.

Was nur, was wird Yashila zu all dem sagen?

7. Am Scheideweg

Jede Beziehung hat ihre berühmten Momente. Augenblicke, Situationen, von denen man Jahre später noch spricht. In denen vielleicht denkwürdige Fotos entstanden sind. Oder einfach nur Tränen. Tränen der Freude. Tränen tiefster Enttäuschung. Jede Beziehung hat Momente, die fortan wie Kapitelüberschriften im gemeinsamen Leben stehen …

Yashila schaute mich an und war glücklich. Denn soeben hatte ich gesagt: »Du, das mit der Rohkost können wir vergessen. Das funktioniert nämlich gar nicht!«

Ihr Herz klopfte vor Freude! Endlich wieder Kaffee im Bett. Endlich wieder Pizza nach dem Training. Endlich wieder Sonnenuntergang mit Gyrosbrötchen.

Der Alptraum Rohkost ist vorbei!

Ich hätte hier aufhören sollen mit sprechen. Dann wäre alles gut verlaufen. Vielleicht nicht wirklich gut, aber in gewissen Punkten doch besser, auf jeden Fall aber ganz anders.

Doch leider redete ich weiter.

Drei berühmte Sätze unserer Beziehung: »Jedenfalls funktioniert es nicht so wie bisher. Wir müssen künftig bei Orkos bestellen. Hier ist die Preisliste.«

Yashila muss mich damals unglaublich geliebt haben. Eine Liebe, wie sie auf dieser Welt wohl nur Frauen gelingt. Für einen kurzen Moment schien der Fluch gebrochen – da ersetzte ich ihn durch einen noch schlimmeren! Ihre Ahnungen wurden Wirklichkeit. Doch weder schrie sie auf, noch machte sie auf der Stelle kehrt und packte die Koffer. Sie stand einfach nur da wie gelähmt, sah zu, wie ich große Kartons voller Früchte in die Wohnung schleppte und vor dem alten Nachspeicherofen am Fenster abstellte.

Wie muss sie doch in diesem Moment alles gehasst haben, was auch nur irgendwie nach Grünzeug aussah! Was nach weiteren Entbehrungen und noch größeren Entsagungen aussah. Sie stand da und schaute teilnahmslos in die Kisten vor der Heizung.

Ein Fehler. Ein schwerer Fehler!

Denn rote Bananen, Mango Golek, Mango Arumanis, Ramboutan, Ananas Victoria, Sapote Mamey und Mangoustan schauten zurück. Leuchteten. Dufteten. Schleuderten ihren wilden Zauber in den Raum.

Sie hatte keine Chance.

Naturkind, das sie im Innersten ihres Herzens ist, erlag sie dem Charme des kleinen Paradieses zu ihren Füßen. Sie bückte sich, klappte die oberen Kartonlaschen vollends beiseite und.

Ein Leuchten und ein Duften …

Wie ausgehungert fiel sie über die Kostbarkeiten her. Sieg der Gene! Sieg des Instinktes über den Verstand! Sieg der Natur über die Sorgen und Ängste der verinnerlichten Zivilisation.

Eine weitere Grenze schien überschritten.

Haltlos rutschten wir beide immer tiefer in diese Welt der rohen Wunder.

Wochen später rutschte unser Kontostand allerdings ganz woanders hin. Vorerst noch verdrängten wir dieses Problem. Am Sonntagabend spazierte ich jeweils zur einzigen Telefonzelle im Dorf beim Bushäuschen neben dem Rathaus und telefonierte mit Orkos. Am darauffolgenden Mittwoch brachte uns dann ein firmeneigener Lieferwagen mehrere Kartons voller tropischer Schätze. Jeder Mittwoch kam uns vor wie Heiligabend. Und jedes Monatsende kam uns vor wie die Kreuzigung: Runde 2200.- DM waren vom Konto verschwunden.

Jeden Monat 2200.- DM nur für Esswaren.

Der helle Wahnsinn!

Von aussen betrachtet, erweckte die ganze Instincto-Sache den Eindruck, als wären wir von einer geldgierigen Sekte vereinnahmt worden. Mit schlauen Reden, geistreichen Büchern und noch viel raffinierteren Lebensmittel geistig und körperlich abhängig gemacht und anschließend monetär ausgepresst bis zum finanziellen Exitus. Wie gesagt, von aussen betrachtet, hätte man genau diesen Eindruck haben können. Viele Jahre später fragte mich auch tatsächlich allen Ernstes Ulla, die beste Freundin meiner Ex-Freundin, die ich zusammen mit Yashila ab und an besuchte: »So wie ihr schwärmt – meint ihr nicht, dass die von Orkos da Drogen in die Früchte stecken?«

Abgesehen von diesem völlig absurden Verdacht, stellte sich das Ganze als ein höchst interessantes Problem dar:

Kann man von Gesundheit abhängig sein?

Hätte ich wieder in Unwahrheiten und meine altvertrauten Krankheiten zurückflüchten sollen, nur um meine *Willensfreiheit* und meine alten Lebensumstände zu wahren? Ist es nicht seinen Preis wert, autonom gesund sein zu können und sich mit Nahrung zu beschenken, die einem so gut tut wie nichts anderes auf der Welt? Wer bestimmt, welchen Wert eine kontrollierbare, sichere Gesundheit hat? Ist es nicht genauso verrückt beim Essen zu sparen, nur um sich mit diesem abgerungenen Geld Dinge zu gönnen, die im Vergleich zur Gesundheit viel weniger wertvoll sind? Dinge, wie z.B. ein neuer Plasma-Fernseher, ein WLAN-Anschluss, ein WAP-Handy oder ein mit Elektronik vollgestopftes Auto, Dinge, die einen möglicherweise sogar darin unterstützen, auf noch raffiniertere Weise noch unheimlicher krank zu werden?

Was bin ich mir selbst wert?

Und wenn ja, wieviel?

Orkos war sich dieses Problems der exorbitanten Preise bewusst und entwickelte ein neues Liefersystem: den Kunden-Import. Alternativ hatte man nun die Möglichkeit, bestimmte Früchte, ohne aufwändige Umpack-Aktionen in Frankreich, direkt aus dem Erzeugerland zu beziehen. Diese Idee machte die Produkte um mehr als ein Drittel preiswerter. Und leider auch doppelt so verführerisch. Denn zum einen waren die Früchte noch frischer, da sie quasi vom Baum direkt ins Paket gelegt wurden, und andererseits war die Verpackung derart schön anzuschauen, dass einem geradezu das Herz aufging: Ananas waren in Palmblätter gewickelt, Mangos leuchteten aus einem kuscheligen Kokosfaserbett und sogar die Kartons selbst verströmten allerlei exotische Gerüche und waren überzogen mit balinesischen oder thailändischen Schriftzeichen.

Der Kundenimport machte jeden Mittwoch erst Recht zu einem gabenreichen Weihnachtsfest.

Doch anstelle der eigenen Familie, feierte mit uns schon bald ein Teil der lokalen Tierwelt: Mäuse, Maden und Fliegen. Unerfahren in rohköstlicher Lagerhaltung, tummelte sich in Regalen und auf Tischen eine Menge stark duftendes Urwaldmaterial. Sogar das rohe Fleisch hatte ich, an dicken Haken befestigt, offen unter dem Fenster zum Trocknen gehängt. Im Juni. Bei 25 Grad. Ohne Schutznetz.

Ein Festmahl für alles, was laufen, kriechen, schlängeln und flattern konnte.

Plötzlich zirpten exotische Grillen aus der Zimmerecke. Schwarzrote niedliche Viecher, die in den Zimmerpflanzen hockten und eifrig fremdartige Liedchen zum besten gaben. Und beim Anschneiden einer zehn Kilo schweren Jackfrucht sprangen, laut knackend, dutzende kleiner Würmer vom Tisch auf den Boden und von da aus in Windeseile überall hin, noch bevor ich auch nur das Messer weglegen konnte.

Tropen-Grillen. Spring-Würmer. Weisse Maden. Blinde Passagiere aus den Kunden-Import-Paketen. Zusammen mit den seltsamen Spinnweben, welche den oberen Teil so mancher Bananenstaude umwickelten, war das der Beweis und der Preis für die Naturbelassenheit der Waren. Im Normalhandel, wie ich mittlerweile ausgiebig gelernt hatte, wurde nämlich gespritzt, begast, bestrahlt und erhitzt was das Zeug hält, damit genau so etwas wie bei uns Seibranz auf gar keinen Fall eintreten konnte. Man stelle sich einen normal-deutschen Haushalt vor, voll munterer Grillen bis runter in den Keller und Würmern, die sich am Abend gemütlich mit einem zusammen unter der warmen Bettdecke räkeln.

Das wäre fürwahr ein bundesbürgerlicher Albtraum der Sonderklasse!

Unzweifelhaft: Die Rohkost verrohte unseren Alltag. Das Essen lag sichtbar herum. Duftete aus Korbschalen. Leuchtete auf Ziertellern. Wie lebten in einem ganz neuen Sinne von der Hand in den Mund, denn Teller, Messer und sogar Stuhl erschienen uns überflüssig. Nicht selten saßen wir auf dem Boden, die aufgerissenen Pakete vor uns, und futterten direkt aus den Schachteln. Und natürlich assen wir das meiste mitsamt der Schale: Avocados, Mangos, Bananen, Jackfrucht, Sapotillen.

Mit Schale!

Und mit Kernen natürlich. Soweit sie denn schmeckten. (Man erinnere sich: Alles ist essbar, wenn es gut riecht, lecker schmeckt und unbehandelt ist). Vergessen war der Tag, wo mir »Schneewittchens Mango« zeigte, dass Pestizide und LSD nur eine paar Moleküldrehungen voneinander entfernt liegen. Die Orkos-Früchte waren wie Botschafter einer besseren Welt, einer aussterbenden Zeit, die sich in einigen Winkeln der Welt noch tapfer hatte halten können. Orte, wo

Früchte noch echte Früchte waren, ohne Gefahr zu laufen, mit einem chemischen Rundumschlag in eine Art lebende Konserve verwandelt zu werden. Das Erlebnis, Avocados und überreife rote Bananen mitsamt der Schale zu verzehren, erschien uns wie ein Sakrileg, wie eine große philosophische Ernüchterung. Wir taten etwas, das offiziell als gefährlich bis unmöglich galt, bei dem niemand auch nur im Traum daran dachte, das man es überhaupt tun könnte. Zwischen Rohkost mit Handelswaren und Rohkost mit echten Naturprodukten lagen offenbar nicht nur Welten, sondern auch Zeiträume und Gesinnungen.

Innerhalb nur weniger Wochen hatte uns dieses ganzheitliche Verhalten im Umgang mit Naturwaren klammheimlich »animalisiert«. Wir kauten völlig ungeniert auf Cempedak- und Mangoschalen herum, als galt es, sich um zwei freigewordene Plätze im Orang-Utan-Gehege des Berliner Zoos zu bewerben.

Und dann kam der Tag, den ich noch einen Monat zuvor nie für möglich gehalten hätte: Der Tag, an dem die mysteriöse Kassia aufhörte zu stinken. Der abartige Geruch von Hundekot war plötzlich verschwunden. An seine Stelle rückte ein zart-süsses Aroma und ein fruchtiger, lakritzähnlicher Geschmack.

Unglaublich!

Duft, das wurde mir nun endgültig klar, war nicht eine Eigenschaft des Dings, sondern nur unsere Reaktion auf die Ausströmungen desselben! Und diese Reaktion war variabel. So konnte heute fein duften, was gestern noch stank. Und schon morgen konnte es wieder stinken – je nach eigenem Bedarf, je nach eigenem Befinden.

Und wieder fragte ich mich: *Wieso weiss das niemand? Wieso ist diese Variabilität noch nicht offiziell erforscht worden?*

Mit der Kassia begann ein neuer Abschnitt unseres Instincto-Daseins. Wir hatten wieder ein Frühstück. Nun ja, ein sehr asketisches halt – kleine Mengen dieser klebrig schwarzen Masse, irgendwann während der Morgenstunden, wenn es besonders anziehend duftete. Und anschließend, wie gewohnt, Wasser nach Bedarf bis zum Mittag. Laut Theorie, öffnete sich der Körper nun für die schwierigeren Entgiftungen.

Das konnte man verschieden auslegen: Mit der Kassia kamen bei Yashila und mir nämlich erst einmal schwere Durchfälle. Tagelang hockten wir nachmittags von vier bis viertel vor fünf mit ordentlichem Bauchweh auf dem Klo herum. Der Körper versuchte gleichzeitig im Brachialstil zu entgiften und sich an dieses neue Produkt zu gewöhnen.

Im Kurs hatte ich gelernt, dass der Sennes-Strauch abführende Stoffe enthielt. Verständlich, sollte man die Früchte dieser Pflanze nur mittels Instinkt verzehren. Die Kunst war, genau den Punkt der Sperre zu erwischen. War man auch nur ein wenig zu unbesonnen, erwischte man auch nur ein paar Scheibchen zuviel, rächte sich diese Ungenauigkeit mit Bauchkrämpfen und Durchfall. Der Umgang mit Kassia erforderte große Sorgfalt und viel Übung. Gelang einem jedoch diese sensorische Genauigkeit, hatte man mit der Kassia ein erstaunlich vielseitiges »Heilmittel« zur Hand. Besonders in Zeiten schwieriger *Entgiftungskrisen.*

Und was dies genau bedeutete, sollte ich noch erfahren.

Unser Beharren auf Instincto entfernte Yashila und mich zunehmend aus dem sozialen Gefüge der gewöhnlichen Welt. Der Kontakt zu unseren Freunden und Verwandten wurde schwierig. Sehr schwierig. Die Neugier zu Beginn, das allgemeine Interesse, welches die leuchtenden Orkosfrüchte in unserem Bekanntenkreis weckte, wich der Angst um uns. Niemand glaubte, dass wir diesen Rohkostblödsinn länger als ein paar Wochen machen würden. Doch nun wähnte man uns einer irren und gefährlichen Idee verfallen. Yashilas Eltern gerieten in unverhalten große Sorge um ihre Tochter. An Besuchstagen, zur üblichen Kaffee- und Kuchenzeit, saß Yashila zusammen mit ihrer Familie nun wie eine Fremde am Tisch. Mit einem Glas Wasser statt Kaffee. Ohne einen Teller vor sich. In dieser fast greifbar ungemütlichen Atmosphäre voller Anspannung und Betretenheit fühlte sich niemand mehr wohl. Immerhin trauerte ein Teil von Yashila durchaus noch dem gewohnten Kuchen im Kreise der Familie nach. Und das merkten die anderen. Sie merkten, dass da jemand *Unfrieden* in sich trug. Haderte. Mit sich ganz und gar nicht im Reinen war. Immer wieder stellte man uns daher, sorgenverhangen, die Fragen:

»Ist das wirklich gesund, was ihr da tut?«

»Geht nicht auch etwas weniger Extremes?«

»Wie lange wollt ihr das denn noch machen?«

Auch meine Eltern litten still um ihren Sohn, der beim gemeinsamen Abendessen regelmässig verschwand, um mit seiner Freundin unten im Gästezimmer rohe Fragwürdigkeiten zu vertilgen. Wir erfuhren am eigenen Leib, welche umfassende Macht das Essen in dieser Gesellschaft hat: Gemeinsam essen. Das Gleiche essen. Gekocht essen. Das ist sozialer Kitt, das ist Brauchtum, das ist Ritual und Bündnis. Die sogenannte *normale Ernährung* ist wie eine stillschweigende Übereinkunft innerhalb kleiner und großer Gemeinschaften von Menschen. Ob Familie, Sippe, Stamm oder ganzes Volk: Der Akt des gemeinsamen Essens kommt einem alles durchdringenden Klebstoff gleich. Ein bekanntes Sprichwort aus dem Volksmund lautet: *»Essen hält Leib und Seele zusammen«*. Das stimmt. Mehr noch: Essen hält das Volk zusammen. Ernährung ist nicht nur ein stiller Akt im kleinsten privaten Rahmen – Ernährung ist etwas Archaisches, etwas Uraltes, ein komplexes meta-soziales Gefüge.

Insofern war unsere kleine private Rohkost etwas hochgradig A-soziales. Yashila und ich waren wie verirrte Schafe, die abseits der Herde in potentiell gefährlichem Terrain verloren gingen. Man sorgte sich um uns, versuchte uns mit tendenziösen Fragen und sanfter Kritik wieder in die sicheren, heimatlichen Ess-Gefilde zu führen.

Doch wir waren schon verloren.

Unsere Rohkost war wie ein stiller Sog hinüber in einen ursprünglichen Zustand des »In-der-Welt-Seins«, wie er noch nirgendwo beschrieben wurde. Wir lebten äusserlich wie zivilisierte Menschen. Trugen Kleidung. Fuhren Auto. Gingen in ein Fitnessstudio. Wechselten nette Worte mit den Leuten im Dorf. Doch versteckt hinter unseren vier Wänden, waren wir wie Urzeit-Wesen. Verzehrten gleich Tieren unsere erschnüffelten rohen Lebensmittel. Hatten neue Wahrnehmungen. Machten neue Entdeckungen. Entwickelten einen neuen Wortschatz. Dachten neuartige Gedanken.

Wir waren Pioniere einer neuen Urzeit.

In diesem Prozess der Entfremdung fassten wir im darauffolgenden Jahr einen schwerwiegenden Entschluss: Wir würden aussteigen. Alles hinter uns lassen. Verschwinden. Völlig neu anfangen.

Ein neues Leben, ganz auf der Grundlage von Instincto.

2. Kapitel: Reise ins Unbekannte

»Wer fragt, der muss mit Antworten rechnen«
- Klaus Klages -

1. Aufbruch

Während ich unsere Sachen zusammenpackte, zog ich Bilanz: Aus meiner harmlosen kleinen Diät war in nur wenigen Monaten ein neuer Lebensentwurf geworden. Für mich waren nun Dinge normal, die praktisch für alle anderen Menschen unnormal waren. Seit Monaten umgaben uns in dem Turmzimmer große Mengen stark duftender, tropischer Früchte. Wir ernährten uns von Paketen aus Übersee. Dies weckte ein nicht gerade geringes Fernweh: Fernweh nach Bali. Fernweh nach Thailand. Sehnsucht nach Wärme und Exotik. Wir fühlten uns im Tropengürtel der Erde daheim, ohne ihn je besucht zu haben. Die Früchte schienen dieses verwirrend neuartige Heimatgefühl nach und nach in uns installiert zu haben. Tag und Nacht waren wir ihren Gerüchen ausgesetzt. Zudem assen wir sie noch. Ihre exotische Essenz schien bis in unsere letzte Körperzelle vorgedrungen zu sein und hatte uns heimlich verwandelt.

Uns wurde bewusst, dass die Bindung an eine Heimat auch über das Essen geschieht. Sich aus derselben Umgebung ernähren, in welcher man auch lebt, verwurzelt einen mit dieser. Ein in unserer Kultur übliches Sinnbild von *Heimat* ist nicht umsonst jenes der Großfamilie auf dem Land: Eigene Felder und Gärten. Tiere auf dem Hof. Arbeiten, essen und gemeinsam über Generationen hinweg einen kleinen Hort des Daseins halten und pflegen. Dies schafft ein tiefes Gefühl von Verwurzelt-Sein in etwas Größerem. Der typische Stadtbewohner hingegen erlebt das Phänomen *Heimat* in einer dezentralisierten Weise und vorwiegend nur noch symbolisch: Kantine, Supermarkt, Imbissbude und Bäckerei sind seine Futterstellen geworden; Telefon, Internet, Fernsehen und das Café um die Ecke, wesentliches Bindeglied zu den Mitmenschen.

Doch sogar diese Symbolhandlungen waren Yashila und mir abhanden gekommen. Die kleine Ersatzheimat der Supermärkte gab es nicht mehr für uns. Selbst Bioläden schafften es aufgrund ihres Angebotes und ihrer rigiden Philosophie nicht, für uns eine Anlaufstelle zu sein, ein Anknüpfpunkt zu wenigstens einer kleinen Gemeinschaft von Leuten. Trotz Rohkost war ich der üblichen Garde von Bio- und Öko-Freaks nicht einen Schritt näher gekommen. Wie auch, ohne Getreide, ohne Müsli und Tofupaste. Statt von Produkten der Region, lebten wir von Tropenfrüchten, einem Verhalten, dass besonders in der Bio-Szene hochgradig verpönt ist. Uns standen also weder Läden, noch Gleichgesinnte zu Verfügung. Keine Fixpunkte zur Installation eines neuen Heimatgefühls. Wir lebten von Paketen aus fernen Urwäldern: Damit verloren wir endgültig den vertrauten Boden, das vertraute Land.

Ich schleifte die ersten vollen Taschen die steile Holzstiege hinunter und verstaute ihren Inhalt in den vielen Fächern meines Wohnmobils. Mein gutes, altes Wohnmobil … was hatte es schon für Abenteuer mit mir hinter sich!

Vor einigen Jahren, als ich mein Studium, meine damalige Beziehung, einfach mein ganzes Leben in Bielefeld aufgab und zur großen Überraschung aller ins Allgäu zog, gönnte ich mir von meinen letzten Ersparnissen und dem Erlös aus dem Verkauf meines alten Ford Capris, ein Nissan-Urvan Campingmobil. Festes Hochdach, wintertaugliche Isolation. Dazu Herd, Kühlschrank, Heizung und Doppelbett. Bevor ich Yashila kennen lernte, lebte ich rund ein Jahr in diesem Camper. Wohnmässig war das für mich sogar ein Aufstieg, hatte ich mich doch während meiner ersten Monate in Seibranz, mit einem kleinen Igluzelt im Garten des Gasthofes niedergelassen.

Offenbar bestand bei mir ein Hang zu Neuanfängen.

Auch der jetzige versprach wieder ein spannendes Leben »on the road« zu werden. Die Ausbauarbeiten im Haus gegenüber waren von mir vor einigen Tagen abgeschlossen worden. Yashila hatte ihre Arbeitsstelle in Thal gekündigt. Den Silo-Turm, unsere kleine Traumwohnung, in welcher wir uns so ungezwungen bewegen konnten, mussten wir für unser geplantes Abenteuer natürlich aufgeben. Schweren Herzens, weil zu ahnen war, dass es keinen Weg mehr hierher zurück geben würde, unterschrieben wir das Kündigungsformular.

Nun waren wir plötzlich frei.

Völlig frei.

Ohne Wohnung. Ohne Arbeit. 15.000 DM Ersparnisse. Und ein Wohnmobil für ein Abenteuer.

Unser erstes Ziel sollte das Chateau de Montrâme in Frankreich sein, dieses Rohkost-Zentrum in der Nähe von Paris, wo Guy-Claude Burger mit seiner Familie und zahlreichen deutschen und französischen Helfern lebte und arbeitete. Man konnte dort gegen freie Kost und Logis mithelfen und teilhaben an dem Versuch, mit Instincto eine neue Form von Gruppendasein zu gestalten.

Noch nie zuvor hatten auf dieser Welt Menschen zusammen mit Instincto gelebt. Welches Sozialsystem würden wir vorfinden? Lebten sie dort in Frankreich wie eine Horde wilder Tiere, ganz nach dem Motto »Rohe Kost = Rohe Sitten«?

Oder doch eher wie Sanyasins, die berühmt-berüchtigten Anhänger Baghwans, die in einem Ashram in Indien und später auch in den USA neue Formen des Zusammenlebens ausprobierten und damit über Jahrzehnte hinweg hämische Artikel in der Weltpresse ernteten: Freies Denken, freie Gefühle, Meditationen und freier Sex.

Besonders gespannt waren wir natürlich auf das Essen. Es musste auf Montrâme eine schier unglaubliche Auswahl an rohen Nahrungsmittel geben, eine Auswahl, die man sich aus Platz- und Geldgründen privat unmöglich leisten konnte.

Tasche um Tasche verstaute ich in den Schränken des Wohnmobils und nahm mit jeder Minute Abschied von unserem alten, heimeligen Leben hier im Dorf. Ich füllte die Wassertanks, machte einen letzten Ölwechsel, kontrollierte die Keilriemen und Bremsleitungen – und dann war es soweit.

Unsere letzte Nacht in Seibranz stand bevor.

In aller Stille sank sie auf uns herab und vollendete unser gemeinsames Leben in Seibranz.

Früh am nächsten Morgen fuhren wir los. Am Ortschild vorbei, hinab nach Bad Wurzach und von da aus westwärts Richtung Frankreich. Es war der Sommer des Jahres 1992. Achtundzwanzig Jahre Leben in der Gesellschaft lagen hinter uns. Jetzt fühlte sich alles wieder neu an. Aufregend und anders. Gedanken, Gefühle, Wünsche. Nichts war mehr wie zuvor.

Hügel um Hügel ließen wir hinter uns.

Und wir hatten auch tatsächlich das Gefühl, es *hinter* uns zu lassen.

Am Ende des ersten Tages zogen wir unter an einem Waldrand in der Nähe von Besançon. Die tiefstehende Sonne im Westen loderte ihr Rot über den leicht bewölkten Himmel. Wir genossen diese Fernfahrer-Stimmung und das belebende Gefühl, dass uns die ganze Welt gehört.

Nach zwei weiteren Tagen Fahrt über einsame Landstrassen, quer durch die urigen Provinzen Frankreichs, durch ausgestorben wirkende Dörfer, entlang verfallener Gehöfte und romantisch verwilderter Gärten, vorbei an dichten Eichenwäldern und hügelweit dahingestreckten Wiesen, immer im stillen Takt der am Strassenrand auftauchenden Reklametafeln, hatten wir Seibranz schon fast vergessen.

2. Das Schloss

Wir rollten entlang einer niedrigen Natursteinmauer, über einen von Sträuchern und Bäumen umsäumten Kopfsteinpflasterweg und hielten voller Spannung die Luft an: Das Haupttor des Schlosses lag direkt vor uns. Im Schatten der Allee, welche den schmalen Zufahrtsweg auf der linken, stark abschüssigen Seite markierte, rangierte ich den Camper auf einen freien Platz nahe dem Eingang und stellte den Motor ab.

Stille.

Schweigend schauten wir auf die Mauern vor uns. Durch die heruntergedrehten Scheiben füllte sich das Fahrerhaus sofort mit zartem Vogelgezwitscher und Grillenzirpen. Unter uns knackte der Stahl des sich abkühlenden Motors.

Beklemmung.

Das war unser erster Eindruck.

Wir starrten weiterhin wie gebannt auf die dicken Schlossmauern und dem darin gähnenden Torbogen. Entsprang dieses bedrückende Gefühl unserer Angst vor dem Unbekannten hinter diesen Wänden? Oder war es das Schloss selbst, dieses geheimnissvolle Gebäude, das aus jedem seiner Steine eine Geschichte aus einer düsteren Vergangenheit auszuatmen schien?

Wir machten uns im hinteren Teil des Wohnmobils noch ein wenig frisch, stiegen dann endlich aus und schritten über den gepflasterten Weg auf den steinernen Torbogen zu. Unsere Schritte hallten im kühlen Schatten des Durchgangs.

Eine Schwelle in eine andere Welt, dachte ich so bei mir.

Schweigend und schüchtern, so als hätte sich mit dem Durchschreiten des Tores eine große Last auf unsere Schultern gelegt, standen wir schließlich am Rand des Schlosshofs und schauten uns um: Hier also war das Reich der Instinctos. Ein Schloss. Ein burgähnliches Anwesen. Eine wehrhafte Anlage gegen das Andere dort draußen. Das erschien passend. Leuchtende Früchte irgendwo hinter diesen düsteren Mauern. Das hingegen erschien eindeutig unpassend.

Wir schritten langsam weiter, dem feinkörnigen Kiesweg über den Innenhof folgend.

Nur wenige Leute waren zu sehen. Ein paar Kinder spielten vergnügt auf einer der umliegenden Wiesen. Wir gingen an ihnen vorbei zum hinteren Teil der Anlage.

Die langgestreckten Gebäudeteile des Schlosses begrenzten den parkähnlichen Hof auf drei Seiten. Sie waren nicht allzu hoch, drei Stockwerke, durchzogen mit zahlreichen Fenstern und einigen Erkern. An den Breitseiten ragten schroffe Türme auf, die in ihrer Machart wie drohende Mahnmale wirkten und dem ganzen Anwesen etwas Unerbittliches verliehen. Die Nordseite des Hofs öffnete sich zu einem weiten Areal aus Rasenstücken und Blumenrabatten, durchzogen von sandigen Wegen, hinten begrenzt von einer letzten hohen Mauer. Dahinter lag dichter Laubwald.

Wie blinde Passagiere kurz vor ihrer Entdeckung kamen wir uns vor, während wir die Anlage auskundschafteten.

Auf dem Rückweg bemerkten wir am östlichen Rand des Grundstücks ein kleines Schwimmbad und im stark abschüssigen Wald dahinter, ein Gehege mit zahlreichen Hühnern. Da waren sie also, die Instincto-Hühner! Hühner, die ein Futter ohne Anteile gezüchteter Getreide-Sorten bekamen. Moderne Ur-Hühner sozusagen. Diese Hühner lieferten jene Eier, welche meine allergische Tischnachbarin im Münchener Seminar so problemlos roh essen konnte. Eier ohne Spuren von Molekülen zivilisatorischer Kunstgriffe.

Wie sie dort im Wald scharrten und leise vor sich hingackerten, wirkten sie allerdings völlig unbesonders. Das Gehege sah lieblos und ungepflegt aus. Regelrecht verwahrlost.

Beklemmung.

Auch hier.

Wir schlenderten wieder hangaufwärts in den sonnigen Teil des Hofes, setzten uns auf eine Bank in der Nähe des alten Brunnens, schauten und schwiegen. Unsere Seele schien irgendwo auf der Fahrt von Seibranz quer durch das romantische Frankreich abhanden gekommen zu sein.

Wir warteten.

Vereinzelte Personen tauchten auf, querten einen der Wege und verschwanden im Gebäudetrakt gegenüber. Waren das Kurgäste? Oder Mitarbeiter? Unruhig rückten wir auf unser Bank herum. Beklemmung. Immer noch. Es schien einfach nicht aufhören zu wollen.

Wohin nur war unsere Vorfreude verschwunden?

Unzweifelhaft ging von diesem Schloss etwas Düsteres, beinahe Bedrohliches aus – als ob es an diesem Ort a priori unmöglich sein würde, fröhlich und glücklich zu sein.

Doch es half alles nichts. Wir mussten es wagen. Zu weit waren wir schon gegangen. Und vielleicht würde es hier ja doch noch ganz schön werden.

Nach einer langen Stunde des Schauens und Sinnierens gingen wir schließlich hinunter zur Rezeption.

Eden.

Tatsächlich *Eden* hiess die interne Währung hier, mit der die absolvierten Arbeitsstunden verrechnet wurden. Verdiente Eden-Einheiten konnte man einlösen für die Zimmermiete. Oder den Zeltplatz. Oder den Abstellplatz für unseren Camper. Und natürlich für Orkos-Produkte. *Eden* für Früchte aus dem Garten Eden sozusagen. Das war echt schräg.

Wir meldeten uns für eine unbefristete Zeit an.

Am nächsten Morgen wurden uns Arbeitsplätze im Bereich der schlossinternen Großbaustelle zugewiesen. Der gesamte Westflügel der Anlage befand sich im Umbau, sollte teilweise sogar durch Neubauten erweitert werden, um Orkos, deren Firmensitz sich derzeit noch im zehn Kilometer entfernten Provins befand, hier vollständig eingliedern zu können. Umfangreiche Kühl- und Lagerräume mussten geschaffen werden, ebenso eine Büro- und Versandabteilung. Ein großes Bauprojekt also. Arbeit würde hier es reichlich und für lange Zeit geben.

Auffallend viele Deutsche tummelten sich auf dem Schloss und bildeten den Großteil eines Teams, das schon längere Zeit hier war – eine Art *Inner Circle,* Instinctos, die zusammen mit Guy-Claude und seiner Familie, sämtliche Abläufe dieses Kurzentrums organisierten. Junge Männer und Frauen, die aus den vielfältigsten Gründen hier lebten. Sie alle jedoch verband die Überzeugung, dass Instincto »die einzige für den Menschen richtige Ernährung ist« und dass diese Wahrheit es wert ist, sein Leben dafür neu zu entwerfen.

Antje, Veronika, Thomas, Laurent, Peter, Stefan, Petra. Namen und Biogramme. Schicksale und Heilungsgeschichten. Uns überflutete eine Welle neuer Eindrücke.

Den Tag über malochte ich zusammen mit einem jungen Deutschen namens Fabian in einem Rohbau herum, karrte tonnenweise Abbruchmaterial davon und entsorgte mit einem Fahrer alte Baustoffe auf einer wilden Deponie am Rande von Soisy-Bouy. Angelegt von den Einheimischen der Umgebung, war sie der Albtraum eines jeden Umweltschützers: Autoreifen kokelten vor sich hin, aus der Erde ragten alte Kühlschränke, Plastikfässer, Reste von Kabeln und zerbrochene Fernseher. In der tiefstehenden Nachmittagssonne wirkte dieses verbrannte Stück Erde geradezu apokalyptisch.

Wir kippten den Bauschutt die Abhangkante hinunter und standen in dem aufgewirbelten Staub und den Dunstschwaden der Brände mit unserer verdreckten Kleidung da, wie die letzten Überlebenden einer Katastrophe. Das typische Vandalenprinzip: Wenn schon Kühlschränke in der Gegend rumliegen, macht unsortierter Bauschutt auch nichts mehr aus.

Gut fühlte sich das trotzdem nicht an.

Yashila schuftete derweil in und mit dem Dreck der oberen Etagen des Westflügels. Bestehende Wände wurden abgebrochen, neue Wände an anderer Stelle errichtet, dicke Kabelstränge verlegt, und immer wieder wurden Berge von Schutt nach unten geschleppt. Rohe Arbeit für rohes Essen …

Auch eine kleine schlosseigene Druckerei gab es. In einem Zimmer neben der Rezeption stand eine uralte Druckmaschine zur Herstellung der Preislisten, Kurs-Flyer und Prospekte. Und der Zeitschrift *IMAG*, welche in unregelmässigen Abständen erschien, gefüllt mit medizinischen Hintergründen, Reiseberichten, Leserbriefen, praktischen Tipps und Informationen zur Herkunft der Orkos-Früchte.

Das junge, quirlige Team schien einfach alles zu managen. Auch die Tischberatungen für die zahlreichen Kurgäste. Eine Kur auf dem Schloss war in der Regel eingebunden in einen mehrtägigen Instincto-Kurs. Neben zahlreichen Vorträgen, gehalten von Guy-Claude Burger und seiner Frau Nicole, hatte man zusätzlich Anspruch auf eine persönliche Beratung bei Tisch.

Wer gerne unfassbar anmutende Geschichten von Odysseen durch die Welt der modernen Medizin hören wollte, von Patienten, die, von Ärzten aufgegeben, Instincto als letzte Chance nutzten, um sich selbst von schwersten chronischen Krankheiten zu heilen, der war hier genau am richtigen Ort: Montrâme schien ein alternativmedizinischer Treffpunkt der Superlative zu sein!

Unser sporadischer Kontakt mit den Kurgästen ergab Geschichten von Krankheitswegen, Heilungserfolgen und Hoffnungen, die eine jede ein ganzes Buch wert gewesen wäre. In ihrer Summe erweckten sie den Eindruck, als wäre dieses Schloss von einem unsichtbaren Schild umgeben, das alle Regeln und Gesetze der normalen Welt außer Kraft setzte und in seinem Innern das Unmögliche möglich werden ließ.

Neben jenen, die Heilung für sich suchten, gab es natürlich auch solche, die Instincto einfach als interessante Diät ausprobieren wollten. Wie schon in dem Kurs in München, war das Publikum hier sehr gemischt. Eines jedoch war anders. Völlig neu.

Kinder!

Unter den Kurgästen befanden sich einige komplette Familien, und so sah man bei den rohen Mahlzeiten kleine und kleinste Kinder mit am Tisch sitzen. Auch unter den zahlreichen Team-Mitgliedern entdeckten wir schon bald einige Frauen, die neben der Arbeit im Schloss, ihre Kinder mit der Instincto-Ernährung großzogen.

Die Kinder auf Montrâme waren das eigentliche Wunder.

Als ich den Kindern beim Essen zusah, begriff ich endgültig, dass Instincto wahr ist. Diese Theorie stimmte. Punkt.

Bei einem Mittagessen im großen, mittelalterlich anmutenden Speisesaal des Westtraktes, schauten Yashila und ich voller Faszination zu, wie ein kleiner Junge bei uns am Tisch roten Paprika verspeiste. Voller Ruhe und Andacht, in einer Versunkenheit, die an buddhistische Meditation erinnerte, kaute er an der Schote herum. Neben ihm seine etwas ältere Schwester, die in ganz ähnlicher Weise mehrere Mangos verschlang.

Kein Gezappel, kein Gezeter. Keine Kommentare der Eltern.

Die Kinder hier wurden einfach gelassen. Niemand redete ihnen rein. Niemand machte ihnen irgendwelche Vorschriften. Man vertraute völlig ihrem Instinkt. Nie sah ich, dass sie eine Beratung von einem Erwachsenen erhielten.

Die Kinder waren die stillen Helden hier.

Ganz offensichtlich waren sie ihren Instinkten näher als wir Erwachsenen. Die Kinder zeigten die Gratlinie, den Mittelweg, die feine Grenze zwischen Tier und Mensch. Sie machten vor, wie es ist, sich als menschliches Wesen mit der angeborenen Normalität des Instinktes zu ernähren. Ohne Furcht, ohne Zögern, ohne Ekel, ohne

Sorgen und Bedenken. Instinktiv essen, einfach so. Sie waren die lebende Antwort auf die beständig in der Erwachsenen-Welt kreisende Frage: »Was soll der Mensch essen, was ist das *Richtige* für ihn?«

Hier war sie, die Antwort: Esse roh und natürlich!

Wer die Kinder auf Montrâme erlebt hat, wie sie mit einer einzigen Handbewegung, einer einzigen Geste, einem einzigen Blick, unsere gesamte auf Kochen basierende Menschheitsgeschichte ad absurdum zu führen schienen, wird nie wieder ohne zumindest leichte Schuldgefühle vor dem Herd stehen können. Eine sehr bekannte Gestalt aus einem sehr bekannten Buch sagte (angeblich) einmal: »Wenn ihr nicht umkehrt und werdet wie die Kinder, so werdet ihr nicht ins Himmelreich kommen.« In Bezug auf die uns Menschen angeborene Unschuld, die sich im Kindesalter auch im Essverhalten ausdrückt, ist da ganz schwer was dran.

Während wir gebannt den Geschwistern bei ihrem meditativen Mahl zuschauten, ertönte vom rechten Nachbartisch lautes Seufzen. Ein lustvolles, inbrünstiges Seufzen. Im selben Moment erfasste uns die Wucht eines bestialischen Gestanks. Ich riss schockiert den Kopf herum, sprang zeitgleich mit Yashila, die es ebenfalls voll erwischt hatte auf, und zusammen mit einigen anderen, völlig überraschten Kurgästen, standen wir im Nu vor diesem Tisch, an dem Ungeheuerliches vor sich zu gehen schien.

Eine Riesenkastanie aus Gold!

Lag dort. Aufgebrochen in zwei Hälften. Darin: gelb leuchtende, halbmondförmige Klumpen aus puddingähnlichem Fruchtfleisch. Davor: ein offensichtlich hell entzückter, älterer Mann, immer wieder laut seufzend, gierig löffelnd, völlig hin und weg von sich und seinem Tun.

Was, um Gottes willen, ist das denn hier?

Es stank einfach ungeheuerlich.

Auch Yashila, die neben mir stand, verzog sichtlich angewidert ihr Gesicht. Diese eigentlich wunderschön anzusehende Riesenfrucht, schaufelte unverhohlen weiter bestialische Gestankswolken in die Umgebung, so dass ich schließlich passen musste und luftanhaltend den Speisesaal verließ. Einige Kurgäste folgten mir. Auf meinem

Weg nach draußen schnappte ich noch das Wort *Durian* auf. Da war es wieder: Durian! Schon im Münchener Kurs gerüchtelte es geheimnisvoll um diese Frucht.

Ich bemerkte, wie Yashila auffallend zögerlich aus dem Speisesaal trat, so, als ob ein unsichtbares Gummiseil sie umso mehr zurückzog, je weiter sie ging. Immer wieder drehte sie sich um, als könne sie sich nicht entscheiden, ob das, was da stank, nicht doch irgendwie auch *gut* roch.

Diese Durianfrucht schien sie zu faszinieren, mehr noch: zu verzaubern.

Da war es wieder, das Wunder von Instincto: Gut ist, was gut riecht. Und für diesen älteren Mann am Tisch, der vollständig eingehüllt war von einer Duftexplosion, die mich und die anderen »Flüchtlinge« eher an so etwas wie faulige Knoblauchgülle erinnerte, für ihn muss Durian *gut* gerochen haben – und in Anbetracht des ekstatischen Stöhnens, schien ihm das Zeug auch noch allerfeinst zu schmecken!

Obwohl ich diese Merkwürdigkeit der Varianz und Relativität von Geruch und Geschmack selbst auch schon mit der Kassia erlebt hatte, hier, angesichts dieses monströsen Duriangestanks, konnte ich mir das einfach nicht vorstellen. Schon wieder nicht. Das lag Lichtjahre entfernt von meinen Kapazitäten.

Wie, um Himmels Willen, riecht eine Durianfrucht, wenn sie gut riecht?

Yashila grübelte derweil. Irgendetwas lief da bei ihr. Irgendetwas hatte dieser Geruch bei ihr ausgelöst.

Von den anderen Gästen erfuhr ich, dass Durian die Krönung der Instincto-Mahlzeiten sei. Wer sie (man sagt: *die* Durian) mag, gelangt auf eine neue Stufe des Genusses und zu einer noch tieferen Bindung an die Instincto-Ernährung. Diese Frucht, so erzählte man mir, sei die Leibspeise der Orang-Utans und galt im alten Thailand als *Frucht des Tantra*, als göttliche Liebesfrucht. Man sagte ihr eine aphrodisierende Wirkung nach.

Nun, mir hatte sie vorerst gründlich den Appetit verdorben. Zu sehr flatterten meine Nasenschleimhäute, als dass ich ans Essen denken konnte. Die Pause war auch schon bald um, und so pilgerten wir wieder zurück in den Baudreck.

Roh essen, roh arbeiten …

In den Folgetagen begegnete uns Durian häufiger. Es musste wohl eine größere Lieferung aus Thailand gekommen sein. Auf der sonnigen Terrasse hinter dem Westtrakt, mit Blick über die Eichenwälder des Umlandes, sah ich am Mittag mehrere Mitarbeiter, die sich mit Durian still zurückgezogen hatten. Veronika und Antje entdeckte ich abseits der Tische, verträumt und versunken in ungeahnte Genüsse.

Mir blieb nur zu schauen und zu staunen.

Da wurde es plötzlich laut. Ein Junge, etwa zehn Jahre alt, zerrupfte mit seiner nur wenig jüngeren Schwester hochgierig, fast streitend, eine besonders große Durianfrucht. Das Gemetzel sah unverwandt animalisch aus. Der berühmte Futterneid schien die beiden voll im Griff zu haben. Hastig rissen sie die einzelnen Segmente der Frucht auseinander, stopften sich dicke Klumpen des puddingartigen Fleisches in den Mund, immer darauf bedacht, mehr als der andere zu erwischen.

Interessant, was diese Frucht so anstellt mit einem. Sind Orang-Utans auch so?

Die Eltern, halb gelangweilt (»Das kennen wir schon!«), halb belustigt, sonnten sich derweil am Tisch nebenan. Sie hatten, wie sie mir erzählten, nur Geld für eine einzige dieser, man ahnt es, nicht ganz billigen Früchte. Also war teilen angesagt. Und teilen, so etwas mögen Tiere gaaaar nicht! Und Instincto-Kinder, dass hatte ich mittlerweile ja gesehen, haben in vielerlei Hinsicht noch eine intime, unschuldige Nähe zum Animalischen. Meditation und Wildheit. Oder doch nur schlechte Sozialisierung und Geschwisterneid? Instincto mischte die Karten neu. Nicht nur das: Die Karten selbst waren andere!

Im Nu war der Inhalt dieser fünf Kilogramm schweren Frucht (Kilopreis 45.- DM!) verputzt und es kehrte wieder Ruhe ein. Die Sonne schien. Und die vielen Duriane um mich herum überschwemmten die Terrasse mit unaussprechlichen Geruchswogen. So faszinierend dieser kleine exotische Kosmos hier draußen unter dem strahlenden Blau des französischen Himmels auch war, ich verzog mich wieder nach drinnen. Zu den trivialeren Früchten.

Falls man rote Bananen, Mango Golek und Mangoustan als trivial bezeichnen möchte.

Oder eine Meeresspinne.

Die lag nämlich an einem der folgenden Abende vor Yashila. Auf ihrem Teller. Spinne. MeeresSPINNE! Mit einem Durchmesser von gut und gerne vierzig Zentimetern hockte sie da vor ihr: Acht riesige, stachelige, pockenverkrustete Beine, gefährlich lauernd noch im Tode. Falls dieses Ding überhaupt tot war. Mit seinen angewinkelten, sprungbereiten Beinen wirkte es nämlich überaus lebendig. Ein Requisit aus einem Hollywood-Schocker. Man hatte den Eindruck, dass noch gar nicht geklärt war, wer jetzt eigentlich wen frisst.

Wer war nur auf die perverse Idee gekommen, solche Grausligkeiten aus dem Meer zu holen und als *essbar* einzustufen?

Da war er wieder: der Ekel. Das Aufsträuben der kulturellen Nackenhaare angesichts der rohen, der *echten* Natur. Yashila hatte die Spinne blind mittels Geruchsinn ausgewählt. Tapfer und ehrlich. Diese Spinne roch für sie von allen Köstlichkeiten des Abend-Buffets am besten. So ein Pech. Pech? Schon wieder: die kulturelle Falle – wie kann etwas »Pech« sein, was vorzüglich riecht?

Wie gebannt stand ich neben ihr. Das musste ich jetzt einfach sehen!

Thomas, einer der Mitarbeiter hier, demonstrierte, wie man der Spinne den Rücken öffnet und die Beine ausdreht. Es knackte und knirschte schauerlich. Mir wurde ganz komisch zumute.

Dann hob er die Rückenkruste ab ...

Das Innere sprang zu meinem großen Erstaunen nicht alienhaft kreischend heraus, sondern blieb ganz nett ruhig – eine harmlose, erwartet unschöne Gallertmasse, die bei Erschütterung allerdings eklig schwappte. Mit ihren verquer umthronten, ausgedrehten Beinen sah die Spinne nun aus wie ein kleiner Suppentopf inmitten von Dornengestrüpp.

Yashila probierte, erstaunlich gelassen, einen Löffel voll von diesem Gallert.

Ihre Augen weiteten sich: »Soo fein! Wie würzige Suppe!«

In ihren Mundwinkeln kämpften die Fältchen der geschmacklichen Verzückung gegen jene des optischen Angewidertseins. Löffel um Löffel siegte die Verzückung. Kultur gegen Natur. Da war er wieder: der stille Kampf unserer tiefsten Prägungen, die, im selben Gehirn hockend, dennoch verschiedener nicht sein können.

Auch am Nachbartisch.

Dort ereignete sich ein Drama von geradezu philosophischem Ausmass. Eine junge Berlinerin saß weinend vor ihrem Teller. Auf diesem lag eine tote Makrele. Nein, die junge Frau weinte nicht aus Trauer um den Fisch! Sie weinte, weil der Fisch gut duftete – sie aber doch *Vegetarierin* war!

Lange und gründlich hatte sie die ganze Auswahl durchstöbert. War vom üppigen Gemüsekorb wieder zurück zur Auslage mit den rohen Meeresprodukten und dem rohen Fleisch gegangen. Und wieder zurück zu Möhren, Kopfsalat und Kohl.

Doch der anziehende Duft der Krebse, Langusten und Fische hatte eine schier unheimliche Macht. Noch dazu in einer Umgebung, wo es ausschließlich rohe Sachen gab und alle um einen herum begeistert roh futterten. Da fiel es schwer, kulturellen Widerstand zu leisten. Zu sehr dräute die Natur um einen herum. So lag dann schließlich und endlich, ganz unschuldig duftend, diese kleine halbe Makrele auf ihrem Teller. Es musste sein. Genau jetzt. Genau hier.

Alles andere wäre Selbstbetrug gewesen.

Die Berlinerin schluchzte vor sich hin: »Ich kann das nicht. Ich kann das einfach nicht!«

In diesem hin und her von Lust und Verzweiflung, tat die kleine Makrele, was sie in ihrem toten Zustand noch am besten konnte: fleißig weiter gut duften.

Endlich gab die junge Frau nach. Zu weit war sie schon gegangen. Und: Zu viel leckeren Makrelenduft hatte sie schon eingeatmet, der heimlich und unerbittlich ihr Inneres auf das bevorstehende Ereignis einjustierte, ihren philosophischen Widerstand mit unterschwelliger Naturgewalt zerbröckelte.

Sie kostete vorsichtig.

Und wie in Trance, langsam, Bissen für Bissen, verschlang sie das lockere weisse Fleisch. Nicht wirklich glücklich. Dafür war der

Kampf in ihr zu stark. Aber man sah, dass etwas in ihr seinen Frieden fand. Die Gesichtszüge entspannten sich. Wohl zu lange schon hatte sie ihr körperliches Bedürfnis nach tierischem Eiweiß unterdrückt. Hier, inmitten der gigantischen Auswahl an Nahrungsmitteln, traten sämtliche latenten Mangelerscheinungen unweigerlich zutage und forderten ihren Tribut. Der Nahrungsinstinkt offenbarte sich als ein stiller, aber erbarmungsloser Führer.

Learning by doing – Lernen durch überrumpelt werden.

Das ist Instincto!

Am Tisch daneben hatte Yashila ihr kleines Monstermahl mittlerweile beendet. Viel war auch nicht dran an einer Spinne. Irritiert saß sie vor den grauenhaften Resten und ordnete ihre Denk- und Fühlstrukturen neu. Trotz einiger Monate Instincto: wir waren immer noch Anfänger. Kulturelles Denken und natürliches Fühlen würden noch einen weiten Weg vor sich haben, um sich in einer freundschaftlichen Weise neu in uns zu finden.

Inmitten der vielen kleinen Sensationen, die sich rings um mich in aller Stille vollzogen, setzte ich mich an den großen Holztisch der Anrichte, zog mir ein paar fein duftende Möhren aus dem Korb und präsentierte, brav kalorienarmen Hasen-Food knabbernd, das übliche Rohkost-Klischee.

Der riesige Massiv-Holztisch in diesem gewölbeartigen Nebenraum verlieh meiner unspektakulären Mahlzeit den rauen Charme einer Raubritterspeisung. Und in Anbetracht des Alters dieser Behausung, konnte man sich leicht einbilden, aus den nackten Gewölbemauern das Gelächter und Geschrei ehemaliger Rittergelage hallen zu hören.

3. Sohn einer neuen Welt

Lange blonde Haare, zu einem Pferdeschwanz zusammengebunden, mittelgroße Statur, kräftig gebaut. Beweglich, verspielt, lachend, mit dem Charme einer natürlichen Leichtigkeit. Die Unbeschwertheit dieses rund zwanzig Jahre jungen Mannes, der in der Menge der

Mitarbeiter des Schlosses allein schon wegen seinem äußeren Erscheinungsbild auffiel, wirkte authentisch.

Dabei hätte es auch ganz anders sein können.

Er hätte auch todtraurig sein können. Denn er ist der einzige seiner Art: Das erste und damit älteste Instincto-Kind der Welt! Der erste Mensch, der von Geburt an völlig roh und instinktiv ernährt wurde. Mit dem Besten, was seine Eltern dafür finden konnten. Eltern, die selbst schon instinktiv lebten. Die selbst die ersten Instincto-Eltern der Welt waren. In diesem jungen Mann vereinten sich lauter Weltpremieren.

Sein Name: Jean-Marie Burger.

Geboren 1974. Der Sohn von Nicole und Guy-Claude Burger. Jean Marie, der lebende Beweis, dass Rohkost nicht blass und krank machen muss. Lebender Beweis, dass es wirklich einen Nahrungsinstinkt gibt und man sich mit diesem autonom und gesund durch die Welt der rohen Nahrungsmittel futtern kann. Lebender Beweis, dass man mit Instincto auch Kinder großziehen kann. Lebender Beweis hierfür, lebender Beweis dafür.

Jean-Marie, einer, auf den alle schauen.

Besonders sein Vater, ist er doch auch der lebende Beweis für die Richtigkeit seiner Theorien.

Jean-Marie wurde nie geimpft, war nie bei einem Arzt. Außer zur Dokumentation seiner unschlagbaren Gesundheit. Jean-Marie hatte keine Kinderkrankheiten. Koliken, Fieber, Grippe, Windpocken und Masern sind ihm fremd. Er wuchs auf ohne Brot, ohne Milch und ohne Kartoffelchips. Kein Döner, keine Pommes, keine Wurst, kein Käse. Weder Kaffee, noch Tee, noch Schokolade. Mit keinen von all den gekochten, gebratenen und gewürzten Dingen, mit welchen sich der überwiegende Rest der Menschheit versorgt und am Leben erhält, kam Jean-Marie je in Berührung. Somit hat er auch keinen Bartwuchs (laut Theorie ein Entgiftungsphänomen) und schwitzt nicht (ebenfalls Entgiftung), auch nicht bei körperlicher Anstrengung

Wie gesagt, er hätte auch todtraurig sein können. So als einziger seiner Art. Als Mensch mit einem menschlichen Tierkörper. Das ist nicht ironisch gemeint: Jean-Marie verfügt laut Auskunft seines

Vaters über ein *Wirbelfell.* Eine fühlbare Schutzschicht auf der zur Haut hin liegenden Seite der Wirbelsäule. Wildtiere haben so etwas.

Bei einem hochinteressanten Urwaldexperiment wurde deutlich, welchen physiologischen Vorsprung man hat, wenn man schon mit Instincto auf die Welt kommt: Drei Team-Mitglieder von Montrâme, neben Jean-Marie noch zwei weitere junge Männer, die seit vielen Jahren Instincto praktizierten, versuchten sich mittels ihrer Instinkte durch den indonesischen Urwald zu schlagen.

Das »Futter« für einen Rohköstler hängt dort allerdings hoch oben in den Bäumen. Also hiess es klettern. Gar nicht so leicht, wenn man kein echter Affe mehr ist. Zudem: Früchte sind natürlich auch von den Tieren des Waldes sehr begehrt. Das lief auf einen regelrechten Konkurrenzkampf hinaus.

Und dazu dieses schwüle, auslaugende Tropenklima …

Ganz bewusst versuchten die drei sich mit einem Minimum an Ausrüstung dem Kampf *Kultur gegen Natur* zu stellen. Wie kommt man, physiologisch vortrainiert im »Instincto-Labor« Montrâme, in einer Umgebung zurecht, die als *Wiege der Menschheit* gilt, einem Ort, an den wir laut Theorie genetisch besonders gut angepasst sind?

Ist man mit Instincto automatisch Urwald-fit?

Auch noch nach einer Million Jahre Menschheitsgeschichte?

Nach einigen Tagen in dieser völlig ungewohnten Umgebung, mit heftigen Regenfällen, spärlicher und einseitiger Kost (vor allem Durian), da die Tiere meist schneller waren, und nicht immer jeder Baum zur gleichen Zeit Früchte trägt, mussten sie aufgeben. Zu wenig Nahrung hing zu weit oben. Schnell waren die Kräfte verbraucht. Bei einem der Teilnehmer lösten die körperlichen Strapazen und der einseitige Duriangenuss eine überschiessende Entgiftungsreaktion aus, die sich in Fieberschüben äusserte.

Das Experiment war gescheitert.

Um im Urwald längerfristig zu überleben, brauchte es eindeutig mehr, als nur die Fähigkeit, instinktiv essen zu können. Immerhin: Jean-Marie sah nach dieser Expedition von allen drei Teilnehmern noch am besten aus. Er hatte die geringsten Probleme im Umgang mit den erschwerten Umweltbedingungen. Tatsächlich ein kleiner Beweis für die Kraft der frühen Prägungen.

Yashila und ich hatten viele Gelegenheiten, ihn auf dem Schloss bei Arbeit und Freizeit zu beobachten. Natürlich schaute man ihm zu. Auf Montrâme war er etwas Besonderes. Er, der einzige seiner Art. Ein natürliches Vorbild. Es war erstaunlich, versprühte er trotz dieser erzwungen Mittelpunkt-Stellung noch solch eine Unbeschwertheit, wirkte er so angenehm uneitel. Wie gesagt, er hätte auch todtraurig sein können. Wen wird er einmal zur Frau nehmen? Welche *könnte* er überhaupt nehmen? Was empfindet er wirklich gegenüber dem Rest der Welt, gegenüber uns, den »Gekochten«? Sind wir, die wir da einen fatalen Irrtum leben, die wir da kochen, krank werden, einen ungesunden Körpergeruch haben, schwitzen, befremdlich denken und »belastet« aussehen, sind wir für ihn nicht nur ein armseliger Haufen?

Instincto-Kinder sind rar.

Kaum eine Familie ist bereit für dieses Experiment, bereit für diesen ungewöhnlichen Lebensstil, der einem Schwerstes abverlangt mit seinem zwangsläufigen Aussenseiter-Alltag. Und Kinder, die mit Instincto außerhalb von Montrâme groß werden, haben es noch schwerer. Es ist nicht sicher, ob ihre rohköstlichen Prägungen den Einflüssen der konventionellen Umgebung auf Dauer standhalten. Schule, Freunde, Verwandte. Alle essen gekocht. Eine Welt voller Butterbrote, Süssigkeiten und getunter Limonaden.

Schafft ein Kind es da, beständig »Nein« zu sagen?

Immer dagegen zu sein?

Gegen ALLES?

Das Soziale in uns ist auch ein Teil der Instinkte. *Dazugehörigkeit* ist Teil des Überlebenstriebes, genau wie der Nahrungsinstinkt. Manuel, ein damals zehnjähriger Junge aus einer Instinctofamilie, die wir einige Jahre später in der Nähe von München besuchten, meinte zu diesem Drama: »Ich muss mit den anderen mitessen. Essen, was sie essen. Sonst werde ich verrückt.«

Ist soziale Integrität also möglicherweise wichtiger als körperliche Gesundheit?

Wenn dies so ist, ist es eine bittere Erkenntnis, wohnt ihr doch eine merkwürdige Tragödie inne, die allenfalls durch eine christliche Haltung abgefedert und aufgelöst werden könnte: *Ich verbeuge mich demütig vor der höheren Macht der Gruppe. Ich opfere meine Gesundheit und mein Wohlbefinden für einen Platz in eurer Mitte. Euer Gesetz sei mein Gesetz.* Die Konfrontation mit Instincto führt den Menschen dieser Gesellschaft bezüglich seiner so tapfer erarbeiteten *Individualität* also unmittelbar an eine äussere Grenze, eine philosophische, eine religiöse.

Jean-Marie Burger ist vor diesem Drama geschützt. Auf dem Chateau de Montrâme machen alle Instincto. Zugehörigkeit zu einer Gruppe ist damit kein Thema mehr. Die »Gekochte Welt« befindet sich außerhalb der Schlossmauern. Und wenn Jean-Marie diese verlässt und auf Reisen geht, so bleibt er dennoch weiter in seinem Metier, weiter im Bannkreis von Instincto – denn dann ist er unterwegs für Orkos, auf der Suche nach neuen Produkten in den Gärten und Urwäldern der Welt. Schließlich hat er von allen Instinctos den zuverlässigsten Geruchs- und Geschmackssinn. Jean-Maries Welt ist damit inhärent, in sich geschlossen.

Wer weiss, vielleicht halten ja genügend viele der jetzigen Instincto-Kinder diese außergewöhnliche Ernährung durch, bilden damit eine neue Art von Gruppe, mit neuen Gewohnheiten, neuen Umgangsformen, neuen Beziehungsmodellen. Vielleicht werden sie Lösungen finden, auf die ihre Eltern nicht gekommen sind. Es wird spannend sein, das weiter zu beobachten.

Mal sehen, was sie tun werden.

4. Der Kult der Reinheit

Vielleicht waren wir einfach nur ausgebrannt. So ein neues Leben ist anstrengend. Besonders wenn man versucht, auf Montrâme heimisch zu werden, wo man nahezu jeden Tag Dinge erlebt, welche den eigenen Horizont sprengen. Auf Montrâme waren die Koordinaten der Welt einfach anders gesetzt.

Wir waren müde und erschöpft. Ausgelaugt schon nach kurzer Zeit. Nicht körperlich. Seelisch. Ein anderes Land. Eine andere Philosophie. Ständig eine Menge Leute um uns herum. Auch das beste Essen der Welt konnte nicht verhindern, dass wir uns nach

Ruhe und Gemütlichkeit sehnten. Aufgrund der stundenlangen Arbeit hatten Yashila und ich kaum noch Zeit füreinander. Wir sehnten uns nach mehr Zweisamkeit, die wir ja in den arbeitsamen Wochen vor Antritt unserer Reise auch schon nicht hatten. In einer Jahreszeit, wo andere nun Urlaub machten, arbeiteten wir ja schon wieder. Zudem verleitete einen das Wohnmobil, wie es da bunt und fahrbereit im Hof stand, leicht dazu, einfach einzusteigen und wegzutauchen in die verheißungsvolle Welt dort draußen. Vor den Mauern.

Unsere anfängliche Neugier versiegte. Unsere groß angelegte Begeisterung wich einfachsten Bedürfnissen. Und überhaupt, welche Zukunft erwartete uns hier? Steine brechen, Klos putzen und später für Orkos Pakete packen? Mit der Aussicht, irgendwann einmal zu einem kreativeren Job aufzusteigen?

Yashila trug sich mit der Idee, eine Schule auf dem Schloss zu gründen. Einige wenige Kinder wohnten ja schon dauerhaft hier. Und zusammen mit jenen der treuen Kurgäste, die in den Sommermonaten für längere Zeit kamen, ließ sich bestimmt ein nachhaltiges Betreuungsprojekt errichten.

Ich träumte beim Bauschuttverladen von einem Job in der IMAG-Redaktion. Doch die guten Posten waren hier schon alle besetzt. Warten, bis jemand abspringt? Hoffen, dass neue Stellen geschaffen werden, weil das Projekt Instincto in allen Bereichen immer größer werden würde?

Wir waren einfach nur müde. Zu müde, um unsere Zukunft einfach mal auf uns zukommen zu lassen.

Doch dann gab plötzlich etwas ganz anderes den Ausschlag. Bei der abendlichen *Reunion*, einer internen Sitzung aller Mitarbeiter des Schlosses, erlebten wir die andere Seite von Montrâme. Das, was viele Kritiker erwartet hätten, da war es: Sektierertum! Scheinbar ein Naturgesetz menschlicher Gruppierungen, die irgend etwas zu einem Ideal erhoben haben. In der Geschichte der Menschheit wird man kaum gegenteilige Beweise für diese Behauptung finden. Ideale formen aus ihrer Anhängerschaft gern Sekten: Mit eigenen Gesetzen und ungewöhnlichen Verhaltensformen. Und einer unausgewogenen Verteilung von Macht.

In der *Reunion* wurde deutlich, dass auf dem Schloss eine kleine Gruppe von ausschließlich Männern das Ruder fest in der Hand hatte. Frauen, das war zu sehen anhand der Wortmeldungen, den Antworten und dem Umgangston, den die Führungspersonen ihnen gegenüber an den Tag legten, Frauen waren hier keine Entscheidungsträger. Sie waren einfach nur da. Ausführende. Dienende. Nebenpersonen.

Montrâme outete sich während der *Reunion* als ein eingeschworener Hardliner-Männerclub.

Diese offene wie auch versteckte Form von Diskriminierung, die wir schon während der Arbeiten auf der Baustelle registriert hatten, war an sich gesehen natürlich nicht sektiererisch – überall auf der Welt reissen Männer gerne die Macht an sich. Doch gesellte sich zu diesem Machismo noch ein heimtückisches Ideal. Und dieses bestimmte die Rangordnung auf dem Chateau de Montrâme: Das Ideal der inneren Reinheit! Eine Hierarchie der persönlichen Entgiftungsstufe: *»Sag mir, wie lange Du schon Instincto machst, und ich sage Dir, wie ernst man Dich nehmen kann.«*

Jene (Männer), die am längsten Instincto machten, standen im Rang am höchsten. Ihnen traute man die größte Wahrhaftigkeit, die umfassendste Weitsicht und die klarsten Gedanken zu. Jene, die weniger lang Instincto praktiziert, oder gar erst damit begonnen hatten, hatten das Nachsehen. Ihre Vorschläge und vor allem Kritiken wurden von »oben« nur milde belächelt: Noch zu viel Kochkost in Adern und Hirn. Zu wenig Klarheit, zu viele Emotionen, zu viel Verwirrung.

Gut ist nur, wer rein ist. Besser ist, wer noch reiner ist.

Das heimtückische an dieser Sache: es stimmt tatsächlich! Mit Instincto entgiftet man nach und nach seine Körperzellen. Dieser Prozess ist fühlbar und sichtbar. Ich hatte das ja selbst erlebt. Und erlebte es bis heute, da ich dieses Buch schreibe, immer wieder: Diese Ruhe im Körper, diese heitere Gelassenheit in den Gedanken. Instincto macht friedfertiger und emotional stabiler. Die Gedanken werden klarer. Man fühlt sich frischer und mit all seinen Sinnen näher bei der Wirklichkeit. Eine Art Nebel weicht aus Körper und

Geist. So empfindet man es. Und bis zum Zeitpunkt des Entweichens hat man nicht die geringste Ahnung davon, dass man von diesem Nebel durchdrungen und umhüllt ist. »Der Fisch entdeckt das Wasser als letzter«, sinnierte einst Albert Einstein.

Diese Erfahrung meine ich.

Sicher, es gibt Zeiten, sogenannte *Detoxinationskrisen*, da fühlt man sich niedergeschlagen, seltsam krank und schwach, Zeiten, wo im Körper eingelagerte Giftstoffe wieder in Umlauf geraten und nun endlich ausgeschieden werden. Früher hätte man mir mit solchen Ideen nicht kommen dürfen: »Gifte? Welche Gifte denn, bitte schön?« Bis zu meinen eigenen Rohkost-Erlebnissen hätte ich ob solcher paranoid wirkenden Behauptungen nur trocken gelacht. Oder gelangweilt gegähnt. Gifte im Körper, da denkt man natürlich zuerst an Dinge wie DDT, vielleicht noch an Dioxine oder das Chlor im Hallenbad. Einigen wird in diesem Zusammenhang vielleicht noch Asbest, Kadmium, Quecksilber und Feinstaub einfallen. Oder Weichmacher aus Kunststoffen. Diese Gifte gibt es natürlich auch. Und auch diese versucht der Körper nach und nach wieder auszuscheiden, so es denn überhaupt möglich ist.

Doch bei Instincto geht es um eine ganz andere Sorte von Giftstoffen. Genau genommen geht es sogar um die größte Menge an Giften, der die Menschheit sich je ausgesetzt hat. Unwissentlich. Täglich. Mehrmals täglich sogar: Die unbekannte Giftklasse der sogenannten *Maillard-Moleküle* und *Neuen Chemischen Arten (NCA)*.

Diese Substanzen entstehen beim Kochen und Braten. Beim Backen und Frittieren. Beim Dünsten und Grillen. Immer wenn's heiß wird. Man kann das unmittelbar sehen: Fleisch wird braun beim Erhitzen, ehemals flüssiges Eiweiss gerinnt, Pommes frites werden dunkelgelb und kross. Hitze verändert das Essen auf molekularer Ebene. In unseren Pfannen und Töpfen entstehen tagtäglich Unmengen spezieller Substanzen, die noch kaum erforscht, geschweige denn benannt worden sind. In der Natur kommt die Mehrzahl dieser Substanzen nicht vor: Die Natur kocht nicht.

Der Körper versucht natürlich diese Stoffe wieder loszuwerden, denn sie stören den inneren »Betriebsablauf« auf vielen Ebenen. Aber dies gelingt aus verschiedenen Gründen nur teilweise. Die

Folgen sind lästig bis verheerend und in unserer sogenannten »Gekochten Welt« alltäglich geworden: vorzeitige Alterung, Krankheiten, Gereiztheit, unangemessene Aggression, seltsames Verhalten, abstrakte Ideen, symbolische Handlungen, Wahnvorstellungen und vieles mehr (s. Buchteileil II/ Kapitel 2.2).

War es dann also nicht logisch zwingend, dass auf Montrâme jene Leute das Sagen hatten, die in diesem Entgiftungsprozess am weitesten fortgeschritten waren? Deren Nervenzellen am wenigsten »gestört« schienen? Die also mit größerer Klarheit und Übersicht denken konnten? Eine plausible und verführerische Idee. Ein naheliegendes Ideal.

Und dennoch, psychologisch gesehen, kurzsichtig: Keine der Führungspersonen auf Montrâme konnte sich einfach lossprechen von den Prägungsmustern der eigenen Erziehung. Allesamt waren sie großgeworden in einer »gekochten« Welt, geformt und durchdrungen von »gekochten« Regeln und Strukturen. So leicht kommt man der Gesellschaft nicht davon.

Was Yashila und mich besonders erschütterte, war dieser offensichtliche Absolutheitsanspruch: Je reiner, je unantastbarer. Je mehr entgiftet, umso erhabener über jede Kritik.

Doch innere Reinheit setzt nicht gleichzeitig auch sämtliche Neurosen außer Kraft. Ein befriedeter Stoffwechsel macht nicht automatisch einen guten Menschen aus einem. Verantwortung und Ethik erwachsen nur aus einem reifen Herzen. Es ist ein Zeichen mangelhafter Realitätswahrnehmung, zu behaupten, alle Menschen des Kochkost-Systems wären automatisch unfähig zu Klugheit und Weitsicht, nur weil in ihren Gehirnen Maillard-Moleküle Kapriolen schlagen. Damit erweist man sich als genau so paranoid, wie jene »Gekochten«, die man aus genau diesem Grund heimlich belächelt und bemitleidet.

Den Beweis für diese Einschätzung der Situation auf Montrâme, lieferten uns in den folgenden Jahren viele Gespräche mit Frauen, die das Schloss wegen eben diesen Machtstrukturen enttäuscht verlassen hatten. Und ein Briefwechsel, den ich mit dem stellvertretenden Leiter des Schlosses in jener Zeit hatte, als G.C. Burger in

Untersuchungshaft gesetzt wurde. Als Antwort auf einen kritischen Brief meinerseits gab er mir schriftlich zu verstehen, dass er anhand meiner letzten Orkos-Bestellungen, die er im Computerarchiv nachgeschlagen hatte, zu dem Schluss kam, dass ich unmöglich in einem genug guten inneren Gleichgewicht sein konnte, um die betreffende Situation klar genug einzuschätzen. Aha – nicht nur Kochkost machte also dumm, sondern auch ein nicht erwartungsgemäßes Orkos-Sortiment!

Das Reinheits-Ideal auf Montrâme hatte sich in unangreifbare Höhen geschwungen. Da niemand sicher sein konnte, dass er wirklich mit einer Genauigkeit von 100% Instincto praktizierte und nicht in irgendeinem Moment unter den psychischen Folgen einer Eingiftung litt, konnte man ihn natürlich mit entsprechenden Argumenten leicht aushebeln.

Die einstige Feststellung von G.C. Burger: »99 %iges Instincto ist überhaupt nicht vergleichbar mit einem 100%igen Instincto« hatte, obwohl diese Aussage stimmt, verheerende Folgen für die Mentalität auf Montrâme. Denn jetzt konnte jeder, dem eine besondere Stellung auf dem Schloss zu eigen war, das 100%-Zepter schwingen und Kritiker mundtot machen.

Ideale sind einfach destruktiv. Immer.

Die Reunion hatte Yashila und mich missmutig und wütend gemacht. Nicht wenige auf Montrâme hätten uns, wie soeben erwähnt, eine happige Entgiftungskrise attestiert, die verhinderte, dass wir die Dinge klar sehen konnten. Vielleicht stimmte das sogar. Wir waren dem »Gekochten System« erst seit kurzem entronnen, zu sehr also beeinflussten uns noch plötzlich in Blut und Hirn auftauchende böse Maillard-Dinger. Ganz bestimmt waren wir auch wegen einer biochemischen Disbalance so demotiviert, grantig, integrationsunwillig und kritikfixiert. Unbedingt sogar.

Aber es war uns egal. Total egal.

Wir hatten noch reichlich Real-Geld übrig, da unsere erarbeiteten *Eden* locker für die Endabrechnung reichen würden. Ich packte also erneut unsere Sachen zusammen und machte das Wohnmobil reisefertig.

Beim Abmelden am nächsten Morgen im Sekretariat begegnete man uns sehr gefasst. Montrâme war eine große Drehscheibe. Die Leute kamen und gingen. Niemand wurde überredet dazubleiben. Oder gewarnt vor einer bösen und gefährlichen Welt dort draußen. Jeder konnte an diesem Ort seine ganz eigenen Erfahrungen mit Instincto und der bestehenden Gruppe sammeln. Und entweder bleiben oder wieder gehen.

Insofern war der Club der Instinctos hier *keine* echte Sekte.

Auch wenn trotzdem die Gefahr bestand, dass, wenn man als junger, erlebnishungriger Mensch hierher kam, ohne Lebenserfahrung und daher ohne Vergleichsmöglichkeiten, man recht leicht diesem *Reinheitsideal der 100 %* mit Leib und Seele verfallen konnte und somit Gefahr lief, unerkannt von langjährigen, »höherwertigen« Instinctos manipuliert zu werden – bis man sich an diese speziellen Umstände im Schloss gewöhnt hatte und gar nicht mehr auseinanderhalten konnte, was echter Missmut und was Entgiftung war, und man sich langfristig einrichtete mit genau dem Gefühl, das Herbert Grönemeyer in seinem Song »Mensch« so treffend besingt mit den Worten: »Es ist o.k., es tut gleichmässig weh.«

Mit großer Erleichterung verließen wir das Schloss, bogen in Soisy-Bouy rechts ab auf eine kurvenreiche, abschüssige Nebenstrasse, und fuhren geradewegs in Richtung Süden, der Sonne entgegen.

Die Sonne, endlich! An der Cote d'Azur würden wir erst einmal ausgiebig nachholen, was uns am meisten in den letzten Wochen gefehlte hatte: Ruhe. Besinnlichkeit. Und Zeit füreinander.

Auf der gemächlichen Fahrt über die schier endlosen Strassen und Strässchen dieses malerischen Landes, hatten wir endlich genug Zeit, all jenes zu reflektieren und auszudiskutieren, was wir auf dem Schloss eigentlich erlebt hatten.

Uns fiel wieder der Tag der Ankunft ein, dieses Gefühl der Beklemmung. So richtig war es nie weggegangen. Unabhängig voneinander war uns beiden aufgefallen, dass auf Montrâme niemand wirklich *glücklich* wirkte. Eine seltsame Schwermut schien über allem und jedem zu liegen.

Waren das die Schlossmauern? Die Aura einer unbekannt düsteren Vergangenheit des Chateaus? Vielleicht konnte man mit Rohkost ja nur in einer ländlichen, naturnahen Umgebung wirklich glücklich sein, einem Ort, wo die sonnigen Früchte ihre vitale Kraft erst so richtig entfalten konnten. Erzwang Rohkost nicht ohnehin, ganz automatisch, ein naturnahes Leben – mit Eigenanbau, mit direktem Kontakt zu Licht, Luft und Erde?

Doch möglicherweise rührte die Schwermut auf dem Schloss auch von einem unbewussten Trauma: Dem Trauma des Entfremdet-Seins. Dem plötzlichen Verlust einer Welt, die einmal Schutz und Heimat gewesen war. Jener Welt draußen vor den Mauern.

Das Instincto-Projekt auf dem Chateau de Montrâme war genau genommen ein historisch einmaliges Experiment. Noch nie hatten Menschen zuvor unter derart ungewöhnlichen Voraussetzungen miteinander gelebt. Auch wenn dieser merkwürdige Ort keine dauerhafte Bleibe für uns beide sein konnte: wir ahnten, dass wir nicht zum letzten Mal dort gewesen waren.

Was wir zu diesem Zeitpunkt allerdings nicht ahnten, war, welche dunklen Kräfte dort noch am Werk waren und Jahre später schließlich dieses so überaus bizarre Ende des Montrâme-Experimentes herbeiführen sollten (s. Anhang/2.1).

Auf der Fahrt in Richtung Marseille redeten wir uns die Köpfe heiß. So viel hatten wir in dieser kurzen Zeit auf dem Schloss erlebt. So viele schwindelerregende Gespräche geführt. Soviel unglaubliche Geschichten gehört. Wir waren traurig, so schnell aufgegeben zu haben. Und wir waren froh, dass wir Zeit und Geld hatten, dieses herrliche Land zu geniessen.

Hinten im Wohnmobil schaukelten an einem aufgespannten Seil Bananen aller Farben und Größen im Takt der Bodenwellen und Schlaglöcher. Aus den oberen Staufächern strömten die exotischen Gerüche unserer Mango- und Papayavorräte, mit denen wir uns vor der Abfahrt reichlich eingedeckt hatten.

Eden on the road, sozusagen …

Endlich erwartete uns eine auch wirklich passende Umgebung für diese Leckereien: die sonnenüberfluteten Strände der Mittelmeerküste! Besser als wir, konnte man es nicht haben. Nein. Unmöglich. Jetzt war alles richtig.

Darin waren wir uns unbedingt einig.

5. Die Macht der Gerüche

Mit jedem zurückgelegten Kilometer fühlten wir uns freier, wurden aufgeregter und fröhlicher. Die landschaftliche Intensität Frankreichs schien in jede Körperzelle zu dringen, schien wie ein frischer Wind alle Sorgen um unsere jetzt völlig ungewisse Zukunft davon zu blasen. Wir waren vogelfrei, wir waren verliebt, und wir würden jeden Abend einen romantischen Stellplatz irgendwo an einem einsamen Waldrand finden, der nur den Grillen und Zikaden bekannt war. Und den Sternen, die in der Nacht leuchteten.

Unsere Körper dufteten in einer ganz neuen Weise, zart und zugleich tief, und inmitten der neu gewonnen Freiheit fanden wir leicht und spielerisch zurück zu unserer Leidenschaft füreinander.

Das wilde Campen bewirkte eine gewisse Art von Schlampigkeit: Mit der Körperhygiene nahmen wir es nicht mehr so genau. Eine Dusche gehörte nicht zum Interieur des alten Nissan. Und ständig eine solche zu suchen, wäre viel zu anstrengend gewesen. So blieb nur Katzenwäsche und Zähneputzen mit den wenigen Wasservorräten an Bord. Aber uns störte das auch gar nicht. Wir »verrohten« auf eine interessante Weise auch äusserlich.

Dabei entdeckten wir etwas Uraltes neu: die Macht der unverfälschten Körpergerüche im Bereich der Sexualität. Ich stellte fest, dass ich den Monatszyklus von Yashila riechen konnte. Um den Eisprung herum roch sie umwerfend fein, als ob unsichtbare Duftarme mich umgreifen und heranziehen würden. Ab dem 21. Tag im Zyklus änderte sich dies: der anziehende Geruch verschwand vollständig und mein Interesse an Intimität verflüchtigte sich ebenso. Kurz vor der Menstruation brach die Lust bei uns beiden noch einmal durch. Und die Zeit bis zum Eisprung brachte ein nuanciertes An- und Abschwellen betörender Gerüche: Am vierten Tag lockende Düftchen, am folgenden fast keine, am sechsten Tag wiederum Verströmen umschmeichelnder Lockstoffe. Den Monatszyklus begleitete eine geheimnissvolle Zirkulation verschiedenster Düfte.

Unsere Instinkte schienen in diesen Strömungen zu schwimmen und auf den plötzlichen Wellen zu reiten. Ich hatte den Eindruck, dass der einmal geweckte Nahrungsinstinkt auch die anderen Instinkte gleich mit wachrüttelte. Geruch und Geruchssinn schienen eine zentrale Instanz im Leben des Menschen zu sein. Für den Bereich der Ernährung hatten wir dies zur Genüge erlebt: nun entdeckten wir zusammen die Macht der Gerüche auch im Bereich der Sexualität.

Alles schien sich zu einer neuen Einheit zusammen zu fügen. Bedingt durch die Rohkost, verringerte sich automatisch das gewohnte Waschbedürfnis. In einem gewissen Sinne wurden wir tatsächlich *von Natur aus sauberer*. Instincto führte zu einem bemerkenswerten Rückgang des Schwitzens. Auch die unangenehmen Gerüche unter den Achseln und an den Füssen verschwanden. Selbst nach Tagen ohne Waschen blieb die Haut zart und angenehm duftend. Ebenso wie die getragene Kleidung. Die Haare wurden deutlich langsamer fettig, Schuppen traten weniger auf.

Yashila und ich erlebten uns selbst immer mehr als ein menschliches Wesen mit einem angenehmen und eher unauffälligen Körpergeruch. Instinktiv mieden wir plötzlich die bis anhin vertrauten Körperpflegemittel, welche mit ihren starken Parfümstoffen einen starken Eingriff in die eigene Intimsphäre darstellten.

Wir hatten es nicht mehr nötig, uns mit künstlichen Gerüchen zu tarnen und zu verwirren.

In diesen Tagen am Meer wurden uns Zusammenhänge bewusst, die uns ohne Instincto nie aufgefallen wären: Das ganze Arsenal handelsüblicher Mittel für die Körperhygiene dient eigentlich ausschließlich der verschämten Tarnung von Kochkost-Derivaten, die dem Körper entströmen. Shampoo, Body-Lotion, Deo-Roller, Achselspray, Parfüm, Mundwasser und Zahncreme waren nur aufgrund einer einzigen peinlichen Tatsache erfunden worden: Solange man gekocht isst, müffelt man.

Man riecht mehr nach dem, was man gegessen hat, als wirklich *nach sich selbst.* Der ureigene Geruch geht unter in einer mehr oder weniger deftigen Aura aus zwiebeligen, säuerlichen, würzigen und käsigen Grundgerüchen. Von dem, was wir essen, sind wir gewissermassen vollständig durchtränkt. Anschaulich gesagt: Es kommt uns aus allen Poren! Besonders, wenn wir Sport treiben und unser Stoffwechsel in Wallung gerät.

Einige Extremfällen kennt jeder: Starke Raucher riechen aus jedem Quadratzentimeter Haut nach kaltem Tabak und zünftiger Knoblauchgenuss verwandelt uns umgehend in eine Knoblauchzehe auf zwei Beinen.

Nicht bekannt hingegen ist, dass alle gekochten Produkte unseren Körpergeruch beeinflussen. Um uns Menschen liegt eine unsichtbare Aura aus Gerüchen von Brot, Kartoffeln, Wurst, Käse und all den anderen hundert Sachen unserer Einverleibungen. Andere Völker mit anderen Essgewohnheiten riechen daher auch »fremd« für uns.

Im Grunde jedoch gilt: Wir alle riechen falsch.

Wir riechen nicht nach unserem Körper, sondern nach Essen und Ausscheidungsprodukten. Und daher machen wir unbewusst das Richtige: Wir tarnen uns mit Substanzen der Schönheitsindustrie, um wieder attraktiver und natürlicher auszusehen und auch so zu riechen. Wir ahmen unsere verloren gegangene natürliche Duftaura nach.

Mit Instincto wird all das überflüssig.

Tatsächlich bringt diese Form der Rohkost den Körper ganz von selbst wieder in ein zartduftendes (und manchmal auch brünstig leckeres) Gleichgewicht. Wie hieß es doch in dem alten Werbespot für Merz-Spezialdragees so gemein wahr?

Richtig: »Natürliche Schönheit kommt von innen.«

Wie gesagt, genau diese Zusammenhänge entdeckte wir beide während unserer entspannt verlebten Tage im Süden. Wir entdeckten, wie sehr Instincto einen klammheimlich zu animalisieren schien. Begannen wir doch plötzlich nach dem Motto zu leben »Essen nach Instinkt, vögeln nach Instinkt«. Wir wilderten uns regelrecht aus

Fein ist, was fein riecht …

6. Entgiftung – Der Beweis

Nach zwei Tagen Fahrt quer durch die wuchtige Kulisse des Zentralmassivs und die verträumt wirkende Hügellandschaft der Provence, entlang verschlungener Täler und vorbei an dutzenden von Schlössern und ergreifend schönen Dörfern, erreichten wir schließlich die Küstenmetropole Toulon und kurvten, erschöpft und überladen mit Impressionen, eine enge Bergstrasse hinauf, auf der Suche nach einem Stellplatz.

Durch Lücken zwischen den Häusern und Pinienreihen, blitzte das majestätische Blau des Meeres und verwandelte unsere Müdigkeit sofort in freudige Erregung.

La mer, la mer !

Wie sehr hatten wir es vermisst!

In einer kleinen Gasse auf der Halbinsel von La Seyne-sur-Mer, ganz nah der Klippen, parkte ich schließlich unter einer schattigen Allee üppiger Akazien und stellte den Motor ab. Erschöpft und glücklich saßen wir einfach nur da, schauten und lauschten. Das pulsierende Sägen der Zikaden lärmte zum Fenster herein, begleitet von einem warmen, harzigen Duft der Bäume direkt neben uns. Alles da draußen schien sich in einer flirrenden Intensität zu verschwenden, schmeckte und tönte nach der besten Therapie, die es für ausgehungerte Seelen überhaupt geben konnte: Urlaub am Meer!

Unser erster Spaziergang die kurvige Gasse hinab, führte uns, welch ein Zufall, geradewegs zu einem kleinen Campingplatz. Damit war unsere Wasserversorgung gesichert, und es bestand dort die Möglichkeit, nach dem Baden im Meer zu duschen. Auch auf dem Rückweg zog es unseren Blick immer wieder seitwärts: durch die unterschiedlich dichten Waldstreifen, die den Klippenrand säumten, schimmerte hypnotisierend blau das Meer herauf. Weit unten lag es, denn die Halbinsel, auf der wir uns befanden, war ein mächtiges Felsenbollwerk, das sich von der umliegenden, fast völlig flachen Küste aus, keck ins Meer vorgeschoben hatte.

Am folgenden Tag schlenderten wir gemütlich den steilen, grob gepflasterten Südpfad die Klippen hinunter. Über uns brannte die heiße Mittagssonne. Keine Wolke am Himmel. Helles Blau über dunklem Blau. Alles schien vor Energie zu strahlen.

Da geschah es: In meinen Gesichtsknochen machte sich ein tiefes Ziehen bemerkbar. Ein zunehmender Druck rund um die Kieferhöhlen weitete sich rapide bis hinein in die Ohren aus. Mir wurde ganz flau. Ich hielt mich an der Mauer seitlich des Bergweges fest und starrte entsetzt in die Ferne.

Was ist denn das jetzt?

Vor einigen Minuten erst hatten wir im Wohnmobil noch zu Mittag gegessen. In Früchten geschwelgt. Wie immer. Vier überreife, flüssige Gemüsebananen hatte ich vertilgt. Seit Tagen schon rochen und schmeckten diese Matschbananen für mich unwiderstehlich, was ich höchst seltsam fand: jeden Tag duftende Platano-Pampe. Und jedes Mal schien es nicht genug. Waren diese Bananen vielleicht doch nicht in Ordnung und verhinderten damit eine klare instinktive Sperre? Andererseits war es mir nach jeder Mahlzeit gut gegangen, weder war ich wirr im Kopf geworden, noch hatte ein Druckgefühl im Magen auf eine fehlerhafte Sättigungsreaktion und damit indirekt auf eine unreichende Produktqualität gedeutet. Nein, die Qualität der Bananen konnte einfach nicht der Grund sein für dieses beängstigende Gefühl im Gesicht, die Dinger konnten unmöglich vergiftet sein, das hätte ich doch geschmeckt! Oder doch nicht? Andererseits: ein unbestimmtes Gefühl sagte mir, dass meine letzte Mahlzeit jetzt *wirkte*, irgendwie doch der Grund für alles war …

Der Druck im Gesicht wurde nun schmerzhaft. Ich spürte jeden Knochen, als ob unsichtbare Hände sie gepackt hätten und nun auswringen wollten. Ich zwang mich mit einem Ruck aus meiner Erstarrung und ging vorsichtig, Schritt für Schritt, immer in Reichweite der Mauer, weiter den vor Hitze flimmernden Weg hinab.

Wir erreichten einen kleinen kiesbedeckten Strandabschnitt, breiteten die Badetücher aus und legten uns, nur mit dem nötigsten bekleidet, in einen wahren Ofen aus Licht und Wärme. Der intensive Geruch von *Meer* lag über allem. Direkt vor uns plätscherten gemütlich die Ausläufer einer sanften Brandung über die Kiesfläche. Im Schatten wild aufeinander getürmter Felsbrocken, die diesen Strandabschnitt vom nächsten trennten, hatten sich einige Leute mit Sonnenschirmen und Tüchern ein kleines Ressort abgesteckt und dösten in der Gluthitze des Mittags. Ihre Kinder suchten derweil mit Köchern und Eimern nach Beutegut inmitten der Spalten des Wellenbrechers.

Ich beugte mich hoch, um Yashila zu erzählen, was sich grad komisches in meinem Gesicht abspielte, da passierte es: Schlagartig verstärkte sich der Druck, als ob die unsichtbaren Fäuste sich aus den Knochen heraus einen Weg nach aussen bahnen würden. Ein widerwärtiger Geschmack schoss in den Mund und breitete sich tief in den Rachen hinab aus. Mir blieb noch nicht einmal Zeit vor Schmerz zu winseln. Aus meiner Nase lief plötzlich eine orangefarbene Flüssigkeit, rann wie ein kleiner Bach das Gesicht herunter und ergoss sich auf Yashilas Bauchdecke.

Ich war vor Schreck wie gelähmt.

Schaute auf diese orange Pfütze auf ihrem Bauch, die größer wurde, schließlich die Hüfte hinab floss und dann im Kies versickerte, während dieses seltsame, chemisch schmeckende Zeug ohne Unterlass weiter aus meiner Nase strömte. Es fühlte sich an, als ob es direkt aus den Höhlungen meiner Gesichtsknochen kam.

Du meine Güte, ist das Gesicht wirklich so TIEF, wie es sich anfühlt?

Statt vor Ekel aufzuspringen, hatte Yashila nur neugierig den Kopf gehoben und schaute wie gebannt zu. Es war auch wirklich zu unglaublich! Der Sud lief und lief weiter aus mir heraus. Eine Menge, geschätzt das Drittel eines Trinkglases, floss aus beiden Nasenlöchern.

Mein Gott, war das die ganze Zeit über schon da? All die letzten Monate und Jahre? Diese Menge konnte doch unmöglich im Hier und Jetzt produziert worden sein! Was ist das bloß für ein ekelhaftes Zeug?

Langsam ließ der Druck in den Knochen nach und machte einem wunderschönen Gefühl Platz. Einem Gefühl völliger Ruhe und Leichtigkeit. Mein Gesicht fühlte sich auf nie gekannte Weise bis in Tiefe durchlüftet an. Ich begriff auf der Stelle: So muss es eigentlich sein!

Ich hatte mich offenbar seit Jahren an einen Zustand gewöhnt, den ich jetzt, von dieser neuen Warte aus, als geschwollen, verstopft und gefüllt bezeichnen würde. Dabei hatte ich schon beim Verschwinden der gewohnheitsmässigen Dauerverschleimung meiner Nase, nach meinen ersten Instincto-Wochen, den Eindruck gehabt, mein Gesicht sei nun frei und leer. Doch das war wohl nur eine erste Stufe. Hier am Strand ereignete sich eine Tiefenreinigung auf einer nächst höheren Stufe.

Wir schauten beide fasziniert zu, wie die letzten Reste der fremdartigen Flüssigkeit im Kies versickerten.

Vitaminsaft, schoss es mir durch den Kopf. *Na klar, das ist es – Vitaminsaft! Das Zeug schmeckt haargenau wie dieser Vitaminsaft aus den Brause-Tabletten! Es ist dieser Geschmack, dieser leicht chemische Vitamin-Geschmack!*

Ich war schockiert. Konnte das möglich sein?

Über Jahre hinweg hatte ich täglich mindestens ein Glas von diesem künstlichen Getränk in mich hinein geschüttet. Zehn Tabletten in einem Kunststoffröhrchen, Orangengeschmack, in jedem Supermarkt zu finden, sogar bei Aldi. Man löste eine Tablette in einem Glas Wasser auf und der tägliche Vitaminbedarf war praktisch gedeckt. Und wenn's mal etwas mehr war, egal, was machte das schon? Schließlich war ich Sportler. Einen Mangel, welcher Art auch immer, konnte ich mir nicht erlauben. Und Vitamine kamen damals, in den 80er Jahren, gerade groß in Mode. Man glaubte, kaufte und trank. Punkt.

Dort am Strand wurde mir nun bewusst, dass mich Zeit meines Lebens die unterschwellige Angst begleitet hatte, *zu wenig zu haben.* Sozusagen das versteckte Drama des mit der Milchflasche groß gezogenen Kindes: Was man auch kriegt, es ist nie *das Richtige,* und es ist nie die richtige Menge, nie *genug.*

Ich hatte die Tendenz, mich mit Produkten zu überlasten, von denen ich annahm, sie seien *wichtig*, sie seien ein Stück *Lebenskraft.* Ganze Industriezweige lebten von solchen Typen wie mir. Und raffinierte Werbekampagnen versuchten dem weniger besorgten Rest der Menschen mitzuteilen, sie seien auch so: Voller Mangel. Voller Defizite. Bedürftig.

Vitamine, Omega-Fettsäuren, L-Carnithin, Magnesium, Calcium, Selen und Zink. Die Apotheken und Drogerien waren voll von

Mangelausgleichern. Und die Werbung flüsterte einem unentwegt zu: Sichere dich ab! Nimm! Schütze Dich!

Nun, nach Jahren gehorsamen Konsums, an einem französischen Mittelmeerstrand, bei schönstem Wetter, erlebte ich die Folgen: Ich entgiftete Vitaminsaft. Über die Nase! Man könnte überaus treffend sagen: Mein Körper hatte die Nase voll von meiner hysterischen Vitaminzufuhr. Da war sie wieder, die Erkenntnis des guten alten Paracelsus: *Dosis facit venenum* – Die Dosis macht das Gift.

Die überreifen Gemüsebananen, die ich tagelang verschlungen hatte, schienen diese Entgiftung eingeleitet zu haben. Wie auch immer man sich das vorstellen mag. Durch den Wegfall der Vitaminsaftzufuhr während meiner Instincto-Diät, hatte mein Körper endlich Zeit, sich dieser inneren Belastung anzunehmen und konnte damit beginnen, sich von den angestauten Vitaminen und Farbstoffen zu befreien. Ich wusste, dass die Gemüsebananen diesen Reinigungsprozess zumindest zu einem Abschluss (Ausscheidungseffekt) gebracht hatten, ich *wusste* es, aber ich hätte es niemals beweisen können.

Dieses Wissen war *gefühltes Wissen.*

Wissen von der Art, wie es einem blitzartig in manchen Momenten des Lebens ins Bewusstsein kommt. Wissen, das einer verborgenen Körperweisheit entspringt, die jeder von uns besitzt, die aber nur selten wahrgenommen wird, weil wir uns ständig übersehen, übergehen, überrumpeln. In unserem gewöhnlichen Alltag ist wenig Platz für die feineren Sinne. Die innere Stimme. Das Bauchgefühl. Wenig Platz für ein Vertrauen in unser *gefühltes Wissen.*

Die Instincto-Wunder existieren offiziell nicht. Das ist unerforschtes Land. In der Medizin bekannt ist ein Phänomen mit der auffallend schwammigen Bezeichnung *Spontanheilung*. Immer wieder einmal kommt es bei schwer kranken Menschen zu wundersamen Selbstheilungen, denen die Ärzte zwar erleichtert, aber gleichzeitig auch ratlos gegenüberstehen: Zufall. Glück. Schicksal. Mehr können sie dazu nicht sagen. Die Gründe der Heilung bleiben im Dunkeln. Daher der schwammige Ausdruck, der nichts konkretes besagt, obwohl Ungeheuerliches geschieht.

Doch wenn einem während einer Instincto-Diät Saft mit Vitamingeschmack aus dem Gesicht läuft, weiss man, was Sache ist. Man *weiss* es wirklich.

Mich erschreckte die Vorstellung, wie lange das Zeug schon in mir herumgeschwappt sein musste. *Schwapp, schwapp* ... eine grauenhafte Vorstellung. Die natürlich sofort die Frage aufkommen ließ: Was schwappte da noch in mir? Schwappte. Klebte. Gluckste. Sickerte an Fremdstoffen durch das Labyrinth des Körpers. Ich rechnete kurz hoch, mit welchen Dingen ich mich Zeit meines Lebens so vollgestopft hatte und erschauderte.

Hoffentlich kam das nicht alles auch aus der Nase ...

An diesem Tag am Strand vollzog sich eine bedeutsame Veränderung in den Tiefen meines Bewusstseins. Dieses Körpererlebnis der Entgiftung schien besondere Verknüpfungen an den Orten herzustellen, wo das *Innere Wissen* beheimatet ist. Das mag seltsam klingen. Völlig unwissenschaftlich. Aber ich kann es nicht anders beschreiben.

Denn nur wenige Tage später zeigte sich mir das Resultat in seiner ganzen Kraft.

7. Brot – Ein Durchbruchstraum.

Der Urlaub an der Cote d'Azur wurde zu einem Katalysator für unsere Instincto-Erfahrungen. Die durchdringende Wärme, das energetische Blau des Meeres, und das Herumtrödeln in der Zeitlosigkeit der immergleichen, immerschönen Tage, machten es leicht, roh und instinktiv zu essen.

Doch abends, wenn wir durch die belebten Gassen von La Seyne-sur-mére bummelten, umgarnten uns die würzigen Düfte einer altvertrauten Welt und brachten Wehmut: Pizza, Frittiertes, gebratenes Fleisch, Zwiebeln, Brot. Die Luft war voll von lockenden Gerüchen. Sie schienen ohne großen Widerstand in die verborgenen Niederungen unseres Gehirns zu fluten. Wir schwelgten wehrlos in Erinnerungen.

»Weißt Du noch, früher, unsere Pizza nach dem Training in Bad Waldsee?«

»Oh ja, mmh, das war schon lecker, ich weiß.«

»Gott, wie das hier duftet! Also, fein ist das ja schon.«

Wir bummelten dahin, schauten, schnupperten und seufzten. Ließen uns aber nicht dahingehend verleiten, etwas zu essen. In einem merkwürdigen Schwebezustand von Genuss und Verbot, von Sehnsucht und Angst, wandelten wir entlang der Auslagen, gefangen in einem seltsamen Masochismus, einem Wollen und Nicht-Dürfen, das abwechselnd lustvoll und schmerzhaft war.

Wir erlebten wieder einmal die elementare Kraft der Düfte. Sie wirkten unmittelbar und schienen mit uns zu machen, was sie wollten. Ich hatte zwar schon mehrfach gelesen, dass der Mensch über Düfte beinahe hoffnungslos betörbar ist. Und dass unser Körper auf Gerüche schon Reaktionen zeigt, noch bevor wir auch nur einen einzigen Gedanken zustande bringen, dass sie uns, wie kaum eine andere Sache, als latenten Urmenschen ausweisen, einem Wesen, nur auf der Oberfläche zivilisiert, aber darunter immer noch roh und radikal. Aber was half einem dieses Wissen schon! Beim Flanieren durch La-Seyne-sur-mére schwelgten wir einfach hoffnungslos betört von den Düften der »normalen Welt« in Erinnerungen, die so warm waren wie die Luft über der vom Tage noch aufgeheizten Promenade.

Welche Macht diesen »ätherischen Botenstoffen« allerdings wirklich zueigen war, sollte ich erst noch erfahren.

An einem der folgenden Tage schlenderte ich in den Mittagsstunden durch die Stände des Marktes, auf der Suche nach weissen Pfirsichen. Diese ganz besonderen, die es nur in Frankreich gibt. Groß, süssaromatisch – die weissen Pfirsiche aus der Provence. Pfirsiche, die das Trinken beinahe überflüssig machen, so saftig sind sie.

Ich entdeckte soeben einen Stand mit einer üppigen Landesfrüchte-Auswahl – da traf mich die volle Wucht eines satten, süssen Geruchs. Ich wurde erfasst, überwältigt, niedergerungen.

BROT!

Ich war wie gelähmt. Erledigt. Aus. Vorbei. Keine Chance mich zu wehren. Meine Nase saugte die Aromen ein, wie ein Ertrinkender nach Luft schnappt. Gaumen und Magen schrieen förmlich vor Gier.

Der Duftangriff erfolgte von einer kleinen Brotbude direkt neben dem Früchtestand. Wie hypnotisiert ging ich hinüber, kaufte zitternd (wirklich: zitternd!), ein armlanges, frisch gebackenes Baguette und im Geschäft nebenan ein großes Stück Butter. Weit hinten in meinem Kopf tönten Stimmen der Verzweiflung: *Bist Du wahnsinnig? Was machst Du denn da? Tu das nicht!*

Aber ich saß schon längst am Strand, brach das Baguette in grobe Stücke, riss sie der Länge nach auf und pappte große Fetzen Butter auf das weiche Innere. Wie in Trance verschwand ich in einer Wonne aus feinsten Aromen. Kaute versonnen, schluckte, griff zum nächsten Stück und biss herzhaft zu. Monatelang hatte ich meinen Instinkt trainiert. Essen ohne Denken. Nur essen, was fein riecht. Jetzt verwendete irgendein Fress-Teufel in mir genau diese Kraft für seine eigenen, ganz anderen Zwecke.

Später …

… saß ich einfach nur da und starrte aufs Meer.

Links von mir spielten einige Kinder, drehten lachend Kreise um den selbst gebuddelten Burggraben und spritzen dabei hellen Sand in alle Richtungen. Weiter vorn dösten zwei Pärchen in der zunehmend heißen Mittagssonne.

Mir war seltsam zumute.

Das Zittern im Körper war verschwunden. Ich fühlte mich total pappsatt. Die ersten Gedanken kamen zurück. Und mit ihnen auch gleich die Angst.

Was habe ich nur getan?

Wie ein Heroin-Süchtiger auf Entzug!

Du meine Güte, 125 Gramm Butter! Und ein ganzes Brot!

Ich starrte weiter hinaus aufs Meer. Meine Zunge war geschwollen und brannte leicht. Die harte Kruste hatte beim Zerbeissen zahlreiche kleine Schnitte im Mundraum verursacht.

Eine merkwürdige Euphorie erfasste mich.

Mein Kopf wurde von innen ganz warm. Unsichtbare Watte schien von allen Seiten auf mich zuzufließen und mich wohlig einzulullen. Unverändert blickte ich immer weiter geradeaus, starrte auf die irisierenden Reflexe der Dünung und hatte plötzlich den Eindruck, dass sich über alle Dinge dort draußen, über das Meer, über den Sand und die Leute um mich herum, ein seltsamer, nicht sichtbarer Schleier legte. Etwas, das alles dort draußen für mich nicht mehr wirklich erreichbar, nicht wirklich mehr sichtbar machte. Ich fühlte mich gleichzeitig angenehm warm und dennoch mir selbst und der Welt völlig entfremdet. Eine eigenartige, angeregte Betäubtheit.

Mir kam dieser Zustand sehr vertraut und zugleich erschreckend fremd vor.

Es fühlte sich an, als hätte ich innerhalb dieser Welt die Dimensionen gewechselt. Der gleiche Strand, die gleichen Kinder, das gleiche Meer, der gleiche Jens. Aber alles nur schemenhafte Abbilder jener Dinge aus der anderen, der *echten* Dimension.

Mein Körper hingegen fühlte sich energiegeladen und kraftvoll an. Offenbar hatte ich mit dem Brot auch einen realen Mangelzustand beseitigt. Wohl deshalb der starke, absolut unwiderstehliche Duft: Mein Instinkt hatte ganz einfach auf jenes Produkt der Umgebung am stärksten reagiert, welches diesen Mangel am besten beheben konnte.

Dummerweise war das in diesem Fall Brot.

Plötzlich ging meine Nase zu. Da war er wieder: der Druck im Gesicht, diese Klammer um jeden Knochen. Offenbar reagierte mein Körper auf dieses Überangebot an fremdartiger Nahrung mit einer Art Super-Sperre: Zunge geschwollen, Nase zu. Meine Wahrnehmungsorgane reagierten in einer Art und Weise, die jedes weitere Essen unattraktiv machten. Riechen und Schmecken waren quasi abgestellt worden. Zum Selbstschutz. *Rien ne vas plus* – Nichts geht mehr!

Ich stapfte durch den feinen Sand des Strandes zurück zu meinem Rennrad, das ich in einer Seitenstrasse hinter dem Markt an eine Laterne gekettet hatte. Die Euphorie wurde immer stärker. Ich kam mir vor, als hätte ich einen Trip geschmissen. Oberschräg diese Vorstellung: Ein Brot-Trip! Aber genau so fühlte es sich an.

Yashila schaute mich bei meinem Eintreffen im Wohnmobil mit großen Augen an. Ich musste gar nichts sagen. In meinem Gesicht schien eine Menge lesbar zu sein. Während ich ihr von meinem schweren Fauxpas am Strand erzählte, schaute ich flüchtig in den Spiegel der Schranktür.

Oh Gott! Da ist er wieder – der BLICK.

Dieser leicht geweitete, leicht panische Blick. Wie war er mir doch vertraut. Vertraut und verhasst! Zum ersten Mal bemerkt hatte ich ihn, nachdem er eigentlich verschwunden war. Gegen Ende meiner dritten Instincto-Woche entdeckte ich im Spiegel des Badezimmers zufällig eine neue Entspanntheit um meine Augen herum. Etwas wesentliches in meinem Ausdruck hatte sich verändert.

Ich kramte zwei alte Fotoalben hervor, blätterte kreuz und quer durch die Jahrzehnte und bemerkte, dass meine Art zu blicken früher tatsächlich eine andere war – panischer, ängstlicher. Als ob jemand mit einem Messer vor mir stehen und mich bedrohen würde. Oder hinter mir. Und mich plötzlich erschreckte.

Dieser *Blick*, ich hatte ihn schon früher nie an mir gemocht, sah er doch so verletzt aus, so verletzbar, dieser *Blick* war nun, nach drei Wochen Rohkost, verschwunden. Im Badezimmerspiegel in Seibranz, blickten mir andere Augen entgegen. Entspannte und ruhige Augen. Keine Angst mehr. Endlich.

Doch nun in Frankreich, im Wohnmobil, vor der Schranktür, war alles wieder da: Geschwollenes Gesicht, panischer Blick. Plötzlich erinnerte ich mich, dass Guy Claude Burger im Seminar erwähnt hatte, dass Weizen neuronalen Stress im Körper erzeugt. Weizen, das hatte er nach vielen Jahren der Beobachtung von Menschen und Tieren feststellen müssen, führt zu einer hohen Grunderregung des gesamten Nervensystems. Und da Brot *das* Grundnahrungsmittel überhaupt ist, von allen immer und immer wieder verzehrt wird, führt genau dies bei uns Menschen zu der allgemein verbreiteten Nervosität, der tendenziellen Getriebenheit, dem unbändigen Schaffensdrang und dem hohen Aggressionspotential. Merkmale, an die wir uns alle schon längst gewöhnt haben. Brot als Droge der Kultur.

Brot als Motor der Kultur. Eine heftige Theorie: Wir machen, weil das Getreide etwas mit uns macht!

In den folgenden Stunden breitete sich in mir ein fiebriger und chaotischer Zustand aus. In den Knochen war mir eiskalt, mein Gesicht jedoch glühte. Die Nase ging komplett zu, fühlte sich an wie ausbetoniert. Meine anfängliche Euphorie war verschwunden. Ich fühlte mich nur noch niedergeschlagen, befürchtete krank zu werden und hätte am liebsten alles wieder rückgängig gemacht. Die wenigen Minuten der lustvollen Brotorgie am Strand machten die Stunden im Bann dieser fremdartigen und beängstigenden Körperempfindungen nicht wett.

Am Abend schienen alle Früchte ihren Glanz verloren zu haben. Entweder rochen sie gar nicht oder sie rochen sogar abstossend. Auch das rohe Gemüse war ohne jegliche Anziehungskraft für mich. Schade.

Ich begriff, dass ich trotz aller Sehnsucht nach Früher schon Fuss gefasst hatte in dieser lichten Rohkostwelt. Sie war mir lieb geworden. Eine Heimat. Für meinen Körper schien sie wahrlich das Paradies zu sein.

Nun war ich ausgesperrt.

Unheimlich, wie sehr dieser Vergleich doch passte: Das biblische Paradies wurde ja beschrieben als ein Garten voller Früchte. Adam und Eva lebten von diesen. Feuer und Kochkunst gab es nicht. Der Garten Eden im alten Testament: ganz klar ein Hort der Rohkost. Nachdem die beiden ersten Menschen ausgesperrt wurden, mussten sie im *Schweisse ihres Angesichts* Felder bestellen. Ackerbau und Getreide statt Früchte. Ein Engel mit Flammenschwert verwehrte den Eingang zum Paradies. Eine klare Symbolik: Das Feuer ist die Grenze! Mit dem Brot vom Mittag hatte ich mich tatsächlich aus meinem paradiesischen Rohkost-Zustand herauskatapultiert. Genau so fühlte es sich an.

Doch das sollte noch nicht alles gewesen sein.

Es kam noch was.

Nach einem langen Abendspaziergang die verschlungenen Küstenwege entlang, kuschelten wir uns im Zikadenlärm der Nacht in unser Riesenbett im Heck des Nissan, redeten noch ein bisschen und dämmerten allmählich hinüber in den Schlaf.

Ich fiel.

Fiel und träumte …

… ich gehe über eine kahle, rötlich braune Hügellandschaft. Der Himmel ist düster und wolkenverhangen. Vereinzelte schwarze Baumgerippe ragen schief aus dem staubigen Untergrund. Es ist trocken und heiß. In einigen Bodenspalten glüht es rot. Ich schleppe mich durch dieses öde Vulkanland und habe Durst. Unendlichen Durst. In der Ferne ist ein grüner Saum zu erkennen. Scheint Wald zu sein. Dort will ich hin. Jeder Schritt fällt schwer, wirbelt rötlichen Staub auf. Ich fühle mich fiebrig und schwach. Diese Hitze macht mich fertig. Diese Hitze … heiß … so heiß …

Langsam erwachte ich …

Traumwelt und wirkliche Welt gingen fließend ineinander über. Mit geschlossenen Augen lag ich die längste Zeit still da, verharrte an der Nahtstelle beider Realitäten und fühlte mich genau wie im Traum: durstig und fiebrig. Mehr noch, meine Haut brannte. Ich spürte ein Glühen in mir, auf mir, einfach überall. Immer noch schien sich ein Teil von mir über die verbrannten Hügel des Traums zu schleppen. Schritt für Schritt. Staub. Hitze. Bett. Liegen. Alles wurde eins.

In dieser Zwischenwelt von Träumen und Wachen kam das Begreifen, alles wurde völlig klar: *Das glühende rötlich-braune Hügelland ist eine Brotkruste!* Diese von der Hitze des Ofens geschaffene Brotkruste hatte auch mich verbrannt. Meine Haut fühlte sich tatsächlich an wie dieses heiße Hügelland, fühlte sich an wie eine vom Feuer gezeichnete Brotoberfläche. Ich begriff: In der Kruste des Baguettes vom Vortag steckte das Feuer des Ofens!

Dieses Feuer hatte ich mir einverleibt.

Und jetzt spürte ich es heiß auf meiner Haut und fiebrig bis in die Knochen. Und dann der Durst: Das Brot schien mich bis in die letzte Faser hinein ausgetrocknet zu haben. Kein Zweifel: Der Traum war ein Symbol meines körperlichen Zustandes. Einem Zustand, der sich schlicht und einfach so beschreiben ließ: *Ich bin mein gegessenes Brot!*

Meine Innenwelt spiegelte sich in einem Traumbild, wie es passender nicht sein konnte: Ich bin, was ich esse. Dieser Traum offenbarte sich als ein »Durchbruchs-Traum«. So nennt man Träume, in denen besondere Wahrheiten zutage treten und Verknüpfungen mit dem Wachbewusstsein erstellen. Durchbruchs-Träume führen stets zu einem umfassenden Begreifen und zu großer Klarheit. In der Regel handeln sie von verdrängten Gefühlen oder Lebenssituationen, die man sich bewusst nicht eingestehen will. Dabei führen sie zu einem großen Potential an Motivation für die dringend notwendigen Veränderungen. Und erfüllen einen zugleich mit einem tiefen Gefühl von Lebendigkeit.

Dieser Brot-Traum allerdings schlug in der Traumkunde ein völlig neues Kapitel auf: Körperträume! Ganz offensichtlich hatten sich bei mir reale Körperprozesse und innere Bilder verknüpft und eine übergreifende Erklärung in direkt fühlbarer Weise geliefert.

Unglaublich!

Ich lag im Bett, tief atmend und ergriffen von den Erkenntnissen, die nur so auf mich einströmten. Meine zunehmende Aufgeregtheit ließ Yashila neben mir aufwachen. Ungehalten erzählte ich ihr von diesem Brot-Traum und im Nu steckten wir mitten in einer kleinen nächtlichen Diskussion.

Scheinbar also vermochte es das Immunsystem, sich in die Traumwelt »hineinzuspiegeln«. Die Vitaminsaft-Entgiftung kürzlich, hatte diesen inneren Erkenntnisprozess vorbereitet. Die Brotmahlzeit hatte ihn dann vollendet, eine neue Verknüpfung geschaffen zwischen Körper und Geist. Uns beiden war klar, dass wir ab jetzt verstärkt auf diese neue Möglichkeit der Selbstentdeckung achten würden. Wer wusste schon, wie häufig Körperträume eigentlich sind? Nur war einem das gar nicht klar, weil man nicht wusste, dass es sie gab. Vielleicht tauchten sogar in *jedem* Traum Symbole unserer Stoffwechselvorgänge auf.

Wir ahnten damals nicht, welche Kräfte wir mit diesem Vorhaben freigesetzt hatten. Und wir ahnten auch nicht, wie bedeutsam diese Körperträume noch werden würden.

Am nächsten Morgen trank ich Wasser ohne Ende. Mehr als 6 Liter allein bis zum Mittag. Ich kam mir wirklich vor wie ausgetrocknet. Ausgedörrt. *Brotkrustentrocken.* Noch bis in den Abend hinein verspürte ich dieses Brennen auf der Haut. Und die unsichtbare Watteschicht um mich herum, blieb mir sogar noch zwei weitere Tage erhalten. Erst dann lichteten sich die Nebel, und auch die Früchte begannen wieder für mich zu duften.

Mein Brot-Drogen-Trip schien überstanden.

Und ich war sicher, so schnell würde ich meinen wiedergefundenen, paradiesisch leichten Instincto-Zustand nicht wieder aufs Spiel setzen. Wie hiess es doch so schön: Gebranntes Kind scheut das Feuer.

Wie wahr.

8. Der Ruf der Durian

Wir verließen schon bald La Seyne-sur-Mer und tourten weiter in Richtung Spanien. Noch mehr Wärme. Eine noch schönere Küste zum Schwimmen und Tauchen.

Unterwegs machten wir für zwei Tage Halt in der Camargue, begeisterten uns an den berühmten Wildpferden, die tatsächlich einfach da und dort in kleinen Gruppen inmitten der weitläufigen Wiesen- und Schilflandschaft herumstanden, fotografierten prachtvolle schwarze Stiere in einem ranchähnlichen Gehege, schlenderten über den weissen Sandstrand von *La Grand Motte* und nahmen uns vor, wie schon bei einem Dutzend anderer Orte zuvor, hier einmal separat einen längeren Urlaub zu verbringen. Frankreich bot genug für alle Urlaube eines Lebens. Das war uns jetzt schon klar.

Westlich von Perpignan überquerten wir schließlich die Pyrenäen und ließen uns auf einem Campingplatz an der katalanischen Küste nieder.

Doch auch hier hielt es uns nicht lange.

Nach einer Woche Tauchen inmitten bunter Fischschwärme und Schnorcheln über den dunklen und kalten Steilküsten-Abgründen, nach ein paar sonnigen Radtouren durch das opuntienreiche Hinterland, einem nächtlichen Djembetrommeln auf brandungsumtosten Klippen und einer Menge Küstenspaziergänge, überquerten wir erneut die Pyrenäen und bummelten mit unserem Wohnmobil über eine gebirgsnahe Landstrasse in Richtung Norden.

Eine frustrierende, ernüchternde Entdeckung hatte uns aus diesem landschaftlichen Paradies vertrieben, eine Entdeckung, die uns wieder einmal zeigte, wo wir nun standen in der Welt, welch' eine absurd erscheinende Haltung wir zu etwas eigentlich völlig Alltäglichem eingenommen hatten: Wir flüchteten aus Spanien wegen dem Essen!

Auf den Märkten in der näheren Umgebung hatten wir nichts Brauchbares für unsere anspruchsvolle Rohkost gefunden. Keinerlei Biowaren. Nur chemisch behandelte Früchte, erhitzte Datteln und Feigen und völlig geschmackloses Gemüse. Für eine derartige Kost, das merkten wir jetzt voller Entsetzen, waren unsere Körper schon zu sensibel. Nach sieben orkoslosen Tagen fühlten wir uns ausgelaugt und elend. Wir sehnten uns zurück nach Frankreich, nach Orkos, zurück nach jenem »engelhaften« Instincto-Zustand, wie man ihn offenbar nur mit unverseuchten und hochwertigen Frischwaren erreichen konnte. Inmitten des riesigen Nahrungsangebotes eines ganzen Landes, das locker eine millionengroße Bevölkerung ernähren konnte, pilgerten wir über die Märkte wie Hungerkinder durch eine karge Steppe auf der Suche nach Nahrung, so als ob das, was vor unseren Augen auslag, nur für eine Rasse von Wesen bestimmt war, der wir nicht angehörten, nicht mehr, deren Stoffwechsel ein völlig anderer war. Das Paradies, in das wir uns so enthusiastisch hinein gefuttert hatten, offenbarte nun einen gravierenden Nachteil: es war nicht so groß wie die ganze Welt!

Man konnte sich nicht mehr so einfach überall niederlassen und nur noch von dem leben, was es in den Geschäften vor Ort gab. Nicht, wenn man seinen inneren Paradieszustand behalten wollte. Paradies, das hiess nun: Einschränkung. Organisation der Versorgung. Verlust von Reise-Freiheit.

Orkos war sich dieses Problems der Versorgung für Reisende bewusst und entwickelte eine interessante Lösung, anfangs für Frankreich, und später dann auch für andere europäische Länder. Man hatte nun die Möglichkeit, sich Pakete zu anderen Instinctos im Land senden zu lassen und dort dann abzuholen.

Und genau das machten wir jetzt.

Gleichzeitig lernten wir so auch neue Leute und ihre spannenden Geschichten kennen. Und es waren eine Menge Geschichten, die uns zu Ohren kamen. Geschichten, jede selbst ein Buch wert. Geschichten von erstaunlichen Heilungen, intelligenten Versorgungslösungen, Geschichten von Paaren und Einzelnen, von Trennungen und Neuanfängen.

Instincto, das schimmerte in all den Geschichten durch, Instincto macht man nicht einfach so. Man wählt es entweder in den schwierigsten Zeiten seines Lebens, dann, wenn man im Griff einer furchtbaren Krankheiten ist, oder man wählt es, wenn ein besonderes Talent für ein rohköstliches Leben vorliegt. Vielleicht weil man seinen Instinkten schon immer sehr nah war. Auf dem Land groß wurde. Ein bedeutsames Schlüsselerlebnis hatte. Instincto ist eine Art *finale Lösung* in einem außerordentlichen Notzustand. Dann erscheint es einem, trotz aller Einschränkungen, als Befreiung, als Chance zu einem neuen Leben.

Für uns waren die kurzen, intensiven Kontakte an den Abholpunkten ein kleines Trostpflaster, ein wenig Balsam für die Seele, die sich schon vollends auf dem Abstellgleis der Gesellschaft wähnte. Es war schön für uns zu sehen: wir sind nicht allein! Es gab noch andere, die ebenfalls versuchten, außerhalb von Montrâme mit diesem seltsamen Instincto zurecht zu kommen.

Mit frischen Orkoswaren an Bord, aus einem Depot in Perpignan, erreichten wir am Ende unserer Pyrenäen-Etappen wieder das Meer. Nein, nicht Meer: den Atlantik.

Den Ozean!

Meer, das ist Mittelmeer. Das sind kleine Wellen, nettes Blau, liebliche Wärme. Das Mittelmeer ist familienfreundlich, zuverlässig, brav. Meistens jedenfalls. Richtig Meer, das ist der atlantische Ozean: weit, wild und voll elementarer Energie. Voll leuchtender grüner und blauer Farben. Mit einer Brandung, die diesen Namen auch verdient. Und mit Wasser, dessen kristallene Klarheit einen zum Trinken desselben verführen kann.

Ein Jahr zuvor hatte ich zum ersten Mal in meinem Leben den Atlantik gesehen. Bei unserer Reise zur großen *Düne von Pilat* bei

Arcachon. Zuvor kannte ich nur das Mittelmeer und natürlich die gute alte Nordsee. Kannte die deutsche Küste bei Cuxhaven, von Norderney und dem eindrücklichen Sylt. Hatte mich schon zu Kindeszeiten regelmässig an den holländischen Stränden von Katwiijk und Texel getummelt. Im Vergleich zur Badewanne der Adria, erschien mir die Nordsee immer als deutlich ungezähmter und vermittelt einem, wie ich fand, das Gefühl von echtem Meer und weiter See recht gut. Aber nicht von ungefähr, das begriff ich in jenem Jahr, gab es die Unterscheidung Meer, See und Ozean.

Den Atlantik sah ich zum ersten Mal in der Nähe des französischen Badeortes Mimizan. Auf dem Kamm einer hohen, weitläufigen Düne stehend, die ich, nichts ahnend, vom Land her mühsam erklommen hatte, erblickte ich diese grün leuchtende Endlosigkeit von Wasser, schaute hinab auf eine gleichmässige Dünung, die sich wie in Zeitlupe zu einer rauschenden Brandung vollendete. Bis ins Innerste ergriffen von diesem majestätischen Bild voller Weite und tiefer Farben, fiel ich einfach auf die Knie und weinte: DAS war Meer!

Und jetzt, nach dieser schön-schrecklichen Spanienwoche, waren wir endlich wieder da. Am Atlantik. Meiner großen Liebe. In Biarritz, diesem berühmten, glamourösen Badeort am Fuss der nördlichen Pyrenäen, machten wir unsere erste Rast. Schlenderten über den kühnen Höhenweg des schroffen Küstenabschnitts im Südwesten des Ortes, kauften Postkarten und genossen die erfrischende Kraft des Westwindes auf dem Strand unterhalb der schicken Promenade, die schon Schauplatz in so manchen berühmten Filmen war.

Und immer wieder: der Blick hinaus aufs Meer …

Der Atlantik machte einfach süchtig.

Am nächsten Tag schon waren wir wieder auf Achse, strebten wie Zugvögel, von verborgenen Kräften getrieben, die Küste entlang in Richtung Norden, in Richtung Bordeaux. Zu einem der privaten Depots im südwestlichen Bezirk der Stadt hatten wir uns eine Orkoslieferung schicken lassen. Bis zum Eintreffen der Pakete wollten wir einmal schauen, was es auf den Märkten und in den Geschäften dieser Großtadt überhaupt so an Früchten gab. Wir hofften, dass dieses riesige Bordeaux, das zudem noch einen Hafen hatte und wichtigste Stadt an der Westküste war, nach unserem Spanien-Trauma für einige positive Überraschungen bezüglich Auswahl und Qualität sorgen würde.

Und dann wurde es unheimlich. Was nun geschehen sollte, ist mir bis heute, wo ich dies niederschreibe, ein Rätsel geblieben. Wenn ich darüber nachdenke, bleibt mir nichts, als den Kopf zu schütteln. Ich verstehe es nicht. Es ist mir auch heute noch so fremd wie damals. Doch ich schwöre, es ist genau so passiert.

In den beiden Nächten vor unserer Ankunft in Bordeaux hatte Yashila jeweils den gleichen, äusserst intensiven Traum: ... *thailändische Musik erklingt, eine zarte Frauenstimme singt in lieblichen Tönen eine wundervolle Melodie mit immer den gleichen Worten: »Morn Thong ... Morn Thong ... Morn Thong ....«*

Ein merkwürdiger Traum.

Und dann auch noch zwei mal hintereinander.

Das »*Morn Thong*« verwies ganz klar auf die übel riechende Frucht *Durian Morn Thong*. Wir erinnerten uns noch bestens an diese stinkende Ungeheuerlichkeit, vor einigen Wochen auf dem Chateau de Montrâme. Und nun lockte im Traum eine zarte Frauenstimme mit dem Namen dieser ekelhaften Frucht.

Tatsächlich verspürte Yashila schon nach dem ersten dieser beiden Träume den starken Wunsch, diese Frucht wieder zu sehen. Und nach dem zweiten erfasste sie zusätzlich eine seltsame Aufgeregtheit. Beinahe so, als würde sie in Kürze in die Arme eines langersehnten Geliebten fallen dürfen. Ich schaute fassungslos zu, wie sich Yashila vor meinen Augen veränderte. Diese freudige Erwartungshaltung, gerichtet eigentlich in ein Nichts, war mir unheimlich. Irgendetwas merkwürdiges braute sich hier zusammen. Eine seltsame Spannung lag in der Luft, die aber keiner von uns irgend etwas Bestimmtem zuordnen konnte, es war einfach nur eine Spannung, welche die Sinne wachsamer und die Welt eine Spur intensiver werden ließ.

Wir erreichten Bordeaux in den heißen Mittagsstunden dieses zweiten Tages und tauchten geradewegs unter in einem Strom aus Fahrzeugen. Mit so etwas hatte ich nicht gerechnet. Nicht in der

Form: Autos wohin man blickte. Halten. Fahren. Halten. Abbiegen. Halten. Abgase, die durchs Fenster drängten. Ein heißer Dschungel aus Blech, Strassen, Schildern und hellen Gebäuden.

Kennen Sie Bordeaux? Bordeaux ist riesig. Gigantisch. Ein Albtraum, wenn man sich zum ersten Mal mit dem Auto ins Innere dieses Molochs von Stadt wagt. Ohne Karte und ohne Ortskenntnis schwamm ich im Strom der Fahrzeuge mit, schwamm einfach mit, irgendwohin. Grobe Richtung Hafen.

Wieso eigentlich? Wieso Hafen? Wollten wir nicht ins Zentrum?

Schilder tauchten auf, zogen vorbei. Mit Tunnelblick und um das Steuer verkrampften Händen lotste ich das Wohnmobil durch dieses Labyrinth aus Farben und Formen. Mein Puls erreichte mittlerweile sportliche Werte.

Und plötzlich befand sich links neben uns die hohe Kaimauer der Seine. Kurz fiel mein Blick auf das breite graue Band des Flusses tief unten, schon verstellten Fassaden hoher Lagerhäuser wieder die Aussicht. Eine erneute Kurve drohte uns wieder vom Hafengebiet wegzubringen. Jetzt oder nie: Ich bog aus dem bunten Strom der Fahrzeuge aufs Geratewohl rechts ab. Nur einen Moment später tauchten Reihen geparkter Fahrzeuge neben mir auf. Dicht an dicht. Keine Lücke.

Ich stöhnte: »Ein Himmelreich für einen Parkplatz!«

Nahezu gleichzeitig rief Yashila: »Dort!«

Tatsächlich. Nichts wie hin!

Ich kurbelte hektisch am Steuer und bugsierte das Wohnmobil, bedrängt von mehreren Kleinwagen hinter mir, in diese freie Lücke, stellte den Motor ab und schnaufte erst einmal durch. Die Drängler hinter mir schlichen vorbei, spähten aus ihren offenen Fenstern und sondierten das bunte Feld der Fahrzeuge in Hoffnung auf eine weitere Lücke.

Es gab keine.

Wir hatten den einzigen noch freien Parkplatz erwischt – was für ein Glück!

Erstaunt schaute ich durch die Frontscheibe. Direkt vor uns war ein Geschäft mit afrikanischen Lebensmitteln. Kaum zu glauben: Auf der Suche nach Food, waren wir doch tatsächlich vor einem

Afrika-Shop gelandet. Dort, das wussten wir von unseren Paris-Reisen, in denen wir auch das Afrikaner-Viertel beim Gare de l'Est aufgesucht hatten, gab es stets Mangos, Gemüsebananen und Zuckerrohr. Das würde bis zum Eintreffen der Lieferung allemal genügen.

Nach einigen Verschnauf-Minuten, die wir brauchten, um nach dieser Verkehrshektik unsere Sinne wieder zu ordnen, stiegen wir aus.

Uns empfing wortwörtlich die Hitze der Großstadt.

Die Sonne knallte auf diesen Parkplatz, als würde sie ein für alle mal klarstellen wollen, wer hier in der Mitte des Jahres das uneingeschränkte Sagen hatte. Und der Verkehr, der um diese Halbinsel voll parkender Autos rauschte, schien mit seinem Lärm die Intensität der Hitze noch zu steigern. Ich schloss das Wohnmobil ab. Dann eilten wir geradewegs hinüber zu dem afrikanischen Laden

Ein hoher düsterer Raum empfing uns, vollgestellt mit Tiefkühltruhen. Vor den Seitenregalen große Leinen-Säcke mit irgendwelchen Importwaren. Daneben, auf Kokosfasern gebettet, übereinander gestapelte Fischhälften. Schade. Hier gab es nicht eine einzige Frucht, nicht ein Gemüse. Nur Tiefkühlfisch, Trockenfisch, Bohnen und einige besondere afrikanische Spezialitäten, die ich nicht genauer zuordnen konnte.

Yashila, die aufgrund ihrer guten Französischkenntnisse den Dolmetscherpart übernahm, fragte den Verkäufer, ob es hier in der Nähe zufällig einen Laden mit tropischen Früchten gäbe. Er begleitet uns zur Tür, fuchtelte mit dem Arm in die Richtung links von seinem Geschäft und erklärte, dass um die Ecke so ein Laden wäre. So ein Laden voll mit Früchten.

Wir schauten uns an und waren fassungslos: So nah?

Mit schnellen Schritten bogen wir um die besagte Hausecke und standen plötzlich, die Tür noch halb in der Hand – mitten in Yashilas Traum: Durian in Mengen! Riesenkörbe voll mit Durian! Es duftete unglaublich in diesem Laden. Es stank nicht: es duftete! Dazu säuselte im Hintergrund zarte thailändische Musik.

Während ich noch völlig verwirrt im Eingangsbereich herumstand und versuchte, die unglaubliche Kulisse dieses ausgeschnittenen

Stück Thailands zu begreifen, den dieser Laden darstellte, war Yashila schon bei den Riesenkörben mit den Riesenfrüchten. Einen Durian nach dem anderen nahm sie in die Hand, schaute ihn an, roch daran, zitterte, und erweckte den Eindruck, gleich einen Satz nehmen zu wollen und einfach mitten hinein zu springen in dieses gelb leuchtende Sortiment.

Ich staunte: *Wo ist der Gestank?*

Ich empfand den Durian-Geruch hier im Laden nicht mehr als grässlich, sondern nur noch als »speziell«. Irgendwie tiefbrünstig exotisch. Und natürlich brutal intensiv. Wohl auch deshalb stand ich die längste Zeit nur dumm herum. Für Yashila hingegen, das war ihr anzusehen, roch dieser Durian mehr als nur speziell. Für sie duftete er traumhaft und himmlisch, himmlisch, himmlisch!

Irgendwie gelang es ihr, eine Frucht auszuwählen, gelang es mir, das Portemonnaie zu zücken, gelang es uns, diesen Laden zu verlassen. Irgendwie gelang es, aus diesem wahr gewordenen Traum wieder hinaus in die Wirklichkeit der lärmenden Großstadt zu gehen und wie in Trance mit dem Wohnmobil stadtauswärts zu fahren.

Aber so ganz wirklich wollte sich das einfach nicht anfühlen.

Der Durian überlebte nur eine knappe Stunde. Yashila wohl auch, denn sie konnte es kaum noch erwarten. Immer wieder warf sie einen Blick auf die in Papier eingeschlagene Riesenfrucht auf ihrem Schoss, deren robuste Stacheln sich da und dort durch die Verhüllung gebohrt hatten, wie um zu zeigen, dass sich eine Königin nicht so einfach verstecken lässt. Wir fanden eine schöne Lichtung am Rand einer kleinen Waldzeile, weit draußen vor Bordeaux. Und dann gab es kein Halten mehr.

Die große Vereinigung fand statt.

Wirklich, von »Essen« konnte in diesem Fall nicht mehr die Rede sein. Nicht bei diesem seligen Ausdruck, den Yashila in ihren Augen hatte. Das hier war Genuss in Vollendung. Perfekt. Himmlisch.

Es war Sex pur!

Yashila verschmolz regelrecht mit dieser Frucht. Der Rest der Welt schien in den Hintergrund zu rücken, sich aufzulösen. Nur sie selbst und die Frucht schienen für sie noch zu existieren. Ich begriff, warum Durian angeblich die Frucht des Tantra sein sollte. Nein, ich begriff es nicht wirklich, aber ich sah Yashila an, dass *sie* es begriff. Genau so sah es nämlich aus: wie ein Tantra-Ritual.

Was macht man, wenn man nicht mitten im Geschehen ist? Genau: Man fotografiert es. Angetan von dem innigen Schauspiel auf der halbschattigen Wiese, verknipste ich den restlichen Film unserer Reise-Kamera und vergass meinen eigenen Hunger dabei völlig. Der alles überdeckende Duriangeruch, der noch im Innenraum des Wohnmobils wogte und zusätzlich auch von der Wiese herüber wehte, tat ein Übriges, um mich am Essen von irgendetwas Nichtdurianmässigem zu hindern.

Durian war wirklich die Königin der Früchte. Neben ihr schien alles zu völliger Unbedeutsamkeit zu schrumpfen. Wenn Durian auftauchte, wurde alles, was in diesem Moment sonst noch passierte, alles womit man eben noch beschäftigt war, völlig unwichtig. Ich hätte nie für möglich gehalten, dass eine Frucht derartige Macht haben könnte. Die Macht. Der Gerüche. Ist nicht. Zu unterschätzen.

Fast ein wenig neidisch schaute ich zu, wie dieses Liebesmahl zu Ende ging. Der »Liebhaber, in dessen Arme man sinkt« (Zitat Yashila) hatte höchste Genüsse beschert.

Und nun war es vollbracht.

Yashila lächelte selig vor sich hin.

Vor ihr auf dem Boden stapelten sich die wunderschön geschwungenen Fruchtschalen-Segmente, bestückt mit den übrig gebliebenen braunen Kernen. Es war nicht übersehen: Bei Durian wirkten sogar die Reste noch zauberhaft.

Was genau war hier eigentlich passiert? Konnte es wirklich sein, dass die Durianfrucht, oder der »Geist der Durian« oder welche überirdisch anmutende Naturkraft auch immer, Yashila *gerufen* hatte? Über den Kanal der Träume Kontakt mit ihr aufgenommen hatte?

Yashila empfand es so: Der Geist der Durian hatte sie gerufen. Und den Weg frei gemacht für einen Kontakt in der realen Welt. Klang irgendwie logisch. Zwar logisch im Sinne schamanischer Koordinaten, aber welche Logik sonst konnte überhaupt diese perfekte Reihenfolge der passend ineinandergreifenden Stationen fassen: Traum, zufällige Route, freier Parkplatz, Laden, Durian. Das konnte doch kein Zufall sein. Das hätte sogar ich unlogisch gefunden.

Außerdem – kann man im Voraus wissen, was man bald brauchen wird?

Instinkt, hinweg greifend über Zeit und Raum?

Bis zu Yashilas Traum hatten wir beide doch keinen Gedanken mehr an Durian verschwendet. Und da die zuvor einzige Erfahrung mit Durian, eine in Form von Gestank und Ekel war, erschien es umso merkwürdiger, tauchte diese Frucht als verführerische Idee erst im Traum und dann auch noch als duftende Mahlzeit in der Realität auf.

Magie ...

Durian ist magisch. So habe ich es erlebt. Wieder und wieder.

Denn diese Geschichte ging weiter. Genau genommen endete sie nie. Yashila bestellte nach ihrem Schlüsselerlebnis in Bordeaux noch am gleichen Tag bei Orkos eine dieser Luxusfrüchte. Und diese war natürlich noch besser. Noch stärker duftend. Noch tiefgreifender wirkend. Noch magischer.

Und magisch war auch die Wirkung. Nach jedem Durian-Mahl verwandelte sich Yashila in einer ganz erstaunlichen Art und Weise. Die Frucht verzauberte sie regelrecht. Wie eine Königin schaute sie aus ihren Augen. Ein feines, buddhistisch anmutendes Lächeln lag in Ihrem Gesicht. Ihre Stimme wurde eine deutliche Nuance tiefer, und wenn es so etwas wie eine *Goldene Aura* geben sollte, dann würde ich sagen, sie hatte so eine.

All die Jahre später, stets vollzog sich nach dem Genuss von Durian diese Verwandlung. Durian machte Yashila größer und reicher. Und attraktiver. Ich war ein jedes Mal aufs Neue hingerissen.

Und dann der Duft! Ihr ganzer Körpergeruch änderte sich. Die Essenz der Frucht schien förmlich in jede Zelle zu dringen und sie zum Leuchten zu bringen. Besonders in der Zeit um Ihren Eisprung herum packte Yashila eine Sehnsucht nach Durian. Und es schien, als würden sich in diesen Tagen zwei Urkräfte verbinden und gegenseitig verstärken. Durian ergänzte ihren zum Eisprung ohnehin schon anziehenden Körpergeruch um eine tiefbrünstige Note, die gleichzeitig etwas, man möchte sagen *Heiliges*, in sich barg, ganz so, als würde man in ihrer Nähe den Tempel der Aphrodite betreten.

Durian, die Frucht des Tantra …

Nüchtern wissenschaftlich betrachtet, besitzt diese Orang-Utan-Leibspeise einen Haufen hormonähnliche Wirkstoffe, Vitamine, Enzyme und andere Substanzen, die an verschiedensten Orten im Stoffwechsel Wirkung zeigen. In der Bibliothek des *Musée de la Villette* in Paris fanden wir ein Jahr später in einem Fachbuch eine umfassende Liste der bisher ermittelten Inhaltsstoffe. Eine Menge komplexer organischer Moleküle tauchte dort auf. Unter anderem das Hormon Progesteron, das im weiblichen Zyklus den Eisprung einleitet. Aber wer weiss schon genau, wie diese vielen Inhaltsstoffe der Frucht als Ganzes wirken und dann auch noch im Zusammenspiel mit den Substanzen des menschlichen Stoffwechsels?

Ich denke, hier ist eine Menge noch gar nicht erforscht worden, was auch nicht verwundert: Diese Frucht mögen einfach zu wenige Personen, als das eine Forschung zwingend notwendig wäre. In den Hotels von Thailand und in öffentlichen Bussen findet man mitunter sogar Hinweisschilder mit der Aufschrift »No Durian, please!«. Und in einem Zeitungsbericht wurde von einer Hotelräumung nach einem Gasalarm berichtet – der sich dann aber als Duriangeruch entpuppte. Ein Hotelgast hatte sich nicht an die Hinweisschilder gehalten. Auch das ist Durian.

Meine eigene Beziehung zu dieser Frucht ist ungewöhnlich. Ich habe sie selbst noch nie in größerer Menge gegessen, finde aber ihren Geruch überaus betörend. Derart intensiv, dass ich vom Riechen schon satt bin. »Satt« trifft es vielleicht nicht ganz so gut: Ich bin überwältigt, ausgefüllt und durchdrungen.

Das Einatmen von Duriangeruch kommt schon einem Essen gleich. Duriangeschwängerte Raumluft hat eine enorme physische Dichte und Präsenz. Wer die Frucht kennt, wird wissen, was ich meine. Die Sorte *Durian Morn thong* (es gibt mehrere Sorten Durian mit zum Teil großen Unterschieden in Geschmack, Aussehen und Konsistenz) schmeckt, wenn sie anziehend riecht (Instinkt!), wie ein Konzentrat aus Vanillepudding, Jamaika-Rum, Amaretto und Eigelb.

Wie gesagt, ich habe bislang nur kleinste Mengen verzehrt, zu intensiv ist mir das Aroma, zu konzentriert. Meine Geschmackszellen kapitulieren jedes Mal schon nach ein paar Bissen, obwohl der Geruch vorzüglich ist. Bei keiner anderen Frucht habe ich diese seltsame »Aroma-Sperre«. Weder bei Jackfrucht, Cempedak, noch bei Mango Kweni. Und die sind ebenfalls ordentlich intensiv. Aber wer sagt, dass man auch alles immer *essen* muss? Manchmal reicht wohl auch der Duft …

Während unserer Reise durch Frankreich genoss ich Durian also indirekt. Badete im Geruch der nun regelmässig bestellten Früchte und fühlte mich überaus bereichert durch die Erlebnisse, wenn Yashila sich in den 7. Himmel futterte und Göttinnengleich wieder herabstieg – leuchtend und lächelnd.

9. Heimkehr

Wir verbrachten noch einige wunderbare Tage an meinem geliebten Atlantik, und es schien, als würde dieser Urlaub nie mehr zu Ende gehen.

Ganz im Gegensatz zu unserem Kontostand.

Drei Monate waren wir schon in Frankreich. Und nun ging uns das Geld aus. Feines Benzin fürs Auto und leckere Orkos-Früchte für uns, ließen unser finanzielles Polster rapide schmelzen. Wir beratschlagten über die Möglichkeiten, die wir nun hatten (Montrâme? Zurück nach Seibranz? In die Schweiz?) – und entschieden uns vorerst für ein sesshaftes Leben in der Schweiz.

Yashila war Grundschul-Lehrerin mit Leib und Seele. Sie liebte diesen Beruf, und ich sagte ihr immer, dass ich sie für die »beste Lehrerin der Welt« hielt. Sie lachte dann ungläubig. Aber ich wusste, dass es stimmt. Während unserer Zeit in Seibranz durfte sie in Deutschland nicht als Lehrerin arbeiten. Das Schweizer Lehrerpatent wurde nicht anerkannt. Wir schrieben bis ans Kultusministerium – erfolglos. Nicht einmal einen Job als Kindergärtnerin hätte man ihr gegeben!

Für mich war die Sache einfacher. Ich war frei für alles. Hatte eine Trainer-Lizenz für den Breitensport in der Tasche. Berufserfahrung in allen möglichen Bereichen aufgrund der vielen Nebenjobs während meiner Studienzeit in Bielefeld. Und ich hatte tatsächlich noch nie die Erfahrung gemacht, dass es für mich *keine* Stelle gab.

Ja, um 1990 herum war die Welt noch eine andere. Da konnte man sich diese Naivität noch leisten. Gutbezahlte Arbeit war leicht zu finden und man hatte wirklich allen Grund, bei der Jobsuche zuversichtlich zu sein. Deshalb war für mich a priori klar, dass ich in der Schweiz locker einen Job finden würde. Und Yashila ohnehin, schließlich war die Schweiz ihr Heimatland.

Also telefonierte sie von Frankreich aus mit ihren Eltern (Nein, nicht mit dem Handy, diese Technik steckte erst noch in den Anfängen, – mit einem öffentlichen Münztelefon! Damals hundgewöhnliches, heute fast ausgestorbenes Gerät zur Verbindung mit entfernten Personen.). Ihr Vater, selbst Lehrer und sogar Lehrerausbilder, hatte stets das aktuelle Stellenbüchlein des Kantons St. Gallen daheim und ihre Mutter, mit der sie an diesem Abend telefonierte, las ihr die offenen Stellen vor. Eine Anzeige der Gemeinde Schmerikon gefiel Yashila besonders. Gesucht wurde eine Sonderklassen-Lehrerin. Und Schmerikon, dass wusste sie von ihren Zugfahrten früher, war ein hübsches Dorf direkt am Ufer des Zürichsees.

Also setzte sie sich hinten im Wohnmobil an den Klapptisch und schrieb ihre Bewerbung.

Einige Tage später, bei einem der nun regelmässig notwendigen Telefongespräche, rückmeldeten ihre Eltern, dass sie in Schmerikon zu einem Vorstellungsgespräch eingeladen war.

Zum ersten Mal seit einer gefühlten Ewigkeit von Zeit hatten wir wieder einen festen Termin. Die Realität der normalen Welt hatte einen Enterhaken geworfen. Unser Treiben in der Zeitlosigkeit neigte sich dem Ende entgegen. Und schon zogen die ersten Vorboten großer Beunruhigung gleich dunklen Wolken über den Himmel unseres Paradieses:

Wie würden wir mit Instincto in der normalen Welt zurecht kommen?

Waren wir nach unserem Streifzug durch die Schönheiten dieses Landes und dem Schwelgen in der Animalität der Instinkte überhaupt noch fähig sesshaft zu sein?

Konnten wir mit anderen Menschen noch normal reden?

Und: Wie wirkten wir eigentlich selbst auf andere Menschen?

Die letzten Monate waren so voll wie Jahre gewesen. Wir waren eingetaucht in eine Welt, so anders, so fremd, da schien es weder ein Zurück zu geben, noch die Möglichkeit, dies nach aussen hin verbergen zu können. Dieser Rohkost-Urlaub hatte uns von Grund auf verändert. Es würde sich zeigen, wie unsere Eltern, unsere früheren Freunde und unsere zukünftigen Kollegen damit umgehen würden. Erste Schatten der Besorgnis legten sich über uns.

Und der Termin in Schmerikon rückte unerbittlich näher.

Wir verließen den Atlantik mit einem Gefühl tiefer Traurigkeit. Die Klarheit des Wassers dort und die scheinbare Unendlichkeit des Ozeans passten so gut zu dem »ozeanischen Gefühl« von Instincto. Ein Teil unserer Seele, so vermutete ich noch viele Jahre später, blieb dort zurück. Nicht bereit, diesen Strand zu verlassen. Nicht bereit, sich von dieser Zeit der Freiheit zu trennen.

Wir fuhren an Bordeaux vorbei nach Paris und deckten uns im Afrikaner-Viertel am Gare de l'Est mit ungeheuren Mengen an Gemüsebananen und Mangos ein, beinahe so, als wollten wir einen Teil der Seele Frankreichs in unser Wohnmobil stopfen, einen Teil seines Besonderen, einen Teil seines Schillerns.

Im dichten Stadtverkehr schlängelte ich mich anschließend weiter ostwärts in die Vororte und erreichte schon bald die N6 Richtung Dijon. Nun ging es südwärts. Und wir ahnten: Es würde für lange Zeit unsere letzte Fahrt in Richtung Süden sein.

Eng aneinander gekuschelt blickten wir nach vorn auf das graue Band der Strasse. Bäume und Häuser zogen vorbei. Wälder und ausgestorben wirkende Dörfer. Und immer wieder diese bunten Reklametafeln. Wir versuchten uns jedes Detail genau einzuprägen, zu behalten, wie eine Kostbarkeit, die wir auf gar keinen Fall verlieren dürfen. Wir schwiegen viel auf dieser letzten Fahrt. Schauten vor uns hin. Träumten mit offenen Augen.

Kilometer um Kilometer ging unsere Traumzeit zuende.

3. Kapitel: Alltag mit dem Ungewöhnlichen

»Wer die Natur beherrschen will, muss ihr gehorchen«
- Francis Bacon

1. In der Schweiz

ENG – diese drei Buchstaben fassen vollständig den ersten Eindruck, den wir von dem kleinen, dicht besiedelten Alpenland hatten.

Wir überquerten am späten Nachmittag die Schweizer Grenze bei Basel und schwammen im langsamen Strom der Fahrzeuge auf der A3 in Richtung Zürich. Unser Blick glitt über das vorbeiziehende Land beidseits der Strasse: Scharfkantig wirkende helle Häuser. Hügel und Berge, die den Blick versperrten. An den Hügeln: Kleine Flecken von Grundstücken mit kleinen Häusern. Dahinter: Streifen von Wald. Felder. Zäune. Hecken. Wege. Weglein. So wenig Platz hier. Viel zu viel beieinander, nebeneinander, hintereinander. Und zwischendrin kleine und große Autos. Und Kühe.

Wir kamen aus der Weite Frankreichs und fühlten uns erdrückt von dieser plötzlichen Zugestelltheit um uns herum.

Frankreich hatte soviel Raum, soviel Distanz zwischen den Siedlungen, so viele unberührt wirkende Wälder und riesige Wiesenflächen. Das Auge vermochte sich auszuruhen in diesem Land. In Frankreich entspannte man sich automatisch tief innen und hatte das Gefühl, dass mit all den ausgestreckten Flächen sich auch die Zeit dehnte und Raum für neue Möglichkeiten ganz von selbst in einem entstehen ließ

Die Schweiz hingegen schien voller Grenzen innerhalb von Grenzen zu sein.

Je weiter wir in dieses Land vordrangen, umso unruhiger wurden wir. Besonders Yashila wirkte betrübt angesichts dieser erstickenden Zugestelltheit. Und dabei war sie doch Schweizerin! Dieses Land war ihre Heimat. Aber durch die Zeit mit mir in Deutschland und dann in dem noch viel größer gespannten Frankreich, hatten ihre inneren

Koordinaten eine heimliche Umordnung erfahren. Ihre einstige Heimat war ihr nun fremd geworden.

Frankreich schien ein Land aus Pastelltönen zu sein. Die Häuser in den Provinzen bestanden überwiegend aus verwittert wirkendem Rohstein, die wenigen verputzten Fassaden waren meist rissig und schlierig verwaschen. Alles schien in einer romantischen Art und Weise aus Zeit gebaut und von Verfall bemalt zu sein. Eine Erdverbundenheit ohne Eitelkeit. Auch die Wiesen und Wälder hatten gedämpfte Farben. Das Grün der Grasflächen wirkte kräftig und zäh, das der Wälder tiefsatt und vollendet.

In der Schweiz hingegen blendeten Kontraste: Helle Häuser leuchteten aus viel zu grasgrünen Wiesen. Die Helligkeit der Fassaden grenzte jedes Bauwerk scharf vom Untergrund und Hintergrund ab. Wohin wir auch schauten, nichts wirkte warm und gemütlich in Anordnung und Farbe. Das Land jenseits der Autobahn wirkte starr und besetzt. Ganz so, als wäre es nicht besiedelt worden, sondern als hätte eine Invasion stattgefunden.

Nach drei Monaten Frankreich traf uns dieser Gegensatz wie ein Schlag. Wir würden nun einfach das Beste aus dieser neuen Situation machen müssen. Wir hatten kein Geld mehr für großartige Umentscheidungen. Trotz der Rohkost und der seltsamen Erlebnisse der letzten Monate waren wir noch realistisch genug, um nicht bei der nächsten Ausfahrt zu wenden und zurück in die Freiheit zu flüchten. Realistisch und ängstlich genug.

Die Fahrt über sprachen wir uns gegenseitig Mut zu und erreichten am Abend den oberen Zürichsee.

Die folgende Zeit verging wie im Flug. Yashila bekam die Stelle in Schmerikon und kurz darauf hatten wir schon eine kleine, preiswerte Hochparterre-Wohnung mit zwei Zimmern ganz in der Nähe der Schule. Und, welche Ironie – direkt neben der einzigen Pizzeria des Dorfes!

Am Tag unseres Einzugs gingen wir in der leeren Wohnung von einem Raum in den anderen. Immer wieder. Hin und her. Dann setzten wir uns auf den beigefarbenen Teppich des Wohnzimmers, lehnten uns mit dem Rücken an die mit weisser Raufasertapete beklebte Wand – und weinten.

Zwei Tropenvögel, von der Realität eingefangen und in eine trostlose, düstere Betonhöhle gesteckt. So war es. Genau so.

Übergangszeiten, das wussten wir – und wir klammerten uns an dieses Wissen wie an ein Mantra – Übergangszeiten sind selten schmerzfrei. Wir mussten da jetzt einfach durch. Zum Glück gewöhnt der Mensch sich an alles. Oder leider tut er dies.

Wir richteten uns in unserem Betonkäfig so gut es ging ein, und schon kurze Zeit später hatte ich einen Job im nahegelegenen Hallenbad. Zwar nur als Reinigungskraft für Sauna und Solarien, aber immerhin ein Job. Wie gesagt, damals war das noch leicht. Anstelle mühseligen Schreibens zahlloser Bewerbungen, ging ich aufgrund einer Zeitungsanzeige einfach geradewegs zum Arbeitsplatz, redete mit den Leuten und hatte den Job. So war das schon immer. Ich kannte das gar nicht anders. Meine Jobs in Seibranz und auch zuvor an meinem Studienort Bielefeld hatte ich genau so bekommen: Anruf – Besuch – Job. Erst viele Jahre später, als ich mich nach den Vorarbeiten zu diesem Buch, zu dessen Zweck ich mir eine zwölfmonatige Auszeit genommen hatte, wieder auf Stellensuche begab, tagelang Bewerbungen in die Schreibmaschine hämmern musste, weil eine zermürbende Absage nach der anderen eintrudelte, da wusste ich um den Schatz früherer Tage.

Der Job im Hallenbad Schmerikon gefiel mir, und schon bald bot sich mir die Gelegenheit als Bademeister zu arbeiten. Ich besuchte Schwimmkurse, übte mich in Rettungstechniken und wurde ein lernbegieriger Allrounder in dieser schönen Anlage am östlichen Ende des Zürichsees.

Yashila versank schon nach kurzer Zeit völlig in ihrer neuen Arbeit als Lehrerin einer gemischten Sonderklasse. Sie hatte gleichzeitig Kinder von der ersten bis zur siebten Klasse im Schulzimmer. Wie gesagt: Sonderschul-Status. Das bedeutete ein enormes Mass an zusätzlicher Arbeit. Den Stoff für sieben (!) Klassen vorbereiten, Abklärungen bei Psychologen. Elterngespräche und Sitzungen. Und ständig neue pädagogische Konzepte ausfeilen im Umgang mit diesen nicht ganz einfach zu nehmenden Kindern. Zudem stellte sich heraus, dass ein Junge ihrer Klasse offenbar Opfer eines kinderpornografischen Rings der Region war. Noch mehr Abklärungen, noch mehr Gespräche mit Ämtern. Und dass diese Angelegenheit Yashila auch persönlich sehr mitnahm, versteht sich von selbst.

Die Realität hatte uns also voll im Griff. Die Entscheidung, in die Schweiz zu gehen, schien sich zu bewähren. Und vor allem verfügten wir nun über genügend Geld, um unsere Luxus-Rohkost zu bezahlen. Jeden Monat wanderten 2000 Schweizer Franken auf das Konto von Orkos. Manchmal auch mehr. Besonders wenn die Durian-Saison begann. Oder wenn wir von bestimmten teuren Produkten beide zusammen größere Mengen vertilgten.

Instincto offenbarte sich als ein »lebendiges System«: Man konnte nie genau im Voraus wissen, von *was* man *wieviel* essen wird. Dies machte eine Vorratshaltung umständlich und fast zu einer Art Lotterie: Reichen jetzt 3 kg Mangos für uns beide für eine Woche? Und was, wenn ich schon am ersten Tag 1 kg vertilge – und Yashila auch? Also doch besser 5 kg? Und was, wenn keiner von uns Mangos anziehend findet? Vielleicht sogar zwei Wochen lang nicht? Wie lange halten Mangos eigentlich? Verlieren die nicht zu viel Geschmack im Kühlschrank? Also wieviel soll ich jetzt am besten bestellen?

Über jeder Bestellung schwebte das Damoklesschwert des Verlustes. Man konnte sich völlig verhauen mit dem Bestellen, weil einige Früchte (besonders Papaya) nicht so lange hielten. Und je überreifer sie wurden, umso spezieller muss man selbst »draufsein«, um sie noch zu mögen. Es drohte teurer Totalverlust im Kilobereich.

In einem Anfall von Ironie rutschte mir beim Verfassen der wöchentlichen Bestellliste einmal der Spruch aus: »Hey, wenn das so weiter geht, haben wir in fünf Jahren unseren ersten Ferrari verfressen!«

So ging sie dahin, unsere erste Zeit in Schmerikon …

Und unten, auf dem Parkplatz im Hof, direkt neben der Strasse, in einer Unbewegtheit, die ein Lauern zu sein schien, auf jeden Fall aber ein leises Versprechen, stand mein farbenfrohes Wohnmobil. Vollgetankt und bereit. Für den Fall, dass.

Man konnte ja nie wissen.

2. Urzeit goes Neuzeit – Instincto in einem Schweizer Wohnblock

Mit Instincto bleibt man nicht unentdeckt. Nicht in einem Haus mit mehreren Mietern. Und vor allem nicht, wenn man seine Wohnung völlig ungeniert zu einem regelrechten »Urzeit-Tempel« umfunktioniert.

Auf unserem Balkon surrte nahezu Tag und Nacht ein Fischtrockner. Die vier runden Plastiksiebe waren bestückt mit leckeren Makrelenhälften, aufgeklappten Sardinen, Thunfischscheiben und manchmal auch mit kleinen Tintenfischen. Bei 30 Grad Luftstrom-Temperatur verbreitete dieser Trockner faszinierende Gerüche kreuz und quer durch die Umgebung.

Dass diese für uns so feinen Fischdüfte den Mitbewohnern im Haus alles andere als schmeckten, merkten wir tatsächlich erst, als oberhalb von uns Wohnungstüren demonstrativ laut zugeschlagen wurden, Protest-Rufe erschallten und schließlich direkte Drohungen ausgesprochen wurden. Da erst dämmerte uns wieder, dass Gerüche ja *relativ* sind. Während unserer Frankreich-Reise hatten wir ungezwungen, gleich spielenden Kindern, in einem selbst abgesteckten Paradies gelebt. Normen und Normalitäten hatten wir wie ausgemusterte Kleidungstücke hinter uns gelassen.

Nun begannen uns die Alltagsverhältnisse wieder in eine halbwegs soziale Form zurück zu schleifen.

Der Fischtrockner war für die anderen acht Mietparteien im Haus an der Obergasse 6 noch irgendwie etwas definierbar Grauenvolles. Fisch riecht, auch wenn er unangenehm riecht, immer noch nach Fisch, das heißt: vertraut. Eine bekannte Gefahr. Lästig natürlich, klar, doch weil man den Geruch zuordnen kann, nicht wirklich beängstigend, nicht wirklich gefährlich.

Das änderte sich schlagartig, als die Durian-Saison begann …

Praktisch niemand kennt hierzulande Durian. Durian ist *das ganz Fremde*. Wenn Durian auftaucht, dann riecht es furchterregend. Ein Geruch, der, wenn eine solche Frucht in einem Karton im Keller eines mehrstöckigen Hauses deponiert wird, in erschreckend kurzer Zeit bis in die letzten Winkel der oberen Wohnungen dringt. Ein majestätischer Super-Geruch, der wie ein unbeirrt voran schreitendes Heer, begleitet von lautstarken Fanfarenklängen, auch dem Letzten, der sich in der hintersten Ecke des hintersten Zimmers verborgen hält, noch lautstark entgegenschmettert: »Ich bin da! Ich bin das erste Gebot: Da soll niemand sein neben mir!«

Das ist Durian, wie er in einem durchschnittlichen Wohnblock wahrgenommen wird. Durian riecht nicht. Er herrscht.

Während er in unserer Wohnung auf verzückte Untergebene stiess, die sich an seinen immensen Ausdünstungen labten und seine dekorativen Schalenreste, die selbst in trockenem Zustand noch brünstig nach Urwald und Affenhorde rochen, wie Trophäen auf der Fensterbank ausbreiteten und an Schnüren geknotet von der Küchendecke baumeln ließen, griffen die Mitbewohner des Hauses zur letzten noch verbliebenen Abwehrmöglichkeit: Sie riefen den Verwalter um Hilfe.

In Folge erhielten wir einen hochinteressanten Brief: »Sie werden hiermit aufgefordert, ihre Wohnung besser zu lüften und für mehr Sauberkeit zu sorgen!«.

Wir lasen und staunten.

Scheinbar hatte niemand die fremdartigen Gerüche mit unseren Orkos-Paketen in Verbindung gebracht. Man dachte vielmehr, dass unsere Wohnung *an sich* stank. Man war der Überzeugung, wir würden »wie die letzten Säue« leben, inmitten von Müll, umgeben von Moder und Schimmel.

Und es ging noch weiter. Zu dem Verdacht der Wohnungs-Schändung kam innert weniger Wochen noch der Vorwurf eines illegalen Handels mit Lebensmitteln. Zugegeben, von aussen betrachtet, konnte man durchaus diesen Eindruck haben. In der Schweiz war die Versorgung mit Orkoswaren ähnlich geregelt, wie wir das schon auf unserer Tour durch Frankreich kennen gelernt hatten – Depots, wo man seine Pakete abholen konnte. Jeweils an verschiedenen neuralgischen Punkten des Landes befanden sich Abholpunkte für die erst wenigen Schweizer Kunden. Anfangs mussten wir einmal in der Woche mit dem Wohnmobil in die Nähe des Flughafens von Zürich fahren, um dort auf der Rampe eines tristen Speditionsgebäudes unsere Pakete in Empfang zu nehmen.

Nach einem längeren Telefonat mit Orkos, die anhand des Einzugsgebietes feststellten, dass die Ostschweiz noch unzureichend abgedeckt war, bot sich uns eine einmalige Chance: Wir gründeten selbst ein Depot!

Damit saßen wir quasi an der Quelle. Ein Lieferwagen aus Frankreich hielt jeden Mittwoch unten im Hof und lud Pakete für alle möglichen Personen des näheren und weiteren Umkreises aus. Wir fanden das ungeheuer spannend: Wer hatte alles zu uns bestellt? Wen würden wir nun kennen lernen?

Wir wurden einer der Marktplätze der Schweizer Instincto-Szene. Und abgesehen davon, hatten wir in schnellst möglicher Zeit selbst unsere Produkte, sozusagen »frisch ab Laster«.

In unserer grenzenlosen Naivität ließen wir den Fahrer des Wagens die Pakete in den Trockenraum der Waschküche bringen. Dort standen dann in Reih und Glied zwischen vier und acht Paketstapel, jeder bestehend aus drei bis sechs Einzelschachteln, allesamt straff verschnürt und versehen mit breiten Adressaufklebern.

Namen, die nicht im Haus vertreten waren.

Das sah schon recht verdächtig aus ...

Und dann kamen sie: Andere Leute, fremde Leute. Instinctos, die ihre Waren abholen wollten. So standen wir dann bei der Übergabe im weiss gestrichenen Waschkeller, diskutierten eifrig, lernten uns nebenbei kennen und tauschten praktische Tipps aus. Währenddessen versuchten andere Bewohner des Hauses um uns und die Paketstapel herum nasse Wäsche aufzuhängen oder die schon trockene abzunehmen. Sie schauten uns aus verkniffenen Augen an, sagten kein Wort, lauschten aber mit gespitzten Ohren unseren selbstvergessen eifrigen Gesprächen und zählten ganz einfach eins uns eins zusammen: Komische Pakete + Fremde Leute = Illegaler Handel.

So schnell also, konnte man ganz tief sinken: Zwei Drecksäue mit illegalem Lebensmittelhandel.

Wir wichen einen ersten Schritt zurück und verlegten das Depot vom Keller in unsere Wohnung. Damit war nun »alles Fremde« unter einem Dach. Wie von selbst gründete sich um uns herum ein kleiner Instincto-Freundeskreis. Wir waren eines der ganz wenigen Instincto-Paare, und wir waren eine »Futterquelle«. Die anderen

Schweizer Instinctos waren allesamt Einzelpersonen. Menschen, die Instincto entweder aufgrund einer körperlichen Erkrankung praktizierten oder aufgrund psychischer Symptome, die eine generelle Beruhigung des Nervensystems sinnvoll erscheinen ließen. Oder »normale« Rohköstler, die einfach nur verliebt waren in die gute Qualität der Orkosprodukte. Menschen aus verschiedenen gesellschaftlichen Klassen und mit verschiedenen Beweggründen. So wie wir das auch auf unserer Frankreichtour schon erlebt hatten.

Paare schien es in der gesamten Instincto-Szene tatsächlich eher selten zu geben. Als Paar ist Instincto natürlich leichter. Vermutlich hätte ich ohne Yashila gar nicht so lange durchgehalten mit dieser Ernährung. Und sie nicht ohne mich. Zusammen stützt man sich in Krisen, hat immer einen Partner bei den Mahlzeiten. Zusammen ist man schon so etwas wie eine kleine eingeschworene Gruppe. Und man kann sich zu zweit eine größere Auswahl an Lebensmitteln leisten: Was der eine nicht futtert, vertilgt wahrscheinlich der andere. So gibt es weniger Abfälle. Und natürlich man hat immer jemanden zum Reden. Was in Anbetracht der extremen Erlebnisse, die Instincto mit sich bringt, ein entscheidender Faktor ist. Kurz gesagt: Gemeinsam geht sich ein ungewöhnliches Schicksal einfach leichter.

»Schicksal« mag auf den ersten Blick überzogen klingen, doch ab einem gewissen Punkt erlebten wir, trotz aller Genüsse und Gesundheit, Instincto tatsächlich als *schicksalhaft*, als etwas, das einem anhing wie ein musikalisches Talent oder eine mediale Begabung. Oder eine körperliche Behinderung.

Zusätzlich zu den Lieferterminen traf sich unsere Gruppe auch an verschiedenen Sonntagen irgendwo bei jemandem, der gerade Lust und Platz dazu hatte. Nicht selten waren auch Aussenstehende dabei. Neugierige, die als Gastbesucher mal reinschnuppern wollten in die ominöse Instincto-Szene. Auch Personen, die erst kürzlich mit dieser Diät begonnen hatten und Rat suchten, stiessen dann und wann dazu. Und solche, die soeben von einer Kur aus Montrâme zurück gekehrt waren und unbedingt weiter am Ball bleiben wollten. Besonders ungewöhnlich erschien uns die Lebensführung einer jungen Mutter, die im Kreise ihrer Familie für sich allein Instincto praktizierte, aber für Kinder und Mann weiterhin ganz normal kochte. Die Kinder assen zwar ab und zu roh, aber in der Regel orientierten sie sich am Vater, der mit dieser »komischen Rohkost« nichts zu tun haben wollte. Besonders dramatisch wurde es, nachdem sie ihr drittes Kind zur Welt gebracht hatte und versuchte, dieses instinktiv roh zu ernähren, das Kind sich jedoch schon nach kurzer Zeit weigerte, überhaupt noch etwas zu essen, ganz so, als ob es angesichts dieses schwelenden Konfliktes zweier Ernährungsphilosophien innerhalb der Familie, in einen demonstrativen Hungerstreik gegangen war.

Rohkost schien ein großes Kommen und Gehen von interessanten Menschen zu sein (So ist es übrigens immer, wenn es um tiefe, aufrüttelnde Wahrheiten geht.). Unsere Instincto-Gruppe war wie ein Spielfeld der Ernährungsexperimente. Die meisten Leute blieben nur eine kurze Zeit, bis die alten Ernährungsgewohnheiten sie wieder eingeholt hatten und sie die Gruppe verließen, um sich ihrem neuen »alten« Leben zu widmen.

Wir hatten mittlerweile zwar einen Großteil unserer früheren Freunde verloren, aber mit den Rohköstlern zumindest eine Menge neuer Bekannter gefunden. Auch wenn sich, was uns manchmal anödete, alles um das leidige Thema »Essen und Gesundheit« drehte.

Mit den anderen Mietern im Haus an der Obergasse wurde es nie richtig gut. Dabei waren wir durchweg freundliche und ruhige Nachbarn. Grüssten regelmässig. Hielten den anderen die Tür auf. Hatten keine Tiere. Veranstalteten keine Partys bis spät in die Nacht. Aber man kam bei uns einfach nicht draus. Die Leute im Haus hatten einfach keine Ahnung, was genau wir da Seltsames trieben. Wir waren nicht nur Fremde. Wir waren *komische* Fremde.

Natürlich hätte jeder einfach bei uns klingeln und fragen können, was wir da in unserer Wohnung spezielles machten und warum von so weit her Leute kamen. Wir waren nett. Man hätte uns einfach ansprechen können. Wir hätten die ganze Sache locker erklärt und sogar Kostproben der Früchte verschenkt. Aber so funktionieren Mietshäuser in der Regel nicht. Da wird geschwiegen, gedacht, vermutet, gemunkelt, übertrieben. Und hinten rum reklamiert.

Und vielleicht war es in unserem Fall, besonders in Anbetracht unserer Tropenvogel-Naivität, ganz gut, war niemand neugierig.

Wollte niemand es einfach mal *genau* wissen. Hätte einer der Nachbarn nämlich unseren Einbau-Kühlschrank gesehen, dann wäre dies in gewisser Weise unser Ende gewesen. Dann hätte die Schweiz vielleicht ihren ersten und dann sogar noch ganz besonders skurrilen »Kannibalen-Skandal« gehabt. Denn unser großer Fleisch-Kühlschrank hatte es wirklich in sich: Blutige Herzhälften vom Rehbock, aus denen dunkle Aorta-Fetzen ragten, hingen an Fleischhaken in blutiger Reihe nebeneinander. Eine große, an den Rändern schon angetrocknete Schweine-Leber lag wie feuchtes Leder auf dem unteren Rost. Nebenan, halb durch die Gitterstäbe abwärts quellend, hockte die weissgelbe Hirnmasse eines Wild-Schweins, und weiter hinten versuchte ein Riesenklumpen rohes Rindfleisch angestrengt zu trocknen, schaffte dies aber angesichts seiner Masse nur halbwegs und unter gleichzeitigem Befall von Schimmelpilzen, die sich dunkelgrau und schmierig in die Nischen der Fleischfalten genistet hatten.

Dieser *Blutige Schrank* war nicht nur der Albtraum eines jeden Vegetariers, sondern auch ein Schrecken für jeden »Normalo«, ob Nachbar oder Verwandter. Der Geruch, wenn man diesen von aussen so völlig unauffälligen Miele-Kühlschrank öffnete, zusammen mit diesem Anblick von Organen, Blut und Fleisch, dieses Gesamterlebnis hatte es echt in sich. Das war der Hammer. Das war absolut einzigartig. Das war Instincto pur: Fein ist, was fein riecht. Solange es roh und naturbelassen ist.

So kann das dann aussehen …

Mancher wird jetzt zu Recht einwenden: »Muss es denn so extrem sein? Muss es denn rohes Fleisch und stinkender Durian sein? Ist das nicht lebensgefährlich, rohes Fleisch und rohe Organe zu essen? Und überhaupt: Der Mensch ist doch gar kein Raubtier! Wieso soll es *instinktiv* sein, Fleisch zu essen? Macht man sich da nicht vielmehr der unnötigen Tiertötung schuldig?«

Es ist so: Jeder fängt mit Instincto an seinem eigenen, ganz speziellen Punkt an. Der eine lebt jahrelang nur von Tomaten, Bananen und Nüssen und fühlt sich gut damit. Der andere legt schon am ersten Tag mit einem Kilo blutigen Fleisch beim Abendessen los. Und wieder andere starten mit Bananen und Möhren, um sich schon nach wenigen Wochen entspannt und tabufrei mit sehr viel außergewöhnlicheren Dingen den Magen zu füllen.

Die einzige Grenze, die es gibt, ist der eigene Kopf. Der sogenannte *Ekel* ist nichts, was in uns wirklich Substanz hat. Und schon gar nicht auf Dauer. Bei Instincto überwindet man die Ekelgrenze schneller, als man von sich je gedacht hätte. Man erlebt und erkennt vielmehr, dass Ekel nur eine verworrene Mischung aus alten Erinnerungen, realem Schutzmechanismus und assoziierten Angstbildern ist. In Bezug auf das Essen, bändigt uns ein riesiger Haufen Vorurteile. Unreflektiert übernommene Ansichten von dem, was gut und was schlecht ist. Schafft man es, sie zu überwinden, ist man in einer ganz neuen Weise frei: Man ist frei, sich selbst mit dem zu versorgen, was für einen *wirklich* gut ist. Und in dieser Freiheit gelingen dann auch tatsächlich Selbstheilungen: Gut ist und gut wirkt, was fein riecht und gut schmeckt. Wenn es roh und naturbelassen ist. Darauf läuft es immer hinaus.

Ob es ethisch in Ordnung ist, dass der Mensch Tiere tötet zwecks Verzehr, sollte äusserst differenziert betrachtet werden. Zum einen ist der Mensch von seinem Gebiss und dem Aufbau seiner Verdauungsorgane her ein »Allesfresser«. Streng biologisch, bzw. anthropologisch gesehen, wäre seine beste primäre Nahrungsquelle für tierische Proteine eigentlich Insekten. Aber wer von uns kann schon auf Anhieb rohe Insekten verzehren, nur weil dies genetisch das Wahrhaftigste ist?

Eine weitere Quelle dieser unverzichtbaren Stoffe wäre für den biologisch »korrekt« lebenden Menschen Aas – dies zeigen die Instincto-Erfahrungen bezüglich des hohen Genusswertes, den extrem »überreifes«, angeschimmeltes, bzw. angetrocknetes Fleisch hat. Aber natürlich auch Frischfleisch. Von den Schimpansen (unseren nächsten Verwandten im Tierreich) ist vor einigen Jahren bekannt worden, dass sie manchmal als Jagdhorde in raffinierter Weise Buschschweine in die Enge treiben und sie bei lebendigem Leibe zerfetzen und verschlingen. Und im November 2010 erschien sogar ein Bericht, nach welchem Schimpansen dabei beobachtet wurden, wie sie mit mittels ihrer Zähne zugespitzten Stöcken auf die Jagd gehen!

Wie gesagt, der Instinkt ist tabulos, wenn es um die Erfüllung essentieller Bedürfnisse geht. Was jetzt nicht heißen soll, dass es legitim, weil genetisch einwandfrei ist, wenn wir nun mit dem Schlachtermesser über unsere Haustiere herfallen. Und auch die zwangsläufig tierverachtende und häufig quälerisch inszenierte Viehzucht (welches Tier steht schon gern im Stall oder auf umzäunter Weide?) ist mittels solcher Beweisführungen nicht weniger grausam und verwerflich. Besonders dann, wenn ihr Hintergrund darin besteht, Massen von Menschen mit unnötigen Massen von Fleisch und Wurst zu versorgen, weil diese sich größtenteils einen völlig uninstinktiven und verschwenderischen Umgang mit diesem Grundnahrungsmittel angewöhnt haben.

Dennoch: ganz ohne *Schuld* kann man sich diesem Thema nicht entwinden. Töten, aus welchen Gründen auch immer, ist eng mit dem Thema Schuld verbunden. Das gehört zu uns Menschen. Das ist wie ein »Seelenstempel«. Ein Tier selbst töten, um es danach selbst zu verzehren, weil ein echtes physiologisches Bedürfnis besteht, ist aber auch ein *natürlicher Akt*. Es hängt eben immer auch von den Rahmenbedingungen, den Umständen und vor allem von der Menge ab, ob Jagd und Töten mehr Schuld oder mehr Notwendigkeit ist. Einfach gesagt: Sobald es den Rahmen des Instinktiven und Natürlichen verlässt, machen wir Menschen uns beim Töten von Lebewesen schuldig. Innerhalb dieses Rahmens nicht! Außer man ist der Ansicht, dass künftig auch Löwen und Wölfe des Totschlags angezeigt, inhaftiert und zu Vegetariern umerzogen werden sollten. Wobei letzteres (vegetarisch ernährte Hunde und Katzen) schon reichlich Umsetzung in unserer schuldorientierten Gesellschaft erfahren hat.

Natürlich könnte man an dieser Stelle einwenden, dass, wer schon instinktiv leben wolle, sein Fleisch auch selbst jagen müsse, denn ansonsten mache er sich nach wie vor der tierverachtenden Viehzucht schuldig, denn auch das Orkos-Fleisch käme ja nicht ausschließlich von wilden Tieren, sondern von Tieren in Gehegen, wenn auch sehr viel größeren als gemeinhin üblich. Dieses Argument ist richtig. Tatsächlich wäre Fleisch aus eigener Jagd und eigener Schlachtung, sowie Fisch aus eigenem Fang, die am wenigsten schuldvolle Versorgungsmöglichkeit mit tierischen Proteinen (nach der Versorgung mit Insekten, versteht sich!). Aus dem »Bannkreis der Schuld« entfernt man sich im Rahmen von Instincto stufenweise (s.a. I/3.6.). Zuerst steigt man aus dem unbewussten und tendenziell masslosen Umgang mit Fleischwaren im Zusammenhang mit der üblichen Kochkost-Ernährung aus, dann vertieft man seine instinktiven Fähigkeiten, bis eine natürliche Regulierung des Stoffwechsels und damit ein massvoller, weil instinktiver Umgang mit tierischen Proteinen stattfindet und weiter geht man dann seinen Weg, möglicherweise in Richtung Jagd und Fischfang, oder dem Verzehr von Insekten. Ebenso vertiefen sich Dankbarkeit und Demut gegenüber dem Produkt selbst und seiner Herkunft, da rohes Fleisch und roher Fisch psychisch ganz anders wirken wie deren denaturiertes Pendant (s. dazu II/4.4.).

Nicht jeder bringt es auf Anhieb fertig, nur weil er jetzt Instincto macht, auch zu jagen und zu schlachten. Als Instincto-Neuling, als jemand, dem noch ein ganzer »Rattenschwanz« gekochter Existenz anhängt, ist es in der Regel nicht möglich, sofort auch sämtliche nötigen Fähigkeiten zur »schuldlosen« Selbstversorgung mit essentiellen Waren bereit zu stellen. Dazu sind wir in der Regel schon von Kindesbeinen an zu fremdbestimmt, zu verweichlicht, zu naturfern und konsumorientiert groß geworden. Töten und Sterben in all seinen Varianten wurde uns tabuisiert gegenüber gestellt. Wer das Glück hatte, auf einem Bauernhof groß zu werden, mag in dieser Hinsicht geringere Hemmungen aufweisen, »Städter« hingegen dürften diesbezüglich eine Menge aufzuarbeiten und nachzuholen haben. Viele schaffen dies womöglich nie und machen sich daher auch immer schuldig zumindest am Dulden einer Viehhaltung in nicht genau bekannter Art und Weise, mit möglicher Qual und möglichen Schmerzen der Tiere. Das lässt sich nicht leugnen.

Unser *Blutiger Schrank* in Schmerikon hatte einen ganz besonderen Hintergrund. Zum einen entdeckte Yashila schon während unserer Frankreich-Tour ein außergewöhnliches Verlangen nach rohem Fleisch. Sie hatte mehrmals auf dem Schloss gesehen, wie einige

Instinctos Fleischbrocken in einer Größe vertilgten, die gut und gerne als Mahlzeit für eine junge Hyäne gereicht hätten – und sie war total fasziniert davon. Diese Beobachtungen weckten in ihr ein uraltes Bedürfnis. Fleisch und Wurst gab es in ihrer Kindheit nämlich nur selten. Das hatte vor allem religiöse Gründe. Und später, als sie selbst Geld verdiente, war dieses familiäre Modell »christlicher Mässigung und Zurückhaltung« schon so zur Gewohnheit geworden, dass sie sich nur selten eine ordentliche Salami oder ein deftiges Schnitzel gönnte. Aber mit Instincto fiel diese mentale Barriere schnell. Sie hatte die faszinierenden Fleischmahlzeiten auf Montrâme gesehen und selbst auch regelmässig an den Fleischstücken der Test-Auslage herumgeschnüffelt. Das reichte, damit sich ein uraltes, stets übergangenes Bedürfnis den Weg an die Oberfläche bahnen konnte: FLEISCH!

Es ist tatsächlich so: Bedürfnisse können sich über Jahre und sogar Jahrzehnte anstauen. Geduldig wartet der Instinkt im Hintergrund. Eine Zeitlang. Dann beginnt er zu quälen. Mit Gelüsten. Mit Appetit-Attacken. Und mit Gedanken, die sich immer wieder ums Essen drehen. So kann man sich jahrelang mit Brot und Käse voll stopfen, mit Sojaprodukten, Dinkelbratlingen und irren Salatmischungen, nur weil man *unbedingt* kein Fleisch essen will.

Und man wird nie wirklich satt …

Yashila bestellte sich also während unserer Fahrt zum Mittelmeer von Orkos ein großes Stück rohe Schweinebrust. Mit dicken weissen Fetträndern außen rum. Es roch intensiv buttrig und gleichzeitig nussig-mild. Sie schnupperte dran – und schon war es um sie geschehen. Mit gierigen Bissen verschlang sie das Stück im Nu. Yashila begriff bei diesem Erlebnis, was ihr all die Jahrzehnte über gefehlt hatte, was sie wirklich am meisten gebraucht hätte: deftiges Fleisch und Fett satt und pur. Darauf musste man erst mal kommen! Und darauf kommt man wirklich nur mit Instincto. Wenn die Kräfte im Körper die Gedanken im Kopf endlich überwinden können. Wenn man sich innerlich frei lässt, *wirklich* frei lässt, in das abenteuerliche Land jenseits von Ekel und Schuld.

In der Folgezeit machte Yashila eine regelrechte Fleisch-Kur. Ich habe Fotos in meiner Sammlung, wo sie ein gewaltiges Stück

Schweine-Rippen in den Händen hält, roh und fettig, gerade so, als hätte sie einem Tiger sein Beutestück aus den Klauen gerissen. Fotos, wie sie mit Mund und Fingern ganze Stücke herausfetzt und gierig verschlingt, die Rippen Stück für Stück auseinander bricht, um auch noch an das Knochenmark zu kommen. Fotos, die zeigen, welche urgewaltigen Kräfte Instincto in einem Menschen frei setzen kann.

Dabei ist Yashila eine eher zarte Person. Sie hat offene, gütige Augen und ein freundliches Wesen. Die meisten, die sie kennen, trauen ihr weder einen deftigen Witz noch einen lautstarken Gefühlsausbruch zu. Abgesehen davon, dass auch das eine falsche Einschätzung von ihr ist: die Fleisch-Fotos hauen einen schier aus den Socken. Von wegen zarte Person. Von wegen vegetarisch. Von wegen *schwachmachende Rohkost*. Haha …

Der andere Hintergrund unseres *Blutigen Schranks* war folgender: Das Fleisch in ihm stammte von wild gehaltenen bzw. wirklich wild lebenden Tieren. Fleisch aus dem Supermarkt oder der Dorf-Metzgerei hätte uns vermutlich recht schnell den Garaus gemacht. Niemand sollte Fleisch aus dem normalen Handel roh essen. Das ist tatsächlich lebensgefährlich! Besonders aus den drei folgenden Gründen:

1. Die Gefahr einer Verseuchung mit Trichinen, Bandwürmern und Spulwürmern. Deren Eier können im Fleisch vorhanden sein und im menschlichen Körper verheerende Schäden anrichten.

2. Die Gefahr einer Überlastung mit Hormonen und Medikamenten. Man glaubt gar nicht, was im Fleisch aus dem Handel alles an Zusatzstoffen sein kann! Und man will es in der Regel auch lieber gar nicht wissen: Augen zu, Gedanken aus und ab in die Pfanne. Würde man es roh verzehren wollen, recht schnell würde man sich dann doch wieder an das verdrängte Wissen erinnern. Auch das ist Instinkt. Abgesehen davon, würde rohes Handelsfleisch weder richtig gut riechen, noch besonders gut schmecken. Und deshalb bestünde zusätzlich die Gefahr, dass

3. man Fleisch in der falschen Menge und zur falschen Zeit und eventuell in Kombination mit den falschen Produkten zu sich nimmt. Fleisch aus dem Handel hat keine sichere instinktive Sperre. Man läuft Gefahr, zu viel (weil es nicht aufhört gut zu schmecken) oder sogar zu wenig (weil es einfach komisch riecht) davon zu essen. Und rohes Fleisch in zu großen Mengen und zu wenig nach Instinkt gegessen, kann tatsächlich gefährlich sein. Man läuft Gefahr, einen besonderen immunologischen Zustand herzustellen und Krebs auszulösen. (s. II/2.2 ff).

Wer also seine Instincto-Tafel mit rohem Fleisch erweitern möchte, sollte keine Kosten und Mühen scheuen, sich wirklich erstklassige Quellen zu suchen. Wer als Rohköstler beim Lesen dieser Zeilen »Blut gerochen« hat, und beschließt, sein Gewehr aus dem Schrank zu holen, um endlich das Reh, das jeden Morgen den Garten plündert, über den Haufen zu schiessen, in der Absicht, nun gutes Fleisch für Instincto zu haben, sollte diese Idee ganz schnell vergessen: Das Fleisch wäre auch in diesem Fall vermutlich nicht gut genug für Instincto (Zufütterungsproblem der zivilisationsnah lebenden Waldtiere, sowie zusätzlich das Problem der immer wieder stattfindenden Tiermehlbeimischungen im Futter).

Brauchbares Fleisch zum Rohessen zu finden, ist tatsächlich sehr, sehr schwer. Heute noch mehr wie früher. Während unserer Zeit in Schmerikon war Orkos in einer – später nie wieder erreichten – Blütezeit was Engagement und Bezugsquellen anging. Sämtliche Produkte waren von einer Qualität, die jenseits aller Zweifel stand. Besser war nicht mehr möglich. Das galt ganz besonders für die Herkunft des Fleisches.

G.C. Burger brachte rohes Fleisch erst recht spät in seine schrittweise entwickelte Instincto-Ernährung ein. Entdeckungen bei seinen Kindern und das instinktive Gefühl, dass trotz Fisch, Muscheln und Eiern etwas *Entscheidendes* fehlte, veranlassten ihn, mit rohem Fleisch zu experimentieren und es mit zunehmendem Erfolg in das Konzept von Instincto mit einfließen zu lassen. Das Problem war, Fleisch von Tieren zu bekommen, die in keiner Weise zugefüttert wurden. Die weder Küchenabfälle, noch Getreidekörner bekamen. Geschweige denn Medikamente und Hormone. Oder, schlimmer noch: Tiermehl (s. BSE-Skandal). Gesucht wurde Fleisch von Tieren aus echter Wildhaltung. Denn nur dieses konnte eine zuverlässige instinktive Sperre garantieren. Gesucht wurde Fleisch, das auch wirklich nach *Fleisch* schmeckte – im Gegensatz zu dem Pseudofleisch aus dem Normalhandel, dass eher schwammig ist, leicht nach Brot müffelt und beim Kauen an »blutige Pappe« denken lässt.

Die Suche nach diesem Fleisch höchster Güte kam einem Krimi gleich. Und wer das Orkosfleisch von damals kennen lernen durfte, weiss, wovon ich hier rede. Rindfleisch kam von speziellen, wild lebenden Herden auf den französischen Kanalinseln. Schweinefleisch von Tieren irgendwo aus den weitläufigen französischen Eichenwäldern. Und manchmal gab es sogar Exklusivitäten wie Auerochse, Bison, Hirsch, Mufflon und Emu.

Insofern war unser *Blutiger Schrank* ein echter Wertgegenstand. Auch wenn er bei Besuchen aus der Nachbarschaft garantiert zu Ohnmachtsanfällen da und dort geführt hätte ...

3. Wie man tödliche Muscheln essen kann

Manchmal holte uns die Vergangenheit ein. Manchmal wurde uns das Herz so schwer, dass Instincto nicht mehr möglich schien. Dann hassten wir es. Wie einen Todfeind. In diesen Stunden kamen wir uns vor wie die einsamsten Menschen der Welt.

... Alle da draußen in der Welt essen normal, alle können sie sich an einen Tisch setzen und es gemütlich haben. Einfach so essen. Ohne was zu wissen. Und wir? Wir bleiben draußen. Wir sitzen nicht mit an diesem Tisch. An keinem Tisch. Wir sind anders. In allem einfach nur anders ... so allein ...

Plötzlich saßen wir mit einer Schachtel Pralinen im Bett. Verdrängten, vergassen unser Schicksal einfach und schwärmten von der guten alten Zeit. Wir spielten uns selbst in unseren Rollen von früher. Wir scherzten rum, probierten alle Pralinenstücke der Reihe nach aus und machten eine Pause vom neuen Leben. Danach war uns kotzübel. Aber es musste sein.

Monatelang waren wir im Eilzugtempo durch diese Wunderwelt der Rohkost gerauscht, hatten Dinge erlebt, die den Geist zu sprengen schienen und uns körperlich veränderten. Immer schneller, immer weiter ging die Reise in das namenlose Land der Unfassbarkeiten. Unsere Seele kam da nicht mit. Manchmal schien sie plötzlich die Notbremse zu ziehen. Und dann wurde uns bewusst, wie sehr sie noch mit jenem verbunden war, was wir auf unserer eiligen Reise zurückgelassen hatten. Im Alltag war es schon verloren gegangen. Aber unsere Seele schien es noch festzuhalten für uns. Sie ließ uns fühlen, wieviel Wert die alte Welt hatte, wieviel Wärme in ihr war, wieviel an gutem Platz. Diese altvertraute Welt, in der wir groß wurden, die uns formte, die uns ein Gesicht und eine Stimme gab, diese Welt schien noch in jeder unserer Zellen zu stecken. Wir kamen aus ihr. Wir *waren* sie. In Fleisch und Blut und Gedanken. Und in unseren Gefühlen.

So erfasste uns manchmal dieses unsagbare Heimweh.

Doch mit was hätten wir uns trösten können? Wie soll man sich mit Früchten trösten, wenn man Tränen vergiesst *um eine ganze verlorene Welt*? Früchte eigneten sich wahrlich nicht für ein Trostessen. Außerdem hätte man eh grad eine Sperre gehabt!

Instincto ist in dieser Hinsicht einfach brutal. Brutal natürlich: Essen aus Trost gibt es in der Natur nicht. Die Ernährung dort ist roh und zweckmässig. Trostessen, dieses Phänomen gibt es nur beim Menschen. Beim *Gekocht* essenden Menschen.

Wir erkannten nun, wie sehr die gekochte Nahrung zu einem sesshaften Leben passte. Während unserer Reise durch Frankreich war Instincto so leicht, so einfach. Es passte zur Weite des Landes und zu unserem Dahinschweben in der Zeitlosigkeit. Hier in der Schweiz, in der Enge, in einem streng gerahmten Alltag aus Arbeit und Normen, schien Instincto noch viel fremdartiger zu sein, als es ohnehin schon war. Auf Schritt und Tritt waren wir umgeben von der Welt, aus der wir ursprünglich stammten, der wir uns aber völlig entfremdet hatten. Doch jede Strasse, jedes Haus, jedes Geschäft, jeder Mensch, der uns begegnete, einfach alles schien uns unverhohlen ins Gesicht zu schreien: »Ich bin die Welt! Die einzige Welt! Die *echte* Welt!«

Und manchmal schienen wir genau das mit jeder Faser unseres Herzens zu fühlen.

So landeten wir mit Pralinen, diesen kleinen Bausteinen der *wirklichen* Welt, im Bett oder träumten uns mit einer Schüssel Basmati-Reis vor dem Fernseher hinüber in die verlorene Heimat. Doch unsere Körper waren schon andere. Durch und durch. Reis, Pralinen und Nudeln führten zu Bauchschmerzen, rotierenden Gedanken, Gereiztheit, schlechter Haut, verschleimter Nase, Juckreiz und einem tagelang schlechten Geschmack im Mund.

Abschied tut weh …

Und sich selbst belügen tat es ebenso.

So wurden unsere Kochkost-Ausnahmen immer seltener, unsere Ausflüge in den Trost immer untröstlicher. Zu schmerzlich wiegte der Verlust dieses *glitzrigen* Körpergefühls, das wir mit Instincto hatten und das uns ebenfalls eine Heimat geworden war. Instincto bescherte uns eine Tragödie ganz im klassischen Sinne: Die Wahl zwischen Schlecht und Schlecht.

Eine wirklich gute Lösung schien es tatsächlich nicht zu geben. Zu unvereinbar waren die Welten. Hin- und hergerissen zwischen diesen zwei Sichtweisen des Seins, versuchten wir eine für uns passende Privatlösung zu finden. Eine Jens-und-Yashila-Lebenswelt-Lösung sozusagen. Und während dieser ersten großen Krise unserer »Sesshaftwerdung« ereignete sich etwas, das erneut alle Grenzen sprengte, uns erneut zeigte, womit wir es tun hatten. Instincto kam und donnerte den Hammer auf den Tisch. Und diesmal krachte es gewaltig!

In unserem Fleischkühlschrank, ganz zuhinterst in der Ecke, versteckte sich eine kleine Plastikbox. Ehemals befanden sich in dieser transparenten Verpackung Medjool-Datteln. Ehemals. Jetzt hauste darin etwas anderes. Etwas Grauenvolles ...

Vor vielen Wochen hatte ich bei Orkos fünf große, sehr hübsch anzusehende Jakobsmuscheln bestellt. In einer blauen Tüte auslaufsicher verpackt kamen sie dann in einer großen Styroporbox, zusammen mit fünf großen Makrelen, einem Kilo Sardinen und zwei Kühlelementen. Ich packte die Muscheln in eine leere Dattelschachtel und stellte diese dann in unseren Fleischkühlschrank. Und irgendwie ging diese luftdichte Schachtel dann vergessen. Eine Woche. Zwei Wochen. Keiner von uns beiden hatte diese Box mehr im Bewusstsein. Bei der Riech-Auswahl am Abend tauchte sie schon von Beginn an nicht auf. Fünf Wochen. Sechs Wochen. Die Jakobs-Muscheln waren wie nicht vorhanden für uns.

Bis zu diesem berühmten Nachmittag.

Einfach so aus Neugier zog Yashila, während ich einen Schritt weit neben ihr vor der Spüle stand und mit Geschirr hantierte, diese kleine Kiste aus dem Dunkeln des Kühlschranks und stellte sie auf den Küchentisch.

Und öffnete sie.

Namenloser Gestank explodierte in den Raum hinein.

In einem klassischen Dreisprung hechtete ich aus der Küche, schmiss die Tür hinter mir zu und atmete tief durch. Yashila blieb drinnen zurück. Ich drehte mich irritiert um und schaute durch das honigfarbene, prismatische Glas der Küchentür. Sie stand immer weiter einfach nur da. Direkt vor dem Küchentisch. Direkt vor der weit offenen Kiste. Ein unbeschreiblicher Leichengestank hatte mittlerweile einen Weg durch die Ritzen der Tür gefunden und zwang mich, meine Logen-Position direkt vor ihr aufzugeben. Ich wich zurück an die Wand schräg gegenüber und schaute mit vorgestrecktem Kopf wie gebannt weiter durch das Türglas.

Was, zum Teufel, treibt die Frau da drin? Warum kommt sie nicht raus?

Yashila stöhnte und seufzte.

Nicht weil sie starb, oder so. Yashila stöhnte vor Verzückung. Seufzte vor Ergriffenheit.

»Mmh, das riecht ja so fein! So fein! Wie feinster Käse!«

Genau das waren ihre Worte. Ich werde das nie vergessen.

Ich verharrte indes weiter an der Wand und sagte nichts. Was sollte ich auch groß sagen? Ich stand einfach da, atmete flacher als flach und versuchte zu denken. Aber außer einem leichten Kräuseln meines Verstandes passierte nicht viel in meinem Kopf.

Yashila seufzte wieder und sagte plötzlich: »Du, ich probier mal ein bisschen davon! Das riecht soo gut!«

Auch das werde ich nie vergessen.

Ich antwortete etwas in der Art von: »Tu's nicht, das ist viel zu gefährlich! Fischgifte sind das schlimmste überhaupt!«

Diese Sätze kamen wie automatisch aus mir heraus. Dabei hätte ich es doch besser wissen müssen. Ich hatte es doch schon zur Genüge erlebt: Gerüche sind relativ! Was für den einen gut riecht, das kann für den anderen höllisch stinken. Kassia, Durian, Jackfrucht und Algen – ich wusste doch, wie es um die Realität der Düfte und des Instinktes beschaffen war: Gut ist, was fein riecht. Solange es roh und naturbelassen ist.

Und diese Muscheln?

Diese viele Wochen alten, verfaulten Muscheln, die in der transparenten Kiste in einem Geschlüdder von Saft lagen, dessen Aussehen allenfalls Stephen King treffend beschreiben könnte, Muscheln, deren schleimig gewordenes Fleisch allein schon vom Design her jeden Magen zu einem Salto rückwärts Anlass gegeben hätte?

Galt für diese Muscheln auch, dass sie roh und naturbelassen sind?

Immer noch wie ein schlecht gegossener Zinnsoldat in verrenkter Haltung vor der Wand stehend, erinnerte ich mich an ein Telefonat mit Peter von Orkos. An einem Abend damals in Seibranz, als ich in der gelben Telefonzelle beim Rathaus stand und unsere wöchentliche Bestellung durchgab, erwähnte Peter, dass die Walnüsse, die ich haben wolle, möglicherweise ein wenig verschimmelt seien, ich aber keine Angst haben müsse, denn Naturprodukte schimmelten und verfaulten auf natürliche Weise und blieben somit auch weiterhin essbar. Er erklärte mir, dass die berüchtigten *Aflatoxine*, diese hochgefährlichen Schimmelpilz-Gifte, die man auf Erdnüssen gefunden hatte, ausschließlich auf den gewöhnlichen, nicht naturbelassenen Handels-Nüssen zu finden seien. Naturnüsse schimmelten in anderer Weise. Dieser Schimmel sei ebenfalls essbar, wenn er gut rieche. Ich stand in der Telefonzelle und versuchte das zu glauben. Es gelang mir nicht. Ich hatte schon zuviel gelesen über die Gefahr von verschimmeltem Brot, verschimmelter Konfitüre und verpilzten Nüssen. Aber ich speicherte diese ungewöhnliche Instincto-Info in meinem Hinterkopf ab.

Jetzt, an der Wand vor der Küchentür, fiel mir dieses Telefonat wieder ein.

Wenn Peters Aussage stimmte, schlussfolgerte ich nach einer irren Hochrechnung von Nüssen zu Muscheln, dann waren diese verfaulten Dinger in der Dattelkiste tatsächlich immer noch ein Naturprodukt. Ich hatte sie ja nicht erhitzt. Auch nicht tiefgefroren. Sie gammelten lediglich in dunkler Kühle wochenlang dahin.

Aus der Küche hörte ich das Klappern von Muschelschalen.

Yashila seufzte erneut. »Mmh! Das schmeckt wie Gorgonzola! Wie feinster Gorgonzola! Das ist unglaublich!«

Sie ass diese Muscheln.

Mein Gott, Yashila isst diese Muscheln!

Das sickerte jetzt endlich zu mir durch. Die schreckliche Geruchswolke hatte mich hier auf dem Flur schon völlig beduselt und gelähmt. Nun kam wieder Bewegung in mich. Mit drei weiteren Sprüngen setzte ich über ins Wohnzimmer, schnappte mir das Telefonbuch und blätterte wild vor und zurück.

Wo sind hier, in diesem verdammten Schweizer Telefonbuch, die verdammten Notfallnummern?

Da, endlich, auf der letzten Seite fand ich sie. Ich umkreiste die wichtigsten Nummern dick mit dem Kugelschreiber: Notruf. Polizei. Notarzt. Instincto schön und gut, aber verfaulte Muscheln – die müssen giftig sein. So etwas kann gar nicht ungiftig sein! Kannnichtkannichtkannicht!

Ich nahm den Hörer ab.

Was sollte ich denn jetzt sagen? So etwas in der Art von: »Meine Frau verschlingt gerade todbringende Muscheln. Bitte kommen Sie doch schnell vorbei und haben sie ein Auge drauf, für denn Fall, dass sie plötzlich blau anläuft, zuckt und mit Schaum vor dem Mund aus den Latschen kippt. Warum ich sie nicht davon abhalte? Tja, wissen Sie, wir machen Instincto. Da schaut jeder selbst, was gut für ihn ist. Wegen dem Instinkt, verstehen Sie? Und von wegen der persönlichen Freiheit, weil … Was meinen Sie? Mich wollen Sie abholen? Wieso? Oh! Also, ich ruf dann später noch mal an.«

Ich legte den Hörer zurück auf die Gabel.

Mist. Was soll ich denn jetzt machen?

Ich ging zurück und stellte mich wieder vor die Küchentür. *Gott, wie das stinkt hier im Flur! Hoffentlich zieht das nicht durchs ganze Haus!*

Immer noch klapperten Muschelschalen.

Immer noch Schwelgen und Seufzen.

Wie lange dauerte es, bis solche Gifte wirken? Wieviel Zeit hatte ich überhaupt noch mich zu entscheiden? Anruf, Krankenwagen, Magen auspumpen, Blutwäsche – das brauchte so seine Zeit. Bis dahin könnten die Gifte schon alles mögliche in ihr angerichtet haben. Und noch etwas anderes fiel mir ein: *Wie, um Gottes Willen, soll ich diese Wohnung hier lüften?*

Die Nachbarn würden doch sicher die Polizei verständigen. Und wenn die hierher käme, in diese Wohnung, in diese Küche, mit diesem Kühlschrank und dieser Muschelkiste, oh, oh – das sähe dann gar nicht mehr gut aus für uns.

Plötzlich ging die Küchentür auf. Yashila kam heraus. Und mit ihr so etwas wie ein Atomschlag von Geruch. Eine unsichtbare Faust schien mir die Riechzellen aus dem Schädel zu hauen.

Yashila stand einfach nur da und grinste selig. Sie grinste. Dieser typische Buddha-Durian-Gesichtsausdruck. Den gab's also auch bei tödlichen Muscheln. Mit verschmierten Fingern stand sie vor mir und schien alles andere als kurz davor zu sein, aus den Latschen zu kippen. Sie sah richtig toll aus – wenn man aus diesem Toll-Bild die Schmierfinger entfernte und sich den Geruch wegdachte. Yashila lächelte und sagte: »Das war das Feinste, was ich je gegessen habe! So etwas hat die ganze Zeit gefehlt! Das ersetzt Käse, Gewürze und Gekochtes. Einfach all das Leckere, was es für uns nicht mehr gibt!«

Ich staunte sie an, wie ein Kaninchen einen veganen Tiger anstaunen würde.

Mein Denken kreiste noch immer um Krankenwagen und Blutwäsche. Aber irgendwie vertraute ich ihr. Etwas in mir entspannte sich. Yashila war in den letzten Monaten stets mutig und erfolgreich in der verrückten Instincto-Welt voran geschritten: Meeresspinne, Durian, blutiges Fleisch. Ihre Instinkte waren klarer und eindeutiger als meine. Was ich schon früher an ihr bemerkt hatte, es schien zu stimmen: Yashila war ein echtes Naturkind. Ein Naturtalent. Sie hatte ein starkes Band zu ihren angeborenen Instinkten.

Vielleicht sind Frauen auch generell ihrer inneren Natur näher als wir Männer. Frauen bekommen den Nachwuchs. Frauen stillen. Frauen haben jeden Monat ihre Periode. In ihnen wirken die Zyklen und die Kräfte der Natur sichtbarer und greifbarer. Auch sind es vor allem Frauen, die so gern mit der Ernährung herum experimentieren, die viel stärker ein Gefühl dafür haben, was ihnen gut tut und was ihnen schadet.

Männer sind, was das Essen an geht, eher konservativ. Starr und unbelehrbar. Männer bleiben bei dem, was sie kennen. Männer haben unverzichtbare Lieblingsgerichte. Männer essen einfach. Männer weigern sich ihre Zartheit einzugestehen. Männer sind Kerle. Und ein Kerl verträgt ALLES.

Während Yashila trällernd ins Bad schlenderte, um sich die Hände zu waschen, begann ich mit meiner Version von Mut: Ich lüftete die Wohnung. Inbrünstig hoffend, dass keiner oben die Fenster auf hatte. Oder gar auf dem Balkon stand. Die Muschelreste in ihrer Stephen-King-Sosse packte ich mitsamt der verschlossenen Schachtel in mehrere Mülltüten, umwickelte alles dick mit Klebeband und brachte diese halbwegs geruchsdichte Angelegenheit runter in den Hof zum Sammelcontainer. Das Corpus delicti war endlich aus der Wohnung. Schade irgendwie. Ich hätte die Muschelschalen eigentlich als Trophäe behalten sollen. Wer konnte schon von sich sagen, dass er es beim Essen mit dem Tod aufgenommen hatte?

Yashila passierte tatsächlich nichts. Gar nichts. Ihr wurde weder schlecht, noch lief sie blau an. Sie war einfach nur satt und happy.

Und wieder war eine neue Tür aufgestossen worden innerhalb dieser anderen Dimension namens Instincto. Es war, wie wenn wir nun auf einem Hügel standen und über das weite Land der instinktiven Möglichkeiten schauten, dieses unerforschte Land mit seinen geheimnisvollen Wäldern und verborgenen Schluchten.

Wir begriffen, dass weder Schimmel noch Fäulnis eine Grenze sind. Nichts verdirbt. Alles ist essbar. Alles *bleibt* essbar. Die Dinge in der Natur gehen von einem Zustand in den nächsten über. Alles ist in Bewegung. Alles verändert sich. Solange sie in einem natürlichen Gefüge bleiben, solange sie nicht mit großer Hitze verändert oder chemisch beeinflusst werden, bleiben die Dinge in ihrem natürlichen Prozess aus Werden und Vergehen. So wird etwas reif, schließlich überreif und bietet bald Nährboden für andere Lebensformen – die ihrerseits wachsen und gedeihen und selbst auch wieder essbar sind. Innerhalb des Natürlichen Systems ist wirklich ALLES essbar! Wenn es gut riecht. Wenn es gut schmeckt. Egal, ob es eine unreife Banane, eine matschige Mango, dick verschimmeltes Fleisch oder eine tiefverfaulte Muschel ist.

Gift ist etwas völlig relatives!

Für mich wären diese Jakobs-Muscheln schwer giftig gewesen. Deshalb stanken sie so. Das war eine klare Sperre. Eine klarere Sperre als Weglaufen gibt es gar nicht! Für Yashila waren diese Muscheln nahrhaft und gesund. Deshalb dufteten sie. Deshalb stand sie wie angewurzelt vor dieser Kiste. Deshalb MUSSTE sie schließlich zugreifen und essen. Zu eindeutig war der Duft, zu mächtig der Instinkt.

Das Muschel-Erlebnis war für uns der Startschuss zu einer ganz neuen Art Instincto zu praktizieren. Wir ließen nun viele Produkte bewusst vergammeln. Und tatsächlich blieb alles essbar, auch wenn es noch so verboten aussah: Avocado-Hälften trockneten und überreiften auf dem Küchentisch vor sich hin. Das Fleisch im Kühlschrank wurde erst mit dickem Schimmelpelz so richtig würzig-fein. Die besten Cashew-Kerne in der Packung waren stets die braunschwarz-verfaulten. Und Makrelen schmeckten vor allem dann richtig gut, wenn man sie vor dem Ausnehmen eine Woche im Kühlschrank in einer Tüte bei fünf Grad *reifen* (normaldeutsch: anfaulen) ließ.

Wir experimentierten mit Schimmel und Gammel nach Herzenslust, erweiterten unser Sortiment um genau jene Geschmacksrichtungen, die uns so sehr gefehlt hatten: salamiwürzig, bratkartoffelig, appenzellerkäsig, leberwurstigdeftig. Die abgammelnden Naturprodukte entwickelten eine schier endlose Vielfalt an Aromen. Wir assen in der Folgezeit wirklich unglaubliche Dinge. Nach medizinischen Gesichtspunkten starben Yashila und ich vermutlich mehr als ein Dutzend Gifttode.

Der absolute Hit, was Geschmack und Aussehen anging, waren unsere blau-verschimmelten Kokosnuss-Keimlinge. Eine Zeit lang bot Orkos halbierte Kokosnüsse an, die innen eine große wulstige Keim-Masse entwickelt hatten. In die Erde gepflanzt, wäre aus dieser Nuss in Kürze eine kleine Palme gesprossen. Wir machten allerdings etwas anderes: Wir spannten über die Schnitthälfte Plastikfolie und legten die Nuss zurück in den Kühlschrank. Nach rund zwei Wochen war die gesamte Nusshälfte ausgefüllt mit einer leuchtend blauen Schimmelmasse. Das Ganze sah aus wie die Plazenta einer außerirdischen Lebensform. Und schmecken tat dieses Gewächs haargenau wie feinster Roquefort-Blauschimmelkäse. Sogar Konsistenz und Farbe waren identisch! Kaum zu glauben.

Konnte es sein, dass wir Menschen mit den Kreationen der Kochkunst nur nachahmten, was es an Geschmack auch in roher Form in der Natur gab?

Konnte es sein, dass die Erfindungen der Kochkunst sozusagen den unbewussten Versuch darstellten, sich wieder mit dem zu versorgen, was als Ur-Erinnerung in unseren Genen gespeichert war?

Kochen und Backen als Ersatz für das verlorenen gegangene Natürliche?

Unsere Abgammel-Experimente bestätigten tatsächlich diese Vermutung, die schon G.C. Burger in seinem Buch angestellt hatte, und die ich beim Lesen damals nicht verstanden und daher schnell wieder vergessen hatte. Besonders eigentümlich erschien uns der Zusammenhang zwischen Fisch und Käse. Unsere abgegammelten Makrelenhälften rochen und schmeckten verblüffend genau wie feinster Camembert. Verschiedene Zonen auf der Makrelenhälfte entsprachen unterschiedlichen Camembert-Sorten. Die Zone der ehemaligen Bauch-Höhle war besonders exquisit – ein äusserst würziges, scharfes Aroma, so wie es auch Camembert aufweist, wenn er aussen beginnt orange zu werden. Genau so orange wurde auch die Zone der Bauchhöhle des Fisches während des Trocknungsvorgangs! Eine faszinierende Übereinstimmung von Farbe und Geschmack.

Mehrmals erlebte ich, wie ich bei einem Einkaufsbummel im Supermarkt an der Käse-Theke vorbeikam und feststellte, dass es dort für mich überraschend lecker roch – um am gleichen Abend wie ausgehungert über fein duftende Makrelen herzufallen. Mein Instinkt schien Käse und Fisch in die gleiche Schublade zu stecken.

Früher hätte man mich mit derart stinkendem Fisch sonst wohin jagen können. Und den Mitbewohnern in unserem Haus, ja, vermutlich sogar dem überwiegenden Rest der Bevölkerung in der Schweiz und den angrenzenden Staaten, ging es ebenso. Doch Käse wurde allgemein gegessen und auch der Geruch für gut befunden. Eine verwirrende Sache. Dieses Paradoxon erinnerte mich an mein Erlebnis mit der Milch in Seibranz, als ich zum ersten Mal spürte, wie sie *wirklich* riecht. Realwahrnehmung statt tumbe Gewohnheit.

Doch der Grund für unseren üblichen Ekel bei strengem Fischgeruch ist ein anderer: Der dauernde Verzehr von Käse und anderen Milchprodukten, der eben nicht instinktiv, sondern einfach nur gewohnheitsmässig erfolgt, führt über die Jahre zu einer schleichenden Überlastung des Körpers mit Proteinen, Fetten und Mineralstoffen. Der Körper hat eigentlich schon längst Signale seiner Belastung gezeigt – aber sie werden nicht wahrgenommen, aus Gewohnheit stets missachtet. Irgendwann hören diese Signale auf. Der Körper befindet sich nun in einem *Toleranzzustand*.

Wenn jetzt käsiger Fischgeruch durch die Nasenlöcher marschiert und den Riechzellen den Marsch bläst, dann erwacht dieser eingeschläferte Teil des Immunsystems wieder. Zusammen mit dem unterdrückten Instinkt. Denn diesmal ist es ja der Geruch eines echten Naturproduktes. Und, bedingt durch die Käseüberlastung, hat man natürlich grad eine Sperre: »Nein, danke« rückmeldet der Körper. »Ich bin schon voll bis unters Dach mit Käse. Hör endlich auf, mir ist schon ganz schlecht!«

Widerlicher Fischgeruch erinnert den Körper an die eigene Käseüberlastung.

Mehr noch: Würde man sich jetzt in einem Anfall von Übermut dazu hinreissen lassen, diesen stinkenden Fisch zu essen, käme es zu heftigen Entgiftungsreaktionen, die vom Verlauf her den Anschein erwecken würden, als hätte man sich mit Fisch vergiftet. Vergiftet jedoch ist man schon seit langer Zeit – chronisch überlastet mit den Proteinen und Fetten eines Nahrungsmittels, das in seiner ursprünglichen Form nicht für den Menschen, sondern für *junge Kälber* vorgesehen ist: Milch.

Was für eine verquere Sichtweise der Dinge!

Doch nur so erklärt es sich, dass man problemlos alten Fisch und »tödliche« Muscheln essen kann. Yashila und ich hatten schon monatelang keine Milchprodukte mehr zu uns genommen. Unser Körper befand sich nun in dem konstanten Prozess, alte Überlastungen aus gekochten Zeiten nach und nach zu beseitigen. Unser Immunsystem war in einer ganz neuen Weise wieder aktiv. Zuletzt war es das in dieser Form, als wir noch Kleinkinder waren. Als wir Kuhmilch bekamen, schrieen, kotzten und die Windeln im Stundentakt füllten. Die berüchtigte Zeit, wo Babys Koliken kriegen, »Bäuerchen« machen müssen und Blähungen haben. Wo die Eltern immer wieder mit unerklärlichen Schrei-, Wein- und Wimmerattacken geplagt werden. Eine Phase, die schon längst zu einer gesellschaftlichen Norm geworden ist. In dieser frühen Zeit rebelliert das Immunsystem noch unmittelbar gegen die artfremde Kost. Es tut dies eine Zeit lang – dann gibt es auf. Es wird, wie es im medizinischen Jargon heißt, *tolerant*. Das Baby schluckt nun das meiste und bleibt still. Fortan meldet sich das Immunsystem nur noch mittels Krankheiten. Ansonsten bleibt es defensiv.

Der große Drache hat sich schlafen gelegt ...

Mit unserer Instincto-Diät erwachte dieser Drache zu neuem Leben. Der Körper erkannte wieder, was gut und was schlecht für ihn war. Instincto gab ihm erneut die Erlaubnis, das zu tun, wofür er gebaut war: sich gesund und sicher durch die Welt zu lotsen. Und sich von dem zu reinigen, was dabei störte. Nur deshalb konnten wir all die unglaublichen Sachen essen.

Und es völlig gesund überleben.

In unserer Zeit der Experimente fanden wir eine Vielzahl vertrauter Geschmäcker wieder: *Avocado fuerte* schmeckte bei Überreife haargenau wie salziger Kartoffelbrei, verschimmeltes Schweinefleisch wie Salami, angeschimmelte *Avocado Hass* wie Kartoffeln mit Käse. Und vergammelte Sardinen kreuzten quer durch das Wurst-Spektrum.

Das Phänomen Schimmel entpuppte sich als ein Meisterkoch der Natur.

Zusammen mit den Aromen der tropischen Früchte, verfügten wir nun über eine große Palette an geschmacklich befriedigenden Naturwaren. Wir merkten: Nur so lässt sich Instincto auf Dauer überhaupt erst aushalten. Wenn man all das im Rohen wiederfindet, worauf man psychisch in den langen Jahren der Kochkost geprägt wurde.

4. Gespaltenes Herz

Mittlerweile hatten wir auf dem Standesamt in Schmerikon geheiratet. Wir waren nun schon so miteinander verwachsen, dass dieser Schritt einfach nahe lag. Zudem war ich in der Schweiz definitiv ein Ausländer. Ich merkte das, sobald ich nur den Mund aufmachte und jemanden ansprach. Mein Gegenüber veränderte augenblicklich Körperhaltung und Mimik und versuchte mir automatisch in Hochdeutsch zu antworten. Man sprach zu mir als einem *Deutschen.* Als Ausländer. Als Fremden.

Die Schweizer sind ein Völkchen für sich. Man akzeptierte mich. Und ich akzeptierte sie. Aber da war eine feine Grenze. Und sie wurde von beiden Seiten bestimmt. Eine deutsche Journalistin, die schon seit längerem in der Schweiz lebt, erzählte mir einmal im Cafe des Hallenbades, erst als sie auf Drängen ihres Mannes hin einen Sprachkurs für den Schweizer Dialekt besucht habe und anschließend begonnen hätte, mit den Einheimischen im hiesigen Landesdialekt zu reden, hatte sie das Gefühl gehabt, nun wirklich dazu zu gehören. Erst da sei ihr bewusst geworden, *wie* distanziert man zuvor mit ihr umgegangen war.

Ich verstand genau, was sie meinte. Aber ich wusste: Schweizerdeutsch würde ich nie lernen wollen. Erstens fühlte ich mich je mehr je länger in diesem Land nicht zu Hause (zu eng, zu verstockt) und zweitens waren meine Sprache und ich eine tiefe Einheit. Mag sein, andere geben leichter ihre Muttersprache auf und können sich sprachlich ihrer Umgebung recht mühelos anpassen. Ich nicht.

Meine Sprache, das merkte ich erst hier im Ausland, war wirklich ein wichtiger Teil meiner Identität.

Durch die Heirat mit Yashila zeigte ich zumindest nach aussen hin etwas Solides und Vertrautes. Wer mit einer Schweizerin verheiratet ist, ist in der Schweiz nicht ganz so schlimm ausländisch, als wenn er unverheiratet ist. Und die Behörden waren ebenfalls froh um diese Vereinfachung unserer Verhältnisse. Jedes Jahr bekam ich einen speziellen Ausweis der Gemeinde. Den Ausländer-Ausweis B, nach fünf Jahren dann den Ausweis C. Jeweils mit einer Rechnung über 100 Franken. Ich witzelte rum: »100 Franken Eintrittsgeld für Helvetia!« Nun ja, günstiger als so mancher Skipass …

Derweil rückte ein unerbittliches Ultimatum näher: der deutsche TÜV-Termin für das Wohnmobil. Doch die Sache hatte einen Haken. Einen gewaltigen Haken. Da mein Hauptwohnsitz nun in der Schweiz lag, musste ich das Fahrzeug zollgemäß nachträglich offiziell importieren, prüfen lassen und anmelden. Eine langwierige und kostenintensive Angelegenheit. Zudem war der Nissan nicht mehr im allerbesten Zustand. Die Ölwanne leckte, Rahmen und Schweller rosteten und der Kilometerstand lag bei 190.000. Zudem wäre eine neue Lackierung zwingend notwendig gewesen. So wie es da unten im Hof stand, mit seiner von mir selbst angefertigten, leuchtenden Airbrush-Lackierung, hätte es den strengen Eidgenossen der Vorführstation wohl nur zu wildem Gelächter Anlass gegeben: *Ein Deutscher mit dieser schrill lackierten Karre? Keine Chance. Nicht bei uns!* Damals war es tatsächlich nicht erlaubt, solche Gefährte für den Strassenverkehr anzumelden – man hätte die anderen Verkehrsteilnehmer in gefährdender Weise optisch abgelenkt!

Nein, das Wohnmobil musste ich aufgeben.

Wochenlang quälte mich diese Vorstellung. Ich rechnete, ging alle Möglichkeiten durch und kam immer zu demselben Schluss: zu teuer. Viel zu teuer. Absolut sinnlos. Es käme günstiger, auf ein neues Wohnmobil zu sparen.

So überließ ich es ein halbes Jahr nach dem Tüv-Termin für 200 Franken einem türkischen Autohändler, der es nach Afrika exportieren wollte. In Gedanken sah ich es, vollbeladen mit johlenden schwarzen Kindern, durch die Steppe blochen, und dieses Bild tröstete mich: *Ja, Wohni wird's bestimmt gefallen in Afrika.*

Plötzlich war der Hof unten leer. Ein paar verwaschene Ölflecken auf dem Boden waren ein letzter Beweis, dass da vor kurzem noch unser Versprechen an die Freiheit gestanden hatte. Die Flecken schienen mich stumm zu grüssen. Der leere Parkplatz hatte etwas beängstigend Unwirkliches. Jeweils am Morgen der folgenden Tage blickte ich aus dem Schlafzimmerfenster hinunter in den Hof, und jedes Mal gab es mir einen Stich ins Herz.

Ein leerer Parkplatz. Ölflecken.

Noch Jahre später träumte ich manchmal, dass mein Wohnmobil irgendwo stand. Es schien, als hätte es in der Traumwelt nur darauf gewartet, dass ich es endlich finde. Mal entdeckte ich es in einer alten Scheune, mal im Halbdunkel unter der Treppe eines Einkaufszentrums. Ich stolperte regelrecht darüber, war überrascht, dass es hier war, hatte aber auch das Gefühl, dass es genau so sein müsse und freute mich einfach irrsinnig. In der Realität hatte ich mir als Andenken noch einen der Zündschlüssel verwahrt. Im Traum zog ich ihn dann aus der Hosentasche und startete den Motor.

Mein Wohnmobil, meine Freiheit ...

Mit dem Verlust unserer fahrenden Rückversicherung schienen wir nun vollends sesshaft geworden zu sein. Keine leichte Fluchtmöglichkeit mehr. *Nothing to go, nothing to fly.* Mir war, als wäre ich zum zweiten Mal in meinem Leben abgenabelt worden.

Nur, dass es sich diesmal um ein ganzes Land handelte.

Und ein bisschen die Welt.

Seit zwei Jahren machten wir nun schon Instincto. Was als kleine Diät in Deutschland begonnen hatte, war mittlerweile unsere normale Ernährung geworden. Körperlich ging es uns erstaunlich gut. Keinerlei Beschwerden. Arztbesuche gab es nicht mehr.

Bis auf die Zähne.

Diese waren bei mir schon im Alter von zwanzig Jahren fast durchgehend mit Amalgam verplombt worden. Kein Backenzahn, der nicht auch nur ein bisschen metallisch glänzte. Meine Zähne waren traurige Ruinen. Und jetzt mit Instincto schien sich der Körper gegen diese quecksilberhaltigen Fremdkörper zu wehren. Zahnschmerzen und Zahnarztbesuche waren die Folge. Spritzen, Wurzelbehandlungen und moderne Kunststofffüllungen. Das giftige Metall in meinem Mund wurde so zwar von Mal zu Mal weniger. Dafür hielten die Kunststofffüllungen nicht sehr lange. Erwiesen sich als kaum belastbar. Ungünstig für eine Rohkost, bei der häufig hart zugebissen wird. Schnell brachen Kanten der Füllungen ab oder splitterten als Ganzes. Zudem werden wurzelbehandelte Zähne schnell spröde. Und brechen bei Belastung leichter. Eine albtraumhafte Talfahrt in Richtung Gebiss beginnt ...

Meine Zähne stellten sich als ein schlimmes Erbe meiner »gekochten« Zeit dar. Schade, regenerierten sie sich nicht so wie der Rest des Körpers. Schade, hatte ich die Rohkost nicht schon im Alter von zehn Jahren entdeckt. Schade, war ich kein Instincto-Kind. Schade, war ich nur ein zivilisiertes Flaschen-Kind.

Aber von den Zähnen mal abgesehen, fühlten wir uns wirklich fit und gesund. Die großen Entgiftungsschübe schienen vorbei zu sein. Unsere Auswahl an Nahrungsmitteln war auch wirklich vorbildlich. Sie deckte einen genügend großen Bereich ab, um weder Mangelerscheinungen haben zu müssen, noch in eine zu große Einseitigkeit hinein zu driften. Ein solche hätte über unterschwelligen Hunger (»Etwas wichtiges fehlt!«) und ständige Lustlosigkeit beim Essen unweigerlich zurück geführt in die Welt des Kochens.

Das Essen war also nicht das Problem.

Es war die Welt dort draußen.

In unserer Tropenparadies-Wohnung lebten wir wie in einem kleinen Chateau de Montrâme. Doch anstelle von einem Schlosshof, einer großen Gruppe Gleichgesinnter und dicken Mauern hatten wir beide nur uns und eine dünne Wohnungstür. Machten wir diese Tür auf, standen wir sofort in der *anderen* Welt dort draußen. Alle Menschen um uns herum kochten. Und alle Dinge um uns herum schienen genau diese Tatsache zu verkünden. Jedes Haus, jede Strasse, jeder Mensch und jeder Hund, den wir sahen, alles war durchdrungen von der Geschichte der *Gekochten Welt*. So nannten wir sie mittlerweile: *Die Gekochte Welt*. Die, aus wir der wir kamen. Die, in der eine warme Suppe und ein Stück Brot das Mindeste waren, was man an kalten Tagen zu sich nahm.

Wir konnten noch nicht einmal das.

Am Abend des schneereichen 24. Dezembers 1994 saßen wir in unserem Wohnzimmer auf dem beigefarbenen Teppich, nur einen Schritt weit von dem auf die höchste Stufe eingestellten und damit wohlige Wärme verströmenden Heizkörper. Draußen an der Böschung leuchtete der vom Licht umliegender Häuser angestrahlte Schnee in einem zarten Orange.

Stille. Weihnachten.

In unserem Wohnzimmer: kein Weihnachtsbaum. In unserer Küche: keine Weihnachtsgans im Ofen. Auf unserem Tisch: keine Kekse, keine Lebkuchen, kein Christstollen. Und auch niemand von der Verwandtschaft war bei uns. Und vielleicht war das auch gut so. Es wäre ihnen nur grausam und erbärmlich vorgekommen, was wir da auf dem Boden zwischen Heizung und Fernseher veranstalteten: Wir saßen dort mit einer großen Orkos-Pappschachtel zwischen uns. Aus ihr ragten Büschel von Mohrrüben und das struppige Grün von Fenchel. Dazwischen prangten drei dicke Sellerie-Knollen und zwei Rotkohlköpfe. Die Sellerieknollen würden unser Weihnachtsmahl werden, dies hatte unser Riechdurchgang ergeben. Uns freute vor allem, dass wir endlich mal wieder zur gleichen Zeit das Gleiche essen würden. Das kam uns vor wie ein Sechser im Lotto. Denn bei Instincto futtert ja üblicherweise jeder seine eigenen Sachen zu seiner eigenen Zeit. Wenigstens *das* war also weihnachtlich an diesem Abend: gemeinsam das Gleiche essen.

Wir säbelten von zwei der Knollen Scheibe um Scheibe runter, reichten sie uns gegenseitig und fanden es einfach nur himmlisch. Der Sellerie schmeckte unglaublich würzig. Wie Gemüsesuppe in Klotzform. Ein wahrhafter Genuss. So gesehen war es also ein feines Abendessen – wenn es nicht dummerweise grad Heiligabend gewesen wäre.

Dem Körper war so etwas völlig egal. Er wollte Sellerie. Der Duft wies den Weg. Was weiss ein Körper schon von Heiligabend? Das ist genau so, als ob jemand am Heiligabend mit einer Weihnachtsgans unter dem Arm hinaus in den tiefverschneiten Wald gehen würde und riefe: »Hey, Hasen, Füchse, Rehe, Eichhörnchen, alle mal herkommen – jetzt ist Schluss mit Rohkost! Jetzt ist Weihnachten! Jetzt gibt es Gans! Hört ihr: Weihnachtsgans! Das gehört sich so!«

Kein Tier würde sich für diesen Schwachsinn interessieren. Tiere essen nicht. Tiere *ernähren* sich. Instinktiv und immer für sie richtig. Gnadenlos real.

An diesem Weihnachtsabend saßen wir mit drei Sellerieknollen im Wohnzimmer und ernährten uns richtig. Instinktiv korrekt. Wie Tiere. Unsere Körper freuten sich. Und dennoch: Es war zum Heulen. Trostloser konnte man Weihnachten eigentlich kaum noch verbringen. Wir kauten auf dem kalten Gemüse herum, redeten miteinander und ließen diesen Abend vorübergehen, als wäre er ein Abend wie jeder andere auch. Vielleicht hätten wir ja mit Weihnachtsliedern ein bisschen mehr Stimmung machen sollen. Aber mal ehrlich: Weihnachtslieder, Kerzen, »Stille Nacht, heilige Nacht« – und dazu *roher Sellerie*? Und anschließend noch ein dickes Stück rohes Rehherz, blutig, mit Aortafetzen dran?

Weihnachten ist entweder Weihnachten wie es sich gehört oder man lässt es besser bleiben. Alles andere ist nur bizarr. Oder tut noch mehr weh. Oder macht einfach völlig verrückt. Gut, wir hätten noch ein paar andere Instinctos einladen können für ein bisschen mehr Gesellschaft. Abgesehen davon, dass Weihnachten ein Familienfest ist, und unsere Rohkost-Bekanntschaften für uns keine Familie waren, wäre es trotzdem auf Sellerieknollen hinausgelaufen. Auch die Idee, am traditionellen Weihnachtsessen bei Yashilas Eltern teilzunehmen, wäre nicht wirklich gut rausgekommen. Um uns herum Leute mit großen Tellern voll dampfender Kartoffeln und dicken Scheiben Weihnachtsgans oder Fondue Chinoise. Ein Wohnzimmer voll mit intensiven Brat- und Kochdünsten. Und wir beide dazwischen, irritiert und belästigt von diesen aufdringlichen Gerüchen, mit jeweils einer Sellerieknolle auf dem Teller und einem Messer in der Hand. Ein Anblick purer Askese. Eine Beleidigung. Eine Provokation.

Roher Sellerie zu Weihnachten: Jeder am Tisch, der auch nur ein bisschen ein Problem mit seinem Körpergewicht hatte, hätte neben uns keinen Bissen seiner Weihnachtsgans mehr genießen können.

Wir wären wir ein stilles Mahnmal der Mässigung gewesen. Fast schon »Jesus-like«: Selbstkasteiung und demütige Hingabe an das göttliche Prinzip natürlichen Wirkens. So in der Art. Es hätte keine Rolle gespielt wie unkompliziert und locker wir uns verhalten hätten.

Das *Bild* hätte für sich gesprochen.

Und ganz so unkompliziert und locker hätten wir uns tatsächlich nicht verhalten können. Wir waren keine Übermenschen. Der Anblick der üppigen Tafel und der familiären Gemütlichkeit um uns herum, hätte uns die Kehle zugeschnürt und uns verloren aus den Augen schauen lassen, wie die zwei letzten Mammuts nach dem Einbruch der Eiszeit.

Und das wiederum hätte zu dem schon erwähnten Fürsorge-Reflex der anderen geführt. Man hätte versucht uns zu überzeugen, dass das, was wir taten, nicht gut für uns sein konnte. Man sah ja in unseren Augen, wie unglücklich wir waren. Dann *konnte* es einfach nicht gut sein. Somit wäre ein Weihnachtsfest entstanden, bei dem alle nicht so recht glücklich gewesen wären.

Und nur wegen zwei Sellerieknollen!

Spätestens zu Weihnachten merkt man, welche Bedeutung das Essen wirklich hat. Wie sehr es die Menschen wirklich verbindet. Treffen Leute sich zu einem Anlass, einverleiben sie sich völlig uninstinktiv Dinge, die in den jeweiligen sozialen Kontext passen. Dinge, die der Körper ganz sicher nicht braucht. Essen und Trinken sind so häufig nur Mittel zum Zweck. *Das* ist Gesellschaft.

In dieser Welt waren Yashila und ich Störenfriede. Wir konnten bei diesen traditionellen Pflicht-Einverleibungen von Kuchen, Knuspergebäck, Kartoffelchips, Käsefondue, Rotwein, Bier und Bowle nicht mitmachen. Wir wollten es auch nicht. Wir konnten und wollten uns nicht mehr bewusst schaden, *nur damit andere es leichter hatten mit uns.* Diese erzwungene Askese sah für unsere Bekannten, Verwandten und Kollegen aber nur nach einem aus: Trotz – arroganter Trotz (»Die sollen sich nicht so anstellen! Eine Scheibe Brot hat noch keinen umbracht! Man kann alles auch übertreiben!«).

Wir machten viele solcher Erfahrungen.

Stets blieben wir freundlich und zurückhaltend. Auf gar keinen Fall sollten andere durch das, was wir sagten, den Eindruck bekommen, wir würden heimlich Werbung für ein gesundes Leben ohne Kompromisse machen. An uns war nichts missionarisches, nichts, was irgendwie bekehrend wirkte. Wie auch: Wir selbst waren ja nicht bekehrt! Unsere Gefühle waren durcheinander. Unser Herz ein gespaltenes Herz.

Nach zwei Jahren Instincto hatte sich die Welt für uns vollständig in zwei Welten auseinander dividiert.

Und für jede schlug in uns ein halbes Herz.

Wir liebten beide Welten. Die eine war vertraut und warm. Die andere gesund und voller Licht. Psychologisch betrachtet, hatte sich folgendes ereignet: In uns war ein *zweites Mutterbild* entstanden. Das herkömmliche Mutterbild war jenes, welches jeder Mensch in dieser Gesellschaft von Geburt an in sich trägt. Das Bild einer Mutter, die wärmt, Nahrung gibt und Schutz bietet. Dieses Bild ist ein sogenannter *Archetypus*, ein Ur-Bild in unserer Seele.

Die *Nährende Mutter* ist in dieser Gesellschaft eine Mutter, die ihr Kind mit gekochter Nahrung großzieht. Kuhmilch und Babybrei aus dem Glas sind zwar alles andere als artgerechte Ernährung – aber es ist nun mal die Nahrung, mit der wir groß werden. Und somit ist sie auf einer tiefen psychischen Ebene untrennbar mit dem Mutterbild in uns verbunden. *Mama macht Brei. Mama macht Kuchen. Mama ist da, wenn ich krank bin. Und dann macht sie Tee und misst Fieber.*

Mutter – Essen – Gesellschaft. Eine Einheit.

Mit Instincto, das merkten wir nach den zwei Jahren, entstand in uns ein weiteres Mutterbild. Eines, das dem anderen vollauf ebenbürtig, an Kraft sogar weit überlegen war: Das Bild *Mutter Natur*. Eine Mutter, die uns wohlgesonnen und heilsam begegnete. Die uns zeigte, was *wirklich* gut für uns war. Der wir vertrauen konnten. Ihr Rat entsprach stets der Wahrheit. Sie zeigte uns, wie wunderbar die rohen Dinge aus der Natur schmecken, und wie gut es sich anfühlt, sich mit diesen Dingen zu ernähren und zu leben. Folgten wir dieser Mutter, waren uns Gesundheit und ein wunderschönes Gefühl im Körper sicher. *Mutter Natur* war eine allwissende und gütige Mutter.

Eine Mutter, die nichts einforderte. Keine Gegenleistung erwartete. Sie war da, bot sich an. Wir mussten ihr nur zuhören.

Eine wahrhaft *liebende* Mutter.

Auch das Bild von *Mutter Natur* ist ein verborgener *Archetypus*, ein Ur-Bild im Menschen. Und Ur-Bilder verfügen über Schicksalskräfte. Mit Instincto weckten wir diesen Archetypus in uns, nährten und kräftigten ihn mit jeder rohen Mahlzeit. Gleichzeitig entlarvten wir das herkömmliche Mutterbild als falsch und krankmachend. All jene Dinge, die dem Mutterbild der *Gekochten Welt* entsprachen – Streuselkuchen, Haferbrei und belegte Brote – waren für uns nicht mehr gut. Krankmachend. Keine Kost für Menschenkinder. Die »gekochte« Mutter meinte es zwar gut, aber was sie tat war ungesund. Neben ihr wurde man krank. Dennoch war da Liebe. Sie hatte uns zur Welt gebracht. Hatte uns wohlsam gehütet. Und unser Wesen tief geprägt.

Zwei Mutterbilder.

Zwei große Gefühle.

Ein gespaltenes Herz.

Besonders interessant waren daher für mich die Besuche bei meinen Eltern. Und die Reaktionen meiner realen Mutter auf mich. Immerhin verkörperte sie das erstgenannte Mutterbild. Das der Gesellschaft. Bei diesen Besuchen zeigten Yashila und ich, von aussen betrachtet, wahrlich ein bizarres Bild. Dauernd standen wir mit einer Wasserflasche herum, saßen auch beim Frühstück nur mit einem Glas Wasser am Tisch, assen nichts und wenn, dann nur ein paar Brocken »Hundekot« (Kassia). Und am Mittag verkrümelten wir uns in die unteren Zimmer vor unsere Orkos-Schachteln. Meine Eltern blieben nett. Sie versuchten das Ganze so gut es ging zu akzeptieren – auch wenn mein Vater halb wütend, halb traurig war, weil es ihm nie gelang, uns zu einem Stück Kuchen (Zitat von ihm: »Ein Leben ohne Kuchen taugt doch nichts!«) zu überreden. Auch meine Mutter bot uns stets an, bei Tisch zuzugreifen oder einfach zu sagen, wenn wir etwas Bestimmtes haben wollten.

Meine Mutter ...

Philosophisch betrachtet, war die Sache ein interessantes Paradoxon: Würde meine Mutter mich wirklich lieben, dann müsste sie doch sagen »Junge, iss ja nichts von dem gekochten Zeug hier auf dem Tisch, das tut dir nicht gut!«. Sie sagte so etwas aber natürlich nicht. Liebte sie mich also nicht? Wer solches aber sagte, das war meine neue Mutter, meine *Mutter Natur* in mir. Ich saß also am Tisch meiner Eltern zwischen zwei Müttern: Die eine liebte mich und wünschte sich, dass ich ihre Suppe und ihr Brot zu mir nehme, und die andere liebte mich, indem sie mir sagte, ich solle genau das *nicht* tun. Paradox! Und einmalig auf der Welt – wer hat schon *zwei echte Mütter*?

Nun, alle die zu lange Instincto machen ...

Dies ist, wie schon in der Einleitung dieses Buch erwähnt, der hohe Preis von Instincto: Du kriegst einen Haufen Gesundheit und einen noch viel größeren Haufen Probleme. Und eine neue Mutter. Jetzt hast Du zwei – und beide haben recht. Immer.

Viel Vergnügen!

5. Die Macht eines toten Fisches

Womit wir uns am schwersten trugen, war die einseitige Rolle, die uns zugeschrieben wurde. Im Kreise der Verwandten und ehemaligen Freunde waren wir automatisch eine »Instanz der Gesundheit«. Wir tauchten auf und augenblicklich drehte sich alles um das Thema Essen. Wir schienen das ausgelagerte schlechte Gewissen des Normalköstlers geworden zu sein. Denn insgeheim waren die wenigsten zufrieden mit dem, was sie assen, tranken und wieviel Sport sie machten.

Yashila und ich betraten mit einer Wasserflasche in der Hand (»*Ach ja, mehr trinken sollte ich auch mal wieder!*«) die Szene, waren schlank, hatten eine makellose Haut und schon war es da: das schlechte Gewissen. Dies, und das dauernde »Nein-sagen-müssen« zu allem, wozu wir eingeladen wurden und zu allem, was man uns guten Herzens anbot, bewirkte einen immer stärkeren Rückzug von uns in die »andere Welt«. Die der Rohkost und der Instincto-Bekanntschaften. Eine Welt, die weniger zermürbend, weniger anstrengend war, auch wenn wir mit den Leuten dort nie richtig »warm« wurden.

Von aussen betrachtet, hätte man tatsächlich meinen können, wir wären in einer Sekte gelandet. Diese Abgrenzung entsprach dem vollkommen. Aber wir brauchten einfach Menschen um uns herum, denen wir uns nicht groß erklären mussten. Die höchstens neugierig waren, wie wir bestimmte Probleme mit der Versorgung lösten, oder wissen wollten, wie welche Entgiftungen genau abliefen. Fachsimpelei halt. Reden, ohne Gefahr zu laufen, in irgendwelche Fettnäpfchen zu treten, oder Tabus zu brechen, die wir aufgrund unserer Andersartigkeit mal wieder nicht gesehen hatten.

In der Arbeitswelt kamen wir jedoch gut zurecht. Man hielt uns zwar für *ein bisschen komisch*, doch die Tatsache, dass man mit uns auch über ganz normale Dinge reden konnte, dass wir weder außerirdisch grinsten noch überirdisch lamentierten und auch nicht die anwesenden Hamster, Wellensittiche und Katzen als beiläufigen Snack verspeisten, sondern einfach nett waren und normal ansprechbar blieben, besänftigte die meisten irritierten Gemüter.

Zwar passierten manchmal kleine Ausrutscher. Zum Beispiel, als Yashila während ihrer Mittagspause im Lehrerzimmer gedankenversunken mehrere Mandarinen verspeiste und sich plötzlich dem bohrenden Blick eines Kollegen ausgesetzt sah, der sie wohl schon die längste Zeit über angestarrt haben musste und der plötzlich lauthals lachte: »So viele Mandarinen aufs Mal! Das ist ja unglaublich! Ich esse da höchstens eine einzige zum Nachtisch!«

Nett, lachte er wenigstens. Andere Leute, dass hatten wir auch erlebt, fanden derartiges obszön und masslos (»Fünf Mandarinen! Und dann auch noch außerhalb der Weihnachtszeit! Einfach skandalös!«).

Oder die Geschichte mit der Avocado, die Yashila in völliger Selbstverständlichkeit mitsamt Schale verdrückte. Wiederum im Lehrerzimmer in der Pause. Dies erregte ein Aufsehen, als ob sie besagten Hamster verschlungen hätte.

Bananen oder Avocados *mit Schale essen* – das sprengt mentale Grenzen! Offenbar erregen Handlungen, die nur leicht abgewandelt sind von den sonst üblichen Handlungen, besondere Aufmerksamkeit: An den Gemüsen und Früchten im Bioladen *schnuppern*, bevor man sie in den Einkaufskorb legt. Mehr als zwei Früchte aufs Mal essen (Rekord von mir: 3 kg Tomaten Berner Rose bei einer Mahlzeit). Salat pur futtern, ungewaschen, direkt Blatt für Blatt in den Mund. Schwarze, schrumplige, überreife Bananen auslutschen. In Cherimoyas und Mangos reinbeissen, als wären es Äpfel. Handlungen, die für uns schon damals so normal waren wie Schuhe binden, die den anderen aber vorkamen, als hätte man uns per Zeitmaschine aus der frühen Steinzeit entführt, provisorisch in Hose und Jacke gesteckt und in die heutige Welt entlassen.

Punkto Steinzeit: Da war dann noch die Sache mit dem Fisch.

Und die ging so: Zu uns ins Orkos-Depot bestellte einmal ein älterer, gut situierter Herr. Ich nenne ihn hier Herrn M. Er parkte mit seinem glänzend schwarzen Rollce-Royce unten im Hof, schlenderte die kleine Auffahrt hinauf zum Eingang unseres Wohnblocks, fand nach kurzem Suchen unser Namenschild und klingelte. Wir öffneten. Vor uns stand ein schmächtiger, tadellos gekleideter Mann mit grauen Haaren und asketischen Gesichtszügen. Er stellte sich in ausnehmend höflicher Weise vor. Seine Haltung und Gestik wirkten bescheiden und wohlerzogen. Auf dem Weg ins Wohnzimmer, wo zwei Orkos-Kartons schon für ihn bereit standen, kamen wir ins Gespräch und es zeigte sich, dass er äusserst interessiert war an dieser seltsamen Ernährung, die Yashila und ich machten. Von Instincto hatte er schon mehrfach kurz gehört, aber die ganze Sache war ihm reichlich suspekt vorgekommen. Zu suspekt, um sich bislang genauer damit zu beschäftigt zu haben.

Herr M. leitete, wie er uns im Wohnzimmer erzählte, den Vorsitz eines überregionalen Vegetarier-Verbandes. Dort hatte sich schnell herumgesprochen, dass der französische Versand Orkos so gute Bio-Produkte lieferte. Durch die Bekanntschaft mit uns, sah er nun die einmalige Gelegenheit, dieses mysteriöse Instincto *aus erster Hand* genauer kennen zu lernen.

Ich lud ihn spontan zu einem kleinen Rundgang durch unsere Wohnung ein.

Zuerst die Küche. Natürlich traf ihn fast der Schlag in Anbetracht der Unmengen an Farben, Formen und Gerüchen: Bananenstauden baumelten an dicken Kokosseilen von der Decke. Aus mehreren Bastkörben leuchteten Mangos und matschige Brotbaumfrüchte. Auf dem Fenstersims stapelten sich ockerfarbene Durianschalen.

Die Küche wirkte wie ein Stück herausgeschnittener Urwald. Wie der Nachbau eines Primaten-Biotops. Und tatsächlich, ein kleines Äffchen, so ein Busch-Baby beispielsweise, das dort noch herumgeturnt hätte, hätte uns wirklich gefallen.

Den *Blutigen Schrank* ertrug Herr M. mit stoischer Gelassenheit. Er schaute auf die dunkelroten Rehbockherzen mit ihren Aortastümpfen, rümpfte die Nase und nahm einen gewissen Sicherheitsabstand ein. Dennoch ließ ihn dieser Kühlschrank im wahrsten Sinne des Wortes erstaunlich kalt. Ich führte ihn weiter ins Badezimmer. Auch dort herrschte fröhlicher Tropenzauber. Auf dem breiten Sims über der Badewanne standen dicht an dicht Grünpflanzen: Mangobäumchen, Sapotebäumchen, Dattelpalmen, Avocadosetzlinge. Allesamt aus Kernen von Orkos-Früchten gezogen und mehrheitlich einen halben Meter hoch. Herr M. schaute und staunte. Registrierte alles und nickte höflich. Und dann machte er den wohl folgereichsten Schritt in seinem Leben.

Hinaus auf unseren Balkon.

»Oh, was riecht das fein hier! Was ist denn das?«

Es war der Fischtrockner. Unten in der Ecke.

»Also, das riecht wirklich unglaublich fein! Kann ich das mal genau sehen?«

Ich nahm den Abluftdeckel vom Trockengerät herunter und hob das obere Sieb ab. Auf dem Sieb prangten sechs angetrocknete, leicht abgegammelte Makrelenhälften. Sie dufteten aufregend kräftig in den verwegensten Aromen. Ich schaute Herrn M. an. Höchst irritiert blickte er auf den toten Fisch. Diese Situation brachte ihn doch sehr durcheinander. Der Fisch *stank* ja gar nicht – er duftete! Aber er hätte doch stinken müssen. So wie das verschrumpelte, ölige Zeug auf dem Sieb aussah, hätte es doch abscheulich stinken müssen. Tat es aber nicht. Die toten Fische hielten sich einfach nicht an die Regeln.

Im Gesicht von Herrn M. kamen und gingen Falten, als rezitiere er innerlich die Statuten des Vegetarierverbandes im Schnelldurchlauf. Es kämpfte sichtlich in ihm. Herr M. stand vor einem echten Problem:

Vergammelter Fisch darf nicht duften.

Und er darf nicht so lecker duften, dass ich am liebsten reinbeissen möchte, denn:

Ich bin doch Vegetarier!

Im Gesicht von Herrn M. rangen Instinkt und Ideologie miteinander. Ich sah amüsiert zu, wie dieser äusserst kultiviert wirkende Herr versuchte, sich unter Kontrolle zu halten. Es fiel ihm ungeheuer schwer. Nach langem Zögern gelang es ihm endlich. Mit einem sichtlichen Ruck stellte er sich wieder kerzengerade hin und streckte mir mit forscher Entschlossenheit das Sieb entgegen.

Die Ideologie hatte ihren Sieg davon getragen. Schade.

Ich stellte das stinkduftende Sieb voller »Ideologie-Tester« wieder auf den Trockner und begleitete Herrn M. zurück ins Wohnzimmer. Unterwegs rückmeldete ich ihm, dass ich eben den schweren Eindruck gehabt hätte, dass er über die Makrelen am liebsten sofort hergefallen wäre. Herr M. schaute mich vielsagend an und nickte betroffen. Dann erzählte er mir, dass er vor einigen Jahren beschlossen habe, streng vegetarisch zu leben, nachdem erste Anzeichen von Parkinson an seinen Händen aufgetaucht waren. Er hoffe nun, mit gesunder und massvoller Kost die Krankheit so gut es geht hinauszögern zu können. Tierisches Eiweiss halte er grundsätzlich für sehr gefährlich und krankheitsfördernd, da es den Körper übersäuere und zu Ablagerungen in den Nervenzellen und Gelenken führe. Zusätzlich verbringe er den Winter jeweils in einem Ferienhaus auf Gran Canaria, weil die kalte Jahreszeit in der Schweiz die Parkinson-Symptome deutlich verstärken würde.

Nach unserem Gespräch begleitete ich, mit einem seiner Pakete unter dem Arm, Herrn M. hinunter zum Wagen. Er verstaute die Schachteln im Kofferraum, öffnete die Fahrertür und ließ sich in den Luxus-Ledersitz sinken. Mit einer Hand schon am Türgriff, drehte er sich plötzlich zu mir hoch und schaute mich, mit einer Spur von Flehen in den Augen an:

»Könnte ich wohl so eine kleine Makrele mitnehmen?«

Ich lachte, eilte zurück in die Wohnung und kehrte mit einer in der rechten Hand hin- und her schwingenden Plastiktüte zurück. Herr M. nahm die Tüte entgegen, lächelte erleichtert und wir verabschiedeten uns herzlich. Dann wendete er seinen alten Rollce-Royce auf dem Hof und ich schaute ihm nach, bis er vorn auf die Hauptstrasse einbog und in Richtung Zürich davon fuhr. Er und seine drei toten Makrelen ...

Am Abend klingelte das Telefon. Herr M. war dran. Aufgeregt erzählte er mir, dass er schon kurz nach seiner Wegfahrt von uns, am Straßenrand gehalten und sämtliche Makrelen verschlungen habe. Ich lachte und stellte mir das bildlich vor: Ein Rollce-Royce am Strassenrand und in ihm ein alter Mann, der, vor dem Steuerrad sitzend, vergammelte Makrelen aus einer Plastiktüte futtert. Herrlich! Was für eine tolle Instincto-Geschichte! Buchreif. Eine Paradebeispiel für die Macht der Gerüche und der Urzeit-Gene in uns.

Einige Wochen später fuhr Herr M. auf das Chateau de Montrâme, besuchte dort den Instincto-Einführungskurs und erlebte sein ganz persönliches Rohkost-Wunder: Tagelang ass er jeden Abend entweder rohen Fisch oder rohes Fleisch. Ganz instinktiv. Sein Körper schien *eine Menge* nachholen zu wollen. Gleichzeitig ebbte auch das Zittern in den Händen ab – die Parkinson-Symptome bildeten sich zurück!

Wieder zurück in der Schweiz, versuchte er, geläutert und voller Begeisterung, die Mitglieder seines Vegetarier-Vereins zu bekehren. Erfolglos. Verständlich: Mit Worten bringt man Ideologien nicht zu Fall. Und wenn man noch so tolle Geschichten erzählt.

Herr M. zog seine Konsequenzen daraus, legte sein Vorstands-Amt nieder und kam fortan regelmässig zu unseren Instincto-Treffen. Er freundete sich dort mit Herrn L. S. an, einem ehemaligen Fabrikbesitzer und Kinderbuchautor, der nach dem Tod seiner Frau mit Instincto begonnen hatte, weil er plötzlich Geruch- und Geschmackssinn verlor und zu dem bemerkenswerten Schluss gekommen war: »Ohne Riechen und Schmecken kann ich genau so gut roh essen, dann habe ich wenigstens eine kleine Chance, dass die Sinne zurückkehren«. Eine kluge Entscheidung. Und eine erfolgreiche. Denn seine Instincto-Diät bewirkte, dass Geruch und Geschmack zumindest bei den intensiven Tropenfrüchten wie Durian, Cempedak und Mango Kweni in ausreichender Weise zurückkehrten, um ihm Mahlzeiten voller Genuss zu bescheren. Genuss, der anders nicht mehr möglich gewesen wäre.

Herr M. zog kurz darauf in die Attika-Wohnung von Herrn S., und beide gründeten damit eine irgendwie urige Altherren-Rohkost-WG, die häufig Versammlungsort unserer Instincto-Treffen wurde. Doch wie so viele andere auch, musste Herr M. bald feststellen, dass es nicht einfach war, außerhalb von Montrâme Instincto diszipliniert genug durchzuziehen, um eine chronische Krankheit wie Parkinson einzudämmen. Das Zittern in den Händen kam wieder, sobald er auch nur eine einzige gekochte Ausnahme machte. Und es wurde auch dann stärker, wenn er wahllos, ohne großartig nach Geruch auszuwählen, irgendwelche rohen Sachen ass. In den Folgejahren pendelte Herr M. zwischen Montrâme, Zürich und Gran Canaria hin- und her, in der Hoffnung, mit diesem Mittelweg langfristig gesund zu bleiben.

So, genau so, macht Instincto Schicksal.

6. Die Stufen der Autonomie

Die Geschichte von Herrn M. ist ein wunderbares Beispiel für Mut und Autonomie. Noch im fortgeschrittenen Alter seine inneren Überzeugungen derart zu ändern, das gelingt nicht vielen. Nach meiner Erfahrung braucht es ein gewisses Talent oder eine besondere Art von Intelligenz, um bereit zu sein, den eigenen Wahrnehmungen und Erlebnissen mehr zu vertrauen, als dem angelesenen Wissen und den unbewussten Vorurteilen.

Jeder, wirklich jeder, der es wagt, das kann an dieser Stelle versprochen werden, wird mit Instincto erleben, wie überaus stimmig dieses Ernährungsmodell ist. Und kann umgekehrt, nach Rückkehr zu den alten Gewohnheiten, erleben, wie schwächend und schädigend es ist, gekochte Nahrungsmittel zu verzehren.

Aber wer zieht aus solchen Erlebnissen auch wirklich seine Schlüsse?

Wer ist mutig und autonom genug, diese Erlebnisse richtig einzuordnen – und danach zu handeln?

Mehrere Male, als ich im Hallenbad-Cafe interessierten Personen von Instincto erzählte, bekam ich zu hören: »Was – kein Brot? Das würde ich nicht überleben!« und »Keinen Kaffee mehr? Auch keinen

Wein? Und Käse darf man auch nicht mehr essen? Das könnte ich nie!«

Die Mehrheit reagiert, wenn sie von Instincto erfährt, vor allem auf das *Weglassen-müssen* von Vertrautem. Man sieht nicht die Unmengen neuer Dinge, die es zu essen gibt, sondern nur den drohenden Verlust von Brot, Suppe, Kuchen und Kaffee. Weglassen tut weh. Schon als Schulkind tat man sich schwer mit Subtraktions-Aufgaben: *Minus ist schlimm. Minus nimmt weg.*

Und weg ist nicht gut.

In unserer Gesellschaft herrscht daher auch der Geist von »Genug kann nie genügen«. Neue Produkte werden erfunden, und ein umfangreicher Werbeapparat erzeugt mittels raffinierter Kampagnen schließlich in uns sogar ein Bedürfnis nach diesen Produkten. Wo vorher gar nichts war – plötzlich wollen wir es!

Im Gesundheitssektor werden gern und häufig Mangelerscheinungen suggeriert. Und passend dazu bietet der Markt ein Arsenal an Präparaten, um sie zu beheben. Nährwert-Tabellen, Menü-Pläne und Diät-Vorschriften binden Geist und Körper an das, von dem andere behaupten, dass es gut für uns sei.

Aber – fühlen wir das auch?

Wer kann fühlen, wieviel Vitamin E er braucht? Oder wieviel Calcium und Zink? Wieviel Ginko-, Mistel-, Knoblauch- und Hopfensubstanzen?

Was uns bleibt, ist ein blindes Vertrauen in sogenannte Experten. Fachleute, die forschen und Berichte veröffentlichen. Auch wenn diese später häufig von wieder anderen Fachleuten korrigiert oder sogar plötzlich verworfen und durch neue Entdeckungen ersetzt werden. Und wir, die wir gewohnt sind zu vertrauen, die wir es uns in unserem Herzen so sehr wünschen, *vertrauen zu können*, zahlen mit unserer Gesundheit dafür. Ohne es zu wollen, werden wir zu Versuchsobjekten im komplexen Gefüge von Lebensmittelindustrie und Ernährungswissenschaften. Wir schlucken lieber alles mögliche, als dass wir uns der Gefahr aussetzen, *zu wenig* zu haben. Lieber genügend, als nicht genug. Lieber was halbgutes oder halb falsches – als gar nichts!

Instincto geht hier einen anderen Weg. Instincto lehrt Autonomie. Mit Instincto begreift man, dass es möglich ist, sich selbst vertrauen zu können. Auch wenn man vieles nicht versteht. Auch wenn man sich in Bereichen bewegt, wo bislang kaum geforscht wurde, in denen es nahezu kein offiziell anerkanntes Wissen gibt.

Aber man fühlt, was *wahr* ist.

Doch um sich auf diesen Weg des gefühlten Wissens einzulassen, dafür braucht es großen Mut. Wir alle haben es so sehr verlernt, uns selbst zu vertrauen, dass auch nur schon erste Schritte in diese Richtung sehr viel Angst in uns auslösen können. In dieser Hinsicht ist Instincto nicht nur eine Diät, sondern sogar eine echte Therapie. Für den Körper ist sie das ohnehin. Aber vor allem ist Instincto auch eine Therapie für unseren begrenzten Geist, unsere *Mentalität.*

Schritt für Schritt führt instinktives Essen zu einer bislang nicht gekannten Autonomie in Sachen Gesundheit.

Am Anfang hat man vielleicht nur den Mut, instinktiv zwischen Orangen, Bananen uns Äpfeln auszuwählen. Zu viele Vorbehalte sind noch in den Gedanken. Zu viel Ekel. Doch die positiven Erfahrungen geben genügend inneren Halt, um weiter voran zu schreiten. Plötzlich traut man sich rohe Eier zu essen oder ein Stück rohen Fisch. Und man wundert sich, wie schnell der Ekel verschwand.

Dieser Ekel begegnet einem immer wieder. Er ist quasi die Stufenhöhe auf dem Weg zu einer autonomen Ernährungsweise. Wer rohes Fleisch gegessen hat, bringt nicht automatisch auch den Mut auf, rohe Insekten zu essen. Selbst wenn sie fein riechen. Wieder ist da diese Ekelsperre im Kopf. Unser Instinkt wäre grenzenlos mutig. Nur wir sind es nicht. Weil wir *denken.* Dem Instinkt ist es völlig egal, wie etwas aussieht. Und ob etwas kriecht, krabbelt oder zuckt. Mit dem Instinkt stehen wir im Reigen der von ihrem Wesen her völlig tabulosen Natur. Das mag wie ein Abstieg hinunter in das unwürdig Animalische klingen.

Aber ist es nicht ein Akt von Intelligenz, für sich autonom sorgen zu können?

Und wäre dies dann nicht doch ein *Aufstieg*?

Für mich persönlich war Instincto die völlige Befreiung von der Schulmedizin. Ich war seit 1991 nie mehr aus Krankheitsgründen beim Arzt. Habe seither nie wieder ein Medikament genommen. Und ich bin mir sicher, dass ich beides auch in Zukunft nicht tun werde. Außer bei einem Unfall oder bei den notwendigen Zahnrestaurationen meines »dunklen Erbes aus gekochten Zeiten«, wird mich ein Arzt wohl nicht mehr zu Gesicht bekommen.

Selbst wenn man im Laufe seiner Instincto-Jahre einmal eine Phase durchlebt, wo es einen wieder hinzieht zu gekochten Produkten und man plötzlich mit verschleimter Nase herumläuft oder sogar rheumatisches Ziehen in den Gelenken verspürt: Man weiss, was zu tun ist. Aufhören mit dem Gekochten. Instinktiv roh essen. Und der Körper kommt wieder ins Lot. Selbstheilung ist schließlich eine angeborene *Fähigkeit*.

Ich behaupte das nicht leichtfertig.

Dahinter stehen bei mir achtzehn harte und lehrreiche Jahre.

Im Sommer 2003, dem bekannten Jahrhundert-Sommer, hatte ich mir körperlich sehr zugesetzt. Mit der Rohkost nahm ich es nicht mehr so genau (s. I/4.2.). Dazu kam die hohe Chlor-Belastung während meines Jobs in dem alten, technisch längst überholungsbedürftigen Hallenbad, ein Job, den ich wegen seiner Intensität und Abwechslung einfach zu sehr liebte, um ihn aufzugeben; obwohl mir klar war, dass ich selbst mit der gesündesten Ernährung, die chronische Chlorvergiftung über Haut und Lunge nicht wirklich würde ausgleichen können. Dies führte bei mir zu einem exzessiven Frischluft-Bedürfnis, dem ich mit ausgiebigen Radtouren in jeder freien Minute nachkam. Auch während des besagten Jahrhundert-Sommers. Gedopt von der durchdringenden Hitze, die mich zu wahren Höchstleistungen auflaufen ließ, war ich mit dem Rennrad selbst im schlimmsten Smog und bei den höchsten Ozonwerten, regelmässig auf der stark befahrenen Seestrasse Rapperswil-Zürich unterwegs. Meine Lieblingsstrecke. Mit den anderen Radverrückten dort, schloss ich mich zu einer kleinen Gruppe zusammen und wir jagten mit über 40 km/h auf der von den Schweizern als »Goldküste« bezeichneten rechten Seeseite entlang. Ich hatte das Gefühl, unverwundbar zu sein.

Die Rechnung für dieses durchweg uninstinktive Treiben erhielt ich im Frühjahr 2004: Lungenentzündung!

Mit unsäglichen Schmerzen wälzte ich mich Bett. Jede falsche Bewegung zerriss mir schier das Zwerchfell. Nächtelang saß ich halb wach, halb schlafend auf der Couch im Wohnzimmer. Ich trank nur noch Wasser, ass ab und zu Ananas, wenn sie fein roch, ansonsten fastete ich. Gläserweise kam orangefarbener Schleim aus meiner Lunge. Voller dunkler Schlieren. Vermutlich transportierte der Schleim all die eingeatmeten Russteilchen und Pollen wieder nach draußen. Danach sah es jedenfalls aus. Außerdem: Wie sonst sollte das eingeatmete Staubzeug auch wieder raus kommen?

Ich litt ordentlich in diesen Tagen.

Aber der Gedanke, zum Arzt zu gehen, kam mir gar nicht. Nicht einmal ansatzweise. Für mich war das, was geschah, ganz einfach nötig. Ich hatte mich masslos übernommen. Hatte mich völlig unverantwortlich mir selbst gegenüber verhalten. Völlig *unzärtlich*. Und jetzt bezahlte ich es mit dem Preis schmerzvoller Regeneration.

Acht Kilogramm Körpergewicht verlor ich in dieser Woche. Ich sah schrecklich aus. Wie ein Gefangener nach Kerkerhaft. Es dauerte mehrere Wochen, bis ich mein altes Gewicht und meine ursprüngliche Kraft zurück gewonnen hatte. Trotz der Schmerzen und des Leidens möchte ich diese Erfahrung nicht missen. So mancher Leser wird jetzt vermutlich denken: »Hey, das war absolut gefährlich und dumm!«

Ich sage, das war *autonom*.

Diese Autonomie ist nicht für jeden erstrebenswert, ganz klar (und bei manchen Tropenkrankeiten auch nicht sinnvoll, siehe dazu II/2.4.). Viele lieben es, zum Arzt zu gehen oder zu einem Ernährungsberater. Sie lieben und brauchen es, ein Papier in der Hand zu halten, auf dem steht, was zu tun ist. Dieses Gefühl, jemand hält eine schützende Hand über einen, ist ein schönes, ein zutiefst beruhigendes Gefühl. Auch wenn es sich im Ernstfall meist als Illusion erweist. Denn Medikamente können nicht *heilen*. Und ein Arzt kann nicht wirklich die Verantwortung für einen übernehmen, kann einen nicht wirklich, von aussen her, *gesund machen*.

Wenn es darauf ankommt, ist man allein mit sich selbst.

Die letzte Stufe der Autonomie, die man mit Instincto erlangen kann, ist die völlige Befreiung des Instinktes. Auf dieser Stufe gibt es weder ein Tabu, noch ein Gefühl von Ekel. Man könnte sie als *Stufe der Unschuld* bezeichnen: Man ist in der Lage, wirklich *alles* zu essen was gut duftet. Nicht im Sinne einer Mutprobe – sondern weil es tatsächlich schmeckt!

Egal, ob dies grüner Salat oder eine rohe Leber, ob dies Waldboden oder eine zappelnde Heuschrecke ist. So betrachtet, wird Instincto automatisch zu einem Survial-Werkzeug. Derart innerlich frei, kommt man nämlich in nahezu allen Regionen der Welt mit Rohkost ganz leicht zurecht. Auf dieser *Stufe der Unschuld* wird die Natur wieder vollständig zu einem Garten Eden.

Diese Stufe erreicht man natürlich am leichtesten, wenn man als Instincto-Kind groß wurde. Auf dieser Stufe kommen wir Menschen eigentlich alle auf die Welt. Und Instincto-Kinder haben natürlich die größte Chance, auch dort zu bleiben. Für uns andere, die »angelernten« Instinctos, ist dieser Weg mühsamer – aber je länger man durchhält, um so häufiger hat man Erlebnisse dieser höchster Stufe.

Yashila und ich haben zum Beispiel schon mehrmals völlig verwurmte Früchte gegessen, ein Akt, der uns vor Jahren noch als undenkbar erschienen wäre. Und damals, an der Cote d'Azur, saß ich an einem Nachmittag in der seichten Uferzone zwischen den Felsen und futterte eine gut duftende Algenart, die auf den überspülten Steinen in der Strömung mit ihren hellgrünen Blättern wedelte. Keine Ahnung, wie sie hiess. Namen spielen für den Instinkt keine Rolle. Auch an einer Herbstzeitlosen kaute ich schon ausgiebig herum, weil sie so fein duftete. Dabei gilt diese Pflanze offiziell als hochgiftig. Aber wenn sie doch fein riecht?

Meine in Sachen Ernährung und Gesundheit freie und autonome Haltung ist für mich ein unverzichtbares Gut geworden. Auch wenn der Preis dafür sehr hoch ist.

7. Anpassungen

Im Schweizer Schulwesen machte Mitte der 1990er Jahre plötzlich ein neues Unterrichts-Modell die Runde. Es nannte sich *Integration*. Sonderklassen wurden aufgelöst und die lernschwachen Schüler einfach in die bestehenden normalen Klassen integriert. Sehr zum Leidwesen der Lehrpersonen, die sich nun nicht nur mit großen Klassen herumschlagen mussten, sondern gleichzeitig auch für die besonders förderungsbedürftigen Kinder spezielle Aufgaben vorbereiten mussten. Eine aufreibende und zeitfressende Angelegenheit, die zur Folge hatte, dass eigentlich alle Schüler irgendwie zu kurz kamen. Besonders die hilfsbedürftigen. Denn die wurden nun leicht als »Bremsklötze« gesehen.

Yashila war von diesem Integrations-Projekt alles andere als überzeugt und entschied sich, eine neue Stelle in Zürich anzutreten, in einer Montessori-Schule.

Dies erforderte allerdings einen umständlichen Arbeitsweg: Zu Fuss am Morgen zum Bahnhof, dann mit dem Zug nach Rapperswil, umsteigen in eine Anschlussverbindung nach Pfäffikon, wieder umsteigen in einen Zug nach Zürich-Enge. Mit dem Auto wäre es kaum weniger aufwändig gewesen, da die einzige Brücke über den See, der Seedamm bei Rapperswil, eine stark befahrene und staureiche Route war.

Aus diesem und auch aus steuerlichen Gründen, zogen wir nun in die unmittelbare Nähe von Rapperswil in eine preiswerte 3-Zimmer Wohnung. Der Arbeitsweg von Yashila war damit um einiges kürzer. Und bis zum Hallenbad von Schmerikon war es für mich mit dem Auto nur eine Viertelstunde, mit dem Rennrad zehn Minuten mehr. Doch das Radfahren kostete mich jedes Mal echte Überwindung. Erstens: Ich hasste Frühsport! Auch ein Dutzend Versuche, mir Joggen und Radfahren in den Morgenstunden anzugewöhnen, änderten nichts daran, im Gegenteil – mein innerer Schweinhund wurde nur noch schweinehundiger. Zweitens: Die »tolle« Rohkost erforderte die Mitnahme eines mit allerlei gesunden Sachen gefüllten und damit nicht gerade leichten Rucksacks. Besonders hinderlich für

Drittens: Auf der Seestrecke Rapperswil – Schmerikon herrschen am Morgen Ost- und am Abend Westwind. Für mich hiess das: Gegenwind auf beiden Strecken. Herrlich – ich »liebe« Gegenwind. Besonders am Morgen. Und besonders mit Gepäck.

Mein innerer Schweinehund erbettelte sich also mehrheitlich das Autofahren und so tuckerte ich mit unserem schuhschachtelförmigen Fiat Panda (Fiat, nicht Ferrari, denn einen solchen verfutterten wir ja grad) zur Arbeit. Schön faul und wohlstandsgemäß.

Unsere neue Wohnung lag in der dritten Etage eines lila getäfelten Wohnklotzes inmitten anderer lila getäfelter Wohnklötze. Von aussen war die Siedlung ähnlich attraktiv wie ein Bündel Parkhäuser. Aber innen war die Wohnung wirklich toll. Parkettboden. Panoramafenster nach Westen. Bei gutem Wetter zauberte die untergehende Sonne eine wunderschöne Stimmung ins Zimmer.

In der Küche installierte ich ein Gerüst aus großen und kleinen Bambus-Stäben, die ich mit rohem Bast zusammenband und ließ einen Philodendron kreuz und quer daran hochwachsen. Dieser umrahmte dann dekorativ die am Gerüst aufgehängten Bananenbündel und Weintrauben. Drei Kühlschränke surrten in der kleinen Küche vor sich hin: ein großer für Gemüse, Datteln und Früchte, ein kleinerer für Fleisch und ein ganz kleiner für Meeresprodukte. Jedem ökologisch denkenden Menschen mutet dies erschreckend an. Aber die Bilanz sieht gleich anders aus, wenn man bedenkt, was wir an Herd- und Spülmaschinenenergie einsparten und auch an den medizinischen Folgeerscheinungen des Kochens, denen ebenfalls ein immenser, versteckter Energieaufwand innewohnt (s. II/4.4.).

Wieder trudelte schon nach kurzer Zeit ein Brief der Verwaltung bei uns ein. Eine Kündigungsandrohung wegen dauerndem Gestank aus unserer Wohnung. Kein Mensch hatte uns persönlich etwas gesagt. Niemand. Wieder lief alles hinten rum. Wir schrieben also einen Brief zurück, sprachen mit dem Hausmeister, und machten unsere Wohnungstüren mit speziellem PVC-Band gasdicht. Das Dichtungsband diente nicht nur dem Schutz der anderen vor uns. Sondern auch umgekehrt. Denn die baubedingte Lage von Küche und Balkon bewirkte, dass massive Kochgerüche aus den benachbarten Wohnungen in unsere Zimmer zogen. Wir sprachen mit dem

Hausmeister darüber, dass wir ja selbst auch regelmässig von unangenehmen Gerüchen belästigt würden, von Zwiebel- und Knoblauchdünsten und von Zigarettenrauch. Der Hausmeister schaute uns verwundert an, so als hätten wir mit ihm Hochlandmarsianisch gesprochen und meinte nur: »Aber das, das ist doch völlig normal!«.

Da war sie wieder, die Grenze: Es kann noch so aufdringlich nach den Exzessen der Kochwelt riechen, diese Gerüche sind bekannt, gesellschaftlich voll akzeptiert. Riecht es aber plötzlich mal auch nur für eine Stunde nach Durian oder *Wani* (auch so ein tropisches Leckerchen mit hammermässigem Geruch), dann schreit alle Welt Zeter und Mordio und fühlt sich regelrecht bedroht.

Obwohl wir alle Mitbewohner in unserem Wohnblock stets freundlich grüssten, obwohl wir ordentlich gekleidet waren, einen festen Job hatten und uns unauffällig im Hintergrund hielten – in kurzer Zeit waren wir schon wieder *die unheimlichen Fremden.*

Dabei hatten wir unsere Depot-Tätigkeit schon längst aufgegeben. Sie war auch nicht mehr nötig, da Orkos den Versand innerhalb der Schweiz einem anderen Lieferunternehmen übertragen hatte. Keine eigenen Wagen mehr, die einen Hauch Frankreich mitbrachten. Stattdessen wurden wir nun von blauen Vans der Firma Qualipack und später dann von weissen Fahrzeugen des Unternehmens DPD beliefert. Jeder Instincto kriegte sein Essen nun quasi per Post. Keine erzwungenen Treffen mehr. Keine fremden Leute mehr im Haus. Und das schlimmste für uns: Keine hübschen Kunden-Import-Pakete mehr.

Auf Montrâme hatte sich zwischenzeitlich eine Menge verändert; und tat es weiterhin. Die Gruppe von damals hatte mehrheitlich das Schloss verlassen. Peter, Laurent, Thomas, Antje, Veronika, Stefan – weg. In alle Winde verstreut. Nach Nord- und Südamerika, zurück nach Deutschland oder weit fort nach Asien. Was wir schon während unseres ersten Schlossbesuches gespürt und geahnt hatten, kristallisierte sich zu einer Tatsache: Montrâme steckte in einer gewaltige Krise. Wir erfuhren von polizeilichen Razzien, von Festnahmen, Verhören und Anklagen.

Nach unserem ersten Besuch mit dem Wohnmobil 1992, hatten wir in den folgenden Jahren noch zwei weitere Male eine kurze Zeit auf dem Schloss verbracht. Bei Orkos Pakete gepackt und in den Vorratslagern gearbeitet. Und dabei auch die ersten Leute des nun stattfindenden Generationswechsels kennen gelernt. Alles schien in einen Strudel der Veränderung geraten zu sein. Immerhin schaffte es Orkos tatsächlich, die Preise für seine Produkte erheblich zu senken. Auch wenn Angebot und Qualität über die Jahre nachließen.

Besonders nachdem G.C. Burger verhaftet wurde, ging es mit Orkos und Instincto sichtlich bergab. Wieder einmal zeigte sich, dass eine Idee nur so stark ist, wie auch der Begründer selbst mit ihr präsent ist. Ein typisches Phänomen: Viele interessante Therapiemodelle wurden glanzlos und unbedeutend, nachdem eine zweite und dritte Generation von Akteuren sie weiter umzusetzen versuchte – es ihnen aber an Charisma und Intensität fehlte, um die gleiche Tiefenwirkung zu erzielen, wie sie einst der Begründer erreicht hatte.

Über der Instincto-Idee schien also das Damoklesschwert eines plötzlichen Endes zu hängen. Würde Montrâme diese Krise überleben? Und: Was würden wir tun, wenn es Orkos nicht mehr geben sollte? Würden wir mit einer reinen Bioladen-Versorgung überhaupt noch gesund leben können?

Mittlerweile hatte uns im Wohnblock erneut der Verdacht eines illegalen Handels eingeholt. Man sah diesen Stapel zusammengeschnürter Pakete, der jeden Donnerstag draußen unter den Briefkästen stand, dachte sich heimlich seinen Teil und tuschelte hinter unserem Rücken über einen gewähnt heimlichen »Früchtehandel«. Mir fiel zu dieser Zeit ein ehemaliger Therapeut einer Selbsterfahrungs-Gruppe in Bochum ein. Ein weiser, humorvoller Amerikaner, der uns Teilnehmern den unschätzbaren Wert sozialen Miteinanders ans Herz zu legen wusste. Ich dachte an das, was er mir in dieser Situation nun empfehlen würde und redete mit Yashila darüber. Sie fand auch, dass es einen Versuch wert sei und entwarf einen freundlichen, hübsch designten Brief, in dem die Ursache der Pakete und der seltsamen Gerüche erklärt wurde. An einem Abend spielte sie Nikolaus und legte jeweils eine Kopie dieses Briefes, zusammen mit einem kleinen Früchtegeschenk, vor jede Wohnungstür des Hauses.

Niemand reagierte. Eisiges Schweigen war die Folge. Nun hielt man uns erst recht für skurril und unheimlich. Wir nahmen uns vor, so schnell wie möglich auszuziehen. Diese Mentalität hier war einfach erschreckend. Eingeschüchtert zogen wir uns noch tiefer in die Anonymität zurück.

Die Wohnungssuche gestaltete sich überraschend schwierig. Wir wären gerne aufs Land gezogen. Ein altes Haus mit großem Garten schwebte uns vor. Wir stöberten in den Lokalzeitungen und den Zetteln an den Pin-Wänden der umliegenden Dorfläden. Tatsächlich fanden wir schon bald ein preisgünstiges Objekt in der Nachbargemeinde Rüti. An einem Hang gelegen, mit vielen Beeten und Wiesenstücken, einigen Bäumen und einer kleinen Scheune. Das Haus hatte drei Stockwerke und kostete im Monat nur wenig mehr wie unsere Wohnung. Der Grund: Es lag zehn Meter neben den Bahnschienen der Hauptlinie Rapperswil-Zürich.

Eine Stunde lang schlichen wir um das für uns so perfekte Haus herum. Während dieser Zeit dröhnte vier Mal einer der blau-gelben Züge der Oberseelinie vorbei. Da auch noch ein Tunnel direkt neben der Ostseite des Hauses in den Hang führte, gab es zusätzlich zu dem Dröhnen noch eine kleine Schockwelle, die den Boden erzittern ließ. Unmöglich. Alle 15 Minuten ein kleines Erdbeben? Nein, daran würden wir uns nie gewöhnen können.

Wir suchten weiter, und ich machte eine für mich persönlich furchtbare Entdeckung: überall auf dem Land standen Kühe mit Glocken herum! Und wenn keine Kühe, dann Schafe. Auch mit Glocken. Kleinen und ganz fies hell tönenden. Und wenn keine Schafe, dann Ziegen. Auch mit kleinen Glocken. Kaum eine Wiese, die nicht mit Tieren besetzt war. Und keine Stelle in der Umgebung, von der aus man nicht irgendwelches aufdringliche Geläut vernahm!

Unsere Ausflüge zeigten: In den ländlichen Zonen der Schweiz herrschte unerträgliches Gebimmel. Diese Entdeckung war neu für mich. Ich war mit dieser speziellen Art von Lärm in Deutschland nicht aufgewachsen, nicht von Kindesbeinen an auf sie geprägt worden. Daher empfand ich dieses Geläut als eine regelrechte akustische Folter. Schlimmer noch als die Musik-Berieselungen in den Einkaufszentren und Sportstudios. Stadtlärm, den kannte ich, das Rauschen und Raunen naher und ferner Strassen, heranwehendes Getöne von Gesprächen und spielenden Kindern, Maschinenjaulen dann und wann. Das kannte ich, und daran hätte ich mich als Begleitumstand einer neuen Wohnung viel leichter gewöhnen können. Doch dieses durchdringende Klingeln, Schellen und Bimmeln rund um die Uhr, war für mich ein einziger Alptraum.

Ich dachte dabei auch an die armen Tiere, die tagein tagaus eine Glocke in der Nähe ihrer Ohren hatten: Bimmelbimmelbimmel ... welch eine grausame Folter! Ein Blick in die Augen der Kühe zeigte mir auch sofort: Abgestelltheit. Totaler Trübsinn. Da war nichts mehr von der wachen Neugier jener Kühe und Rinder, die ich in Seibranz kennen gelernt hatte und mit denen ich bei meinen Spaziergängen so gern von der Hügelkuppe hinter dem Haus bis runter zum Waldrand um die Wette gelaufen war.

Dieses Gebimmel in der Schweiz belästigte mich nicht nur, es würde mich auch stets an diese unsägliche Tierquälerei mahnen.

Yashila war enttäuscht und traurig. Wohnen mit mir auf dem Land schien unmöglich. Meine Glocken- und Glöckchenparanoia zog eine noch engere Grenze innerhalb dieses ohnehin schon engen Landes. Hier in der Schweiz erkannte ich überhaupt erst, welch ein auditiv sensibler Mensch ich eigentlich war – und wie leise ich Zeit meines Lebens gewohnt hatte. Damals in Bielefeld, am westlichen Stadtrand, mit Blick auf weite Wiesen (ohne Kühe) und lichte Baumreihen. Und dann Seibranz – ländliche Stille im wahrsten Sinne des Wortes.

Die Enge der Schweiz, so begriff ich immer mehr, war nichts für mich. Sie tat mit nicht gut. Die Mentalität der Leute hier, diese lauernde Schweigsamkeit, die graue Humorlosigkeit, schüchterten mich ein. Erstaunlicherweise ging es Yashila wie mir. Sie sehnte sich ebenfalls zurück nach Deutschland. Obwohl selbst Schweizerin, obwohl auf dem Land groß geworden, erschien ihr die Schweiz seit unserem Herzug immer noch fremd und alles andere als heimatlich.

Wir saßen in der Falle.

Wir hatten uns eingepasst in Strukturen, eingelebt und sesshaft gemacht in ein Land und inmitten seiner Leute – und merkten nun, dass alles falsch war. Ein Riesenfehler! Alles! Wir passten nicht hier her.

Doch wo sollten wir hin?

Zurück nach Deutschland? Beide als Hilfsarbeiter? In einer Zeit, wo der Jobabbau schon die Runde machte, die Löhne sanken und Orkos für uns unbezahlbar sein würde? Gut, man hätte es wagen können. Wir hätten dann halt kräftig sparen müssen. Ein Spar-Instincto entwickeln müssen. In der Hoffung, dass unsere Körper mit einer stark reduzierten Auswahl an Produkten zurechtkommen würden. Aber falls es schief gegangen wäre – hätten wir dann die Kraft gehabt *noch einmal* in der Schweiz anzufangen? Wieder alles von vorn? Und wieviel mal dann noch? Yashila sinnierte zu recht: »Der Witz ist: Ohne Orkos könnten wir uns finanziell ein viel naturverbundeneres Leben leisten, als mit Orkos.«

Zudem waren wir beide beruflich stark eingespannt. Wir sehnten uns nach Ruhe und Erholung. Aus Angst vor einer Wohnungskündigung und den damit einhergehenden schlechten Referenzen (die hatten wir nämlich vom Vermieter in Schmerikon bekommen, obwohl dieser dann bei der Wohnungsübergabe nur gestaunt hatte, dass die Wohnung ja gar nicht, wie von ihm befürchtet, verschimmelt und verfallen war und er uns regelrecht in den Himmel lobte vor Erleichterung) bestellten wir immer seltener Durian, motteten den Fischtrockner ein und hörten auch keine laute Musik mehr. Mehr noch: Aus Frustration darüber, meine vier Synthesizer, mit denen ich schon seit Jahren Musik machte, nicht mehr über die Boxen, sondern nur noch über Kopfhörer laufen lassen zu können, schenkte ich sämtliche Geräte meines Home-Studios in einem Anfall von »Solidarität-mit-der-Jugend«, einer kleinen Band des Freizeitzentrums unten am See.

Wir fühlten uns besiegt. Die anderen im Haus hatten gewonnen. Uns ging die Kraft aus, Widerstand zu leisten. Wir passten uns an. Sogar der Mut, eine neue Wohnung zu suchen, versiegte. Eine seltsame Starre erfasste Yashila und mich. Die engen Strukturen unseres Lebens hatten uns vollständig umschlossen. Sie sickerten unaufhaltsam in unser Inneres. Wir wehrten uns nicht mehr. Wir gingen einfach in ihnen unter.

Yashila wechselte nach einem für sie enttäuschenden Jahr an der Montesorri-Schule (zerstrittenes Team, keine klare Linie der Schule) erneut ihre Stelle und leitete nun die Einführungsklasse in einem renommierten Schulhaus im schlimmsten Bezirk von Zürich, dem Kreis 4, rund um den berühmt-berüchtigten Limmatplatz. Als nun sogar stellvertretende Schulleiterin hatte sie Kinder von Asylanten, Drogensüchtigen und Zuhältern. Kaum ein Kind von Schweizer Nationalität war in ihrer Klasse. Einmal sogar baute sich ein erregter albanischer Vater vor ihr auf und sprach eine ernstgemeinte Morddrohung gegen sie aus. Ein anderes Mal kam einer ihrer Schüler mit einer geladenen Luftpistole und Kondomen zum Unterricht und erzählte von seinen Besuchen im Sex-Shop seines Daddys. Ein krasser Arbeitsplatz also. Aber für Yashila war es ein Traumjob – ein tolles Team, nette Kinder, unglaubliche Geschichten, Sozialarbeit auf höchstem Niveau. Eine Herausforderung. Und genau das liebte sie.

In meinem Job tat sich ebenfalls einiges. Ich wurde stellvertretender Chefbadmeister, arbeitete übergangsweise für ein Jahr als Betriebsleiter und riss in manchen Monaten über 200 Stunden runter. Die überholungsbedürftige Technik des Hallenbades neigte zu Störfällen. Immer wieder gab es Undichtigkeiten im Bereich des Kältemittelkreislaufes der Lüftung. Zwei Mal musste ich am Morgen das Bad räumen lassen und vorüber gehend schließen, weil wieder acht Kilogramm Freon ausgelaufen waren und nun als graubrauner Dunst über dem Schwimmbecken hingen. Die Chlorwerte in Wasser und Luft bewegten sich aufgrund der alten Aufbereitungsanlage (Sandfilter ohne Aktivkohle) immer im oberen Grenzwertbereich. Wir versuchten mit gnadenlos hoher Frischwasserzufuhr die Werte nach unten zu drücken, aber das Ergebnis blieb dürftig. Besonders die Luft wurde einfach nicht besser.

Mehr und mehr spürte ich, wie mir das Chlor schadete. Meine gesunde Ernährung und die Frischluft-Touren mit dem Rennrad konnten das Problem nicht wirklich lösen. Die Chlorluft vergiftete mich. An arbeitsfreien Tagen roch ich jede Nacht weiter nach Chlor. Aus allen Poren schien es zu kommen. Wohl auch, weil mein Körper mit der Rohkost ein Meister im Entgiften geworden war. Selbst in der Urlaubszeit hielten die Chlorausdünstungen meines Körpers tagelang an. Ich bekam immer stärker das Gefühl, innerlich zu *brennen*. Ich wurde zunehmend gereizt und ruhelos. In manchen Stunden erfasste mich die Panik, dass mein Gehirn zerstört wurde mit diesem dauernden Einatmen von verdünntem Chlorgas. Ich stellte fest, dass mir immer häufiger bestimmte Sachen, von denen ich wusste, dass ich sie eigentlich weiss, einfach nicht mehr einfielen. Ich schaffte es kaum noch, mich konzentriert hinzusetzen und einen einfachen Brief zuende zu schreiben. Oder ein Buch zu lesen, ohne nach jeder fünften Zeile wieder zu ersten zurück zu springen, weil ich schon wieder den Faden verloren hatte. Zudem packte mich plötzlich der unbändige Drang eine Zigarette zu rauchen. Rauchen! Die Chlorbelastung führte bei mir wahrlich zu den merkwürdigsten Reaktionen. Viele Zusammenhänge sollte ich erst Jahre später begreifen.

In dieser aufwühlenden Zeit geschah etwas, dass ich nicht für möglich gehalten hätte. Nicht in der Form. Etwas, dass mir zeigte, womit ich es bei Instincto eigentlich zu tun hatte. Wie aus dem Nichts wurde ich überfallen von einer Kraft, die mir den Boden unter den Füssen wegzog. Einfach so

4. Kapitel: Neue Wege

»Nur wer sich ändert, bleibt sich treu«
- Wolf Biermann -

1. Der Abgrund

Immer wieder präsentierte Orkos Dinge, von denen hier zu Lande wohl noch nie ein Mensch gehört hatte. Auf der Suche nach Früchten, die möglichst ursprünglich und unverzüchtet waren, die in ihrer heutigen Form so auch schon vor Jahrhunderttausenden in den Urwäldern wuchsen, drangen die Aussendienstmitarbeiter von Montrâme, die »Spürhunde«, bis in die abgelegensten Winkel der Welt vor und kamen zurück mit seltsamen Dingen wie *Wani*, *Avocado criollo*, *Cempedak*, *Safu*, *Kenari-Nuss*, *Kokosnuss kohpyor* und *Durian Gan yao*. Und auch mit einer rundlichen, samtig-braunen Frucht namens *Sapote Amarillo*.

Aus Neugier hatten wir natürlich sofort einige Exemplare bestellt. Wir wussten: Je ursprünglicher eine Frucht, umso größer die Überraschungen in Bezug auf Geschmack und Wirkung. Die wildesten Früchte hatten tatsächlich den größten Befriedigungswert beim Essen. Wenn man sie denn mochte. Und beim Verschlingen kam es einem dann vor, als ob man schon sein Leben lang auf *genau diesen Geschmack* gewartet hatte. So, als ob jede Zelle im Körper schon die ganze Zeit über gewusst hatte, dass es diese Frucht auf der Welt gab, und sie, die Zellen, nach Jahren des mühsamen Ertragens der gekochten Nahrung, nun endlich im eigentlichen Sinne des Wortes *genährt* wurden.

An diesem denkwürdigen Abend stand ich in der Küche und ließ wieder einmal die wuchtige Farbpalette unserer Tropenauswahl auf mich wirken. Vor der breiten Bast-Schale mit den Mangos lagen drei Stück dieser Neuheit Sapote Amarillo. Eigentlich sahen sie gar nicht so exotisch aus, mehr wie große, mit Schokoladenpuder überzogene Nougat-Eier. Aber etwas zog mich wie magisch zu ihnen hin, lenkte mich von allen anderen Köstlichkeiten drum herum ab. Wie ferngelenkt, hatte ich plötzlich eine der kleinen Früchte in der Hand und schnupperte an ihr: Ein feiner, irgendwie kuchenartiger Duft umschmeichelte meine Riechzellen. Mit dem Fingernagel ritzte ich die überraschend dünne Haut der Frucht an – darunter leuchtete ein orangegelbes, mürbe aussehendes Fleisch. Der Duft wurde stärker. Ich kostete ein wenig und staunte über die kräftige Konsistenz: *Das ist ja eine richtig kompakte Mahlzeit!*

Das Fruchtfleisch war nicht so wässerig wie das von Mango und Papaya, sondern eher trocken-mürbe – aber zugleich auffallend süss und auch irgendwie fettig. Mastig. Und das Aroma: einfach einzigartig! Sehr exotisch. Und doch seltsam vertraut. *Ja, vertraut ... vertraut ... kenne das ... aber woher?*

Ich hatte schon mehr als die Hälfte der Frucht verschlungen und in meinem Kopf rasten die Gedanken. Sie wollten partout wissen, womit ich es hier zu tun hatte.

Vertraut ... vertraut ...

An irgend etwas sehr Bedeutendes erinnerte mich dieser Geschmack. Und auch die Konsistenz. Gedankenversunken nahm ich noch einen weiteren Bissen, ließ ihn auf der Zunge zergehen – und da wusste ich es! Wie ein Schlag traf es mich. Meine Hände sanken auf den Tisch zurück.

»Das schmeckt ja haargenau wie der Quarkkuchen von meiner Mutter!!!«

Ich rief es Yashila zu, die im Wohnzimmer saß. Aber viel mehr rief ich es mir selbst zu. »Das gibt's ja gar nicht! Völlig unglaublich! Sogar die Konsistenz ist gleich! Auch die Farbe! Einfach alles! Genau wie der Quarkkuchen von meiner Mutter! Den hatte ich schon völlig vergessen!«

Erschüttert von dieser Erkenntnis, probierte ich noch ein Stück. Und wirklich: haargenau wie der Kuchen von meiner Mutter! So haargenau, dass es in irgend einem verborgenen Winkel meines Unterbewusstseins einen »Filmriss« gab: Ich begriff, dieser Quarkkuchen von früher, war nicht nur der Kuchen *von* meiner Mutter, er *war* meine Mutter! Dieser Kuchen, den sie auch nach meiner Kindheit stets gemacht hatte, wenn ich während Bundeswehr und Studium mal übers Wochenende nach Hagen gefahren war, oder wenn ich

Geburtstag hatte und ihn mir einfach wünschte, dieser Kuchen repräsentierte unbewusst meine Mutter für mich. Diesen speziellen Quark-Kuchen, den nur meine Mutter so hinkriegte, hatte mein Unterbewusstsein von all den anderen Kuchen, die sie regelmässig in die Familie hineinzauberte, auserwählt und mit dem Stempel *Muttersymbol* versehen. Symbol meines inneres Mutterbildes. Des *gekochten* Mutterbildes.

Ich hatte das nicht gewusst. Nicht einmal im Traum geahnt. Auch den Kuchen selbst hatte ich seit Beginn meiner Instincto-Diät völlig vergessen. An Spaghettis mit Gehacktes-Sauce dachte ich manchmal. Besonders in Phasen, wo ich mich körperlich wieder völlig übernommen hatte und hartnäckige Erinnerungen der Sorte »Jetzt-brauche-ich-aber-richtig-Kalorien« ins Bewusstsein spülten. Ich dachte ab und zu auch an die feinen Grünkohlrouladen meiner Mutter, die, zusammen mit einem Berg Kartoffelpüree und Röstzwiebeln, am Sonntagnachmittag für mich der Inbegriff von einem guten Essen waren. Auch Erinnerungen an die seltsamen »Russischen Eier«, mit dieser komisch säuerlichen Sauce, die ich aber, was ich nie verstand, total mochte, gingen mir dann und wann durch den Kopf.

Aber nicht einmal in den vergangenen Jahren dachte ich an diesen Quarkkuchen. Dieser Kuchen, der meine Mutter war. Der in sich die Wärme und Vertrautheit der *anderen Welt* barg. Der alles repräsentierte, was ich mit Instincto hinter mit gelassen hatte.

Schlagartig hörte ich auf zu essen.

»Das darf nicht sein! Da wird man ja verrückt! Eine Frucht darf doch nicht wie dieser Kuchen von meiner Mutter schmecken! Das halte ich nicht aus!«

Ich rief diese Sätze, während ich das absurde Gefühl hatte, mein Gehirn würde sich verwinden und sich eine Nische suchen, um sich darin vor sich selbst zu verstecken.

Völlig durcheinander schob ich die Früchte in die hintere Ecke des Tisches, schaute sie an wie einen Feind. Ich hatte gar keine Lust mehr auch nur irgendetwas zu essen. Auf meinem Weg hinüber ins Wohnzimmer murmelte ich immer wieder die gleichen Sätze vor mich hin »Das darf einfach nicht sein … da fängt man ja an zu spinnen … das gibt's ja gar nicht …«

Yashila reagierte ziemlich gelassen, fast ein wenig amüsiert. Sie wusste selbst gut genug, wie unglaublich wilde Urwaldfrüchte schmecken und wirken konnten. Sie dachte, wenn ich mich dann mal beruhigt habe, würde ich vermutlich wie ausgehungert über die Sapotes herfallen und sie einfach nur noch geniessen – eben *weil* sie so gut nach Kuchen schmeckten.

Doch es kam anders.

In der kommenden Nacht schlief ich unruhig. Wilde Träume plagten mich. Bilder, Momente, Erinnerungen. Ein großes Durcheinander jagte durch meinen Kopf. Irgendwann wurde ich plötzlich wach, wankte ins Badezimmer, hob den Klodeckel, hörte noch das Rauschen eines sich nähernden Zuges – und fiel in Ohnmacht.

... *Dunkelheit* ...

Ein Rütteln an mir. Eine Stimme. Worte.

Aufwachen ...

Ich fand mich plötzlich wieder im Bett, an der Wand sitzend, am ganzen Leib zitternd. Und ich hörte mich schreien: »Wo bin ich!? Wo bin ich hier? Ist das Schmerikon? Welches Jahr haben wir? Mache ich schon Instincto? Wo sind wir hier !?«

Ich schrie und weinte.

Yashila saß eine Armlänge weit neben mir. Verängstigt. Ratlos. Redete immer wieder beruhigend auf mich ein. Sie war durch ein lautes Poltern aus dem Schlaf gerissen worden, hatte es im Halbschlaf als aus dem Bad kommend lokalisiert, gleichzeitig mein Fehlen neben ihr bemerkt, und war sofort aus dem Bett gesprungen, um mich dann tatsächlich bewusstlos neben dem Klo liegend vorzufinden. Irgendwie hatte sie es geschafft, mich hinüber ins Bett zu zerren, während ich dabei, halb zu mir gekommen, helfend mitgewankt war.

Nun saß neben ihr ein Mann, der heulend, schreiend und zitternd versuchte, sich selbst und die Welt, in der er lebte, wieder zu finden.

Immer wieder schluchzte ich: »Wo sind wir hier? Welches Jahr ist denn jetzt?« Und dann plötzlich: »Die darf einfach nicht nach Kuchen schmecken! Das darf einfach nicht sein! Das darf nicht!«

Filmriss. Absturz. Abgrund.

In ihrer Sorge rief Yashila trotz der spätnächtlichen Stunde einen unserer Instincto-Bekannten in der Nähe von Zürich an, von dem sie glaubte, dass er aufgrund seiner langjährigen Erfahrungen hier noch am ehesten würde helfen können. J. M. nahm tatsächlich ab, steckte diese Störung mitten in der Nacht erstaunlich locker weg und schaffte es tatsächlich, Yashila zu beruhigen. Er sprach ihr Mut zu, erzählte ihr, dass diese Sachen schon mal passieren können, dass einige Früchte wirklich zu den seltsamsten Erlebnissen führen können, aber das sich mein Zustand ganz sicher von allein wieder legen würde.

Doch erst nach einigen Stunden, Stunden, die auch für Yashila die Hölle waren, setzte sich das zerfetzte Puzzle meiner Existenz wieder in seine alte Form zusammen.

Aber nicht ganz.

Denn am nächsten Tag fasste ich den Beschluss, mit Instincto aufzuhören.

Mir reichte es. Ich war wütend. Ich war über eine Grenze gegangen, die ich nicht hätte überschreiten dürfen. Zu weit war ich vorgedrungen. All die Jahre. Und jetzt sowieso. Viel weiter vorgedrungen, als ich innerlich eigentlich reif dafür war. Ich fühlte mich ängstlich. Verunsichert.

Und allein.

So allein hatte ich mich in meinem ganzen Leben noch nicht gefühlt.

Mir wurde bewusst, an welchem Ort im Leben ich mich eigentlich *wirklich* befand: In einem Nichts. Einer Leere, wo es mich, so wie ich wirklich war, gar nicht gab. Ich fühlte mit einer präzisen Schärfe, wohin ich mich in den letzten Jahren gebracht hatte: In einen Zustand jenseits von allem Vertrauten, jenseits von allem, was Menschen kennen. Ich begriff, dass Instincto, neben allem Schönen und Wahren, eben auch das ist: Ein *Trauma.* Und zwar eines, wie es noch nirgendwo beschrieben worden ist: *Das Trauma des Verlustes der inneren Mutter.* Der Verlust der inneren Heimat. Der Verlust von allem, was wärmt und beseelt ist, von allem, woran man zutiefst innen gebunden ist. Mit Instincto verlor man die Welt, wie sie sich in einem spiegelte.

Mir reichte es.

Genug von dem Wahnsinn!

An diesem ersten Mittag nach meinem Gedächtnisverlust starrte ich die Früchte in der Küche derart finster an, als ob sie Ausgeburten der Hölle wären. Ich war so unglaublich wütend. Am liebsten hätte ich das ganze gesunde Zeug genommen und aus dem Fenster geschmissen. Ich drehte mich um, kramte den großen Edelstahl-Topf aus dem Wandschrank, füllte in zur Hälfte mit heißem Leitungswasser, stellte ihn auf den Herd, schmiss eine Handvoll Spaghettis hinein und kippte den Schalter nach links auf Stufe 6. Wie in Trance blieb ich vor dem Herd stehen. Schaute den Topf an wie einen eisernen Götzen. Hörte das aggressive Raunen des heiß werdenden Wassers. Und fühlte mich wieder genau so abgrundtief düster wie damals, als ich in Seibranz mit eingegipstem Fuss die Zeit totgeschlagen hatte, nicht wissend, was aus meinem Leben noch sinnvolles werden sollte.

Nudeln sind ein ausgezeichnetes Essen, wenn man Trost braucht.

Dieser verzweifelte Wunsch von mir, wieder der Mensch von Früher zu sein, zerrte ein automatisches Kochverhalten in mir hervor, dass ich schon längst für alle Zeiten begraben wähnte. Ich rührte die weich werdenden Nudeln um, schaute in das schäumende Brodeln des Topfes und fühlte mich innerlich eiskalt. Wie ein menschlicher Roboter schüttete ich die Spaghettis schließlich in ein grünes Plastiksieb, ließ sie kurz abtropfen und bugsierte den ganzen Inhalt mit lebenslang eingeübtem Schwung in eine gelbe Keramikschüssel.

Ein Teil in mir schaute meinem Treiben wie aus weiter Ferne zu. Ich war ein zerrissenes Etwas, das für sich spielte, wieder *der von Früher* zu sein.

Mit Oregano, einer Prise grünem Pfeffer und Olivenöl machte ich aus den Nudeln eine halbwegs brauchbare Mahlzeit. Beim Essen starrte ich wie entleert vor mich hin – ein Fremder in einem fremden Land. Die Nudeln schmeckten erstaunlich gut und etwas in mir beruhigte sich. Da war tatsächlich eine Spur von Trost. Gefühlte 30% Trost.

Dennoch kam es mir vor, als hätte ich eine Leiche gefüttert, in der Hoffnung, sie würde damit noch einmal zu blühendem Leben erwachen.

Yashila schwieg. Sie erlebte mich als kalt und fremd. Unnahbar. Unerreichbar für ihr Mitgefühl.

An diesem Tag riss eine tiefe Kluft zwischen uns auf. Mit einem Mal standen wir auf zwei verschiedenen Seiten der Welt. Zwei völlig gegensätzlichen Seiten. Schauten uns über einen Abgrund hinweg an. Und wieder hoffte sie, mich nicht zu verlieren mit dem, was ich da tat.

Nudeln. Basmati-Reis. Nudeln. Parboiled-Reis: In den folgenden Tagen lebte ich nur davon. Ich versuchte mich an diesen gekochten Mahlzeiten festzuhalten, in der Hoffnung, sie würden mich retten und dahin bringen, wo ich einst so unwissend glücklich war. Die Nächte wurden schlimmer und schlimmer. Ich schwitzte, lag stundenlang wach, schlief nur mühsam wieder ein, träumte von schwarzen Spinnen, von verschachtelten Häusern mit endlos vielen Zimmern und von atomar verwüsteten Landschaften.

Nach fünf Tagen war ich körperlich am Ende.

Meine Zunge war geschwollen, bewegte sich hinter den Zähnen wie eine aufgedunsene Made. Ich hatte einen Durst, der kaum noch zu stillen war. Und einen furchtbaren Geschmack im Mund – so als wären sämtliche Zellen der Mundhöhle mit kreidigem Reismehl durchsetzt und von säuerlicher Sosse durchtränkt, und jede Bewegung presste diese Aromastoffe zurück auf die Zunge, bevor sie erneut im Fleisch versickern konnten.

Mir ekelte vor mir selbst.

Meine Reise in die gekochte Vergangenheit schien nach nur schon wenigen Metern zu Ende zu sein. Mein Immunsystem, dieses intolerante, rohkostverwöhnte, verdammte Immunsystem, machte einfach nicht mit! Vehement stellte es sich gegen meine Versuche, mich erneut an das Gekochte zu gewöhnen.

Ich begriff, dass ich keine Chance haben würde, dass es noch etwas Schlimmeres als das Problem »Roh oder Gekocht« gab: Schmerzen! Ein schmerzender Körper. Quälerei ertrug ich nämlich nicht. Ich musste also einen Weg finden, um aus der jetzigen Situation das

Beste zu machen. Einen Mittelweg. Möglichst einen goldenen. Falls ein solcher überhaupt möglich war.

Ich beschloss, Instincto nur noch phasenweise zu machen. Ab und zu kochen und dann wieder einige Zeit roh essen. Pendeln zwischen zwei Welten. Eine Brücke schlagen zwischen dem unbekannten Dschungel und der sicheren Großtadt. Und auf dieser Brücke von einer Seite zur anderen laufen, immer hin und her, je nachdem, wohin es mich zog.

Würde das funktionieren? Oder würde ich dabei schwer krank werden?

Und: *Würde ich diesen Verrat an der Wahrheit ertragen können?*

Fakt war, dass ich es nicht ertrug, so weit weg von der Welt dort draußen vor der Wohnungstür zu sein. Ich musste selbst wieder ein Teil des »normalen« Weltgeschehens werden, um mich in meiner Haut wohl zu fühlen. Und gleichzeitig durfte ich nicht zulassen, dass meine reale Haut von der denaturierten Nahrung nicht ganz reale juckende Ausschläge bekam. Ich musste also ein Stück der eiskalten Instincto-Realität opfern zugunsten einer wärmenden Illusion.

Das Ganze war ein Kuhhandel. Ich wusste es. Aber ich musste es versuchen. Auch das, so wurde mir klar, war ein Akt von Autonomie: die Freiheit zu entscheiden, was genau ich mir antue.

Was ich anstrebte war, meine Lust zu Instincto auf eine »organische Weise« in mir neu wachsen zu lassen. Ich ahnte aufgrund meiner körperlichen Reaktionen, dass ich langfristig keine andere Chance haben würde, als letztlich wieder genau dort zu landen: Im Rohkost-Paradies. Aber nun sollte es in einem realistischen Tempo stattfinden. Keine Überforderung mehr. Kein blindes Voranstürmen. Keine wagemutigen Experimente. Langsam gehen. In meinem eigenen Schritttempo. Stufe für Stufe. So, wie ich innerlich wirklich war. Und nicht, wie ich gerne sein würde.

Es war das Jahr 1998. Nach sieben Jahren Instincto stand ich wieder am Anfang eines neuen Weges: Auf einer Brücke über dem Abgrund zweier Welten.

2. Auf der Brücke

Yashila brachte diese neue Situation völlig durcheinander. Kurzzeitig ließ sie sich sogar von mir anstecken mit der Idee, einen Mittelweg zwischen Roh und Gekocht zu leben. Sie probierte am Mittag ein bisschen von meinem Reis mit Curry, naschte von einer kleinen Schüssel Spaghetti mit Oregano, oder futterte drei gedünstete Kartoffeln mit Rosmarin und Olivenöl. Neben mir wurde ihr wieder vollständig bewusst, dass ihr Herz sich immer noch genauso stark wie vor sieben Jahren nach dieser in sich stimmigen Welt von früher sehnte, in welcher Essen, Menschen, Verhalten und Gedanken in vertrauter Weise miteinander vereint sind. Und sie sehnte sich nach der Freiheit, überall hingehen zu können, ohne Taschen mitzuschleppen voller Orkoswaren, ohne auf irgendetwas speziell achten zu müssen.

Doch noch stärker wie mich, machten Reis und Nudeln sie gereizt, unkonzentriert und ruhelos.

Sie merkte, dass besonders die Kinder in ihrer Klasse unter ihr zu leiden hatten. Nach den Kochkost-Mahlzeiten stand vor ihnen nicht mehr die vertraut souveräne und humorvolle Lehrerin, sondern nur noch eine zerfahrene, ungeduldige Frau. Yashila merkte, dass sie sich selbst nicht ertrug, wenn sie unter der Wirkung von Gekochtem stand. Die denaturierte Nahrung störte einfach vehement, rund um die Uhr, alle möglichen körperlichen und seelischen Vorgänge.

Mir ging es nicht anders. Das phasenweise Kochen überstand ich nur mit viel Sport, Unmengen von Wasser, die ich in mich hineinschüttete und regelmäßigen Saunabesuchen. Dieser gewünschte Mittelweg von mir war auf seine Weise ein völliger Irrsinn. Nicht nur zeitaufwändig, sondern auch eine ganz neue Form der Quälerei: Abwechselnd begab ich mich in den Prozess von *Vergiftung* und dann wieder *Entgiftung*. Eine physiologisch sehr strapaziöse Angelegenheit. Über die vielen Wochen hinweg merkte ich, wieviel Energie mein Körper allein für den Prozess der Entgiftung jeweils benötigte. Energie, die mir dann woanders fehlte. Ein Prozess, der merklich die eigenen Zellen verschliss, einem das Gefühl gab, im Eiltempo zu altern, nachdem man genau diesen Vorgang mit der Rohkost zuvor ausgebremst hatte.

Obwohl ich still in meinem Herzen um den Verlust dieses glitzrigen Instincto-Feelings trauerte und enttäuscht war von meinem Unvermögen, der inneren Zartheit und Zärtlichkeit zu folgen, machte ich hartnäckig weiter. Ich wusste längst nicht mehr, was mich antrieb. War es die Angst vor einem erneuten Absturz? Oder war ich einfach nur gefangen in einer unerkannten Suchtspirale, gesteuert von den Stoffen in Nudeln und Reis? Oder ertrug ich es vielleicht gar nicht wirklich *liebevoll* mit mir zu sein – weil Männer einfach »hart und unzerstörbar« zu sein haben?

Ich hoffte ins Blaue hinein, dass ich mich irgendwie an den von mir ausgeheckten Plan eines Lebens »in der Mitte« gewöhnen würde.

Immerhin: Meine gekochten Mahlzeiten wurden von ganz allein seltener und schlichter. Keine Kombinationen von Eiweiss und Kohlenhydraten mehr. Keine großen Portionen. Ich versuchte, auch bei den warmen Gerichten möglichst instinktiv zu wählen und ganz bewusst nur das Nötigste zu essen. Aus Angst vor den Folgen. Intelligente Schadensbegrenzung, sozusagen.

Von aussen betrachtet sahen meine jämmerlichen Portionen aus wie eine hochgesunde Schonkost. Aber gesund fühlte sich das ganze trotzdem nicht für mich an. Gesund – da hatte ich völlig andere Massstäbe erlebt. Nun also musste ich mich um den hohen Preis von Schwitzen, wirren Gedanken, Sportsucht und Nervosität abmühen, um dieses kleine Bisschen illusionäres Gefühl von »Endlich-gehöre-ich-wieder-zu-euch-dazu« haben zu können.

In manchen Momenten erfasste mich eine große Scham. Ich verriet willentlich mich selbst. So sah es aus. Genau so.

Dazu opferte ich auch noch die innige Beziehung zu Yashila. Wegen *mir* hatte sie doch einst mit Instincto angefangen. Nun, wo sie noch weniger als ich wieder zurück konnte, viel tiefer in der Rohkostwelt gefangen war, nun ließ ich sie zurück. Ich war aus unserem gemeinsamen Zug ausgestiegen und hatte völlig egoistisch einen anderen in die Gegenrichtung genommen. Sie fuhr nun allein weiter. Wir beide fuhren allein weiter. Ich hatte sie verführt – und dann im Stich gelassen. So sah es aus.

Ich fühlte mich schuldig.

Was hatten wir alles durchgestanden wegen dieser Instincto-Sache! Die vielen Entbehrungen. Die faszinierenden Veränderungen von Körper und Geist. Diese ungewöhnliche Geschichte hatte uns beide eng verbunden. Mehr noch: Sie hatte uns schicksalsmässig verschweißt. Wir, das besondere Instinctopaar. Das durfte ich doch nicht so einfach sterben lassen!

Natürlich war ich weiterhin für sie da. Aber es war nicht mehr das Gleiche. *Ich* war nicht mehr der Gleiche. Unsere gemeinsamen Wünsche und Träume vom Leben trennten sich. In Yashila wuchs erneut die Angst, mich ganz zu verlieren. Sie dachte, wenn ich weiter machen würde mit dem Kochen, bekäme ich bestimmt wieder Lust auf ein vollständiges Leben in der normalen Gesellschaft. Mit einer neuen Frau. In einem neuen Leben. Wo wäre dann noch ein Platz für sie selbst? Allein in dieser ungemütlichen Rohkostwelt, umgeben von ein paar einsamen Gestalten da und dort, die sich ebenfalls mit dieser fremdartigen Ernährung herum schlugen. Tolle Aussichten ...

Und dann war da noch dieses andere Thema: Kinder.

Yashila sehnte sich so nach eigenen Kindern. Aber in mir verspürte ich nur Wut und Besorgnis um den Gang der Welt. Ich konnte nicht übersehen, was das gekochte Essen aus den Menschen machte. Tagtäglich erlebte ich, wie sehr wir uns schon an Selbstschädigungen gewöhnt hatten. Gewöhnt in dem Sinne, dass wir sie *er*trugen. Nicht, dass wir sie auch *ver*trugen. Lärm, Abgase, elektromagnetische Felder, minderwertiges Essen. Instincto hatte mich in vielen Bereichen äusserst sensibel gemacht. Waschmittel waren mir wegen des chemischen Geruchs völlig zuwider geworden. Herkömmliche, mit Menthol aromatisierte Zahncremes sowieso. Und übliche Duschgels – unmöglich. Ganz zu schweigen von Hautcreme und Medikamenten. Offiziell hätte man mich wohl als MCS-Kranken (Multiple Chemical Sensivity; multiple chemische Überempfindlichkeit) eingestuft. Was für eine böse Ironie: Sensibilität als Krankheit.

Und mit solchen Aussichten ein Kind in die Welt setzen? Ein Instincto-Kind in diesen Irrwitz der gekochten Gesellschaft stellen? Was soll denn aus ihm werden – ein Aussenseiter von Geburt an? Ein irdischer Außerirdischer vom Planeten *Eden*, der dann im Moloch der gekochten Welt untergeht, weil sein intolerantes Immunsystem das denaturierte Essen und die verdreckte Umwelt nicht verträgt?

Mir grauste bei dem Gedanken, einem möglichen Instincto-Sohn später mal auf den Vorwurf »Papi, warum hast du mir das angetan?« eine Antwort geben zu müssen. Ich fühlte mich schuldig. Ich war beschämt, mit der Welt, so wie sie da draußen nun mal war, nicht mehr als Ganzes zurecht zu kommen.

In einer Zeit, als das Thema »Kinder« auch für mich besonders aktuell wurde, erschien mir eines Nachts im Traum auf einer sonnenbeschienen Wiese ein kleiner blonder Junge, der mir in die Augen sah und sagte: »Papa, mach Dir keine Sorgen. Ich komme auf Lösungen, auf die Du nicht kommen würdest!«

Wieder einmal meldete sich also meine weise Traumwelt. Diesmal zeigte sie mir, dass man neben allen noch so berechtigten Befürchtungen, es einfach auch wagen sollte *Vertrauen in die Zukunft* zu haben. Einfach so. Einfach das Leben seinen Gang gehen lassen.

Die Antwort im Traum war eindeutig. Und tatsächlich, etwas entspannte sich in mir. Ich haderte nicht mehr mit meinem Schicksal und gab es zunehmend auf, schon für Alle und Alles in einer möglichen Zukunft Sorge tragen zu müssen. Aber der Mut zu einem Kind blieb weiter gering. Ich traute mich einfach nicht, diesen bedeutsamen Schritt zu machen. Er erschien mir im Moment noch zu groß für mich. Ich musste erst einmal mein privates Ernährungsproblem lösen. Eine gerade Linie finden, die ich mit der Präsenz meines Lebens vertreten konnte. Vor mir. Vor anderen. Und auch vor einem möglichen Kind. Eines immerhin war klar: Nach dem Erlebnis der instinktiv essenden Kinder auf dem Chateau de Montrâme, sah ich mich nicht mehr in der Lage, ein Kind mit der sogenannten *normalen Ernährung* groß zu ziehen. Ein Kind bewusst in das Elend von Bauchweh, Fieber, Kinderkrankheiten und Impfungen zu stürzen – wie könnte ich so etwas tun?

Das wäre mir vorgekommen wie ein Mord auf Raten.

Und genau den tat ich mir zur Zeit selbst schon an. Mein Vorhaben, selten und spartanisch zu kochen innerhalb längerer Rohkost-Phasen, hatte verheerende Folgen. Ich merkte, wie eine Ausnahme die andere nach sich zog, wie ein großes Sortiment »gekochter Krücken« entstand, auf denen man sich schließlich durch den Alltag schleppte. Nach einem Teller Spaghettis wachte ich am kommenden Morgen stets völlig zerschlagen und mit verstopfter Nase auf, und dem Gefühl, gar keine Kraft mehr für den bevorstehenden Tag zu haben. Und aus dieser Angst heraus, »nicht richtig auf die Beine zu kommen«, machte ich mir zuerst einmal einen starken Kaffee – meine erste Krücke.

Der Kaffee schmeckte anfangs zwar eher widerlich und war nur mit ordentlich Zucker überhaupt zu ertragen, wirkte aber wahre Wunder. Frisch im Kopf und voller Tatendrang stand ich nun wach in der Welt. Kaffee, so kam es mir vor, war tatsächlich wie eine Eintrittskarte in diese turbulente Welt da draußen. Eine Tasse schwarzes Gebräu nach dem Aufstehen, und man rutschte ganz von selbst hinein in den strukturierten Arbeitstag. Instincto weichte einen ja eher auf, machte einen zart und empfindsam. Kaffee legte über diese Feinheiten eine grobe Rüstung aus Unruhe und geliehener Energie. Sehr nützlich für diese Welt, die in allen Bereichen über sämtliche Instinkte des Menschen blind hinwegwütete. Allerdings konnte ich es in mir nicht abstellen, mir wie ein Verräter vorzukommen: Ich hatte eine schwarze Giftbrühe gegen meinen Instinkt in mich hinein geschüttet.

Ich bedauerte zutiefst, wie *leicht* es doch war, diese innere Stimme zu übergehen.

Der Kaffee bewirkte automatisch eine Dauersperre gegen jede Form von rohem, tierischen Eiweiss. Offenbar veränderte das dunkle Zeug die Magenchemie. Anders gesagt: Ich verdarb mir mit dem Kaffee das Verdauungssystem. Somit blieben als Alternative nur noch pflanzliche Eiweissträger. Doch Nüsse, Oliven und Avocados machten auf Dauer weder satt, noch schützten sie einen vor Mangelerscheinungen. Im Gegenteil: Die Überlastung mit diesen Produkten zehrte den Körper aus, führte zu überschiessenden Entgiftungssymptomen und Heißhunger-Attacken.

Ich begriff: Ohne rohes Fleisch und rohen Fisch endet Rohkost einfach immer in einem komplexen und ungesunden Labyrinth aus Kompensationsversuchen.

Also zwang mich der Kaffee dahin, wieder Fleisch zu dünsten und denaturierten Fisch zu essen. Nur selten zwar, rund ein Mal die Woche, und auch nur kleine Mengen, sozusagen *therapeutische Dosen*.

Dennoch: Ich erlebte, wie nur eine einzige Ausnahme von Instincto, einen gnadenlos in den Strudel des Gekochten warf. Mit Kaffee, Nudeln und gekochtem Fleisch wuchs in mir wieder die Lust zu rauchen. Rauchen wirkte scheinbar verdauungsfördernd. Und mein Instinkt schien mich in seiner Not zu allem zu treiben, was mein geplagtes Verdauungssystem zu unterstützen vermochte.

Von weit innen schaute ich zu, was ich mir antat.

Ich tat mir still aus der Ferne leid. Und machte dennoch weiter.

An einem Abend taute ich ein tiefgefrorenes Hähnchen auf, sah, wie es da kalt, nass und leichenhaft auf dem Holzbrett lag, zog angewidert den klammen, schmierigen Organbeutel aus der Bauchhöhle und verfrachtete den Vogelkadaver schnell, noch bevor der Ekel mir die Wahrheit ins Gemüt schreien konnte, in den auf 250 Grad vorgeheizten Ofen. Nach einer viertel Stunde warf ich einen kontrollierenden Blick durch die Ofenscheibe und erstarrte: Blasig platzte die verschrumpelte Haut des Hähnchentorsos auseinander. Es fauchte und zischte, als ob bösartige Geister unter der Haut ein wildes Ritual vollführten. Saft quoll wie heller Eiter aus den zerrissenen Blasen. Die braune Oberfläche des Hähnchens bebte und pulsierte, als ob neues Leben Einzug gehalten hätte, Lovecraft'sches Leben jedoch.

Mir wurde schlecht bei dem Anblick.

So muss das ausgesehen haben, als man Menschen früher auf den Scheiterhaufen stellte, ging mir spontan durch den Kopf. *Nur, dass sie neben dem Fauchen und Zischen ihrer platzenden Haut auch noch markerschütternd geschrieen haben.*

Ich schaltete den Ofen aus und ließ ihn abkühlen.

Eine Stunde später zog ich den braun verkrusteten Kadaver heraus, packte ihn hastig in einen schwarzen Müllsack, umwickelte diesen mit mehreren Lagen Paketklebeband und ließ das Resultat umgehend draußen in einem der Müllcontainer neben den Parkplätzen verschwinden. Braten kam mir vor wie ein Werk des Teufels.

Ich brate doch keine Leichen!

Man sieht: Es war manchmal gar nicht leicht für mich, mich selbst zu betrügen. Ich sah einfach schon zu genau hin. Mir ging es so wie in dem *Greenpeace*-Spruch: »Wenn man einmal einer Wahrheit begegnet ist, kann man nie wieder so tun, als wüsste man von nichts.«

Und irgendwie war das auch gut so.

Denn es war spannend wie ein Krimi, am eigenen Körper bewusst zu erleben, in welch' perfider Weise das *Gekochte System* eigentlich funktionierte. Ich erkannte: Alles ist in diesem System mit allem verbunden. Ständig versucht der Körper eines Menschen dieses Systems, sich wieder ins Lot zu bringen, aber dadurch, dass er nur die Elemente des *Gekochten Systems* kennt, versucht er sich halt mit diesen Elementen auszubalancieren. Weil der »normale Mensch« nicht weiss, dass er selbst in einem *Gekochten System* lebt, hat er nicht die Möglichkeit, sein Treiben auch einmal von aussen zu betrachten – und zu übergreifenden Schlussfolgerungen zu kommen.

»Der Fisch entdeckt das Wasser als letzter« – dieser Einsteinsche Spruch stimmte zwar, aber genau genommen würde der Fisch das Wasser erst entdecken können, wenn er außerhalb seines Elements einen Blick auf dasselbe werfen könnte. Im Falle des Menschen hiesse das: Erst vom Rohen System aus gelingt der erkennende Blick auf das Gekochte System!

Was ich im Kleinen durchmachte, geschah im Großen auch bei allen anderen Menschen des *Gekochten Systems* um mich herum. Die sogenannte »normale Ernährung« war im Grunde nichts anderes als der vielgestaltige Versuch, wach und lebendig zu bleiben im ständigen Prozess des »Sich-Runterziehens« durch eine grundsätzlich falsche Nahrung. Mit dem gekochten Essen überforderte man seinen Körper, laugte ihn aus, machte ihn unterschwellig krank und später dann unschön alt. Und mit Kaffee, Tee, Schokolade, Tabak und einer Menge Gewürzstoffen (besonders Zwiebeln, Salz und Pfeffer) versuchte man wieder *Leben* in sich zu bringen.

Ein wahrer Teufelskreislauf.

Ich versuchte, mein Leben »auf der Brücke zwischen den Welten« nicht zu einem rotierenden Alptraum werden zu lassen. Meine gekochten Exzesse wurden daher immer seltener. Und gleichzeitig beobachtete ich mit einer großen inneren Ehrlichkeit, was genau mit mir geschah. Ich bemerkte, dass sich nach einer längeren rohen Phase ein Zustand ergab, den ich für mich als *Tabula-rasa-Zustand* bezeichnete: Jede nun verzehrte gekochte Mahlzeit konnte im störungsfreien Umfeld des eigenen Körpers als separates »Störmoment« erlebt und damit getestet werden:

Was genau richtet Reis in einem an, wenn man ihn nach einer Woche Instincto zum ersten Mal wieder zu sich nimmt?

Was bewirkt Kaffee nach zwei Wochen Pause von ihm?

Welche Folgen haben Nudeln für das Nervensystem, wenn man sie nach drei Wochen Abstinenz wieder zum ersten Mal verzehrt?

Was genau bewirkt Salz im Körper?

Diese Beobachtungen auf meinem umständlichen Weg zurück zu Instincto, waren für mich ein wahrer Schatz an Erkenntnissen. Ich begriff von innen, *wie* und *warum* der Mensch kochte, warum er damit nicht aufhören kann und warum genau er das tut und das denkt, was unsere Welt schließlich ausmacht, schon immer ausgemacht hat.

Ich erlebte, wie bestimmte Produkte bestimmte Gefühle und Gedanken erzeugen können. Ich verstand, woher unsere *Getriebenheit* rührt, unsere Sucht nach Sex, nach starken Eindrücken und der unbändige Drang zu ständig neuen Erlebnissen. Ich erkannte den Ursprung der Ruhelosigkeit, des *Auf-der-Suche-seins* und des fast zwanghaften »Müssens«, Dinge, die wie ein leitender Strom durch die zivilisierte Gesellschaft fließen.

In dieser Zeit der eigenen Empfindungen, der genauen Beobachtung anderer Menschen, verschiedener Gespräche und Suche in der Literatur, entwarf ich das für einen »Nicht-Instincto« wohl höchst seltsam anmutende Bild des *Gekochten Menschen* (Abb.1), der unerkannt umhüllt ist von den Auswirkungen seiner Ernährungsweise. Ich habe lange mit mir gerungen, ob ich diese Zeichnung in dieses Buch mit aufnehmen soll, wirkt sie doch so fremdartig, so typisch esoterisch und für die meisten unter den Lesern ganz bestimmt völlig unverständlich. Ich habe mich dann aber doch dafür entschieden, da sie besonders für jene, die selbst mit Rohkost beginnen, einen guten Anhaltspunkt liefert, die eigene Wahrnehmung zu schärfen. Die Bezeichnung »Aura« in der Bildlegende meint nicht die übliche Bedeutung dieses Begriffes – oder vielleicht doch? Möglicherweise besteht da ein Zusammenhang, der mir allerdings nicht bekannt ist, da ich zu der herkömmlichen Bedeutung von »Aura« keinerlei Erfahrungen besitze, den Begriff aber hier verwende, weil er meines Erachtens am besten wiedergibt, wie sich diese besondere »Umhüllung« des gekocht lebenden Menschen für mich darstellt.

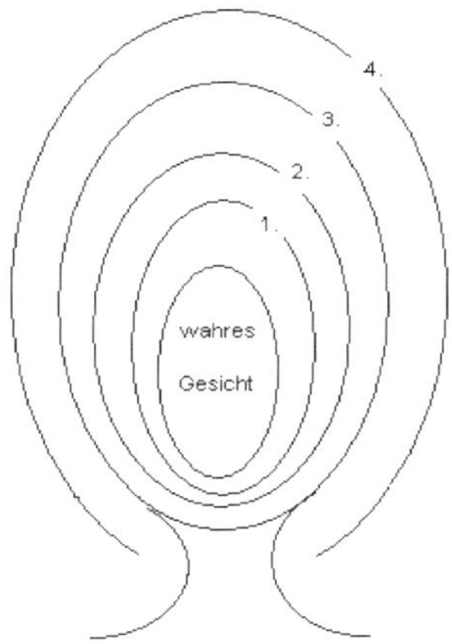

1. Schicht:	Getreideablagerungen in Haut und Muskulatur Phänotyp: Hautrötung, entzündetes o. vertrocknetes Aussehen Farbzuordnung: rot, violett
2. Schicht:	Milchprodukteablagerungen in Haut und Muskulatur Phänotyp: schwammige Haut, leicht aufgedunsenes, fahles Aussehen Farbzuordnung: blassgelb, weiss, gelbgrau
3. Schicht:	Röststoffeinlagerungen (Maillardstoffe) in der Oberhaut Phänotyp: entzündetes oder gegerbtes Aussehen, manchmal öliger Hautfilm Farbzuordnung: hellbraun, rot, schwarz
4. Schicht:	Ausdünstungen (Aromastoffe, Maillardstoffe, NCA) Phänotyp: Geruch nach denaturierter Kost Farbzuordnung: helles Grün, gelb

Abb. 1: Die Kochkost-Aura des Menschen (am Beispiel des Kopfes)

Der Blick von meiner »Brücke« reichte weit hinein in beide Welten. Doch der Preis dafür war hoch und wurde zunehmend höher. Mit meinen fast vierzig Jahren war ich nicht mehr der Jüngste, und die gekochten Mahlzeiten beschleunigten fühlbar den Alterungsprozess. In jedem Winter, während der besonders kalten und nebelverhangenen Tage des Januars, hatte ich das Gefühl, als ob in mir ein verborgener Dimmerschalter ein kleines Stück weiter zurückgedreht wurde. Mein »inneres Licht« wurde weniger. So fühlte es sich an.

Ich bemerkte, wie die Haare oberhalb der Stirn sich lichteten und wie ich nach einem anstrengenden Sporttag nun nicht mehr nur einen, sondern jetzt schon zwei oder drei Tage zur Regeneration brauchte.

»Das ist doch normal mit 40!« würden die meisten wohl sagen.

Ich wusste, dass es das nicht ist. Ich hätte diesen Abbauprozess wesentlich stärker verzögern können. Alterung und körperliche Fitness sind zu einem wesentlichen Teil eine Sache der Ernährung. Mit Instincto werden die Karten neu gemischt. Davon war und bin ich überzeugt.

Mein Verhältnis zum Essen wurde in den folgenden Jahren äusserst merkwürdig. Vor gekochten Mahlzeiten bekam ich regelrecht Angst. Am Herd stand ich nun jedes Mal einige Minuten lang wie gelähmt. Wie hingestellt und abgestellt. Irgend ein Teil von mir hatte die Ansicht, nun Reis brauchen zu müssen – aber ein anderer Teil wollte partout sein schönes Körpergefühl nicht hergeben. Kochen kam mir plötzlich vor wie ein Deal zweier Persönlichkeiten. Reis und Kraft gegen inneres Glitzern und Zufriedenheit. Das eingebildete Gefühl von Gesellschaftszugehörigkeit gegen freie Nase und ruhige Nächte. Ein seltsames Geschäft. Eine vollamtliche Kochkost-Rohkost-Ess-Störung.

Ich sehnte mich nach innerem Frieden. Und ich begriff, warum es einige Menschen zu dem verwegenen Konzept der *Lichtnahrung* hinzog, angepriesen und raffiniert vermarktet von der höchst umstrittenen Amerikanerin *Jasmuheen*: Nichts mehr essen, nichts mehr trinken – nie mehr! Leben mithilfe von direkt über die höheren Sinne eingesaugter kosmischer Energie. Kein Stress mehr mit Diäten. Keine Einkaufstouren mehr. Keine Geldsorgen. Totale Ruhe und völlige Freiheit. Ohne Essen und Trinken, könnte man nun einfach »sein Ränzlein schnüren« und frei und unabhängig hinaus in die Welt wandern. Einen Platz zum schlafen würde man überall finden. Besonders wenn man den Leuten erzählte, dass man nichts mehr ass und trank, so wie einst schon Franz von Assisi. Wie lebenszeitraubend musste man doch in dieser Gesellschaft arbeiten, nur für sein »tägliches Brot«. Und wie sehr war man dadurch gebunden an eine Wohnung, an ein Auto, an eine Infrastruktur, gebunden an Geld und Besitz.

Ohne den Druck, sich ernähren zu müssen, fiel gleichzeitig auch jeder Druck zu einem sesshaften, geregelten Leben weg.

Lichtnahrung – frei wie das Licht leben. Klang gut dieses Konzept. Besonders für jemanden wie mich, der allmählich daran verzweifelte, ernährungsmässig keinen Fuss mehr auf den Boden zu kriegen. Aber zum einen glaubte ich nicht, dass Lichtnahrung in der Praxis wirklich funktionierte, und zum anderen vermutete ich, dass die betreffenden Personen sich nur einbildeten es zu tun. Zwar verkündeten sie, sie täten es, aber heimlich wanderten sie nachts bestimmt zum Kühlschrank und rechtfertigten anschließend vor sich selbst: »Diese kleine Ausnahme fällt nicht ins Gewicht. Zur Hauptsache ernähre ich mich ja immer noch von Licht.«

Beim Essen, davon war und bin ich überzeugt, wird sich selbst belogen und betrogen, dass sich die Balken biegen.

»Die Intelligenz des Menschen endet am Tellerrand«, behauptete Guy Claude Burger einst in dem Seminar in München. Dem konnte ich nur uneingeschränkt zustimmen. Außerdem fühlte ich mich noch gar nicht reif für einen solchen Totalausstieg. Ich nahm mir insgeheim vor, mich mit diesem Konzept in einigen Jahren noch einmal genauer zu beschäftigen. Bis dahin würde sich ja zeigen, was wirklich dran war an Jasmuheens Theorien und angeblichen Erfolgen.

Dennoch: Mit meiner Angst vor dem Gekochten, die mich irgendwie auch vernünftig und *instinktiv* anmutete, fand ich über das erneut aufkeimende Gefühl einer Zärtlichkeit mir selbst gegenüber, wieder zurück zu einer tiefen Verbundenheit zur Rohkost und der Natur überhaupt. Eine solche Verbundenheit hatte in mir bislang nicht existiert. Mir eigen war eher eine typische Städter-Mentalität: Natur – das war, wohin man in den Urlaub ging. Natur – ein hübscher Park an einem Sonntag, ein Spaziergang über breite, geschotterte Wege. Rollstuhlgerecht. Kinderwagenfreundlich. Mit ordentlichen Abfalleimern, klaren Schildern und einer Menge korrekt gekleideter Leute.

Mit Instincto änderte sich diese »gezähmte« Haltung. Durch das Bedürfnis, mir selbst nicht mehr zu schaden, zog es mich auf eine ganz neue Weise hinaus in die Natur. In die *heilsame* Natur abseits der üblichen Wege. Zu kraftvollen Orten wie Wildbächen, Wasserfällen und Schluchten. Mehr und mehr tauschte ich mein Rad gegen Trekkingschuhe ein und machte mich auf in die verschwiegenen Seitentäler des Tessins. Stundenlang marschierte ich durch urwüchsige Kastanienwälder und über sonnige Steilhänge, in denen häufig verwegen angelegte Steintreppen in die Höhe führten. Dort draußen, in der abgelegenen Wildnis des wasserreichen *Valle di Molena* und dem unheimlichen *Val Cramosino,* hatte ich das Gefühl, meine Ernährung und meine Einstellung zu den Dingen sind endlich vereint. Instincto *ist* Natur – und draußen mit Instincto unterwegs, fühlte ich mich in der Natur plötzlich immer mehr zu Hause. Ich verspürte plötzlich diese besondere Art von Zärtlichkeit, die ich mir selbst gegenüber zugestand, auch gegenüber den Pflanzen und Tieren. Ich erkannte: nur wenn man seine eigene *innere* Natur respektiert und annimmt, kann man auch die Natur dort *draußen* respektieren und lieben. Ich begriff, dass, solange wir Menschen kochen, in unserem Alltag herumstressen, viel Zeit in Autos, in Büros und vor unseren Computern verbringen, die Welt dort draußen doch ruhig zum Teufel gehen konnte.

Wen interessierte schon wirklich, wie es da draußen aussieht?

»Hauptsache das Wetter ist schön und der Computer hat keinen Virus. Soll das Polareis doch schmelzen und der Urwald veröden. Ist doch eigentlich egal. Da kümmern sich andere drum. Hauptsache ich kann atmen, essen, regelmässig aufs Klo und krieg am Monatsende meinen Lohn!«

Ist es nicht so?

Umweltschutz beginnt innen. Nur wer sich selbst nicht mehr schaden mag, verlangt *wirklich* danach, dem Leben auch dort draußen nicht mehr zu schaden.

Yashila machte in der Zeit meiner verwickelten Selbstfindung zwischen »Roh und Gekocht« weiter mit Instincto. Auch wenn sie ihr eigenes Schicksal diesbezüglich mehr als Fluch, denn als Segen sah, stellte sie sich realistisch den Tatsachen. Sie war viel zu weit in die Instincto-Welt vorgedrungen, als dass es eine noch brauchbare und gesunde Möglichkeit der Rückkehr gab. Noch nicht einmal ein bisschen. Sie entdeckte mit Instincto ihr verborgenes schamanisches Talent, besuchte Kurse, machte Ausbildungen und erlebte, wie gut Instincto und Schamanismus zusammenpassen: Beide sind archaische Systeme in der Geschichte der Menschheit. Beide sind sie Teil einer *Großen Wirklichkeit,* die uns Menschen umgibt und die im normalen Alltag völlig unsichtbar ist.

Yashila versuchte mit ihrer tiefen Verbundenheit zur schamanischen Dimension, das Problem des »Heimatverlustes« in der realen Welt in den Griff zu bekommen. Zusätzlich belegte sie Kurse in Naturtherapie und Reiki, meditierte in einem buddhistischen Zentrum in Erlenbach und schöpfte Kraft aus stundenlangem Tanzen.

Ich hingegen versuchte mittels Sport und großer Aufmerksamkeit bei dem, was ich tat, eine Lösung dieses »Entwurzelungsproblems« quasi »aus-mir-selbst-heraus« zu finden, in der Hoffnung, alles würde sich für mich, nur weil ich es brauchte, in friedvoller Weise neu zusammenfügen. Ich wollte mein gespaltenes Herz mit dem Kopf heilen. Das schien unmöglich, aber ich konnte und wollte einfach nicht akzeptieren, dass dieser Weg zu keinem Ziel führen sollte.

Ich war außerdem felsenfest der Ansicht, jemand, der Instincto nicht von innen her kannte, würde mir auch niemals wirklich bei diesem Problem »Entwurzelung/Doppeltes Mutterbild« helfen können. Ratschläge eines solchen Menschen, oder einer solchen Institution, kämen immer aus der unreflektierten Kohärenz mit der »Gekochten Welt«. Und diesen Zusammenhängen war ich schon längst entwachsen. Anders gesagt: Jemand, der nicht sah, dass er »ein Fisch im Wasser« war, würde mir, der ich ein Problem mit dem »Verlust des Wassers« hatte, nicht helfen können. Für mich galten mittlerweile so viele neue Regeln, gegründet auf ganz simplen realen Erlebnissen, dies war einem Aussenstehenden unmöglich mit Worten vermittelbar. Wie sollte ich jemandem von einer *Sperre* beim

Essen, von *Entgiftungen,* von *Sensibilitäten* und einer *Gekochten Aura* erzählen, ohne dass er nicht heimlich bei sich dachte: »Du meine Güte, der Kerl sollte einfach mal wieder richtig essen, dann würde auch alles wieder gut werden« (Yashila, die gern an alle möglichen Fortbildungsseminare ging, hörte diesen Spruch häufiger, sogar von Leuten, die man als sehr gebildet und weltoffen bezeichnen muss. Wie gesagt – wenn's ums Essen geht, kommen die meisten sehr schnell an ihre Grenzen. Wie, Sie auch? – Eben ...).

Zu unseren Rohkost-Treffen ging ich nicht mehr. Ich ließ auch alle privaten Kontakte zu den Teilnehmern schlagartig einfrieren. Zufällige Telefonate führte ich nur noch kurz angebunden, Einladungen schlug ich von vorneherein aus. Mich interessierte niemand mehr, den ich nur wegen des Essens kennengelernt hatte. Außerdem hing mir dieses Rohkost-Thema förmlich »zum Hals heraus«. Ich schlug mich schon genug selbst damit herum. Auch noch dauernd mit anderen darüber zu reden, wollte ich einfach nicht mehr.

Aber schreiben.

Die Idee, unsere ungewöhnlichen Erlebnisse und deren umfassende Bedeutung als Buch zu verfassen, reifte heran und machte mich zunehmend unruhig. Doch wie sollte ich das neben meinem Job im Hallenbad hinkriegen? Ich versuchte es, machte erste Skizzen, scheiterte aber schnell. Arbeiten in der Chlorluft, Sport, Alltag – und konzentriert schreiben nebenbei? Schaffte ich einfach nicht. In dieser »kreativen Unruhe« wurde mir bewusst, dass ich, wenn ich es *jetzt nicht tat*, dann vielleicht nie mehr würde tun können. Dann würde ich zu alt sein. Außerdem würde mein Gehirn durch das Chlor dann schon derart beeinträchtigt sein, dass mir weder die geschehenen Dinge in der richtigen Reihfolge und Genauigkeit einfallen, noch meine schriftstellerischen Fähigkeiten ausreichen würden, um das Ganze brauchbar zu Papier zu bringen.

In mir gewann der Wunsch, zu kündigen und mich vorerst nur noch dem Schreiben zu widmen eine unbändige Kraft. Ich hatte die Vision, dass meine Erlebnisse doch wie gemacht waren für ein spannendes und lehrreiches Buch. Alle möglichen Menschen reisten kreuz und quer durch die Welt, schrieben Bücher über den Nepal, über ihre monatelangen Strapazen auf dem Weg durch Dschungel,

Wüste und Arktis. Und die Leute kauften diese Bücher. Und mein Buch hätte ein Reise zu bieten, die nur wenige unternommen hatten und die zumindest so noch nie beschrieben worden war – eine Reise *zum verborgenen Kontinent des Innern.* Das müsste doch weggehen wie warme Semmeln!

Ich kündigte meine Stelle.

Für ein ganzes Jahr zog mich in die Abgeschiedenheit von Seibranz zum Schreiben zurück. Es wurde das schönste Jahr in meinem Leben. Mir schien, als würde ich nun endlich tun, wozu ich mich schon seit Jahren heimlich berufen fühlte: In der Ruhe auf dem Land (ohne Kuhglocken!) innehalten, mein viel zu schnell gelebtes Leben Revue passieren lassen, in mich tauchen, der Essenz der Dinge nachspüren, finden und festhalten, was aufregend glänzt, bevor es im Abgrund des Vergessens verschwinden kann.

Ich schrieb in diesen Wochen und Monaten, als ob es um mein Leben ging. In meinen Pausen schwang ich mich auf mein uraltes rotes Peugot-Rennrad und pedalte über die fast autoleeren Strassen der Umgebung. Wie ein Vogel zog ich meine Kreise, schwebte und schwelgte mit dem Rad durch die duftenden Mischwälder und über die weiten Auenhügel rund um Leutkirch und Biberach. Nach all den Jahren in der stickigen, verkehrsdichten Schweiz frohlockte ich angesichts dieser Strassen hier, die so einsam waren, dass häufig viele Minuten vergingen, bevor ein nächstes Fahrzeug an einem vorbei rauschte. Mein Blick winkte fröhlich den Wolken zu, die gemächlich im weit gespannten Blau dahin wanderten und mir wie ein Sinnbild meiner selbst erschienen: wandernd, ohne Ziel, nicht wissend, was werden wird.

Das Schreiben und die langen Ausfahrten mit dem Rad nährten meine Seele und gaben mir, wie noch nie im Leben zuvor, das Gefühl *ganz ich selbst* zu sein.

Seibranz war in allem genau der richtige Ort. Immerhin begann dort auch die Geschichte dieses Buches, die Geschichte meines »zweiten Lebens«. Und zwar begann sie im Gebäude gegenüber. Nur einige Schritte weit entfernt von hier. Aus dem Nordfenster meines kleinen Schreibzimmers, hier, in der ersten Etage des ehemaligen

Gasthofs *Rössle*, kann ich den dunkelbraunen Silo-Turm sehen. Er sieht noch genau so aus wie damals.

Vor vielen Jahren saß ich dort mit dem eingegipsten Fuss im Bett. Nichts ahnend von dem, was mit mir los war. Und von dem, was mich erwarten sollte. Nichts ahnend, dass ein Buch unterwegs war zu mir. Und dass dieses Buch mich auf eine Reise schicken würde, die über einen Weg, länger und weiter als alle Wege, die man tatsächlich fahren könnte, wieder hier her zurück führen würde, zurück an den Anfang.

Wenn ich über den Hof schaue, auf das immer noch stellenweise leicht erblindete Panoramafenster des Silos – kommt mir das ganze wie ein Traum vor. Der, der ich damals war, scheint mir so unerreichbar weit weg. Wer war das? Dieser Typ mit den dicken Käsebroten in der Hand – das war ich?

Ich?

Es müssen Jahrhunderte vergangen sein. Ich fühle mich so anders. Mir kommt es so vor, als wäre ich damals, in dem kleinen Turm gegenüber, neu geboren worden. Die Jahre der Rohkostzeit haben mir ein neues Leben geschenkt. Zwar ein Leben ohne Kindheit und Jugend, ein Torso aus einem erwachsenen Leben ohne Vergangenheit sozusagen, aber immerhin ein Leben. Wer weiss, was ohne Instincto aus mir geworden wäre. Vielleicht wäre ich sehr krank geworden. Bestimmt sogar. Denn so fühlte es sich damals an. Eine Ärztin meinte einmal, nachdem ich ihr von dieser Zeit des »eingegipsten Fusses« detailliert erzählt hatte, dass ich vermutlich am Beginn einer juvenilen Diabetes gestanden hatte. Wie auch immer.

Nicht alles ging gut in den letzten Jahren. Ich habe eine Menge verloren. Wirklich eine Menge. Fast zuviel. Aber ich möchte nichts missen. Ich würde alles genau so wieder tun. Zumindest das meiste. Das wichtige.

Was sonst.

Ja, *was sonst*?

EPILOG

Der erste Buchteil mag den ein oder anderen traurig gestimmt haben. Ich gebe zu, er hat durchaus etwas deprimierendes: Zwei Menschen, die sich wegen einer fragwürdigen Rohkost innerhalb der »üblichen« Welt gleichzeitig aus ihr entfernt haben und es nicht schafften, eine wirklich neue vorzeigbare und kreative Lösung zu finden. Wir hätten vielleicht auswandern sollen, in einem tropischen Land ein Rohkostprojekt auf die Beine stellen sollen, eine Art Farm gründen oder uns in ein bestehendes Projekt mit einbinden sollen.

Ja, dies hätten wir vielleicht tun können, hatten es sogar damals, in Schmerikon, schon für den Raum Portugal arrangiert, sind dann aber aus finanziellen Gründen (und weil uns die Leute nicht wirklich sympathisch waren) nicht gegangen. Und weil wir immer noch der Ansicht waren, es innerhalb unseres gewohnten Umfeldes »schaffen« zu können. Es ging es uns einfach nicht schlecht genug für einen Absprung. Auswandern, sich in eine Kommune zu integrieren, und dann noch in eine Rohkostkommune (z.B. Pangaia auf Hawaii), ist eine »Endlösung«, die man nur aufgrund besonderer Umstände wählt. Vielleicht hatten wir uns als Paar auch gegenseitig behindert, als Single, als »Rohkost-Single«, ist man für solche Entscheidungen möglicherweise freier, kann sie leichter treffen. Zu zweit ist man schon viel mehr eine kleine eigene Welt, die man instinktiv schützen möchte, genau so, wie sie ist.

Der erste Buchteil sollte vor allem zeigen, WIE sehr die Art und Weise der Ernährung unser Leben bestimmen und verändern kann, wie sie sowohl Heimat, als auch Freiheit oder gar ein Trauma sein kann. Sogar alles miteinander. Der erste Buchteil zeigte dies aus einer persönlichen Sicht, nah am Geschehen, ein Beispiel, wie Rohkost aussehen kann, wenn man sich konsequent damit beschäftigt. Andere finden natürlich andere Lösungen, gehen andere Wege. Daher sollte sich niemand von dem bisher Geschriebenen abschrecken oder entmutigen lassen. Wie ich schon in der »Einführung« empfohlen hatte, sollte man sich entspannt zurücklehnen und das Ganze philosophisch sehen: Bei extremen Ernährungsumstellungen geht es immer und auf der Stelle um *Existenzialien*! Da kann niemand ahnen, was wirklich auf ihn wirklich zukommen würde.

Geschweige denn, wird.

Am Ende dieses ersten Buchteils sind auf jeden Fall noch eine Menge Fragen offen. Auf manches bin ich im Laufe der Erlebnisberichte schon genauer eingegangen, musste es sogar, um die Ursachen für Entscheidungen und Ansichten plausibel zu machen. Doch der Lesbarkeit halber verzichtete ich auf umfassendere Erklärungen. So stehen immer noch viele Fragen weitgehend unbeantwortet im Raum:

- Muss man bei Instincto eine so große Auswahl an Nahrungsmitteln haben? Geht das wirklich nicht auch eine Stufe kleiner?
- Und überhaupt: Reicht es nicht, einfach nur roh zu essen? Mit Salaten, Getreideschrot, Tofu und Früchten? Muss es wirklich so extrem sein?
- Ist Kochen und Braten wirklich gefährlich?
- Gibt es tatsächlich diese komischen *Maillard-Moleküle*? Und, falls ja: Kommen die nicht einfach *unverdaut* wieder raus?
- Kommt unser Immunsystem nicht locker mit allem Unbill der Ernährung klar, wenn man gesund ist?
- Wird mit Instincto nicht jeder einfach nur hochgradig allergisch und weltfremd?
- Muss man nicht ein Mindestmass an Umweltgiften täglich haben, damit das Immunsystem trainiert bleibt (Anm.: Dies wurde ich wirklich einige Male gefragt!)?
- Verliert man nicht seinen Elan, wenn man diese Instincto-Ausgeglichenheit Tag für Tag hat? Kaffee und Brot geben doch ordentlich Schwung. Hat man den überhaupt noch mit Rohkost? Wird man da nicht einfach nur ein »selig-zartes Himmelspflänzchen«?
- Und was ist mit all den Viren und Bakterien? Die sind doch gefährlich, dagegen kann man doch auch mit Essen nicht viel machen. Oder?
- »Entgiftungen« klingt ja völlig krass! Man kann sich doch nicht mit Kochen *vergiften*! Kochen tun die Menschen schon seit ewigen Zeiten. Und wir sind damit doch weit gekommen! Wie hätten wir das gekonnt, wären wir *vergiftet* gewesen?
- Kann man nach einigen Testwochen Instincto überhaupt noch zurückkehren zur normalen Kost?

- Und falls Instincto wahr ist: Wieso tut das keiner? Wieso weiss das fast niemand?
- Ist es, ökologisch gesehen, nicht völlig verwerflich, Tropenfrüchte zu bestellen? Die kommen ja per Flugzeug – das ist doch Wahnsinn!
- Kann man Instincto nicht einfach nur mit Früchten und Gemüsen der Umgebung machen? Reichen Sachen aus dem eigenen Garten und vom Wochenmarkt nicht aus?
- Wird mit Instincto nicht jeder automatisch todunglücklich?
- Machen eigentlich bestimmte Naturvölker noch Instincto?
- Und wenn nicht: wieso? Die leben doch archaisch und inmitten von Früchten. Die müssten doch eigentlich gar nicht kochen. *Warum tun sie es trotzdem?*
- Was wäre, wenn man ein Kind draußen der Natur überließe: Würde es mittels seiner Instinkte überleben können?

Wie man sieht, gibt es noch eine Menge Spannendes zu berichten. Machen Sie sich gefasst auf Erklärungen und Überlegungen, die nicht weniger haarsträubend, nicht weniger verblüffend sind, als es dieser erste Buchteil schon war. Die Reise geht weiter. Ins Herz der Wildnis.

In uns.

Zweiter Teil

Das Rohe und das Gekochte

Zwei Weltbilder im Vergleich

1. Kapitel: Instinkt und Umwelt

»Der Mensch ist ein Teil der Natur und nicht etwas, das zu ihr im Widerspruch steht«
- Bertrand Russell -

1. Vom Riechen der Welt – Gerüche und ihre Botschaften

Nicht von ungefähr befindet sich unsere Nase direkt über dem Mund, ragt dort aus der Ebene des Gesichts ein Stück weit in die Welt hinein. Mit der Nase stehen wir rund um die Uhr in einem intimen Kontakt mit der Materie der Welt. Die Dinge um uns herum sondern etwas ab. Gasen aus. Verteilen Moleküle in Luft. Die Dinge duften – oder stinken. Doch steckt in dieser Aussage schon eine subjektive Beurteilung. Nüchtern physikalisch betrachtet, geschieht folgendes: Die sich ständig in Bewegung befindenden Luftmoleküle schlagen aus der Oberfläche eines Gegenstandes Moleküle heraus und befördern diese kreuz und quer durch die Umgebung. Die Moleküle erreichen über die von uns eingeatmete Luft die Riechzellen der Nasenschleimhaut. Ein wenig Materie von diesem Gegenstand haben wir nun somit in unserer Nase: Wir riechen ihn.

Über den Geruch stellt sich also ein Ding für uns vor. Es präsentiert sich in seinen für uns wichtigsten Eigenschaften: Gefährlich oder ungefährlich. Brauchbar oder unbrauchbar. Anziehend oder abstossend.

Riechen ist ein äusserst komplexer Prozess. Unsere Riechzellen haben eine direkte Verbindung mit Gehirn, Magen und Mund. Wissenschaftler haben Riechzellen sogar an Stellen unseres Körpers gefunden, wo wir sie wirklich zu allerletzt vermuten würden: auf der Haut und an der Oberfläche von Organen! Wie es aussieht, giert unser Körper regelrecht nach Informationen über die Aussenwelt.

Philosophisch gesehen, schlägt Riechen eine materielle Brücke zwischen einem *Ich* und einem *Nicht-Ich*. Das *Nicht-Ich* ist das *Andere*, das dort draußen, die Welt, die uns umgibt. Von der Welt wissen wir nur aufgrund unserer Wahrnehmungen. Die Welt ist das, was Augen, Ohren, Nase, Mund und Haut uns von ihr übermitteln. Das Aussehen eines Gegenstandes zum Beispiel, sagt nur etwas über Form und Farbe aus. *Sehen* ist ein Akt über eine Distanz hinweg. Es ist noch kein direkter Kontakt. Nur eine Vorstufe davon. Mit dem Geruch jedoch übersendet ein Gegenstand eine Botschaft von sich selbst. Das, was nicht wir selbst sind, befindet sich nun zu einem kleinen Teil in uns. Wenn wir Düfte und Gerüche einatmen, atmen wir also einen Teil von etwas *Anderem* ein. Ein Stück Welt, ein Stück *Nicht-Ich*.

Einfach gesagt: Riechen ist die totale Intimität mit der Welt.

Da das *Andere* grundsätzlich gefährlich sein könnte für uns, ist es sinnvoll, wenn alle nun folgenden Prozesse (Bewertung, Handlungen) möglichst schnell und sicher von statten gehen. Riechen ist daher ein Teil des Selbsterhaltungstriebes.

Triebe, Instinkte, Reflexe: In uns gibt es eine Vielzahl angeborener Handlungsmuster, die schnell und präzise ablaufen, lange bevor wir überhaupt auch nur einen Gedanken fassen können. *Riechen* löst automatisch einen ganz einfachen und einem jeden von uns völlig vertrauten Reflex aus: Ein Stück näher hinbeugen, wenn etwas gut riecht und den Kopf wegdrehen, wenn etwas schlecht riecht. Hier liegen die Wurzeln unserer Kopfbewegung bei »Ja« und »Nein«. Wenn etwas sehr schlecht riecht, ist sogar das Davonlaufen eine sinnvolle Reflexhandlung. Wir kennen alle die Redewendungen »Immer der Nase nach«, »Ich kann den Typen nicht riechen!«, »Jetzt habe ich aber die Nase voll!« und »Das stinkt mir!«.

Das Riechen ist gewissermassen die ätherische Variante des Essens. Es ist die Einverleibung der gasförmigen Teile eines Gegenstandes. Die nächste Stufe der Einverleibung wäre dann das Essen eines solchen Gegenstandes. Nase und Mund sind, wie man sieht, nicht umsonst so dicht beieinander gelegen. Die Nase ist die erste Kontrollstelle, der »Mund-vor-dem-Mund«.

Wenn etwas fein riecht, wir uns hinbeugen zur Quelle des Duftes, dann bereitet sich unser Körpersystem schon auf eine mögliche Einverleibung vor. Hormone und Enzyme werden ausgeschüttet. Unsere Körperwerte ändern sich. Wenn etwas ganz besonders fein riecht, fließt uns bekanntlicherweise »das Wasser im Munde zusammen«. Der sogenannte *Speichelreflex*. Alles in uns hat sich schon auf Einverleibung eingestellt. Bewegen wir etwas fein duftendes zum Mund, dann passiert es den Bereich der Nasenlöcher. Jetzt haben wir die letzte Möglichkeit einer Analyse, bevor der Gegenstand im Mund verschwindet, bevor das *Andere* in unserem *Ich* verschwindet. Im Mundraum befindet sich eine weitere Kontrollinstanz: die Geschmackszellen. Ähnlich wie die Riechzellen, geben auch sie uns Aufschluss über bestimmte Eigenschaften der Materie. Schmeckt etwas gut, dann darf es passieren (Schluckreflex). Schmeckt es hingegen schlecht, müssen wir es sofort hinaus befördern (Spuckreflex). Essen und Trinken sind grundsätzlich gefährlich. Artfremde Materie gelangt in unser Inneres und kann uns, wenn wir unachtsam waren, wenn wir die Warnungen von Nase und Zunge übergangen haben, schädigen oder gar töten. Haben wir etwas geschluckt haben, ist es zu spät: Dann ist es in uns drin!

Eine letzte lebensrettende Kontrollinstanz befindet sich im Magen. In manchen Fällen einer Vergiftung kann der Magen sich reflexartig leeren (Erbrechen). Doch nicht immer kommen wir ohne schlimme Folgen davon. Giftpflanzen zum Beispiel schmecken in der Regel bitter oder scharf. Würden wir sie einfach runterwürgen, obwohl Geruch und Geschmack uns gewarnt haben, können wir uns nicht in jedem Fall darauf verlassen, dass wir uns erbrechen und somit gerettet sind. Die Verweildauer im Magen bis zum Erkennen der Lebensgefahr kann schon zu lang gewesen sein. Viele Pflanzengifte (z.B. von Farn, Eibe, Seidelbast oder auch verdorbenen Gurken) wirken noch Monate, sogar Jahre später, haben Siechtum und bleibende Schädigungen zur Folge.

Essen und trinken sind, wenn man es genau betrachtet, durchaus etwas Unheimliches. Ein Beispiel: Wenn Sie ihr nächstes Mittagessen zubereiten, dann schauen Sie genau hin, WAS da vor Ihnen liegt. Die Zutaten. Schauen Sie sich diese Dinge für einen Moment *genau* an. Und nun schauen Sie auf Ihre Hände. Ihre Haut. Die Finger. Werden Sie sich für einen Moment der Substanz und Struktur ihres Körpers bewusst. Und nun betrachten Sie wieder die Zutaten. Dort liegen vielleicht Nudeln oder Kartoffeln. Oder Bohnen. Und Petersilie, Basilikum und Zwiebeln. Und als Nachtisch steht schon eine Schale mit Apfelmuss bereit.

Das alles kommt gleich in Ihren Körper!

Sie stecken sich in Kürze pflanzliche Dinge in den Mund und schlucken sie runter. Dinge, die absolut nichts mit Ihrer Haut, Ihren Knochen, Ihren Organen und Nervenzellen zu tun haben! Und diese Pflanzenteile befinden sich dann im Dunkeln Ihres Inneren. In Ihnen befindet sich dann *Artfremdes*. Und wird langsam umgewandelt in etwas, das dann *Sie* sind. Aus Bohnen, Kartoffeln und Apfelmuss werden letztlich Haut, Fleisch, Knochen und Knorpel. Diesen Vorgang nennt man in der Biologie *Assimilation*.

Obwohl Assimilation auf der ganzen Welt verbreitet ist und von daher als gewöhnlich und unbesonders betrachtet wird, das Beispiel oben zeigt, dass wir allein schon mit dem Essen und Trinken einem richtigen Wunder der Natur gegenüberstehen: Artfremdes wird zu Arteigenem. Aus einem *Nicht-Ich* wird unser *Ich* konstruiert. Dieser Umwandlungsvorgang ist ein Geheimnis der Natur, ein Geheimnis des Prinzips »Leben«. Und verständlicherweise werden alle Prozesse, die dem zueigen sind, von Regelkreisen der Natur selbst gesteuert.

Zu diesen Regelkreisen gehört auch der Nahrungsinstinkt.

Riechen, Essen, Trinken – elementare Vorgänge. Vorgänge, die uns eingebettet zeigen in eine umfassende Natur. Körperlich betrachtet, stehen wir der Tierwelt so nah, dass man wirklich sagen kann: wir sind *auch* Tiere. Unsere Reflexe, Instinkte und Triebe mit denen wir geboren werden und mit denen wir uns in dieser Welt orientieren, funktionieren genau so sicher und präzise wie bei jedem anderen Lebewesen auch. Wir verlernen im Laufe unseres Aufwachsens in der speziell strukturierten »Menschen-Welt« nur, diese Fähigkeiten umfassend zu verwenden.

Tiere kommen ohne Ernährungsberater auf die Welt. Und auch ohne Arzt. Alles was sie zum Leben und Überleben brauchen, tragen sie in sich. Warum gelingt es uns Menschen nicht, ebenso autark zu existieren?

Dabei - wir könnten es! Mit der Instincto-Ernährung können wir diese Regelkreise in uns wieder vollständig in Gang setzen und uns ins Bewusstsein holen. Mit Instincto entdeckt man für sich die Macht der Gerüche wieder. Ihre Wirkung. Ihre Schönheit. Ihr Grauen. Und ihren Sinn für das Leben und das Überleben. Mit jedem Atemzug, den wir tun, atmen wir Millionen Geruchsmoleküle ein. Und mit ihnen eine Vielzahl von Informationen der Aussenwelt. Wir atmen die Welt ein. Wir einverleiben die Essenz der Welt mittels ihrer Gerüche.

Wenn wir uns trauen, unsere Reaktionen in Bezug auf diese Gerüche zu leben, dann haben wir den besten Führer für ein gesundes Leben stets zur Seite.

2. Im Gefüge der Instinkte

»Wir sind doch keine Tiere! Wir sind doch Menschen, intelligente, zivilisierte Menschen!«

Dieser Einwand ist bei Diskussionen um die Herkunft und die Biologie des Menschen häufig zu hören. Bewusst oder unbewusst begreifen wir uns als das am höchsten entwickelte Lebewesen dieses Planeten. Erinnern Sie sich noch an diese netten Grafiken im Biologieunterricht, die den Menschen am Ende eines Artenstammbaumes oder einer Evolutionspyramide zeigen? Der Mensch: Meister der Technik, Schöpfer zahlloser Erfindungen, der Herrscher der Welt.

Sind wir das wirklich?

Stehen wir wirklich *über* der Natur?

Und: Ist es *sinnvoll*, hochentwickelt zu sein?

Jahrhunderte lang haben Religionen und Naturwissenschaften versucht, die Unterschiede zwischen Tier und Mensch zu definieren. Vor allem zu dem Zweck, eine Rechtfertigung für die Vormachtstellung des Menschen zu finden. »Seid fruchtbar und mehrt euch und füllt die Erde und macht sie euch untertan«. Mit diesen Worten erschuf der biblische Gott den Menschen. Und genau das haben wir im Laufe der Geschichte auch getan. Versucht zu tun. Und tun es noch. Der Mensch hat sich die Freiheit heraus genommen, auf dieser Welt alles zu tun, was er will. Und dabei hat er das Angesicht der Erdoberfläche verändert und mitgeprägt: Wälder verschwanden, Flüsse wurden umgeleitet, Berge abgetragen, Strassen und Wege angelegt, riesige Städte gebaut, Inseln im Meer sind erschaffen worden. Der Stolz der Erfindungen und Errungenschaften hat uns eitel gemacht, unser Credo lautet: Wir sind etwas Besonderes, weil wir Besonderes können!

Trotz beeindruckender geisteswissenschaftlicher Erkenntnisse und einem durchweg demokratischen Grundverständnis, besteht in uns unbewusst das Bild von einer »niedrigen Natur« weiter. Ohne ein solches würde es beispielsweise keine Zoos geben. Noch nicht einmal Haustiere. Geschweige denn Viehzucht. Und vor noch gar nicht allzu langer Zeit missionierte die Kirche noch weltweit in den als »unterentwickelt« bezeichneten Ländern, um den »armen, naturnahen Wilden« die christliche Bedeutung der Begriffe Zivilisiertheit, Sünde und Erlösung zu vermitteln.

Der Mensch ist ein *kulturelles* Wesen. Unsere Heimat ist das Selbstgeschaffene. Die Natur ist »das komische Zeug da aussen rum«. Mit uns und unserem Körper, so sehen wir es unbewusst, hat diese »unbehauste wilde Welt« dort draußen wenig zu tun. Wir leben so, als wären wir etwas Künstliches, eine Art Sonderkonstruktion des Universums, etwas, das sich aus den Regelkreisen der Natur einfach so, weil es das beschlossen hat, raushalten kann.

Doch unseren Instinkten und Trieben ist dieses Selbstbild völlig gleichgültig. Sie wirken einfach weiter in uns. So, wie sie es schon seit Jahrmillionen tun. Genau so, wie in jedem anderen Tier auch.

Man könnte sagen: Der Mensch ist das Tier auf der Welt, das von sich glaubt, es wäre kein Tier mehr.

Doch was wir von uns denken, spielt im Wesentlichen keine Rolle. Die Kräfte, die uns antreiben befinden sich nicht in unserem Kopf. Unser wesentliches Tun orientiert sich nach wie vor an sehr einfachen Strukturen: Suche nach einem Platz zum Leben, Suche nach Anschluss an eine Gruppe von Menschen, Verbundenheit mit einer lokalen Umgebung und Landschaft, Suche nach einem passenden Partner und Gründung einer Familie. Das, was uns wirklich antreibt und interessiert, wofür wir mit unseren Leidenschaften einstehen und kämpfen (und sogar morden), ist genau das, was auch jedes andere Tier auf der Welt antreibt und interessiert.

Selbsterhaltungstrieb. Fortpflanzungstrieb. Herdentrieb. Bewegungs- und Spieltrieb. Das sind die groben Muster. Wirkungsgefüge des Lebendigen. Diesen Trieben, diesen *inneren Ausrichtungen* untergeordnet, sind die Werkzeuge der Instinkte: Nahrungsinstinkt. Sexualinstinkt. Umweltinstinkt.

Die Instinkte sorgen dafür, dass es uns stets zum Richtigen für uns hinzieht. Nicht zu dem, von dem wir glauben, es sei gut und richtig für uns, sondern zu dem, von dem wir instinktiv spüren, dass es richtig ist. Wenn wir das Richtige gefunden haben, zum Beispiel den richtigen Wohnort, den richtigen Partner, das richtige soziale Umfeld, erst dann fühlen wir uns wirklich gut. *Richtig* gut.

Was gemeinhin als *Bauchgefühl* bezeichnet wird, als *emotionale Intelligenz*, als *innere Stimme*, als *erster Eindruck* oder umgangssprachlich auch als *guter Riecher*, dem liegt genau diese Nähe und Verbundenheit mit den Instinkten zugrunde.

Aber leider gibt es da noch unsere *Ich-Präsenz*. Unser inneres Störfeld aus unreflektierten Meinungen, unbewussten Verhaltensweisen, reflexhaften Ängsten und Sorgen, und den vielfältigen psychophysischen Auswirkungen einer grundsätzlich falschen Ernährung. Dieses Störfeld schwächt unsere instinktiven und triebhaften Impulse ab. Oder führt umgekehrt zu entfesselten, symbolischen Ausbrüchen derselben. So kommt es zu Konflikten. Zu zahlreichen Irrtümern, wie beispielsweise einem nicht wirklich stimmigen Wohnort, einem falschen Partner und einer ungesunden Lebensweise. Bedingt durch unsere Lebensweltstrukturen, sind wir zu vielen Kompromissen gezwungen, die immer wieder gegen unser Bauchgefühl verstossen. Mit unserem Denken, unserer Vernunft, rechtfertigen wir diese erzwungenen Selbstverleugnungen. Mit dem Resultat, dass wir mehr und mehr verlernen, diesem inneren Strom der Weisungen zu folgen. Gleichzeitig freut es uns jedoch, wenn wir bei einer Sache im Nachhinein feststellen, dass wir *instinktiv* richtig entschieden haben. Und es macht uns glücklich, wenn wir uns in den Bereichen Sexualität, Sport und Ernährung in einer für uns selbst überraschenden Weise *triebhaft* verhalten haben, und es sich richtig anfühlte und zu keinem Schaden führte. Zusammenfassend kann man sagen: Unsere menschliche Kultur ist das Resultat der Versuche, unsere Triebe und Instinkte zu unterdrücken – und sie dennoch gleichzeitig zu geniessen!

Was also hält uns davon ab, emotionaler, unmittelbarer und instinktfreier zu leben?

Eine Antwort darauf liegt, im wahrsten Sinne des Wortes, in der Natur der Sache: Den Instinkten wohnt etwas inne, womit wir »durchkultivierten« Menschen nicht klarkommen, etwas, das uns ängstigt – sie sind tabulos! Absolut tabulos. Sie müssen es sogar sein. Ansonsten hätten sie keine Kraft, immerhin geht es bei diesen Hauptantrieben in uns letztendlich um unser Leben!

Und hier beginnt das interessante Problem, das sich einem Instincto-Rohköstler im Laufe seiner Diät auftut. Man könnte es als »anthropologischen Konflikt« bezeichnen, ein Problem, entstehend aus der Begegnung unseres üblichen Alltagsbewusstseins mit dem zutiefst naturhaften Wesen unseres Innern. Denn mit einer instinktiv rohen Ernährung öffnet man nach und nach den Zugang zu seinen inneren Strömungen. Man beginnt zu entdecken, wie stark diese inneren Kräfte sind, wie sehr sie einen leiten und wie wenig Tabu ihnen zu eigen ist. Das Erleben des eigenen Nahrungsinstinktes, seiner Kraft und Genauigkeit und seiner völligen *Unzivilisiertheit*, ist eine Selbsterfahrung, wie sie keine andere Methode auf der Welt bieten kann: Instincto ist eine Selbsterfahrung des *Seins* hinter den Kulissen unserer kultureller Prägungen und Gewohnheiten. Mit Instincto erlebt man sich selbst als *In-der-Natur*. Als Tier, als Lebewesen mit einem Tierkörper, der immer weiss, was gut und richtig ist. In jedem Moment.

Instincto öffnet gewissermassen die »Büchse der Pandora«: Plötzlich riecht blutiges Fleisch lecker. Plötzlich spuckt man sein Essen aus, weil man eine Sperre fühlt. Plötzlich zieht es einen zu verschimmeltem Fisch oder lebendigen Heuschrecken. Und man findet all dies unglaublich befriedigend. Geniesst es mit Leib und Seele. Findet es *richtig*.

Das ist beängstigend. Vom Standpunkt des zivilisierten Menschen aus, ist all dies wahrlich beängstigend. Unmoralisch. Verwerflich.

Instincto wirkt aus der Tiefe heraus und wirkt in die Tiefe hinein. Instincto, jahrelang praktiziert, macht archaisch. Und zieht immer weitere Kreise. Ganz automatisch gewöhnt man sich an, mit den Händen zu essen. Manchmal überkommt einen die Lust, sich auf den Boden zu kauern und in der Hocke zu essen. Oder im Stehen. Es scheint, als ob unbekannte Kräfte in einem plötzlich neue Körperbewegungen und Handlungsmuster wecken. Um diesem »Verfall der Sitten« entgegen zu wirken, empfahl G.C. Burger in den 1990er Jahren allen Personen, welche diese Unkultiviertheit der Rohkost stark irritierte, die aber dennoch aus gesundheitlichen Gründen unbedingt Instincto praktizieren wollten, so weit als möglich, sämtliche Rohwaren mit Messer und Gabel zu essen. Einfach, um den Boden unter den Füssen nicht zu verlieren.

Besonders große Kreise zieht bei Instincto die erlangte Schärfung des Geruchssinnes. Plötzlich erlebt man, wie stark der Sexualinstinkt von Düften des Körpers gesteuert wird. Und wie sehr Sympathien und Antipathien gegenüber unseren Mitmenschen auch von Gerüchen getragen werden. »Den kann ich nicht riechen!« sagen wir manchmal. Und tatsächlich, wenn man einmal genau hinschaut, »wittern« wir die Menschen unserer Umgebung immer noch. Zu einer sympathischen Frau zieht es einen Mann automatisch näher hin, die Nase weitet sich, er *sucht* ihren Geruch. Ein weitverbreitetes Gegensignal der Frau ist im Falle ebensolcher Sympathie, dass sie unbewusst ihre Haare nach hinten wirft, und den Kopf leicht schräg hält – die besonders duftintensive Nackenregion wird damit präsentiert. Umgekehrt: Von jemandem, der uns nicht passt oder jemandem, der ungesund aussieht, nehmen wir instinktiv Abstand, machen einen unbewussten Ausfallschritt zur Seite, beugen uns leicht weg. Unsere Atmung wird flacher.

Mit der Praxis von Instincto werden einem diese Mechanismen bei sich und anderen immer stärker bewusst, ohne dass man sie speziell studiert hätte. Die Wahrnehmung der Welt *instinktiviert* sich. Man erkennt zum Beispiel auch, dass verschiedene Menschengruppen verschieden riechen. Europäer haben einen anderen Körpergeruch, eine andere »Duft-Aura«, als Afrikaner, Araber, oder Asiaten. Die jeweilige Esskultur eines Landes oder einer Region bestimmt dauerhaft deren Körpergeruch. Und schafft automatisch eine tiefgreifende Verbindung innerhalb der jeweiligen Gruppe: Wer gleich isst, riecht gleich und gehört somit dazu. Daher ist es so wichtig, bei Reisen in anderen Ländern Einladungen anzunehmen und mit den Gastgebern mitzuessen. Im Kontakt mit einigen Urvölkern ist diese Massnahme sogar überlebenswichtig. Über den Stoffwechsel findet eine geruchliche Angleichung statt; womit man die gemeinsame Einnahme von gleichen Mahlzeiten durchaus als eine Art »Blutsbrüderschaft« verstehen kann.

Der Philosoph Ludwig Feuerbach schrieb 1850: »Die Speisen werden zu Blut, das Blut zu Herz und Hirn, zu Gedanken- und Gesinnungsstoff. Der Mensch ist, was er isst«. Diese bemerkenswerte Aussage kann noch ergänzt werden um den Faktor Geruch: Die Speisen werden auch zum eigenen Körpergeruch.

Düfte sind in ihrer Macht nicht zu unterschätzen. Die Wissenschaft erforscht diese Thematik seit einigen Jahren mit zunehmendem Interesse. Um die Jahrtausendwende herum tauchten besonders viele Berichte in Presse und Fernsehen auf, welche unsere außergewöhnliche geruchliche Umweltorientierung darlegen. Es wurden zum Beispiel in einem Blindversuch »Schnüffel-Experimente« mit verschwitzter Unterwäsche vom jeweils anderen Geschlecht gemacht, die zeigten, wie sehr Duft, Attraktivität, Hormonzyklus und Partnerwahl zusammenhängen. Diese Forschungen sind nach wie vor aktuell. Die Ergebnisse hingegen, zu denen sie führen, sind im Grunde uralt. Man beweist, was schon immer da war, was schon seit Urzeiten wirkt: Instinkte steuern unser Wollen. Und unser Denken hat im Grunde nur einen einzigen Freiheitsgrad: den der *Verweigerung*. Eine Grenze aus Tabus ziehen. Vor dieser Grenze existieren wir als Mensch. Dahinter haust das Tier in uns. Die Natur.

Noch am wenigsten erforscht ist unser Umweltinstinkt. Mit Instincto erlebt man sich über das rohköstliche Essen eingebettet in einen großen natürlichen Zusammenhang. Man erlebt sich nicht als »Herr über die Natur«, sondern als »Wesen in der Natur«. Als ein Lebewesen, das ständig im Gefüge seiner Umwelt zuhause ist und sich sowohl darin orientiert wie auch nährt.

Der Umweltinstinkt zieht das Individuum in eine gesunde Umgebung und versucht Verbindung zu dieser auf der materiellen und gefühlsmässigen Ebene herzustellen. Einfach gesagt: Es zieht uns zum Licht, in die Wärme, zu guter Luft, und zu einer Umgebung, aus welcher wir uns auch unmittelbar ernähren können. Tun wir dies, so verwurzeln wir uns seelisch in dieser. Insofern ist der »bäuerliche« Lebensentwurf für den Menschen ein guter, ein instinktnaher Lebensentwurf: Man arbeitet, lebt und ernährt sich in ein und derselben Umgebung. Naturvölker in den tropischen und subtropischen Regionen der Welt leben in dieser Hinsicht ebenfalls instinktnah.

Dieses »einfache« Leben besitzt ob seiner *Geschlossenheit* (im Gegensatz zum dezentralen Leben des modernen Menschen) nicht umsonst eine so charmante Anziehungskraft, wird so gern von uns romantisch bedacht und als *gute, alte Zeit* bezeichnet. Auch wenn es alles andere als einfach ist, naturnah zu leben.

Dennoch: Etwas in uns weiss, dass wir mit all unserer Technik, einem Leben, umgeben von Bildschirmen, Kunstlicht und zuviel Aufenthalt in geschlossenen Räumen, einem Leben voller Termine, schlechter Luft, elektromagnetischer Felder und ständigem Lärm, dass wir mit einem solchen Leben irgendetwas versäumen. Etwas falsch machen. Dass wir mit diesem Leben ständig etwas wichtiges *nicht* bekommen. Und auch nie erreichen werden.

Die Stimme, die das tief in uns weiss, das ist die Stimme des Umweltinstinktes. Die Stimme des Tieres, welches wir (auch) sind.

3. Der Umweltinstinkt

Während unserer Zeit in Seibranz, als wir den Zauber der tropischen Früchte entdeckten, unsere Wohnung bereichert wurde mit Jackfrucht, Mangos, Papayas und Bananen, als wir Tag und Nacht über Wochen hinweg umgeben waren von tropischen Düften, hatten wir beide unabhängig voneinander den Eindruck, dass diese starken Gerüche etwas *Uraltes* in uns weckten. Eine Art Sehnsucht. Ein Fernweh oder ein Heimweh, das nicht aus dem Kopf, sondern vielmehr *direkt aus dem Körper* zu kommen schien. Etwas zog mit unseren Gedanken und Gefühlen dorthin, woher unser Essen kam.

Wir schauten vermehrt Filme über die Tropen, züchteten Pflanzen aus Mango- und Avocadokernen und merkten bei einem Zoobesuch voller Überraschung, dass wir uns den Orang-Utans so nahe fühlten, wie man sich sonst nur einem Menschen nahe fühlt. In uns brach eine tiefgreifende Sehnsucht nach den Tropen aus. Wir sehnten uns nach einem Selbstversorger-Leben in einer mindestens sehr südlichen Umgebung, und so nahmen wir ernsthaft Kontakt mit einer anderen Familie auf, welche noch Begleitung suchte für ein Existenzgründungsprojekt in Portugal. Fast hätten wir es getan. Unser Herz schien schon gegangen zu sein. Nur eine allerletzte, zivilisatorisch geprägte, »realistische« Angst (vor dem möglichen finanziellen Ruin) hielt uns zurück.

G.C. Burger erwähnte bei einem seiner Vorträge, dass er glaube, dass wir Menschen genetisch besonders gut an tropische Früchte angepasst seien. Diese Früchte habe es schon zu einer Zeit gegeben, als auch unsere Instinkte gebildet wurden. Unsere genetisch korrekte Umgebung wären daher immer noch warme, eher tropische Gefilde. Spitzfindig könnte man sagen: Oberhalb des 20. Breitengrades ist der Mensch, anthropologisch gesehen, ein Ausländer.

Die *Wiege der Menschheit*, so wie man es heute weiss, lag im Herzen des afrikanischen Kontinents, oder, wie einige andere Wissenschaftler nach neuesten Funden jüngst vermuteten, in der Region des heutigen Indonesiens. Wie auch immer: Beides sind tropische Regionen. Unsere ältesten Vorfahren lebten und ernährten sich über Jahrhunderttausende in einer äquatornahen Zone. Die Besiedlung der kühleren Regionen der Erde erfolgte erst in der jüngeren Geschichte.

Waren Yashilas und meine Sehnsucht nach den Tropen also eine Art »Ruf der Gene«?

Natürlich fügten wir in unsere Instincto-Auswahl immer wieder auch regionale Landesprodukte ein. Äpfel, Birnen, Pflaumen, Beeren, Kohl und Rüben. Aber stets erlebten wir Mahlzeiten aus Mango, Jackfrucht und anderen Schätzen der Tropen als so unendlich viel befriedigender. Die wirklich himmlischen Phasen, wo wir regelrecht »high« wurden vor Genuss, seufzten oder gar weinten, und uns wunderbar leicht und »glitzrig« fühlten, die erlebten wir nur mit den ganz besonders ursprünglichen exotischen Produkten. Diese Erfahrung machen fast alle Rohköstler, die sich eine Zeit lang ursprünglich und naturnah ernähren. Es scheint tatsächlich so, als wären unsere Instinkte tropisch geprägt.

Diese innere Ausrichtung nach Süden hin, lässt sich auch in unser gewohnten Umgebung aufspüren. Viele Produkte des Alltags entstammen ursprünglich nicht hiesigen Gefilden: Paprika, Tomaten, Kartoffeln, Mais, Reis, Bohnen, Erbsen, Gurken, und besonders die Genussmittel Kaffee, Kakao, Schokolade, schwarzer Tee und Tabak, sowie der Großteil der Gewürze – allesamt handelt es sich hierbei um Produkte aus tropischen und subtropischen Gegenden, teils Importwaren, teils heimisch gewordene Pflanzenarten! Die paradiesische Vielfalt der Tropen hat unsere »Mangelregion« der gemäßigten Breitengrade in den letzten paar hundert Jahren auffällig unterwandert und bereichert.

Sind wir also immer noch, heimlich, »Kinder der Tropen«?

Urmenschen mit Anzug und Krawatte, die ihr Erbe längst vergessen haben, aber in ihrem Handeln einfach nicht verbergen können, wer und was sie wirklich sind?

Zur Urlaubszeit, wenn die Touristen sich gleich Zugvögeln in Scharen aufmachen in Richtung Süden, stundenlang im Stau stehen auch für nur ein paar Tage am Mittelmeer, oder nach etlichen Flugstunden, auf der anderen Seite der Erdkugel entlang palmengesäumter Strände schlendern, es geniessen, sich leicht bekleidet in durchdringender Wärme und gleissendem Licht zu bewegen, exotischen

Genüssen nachgehen und Kraft tanken für den Rest eines trüben Jahres in der Stadt, dann ahnt man, dass es wirklich einen *Ruf des Inneren* gibt, einen Umweltinstinkt, eine verborgene Kraft, die uns immer wieder zu ursprünglichen und gesunden Orten in der Welt treibt, wo wir kriegen, was wir *wirklich* brauchen.

Wenn der Himmel strahlend blau ist, fühlen wir uns kräftig und voller Tatendrang, ist er bedeckt, oder herrschen Nebel und Nieselregen, sind wir tendenziell langsamer und weniger energetisch. Nicht umsonst ist der Verbrauch an Kaffee und Schokolade umso größer, je nördlicher das Land liegt. Lichtmangel treibt uns zu Aufputschmitteln. Mangel an Bewegung und frischer Luft treibt uns verstärkt zu einer ungesunden, trostspendenden Ernährung. Unser Körper steuert viel mehr unser Befinden, als wir glauben. Und auf unseren Körper wirken viel mehr Einflüsse von aussen, als wir glauben. Viele der sogenannten »Pseudowissenschaften« wie z.B. Geomantie, Radiästhesie und das chinesische Feng Shui beschäftigen sich mit Teilaspekten der Umweltfühligkeit des Menschen.

Erdstrahlen, Raumordnungen und Wassergedächtnis: Eine Vielzahl von Hypothesen und Tatsachen vermischen sich in diesen halbwissenschaftlichen Bereichen zu interessanten und auch beunruhigenden Schlussfolgerungen. Neben der Etablierung neuer Geschäftsfelder steht hinter vielen der »esoterischen« Wissenschaften die Erkenntnis, dass der Mensch viel mehr wahrnimmt und in viel größere Zusammenhänge eingebettet ist, als ihm dies im Alltag bewusst ist.

Nicht selten fühlen wir uns an bestimmten Orten (Räume, Gebäude, Landschaftspunkte) sehr unwohl, können den Grund dafür aber nicht genau festmachen. Früher redete man von »verfluchten Plätzen« oder »Orten des Bösen«. Heute gehen wir über diese Empfindungen, so wir sie denn überhaupt noch haben, leichtfertig hinweg oder lassen Spezialisten mit seltsamen Gerätschaften (Pendel, Wünschelruten, Entstörmaschinen) kommen, weil wir unseren Wahrnehmungen nicht trauen. Dabei sind manche Erklärungen mit ein wenig Beobachtungsgabe sehr schnell zu erlangen. Da wir uns alle sehr viel in geschlossenen Räumen aufhalten (s. II/5.5), orientiert sich unser Umweltinstinkt zwangsläufig an der Gesamtheit der

Raumstrukturen. Merkmale wie Helligkeit, Bausubstanz, Farbgebung, Geometrie, Schallwirkung, Geruch und elektromagnetische Belastung werden bewusst oder unbewusst wahrgenommen. Wir *fühlen* den Raum, in welchem wir uns aufhalten. Weil wir in der Regel von diesen Wahrnehmungen abgelenkt sind, kann es geschehen, dass wir uns in bestimmten Räumen (z.B. Wohnung oder Arbeitsplatz) einfach generell »unwohl« fühlen, dies aber an nichts und niemanden genau festmachen können. Da dies den meisten so geht, kommt der ein oder andere plötzlich zu der Einschätzung, dieser Ort »hat keine gute Energie«, er »verdirbt die Menschen«.

Tatsächlich können im Sinne des Umweltinstinktes Gebäude »keine gute Energie« haben«, denn wir spüren unser Unwohlsein, spüren, dass essentielle Dinge fehlen, die ein stundenlanges Aushalten in geschlossenen Räumen überhaupt hinreichend erträglich machen würden. So kann es sein, dass ein »schlechter Raum«, ein »schlechtes Gebäude« oder sogar ein »schlechtes Dorf« (ungünstige Platzierung in der Landschaft) seine Bewohner durch die unbewusst gefühlten *Unstimmigkeiten* zu gereizten und schlecht gelaunten Personen machen. Auch über Generationen hinweg. Und keiner weiss genau, warum.

Wir alle sind wetterfühlig, mondfühlig, jahreszeitenfühlig, lichtfühlig, raumfühlig. Es mag uns nicht bewusst sein. Aber wir verhalten uns häufig so, als ob wir es sind.

Weil wir es sind.

Die meisten Tiere verfügen bekanntlicherweise über einen »sechsten Sinn«, vermögen zum Beispiel Naturkatastrophen, Wetterwechsel und Jahreszeitenwechsel frühzeitig zu erkennen. Mit der instinktiven Ernährung legt man auch als Mensch diese inneren »Antennen« für seine Umwelt und Innenwelt wieder frei. Dies geschieht von ganz allein. Indem man das Störfeld der gekochten Ernährung ausschaltet, erlebt und erkennt man sich wieder als »Wesen in den Strömungen«, als Lebewesen inmitten einer einflussnehmenden Umgebung. Daraus erwächst ein Respekt vor der Natur, wie man ihn bislang nie fühlte: Ein anerkennendes *inneres Verbeugen* vor der Weisheit des Natürlichen, die so viel größer, so viel mächtiger ist, als das Wollen des rebellischen, individuellen Geistes von uns »kultivierten« Menschen.

Von diesem Standpunkt aus, ließe sich auch der bekannte Streit um den Wahrheitsanspruch der Astrologie schlichten. Wenn man die einzelnen Sternzeichen genauer betrachtet, fällt auf, dass die zugewiesenen Charaktereigenschaften sehr gut zur Grundverfassung des Menschen während der jeweiligen Jahreszeit passen: Das Sternzeichen Widder, ausgewiesen mit den Attributen willensstark, energetisch, voranstürmend, passt ausgezeichnet zu den Eigenschaften des Frühlings, wenn in uns frische Kräfte erwachen und wir voller Elan der blühenden Natur um uns begegnen.

Im Spätfrühling der Monate Mai und Juni, wenn die Wärme durchdringend ist und die Natur sich erfüllt und gesetzt hat, die Landschaften in voller Pracht darliegen, ist die Zeit des Sternzeichens Stier, dem Erdzeichen, adäquat beschrieben als bodenständig, charmant, kräftig und geniesserisch.

Das Sommerzeichen Zwillinge, dem Unbeschwertheit, Leichtigkeit und Verspieltheit anheimgestellt werden, fällt in die heißen Monate Juni und Juli, wo die Natur ihr unbändiges Spriessen vollendet hat und sich selbst einfach nur »zu sonnen« scheint in ihrer Pracht. Alles scheint leicht zu fallen in dieser Zeit.

Das Ende des Jahres beschließt das Wintersternzeichen Steinbock, charakterisiert als ruhig, besonnen, zuverlässig, gesetzt – die Kräfte der Natur ruhen, Rückzug und Innigkeit herrschen vor.

In Anbetracht unseres Hineingeboren-werdens in eine zyklisch strukturierte Natur, liegt es wesentlich näher, dass bestimmte unserer Grundeigenschaften von der Jahreszeit und weniger von fernen Planeten und Sternenkonstellationen abhängen.

Vielleicht ist die Astrologie viel eher nur ein noch unbekannter Teil der Ökologie.

Unser Eingebunden-Sein in die Gesetzmässigkeiten der Natur, unsere, wie der Philosoph Martin Heidegger es so treffend ausdrückt: *Geworfenheit*, bedingt, dass wir viel weniger Wahlfreiheit haben, als wir glauben. Im Grunde genommen haben wir sogar nur einzige Wahl: wir können »Nein« sagen. Wir können »Nein« sagen zu unserem instinktiven Impuls nach draußen zu gehen. Wir können

»Nein« sagen zu unserem natürlichen Drang gesund zu werden und gesund zu bleiben. Wir können uns all jenem verweigern, von dem wir insgeheim wissen, es täte uns gut, wäre natürlich, würde uns entsprechen. Eingebettet als Lebewesen in ein Gefüge aus Trieben, Instinkten und Umweltbeziehungen, haben wir stets nur eine einzige Freiheit der Wahl: die der *Verweigerung*.

Wären wir gehorsam, würden wir gemäß unserer tiefsten Veranlagungen leben, würde sich die Frage einer Wahlfreiheit gar nicht stellen. Wir würden gar nicht wählen wollen.

Wo man zuhause ist, da braucht es keine Wahl.

4. Prägungen – Wie die Natur sich Grenzen setzt

Im Oktober 1920 wurden in einer Höhle bei Midnapore (Indien) zwei kleine Mädchen gefunden, bewacht von einer Wölfin. Das Tier war äusserst aggressiv und verteidigte die Menschenkinder und ihre beiden Wolfsjungen mit ihrem Leben. Dennoch gelang es Einheimischen, die beiden Mädchen zu befreien. Man brachte sie in das Waisenhaus von Midnapore und taufte das ältere der Mädchen (ca. 8 Jahre) auf den Namen *Kamala*, das jüngere (ca. 18 Monate) auf den Namen *Amala*. Beide waren vermutlich nicht miteinander verwandt und wurden von der Wölfin zu verschiedenen Zeitpunkten »adoptiert«.

Die beiden Mädchen liefen auf allen vieren, wehrten sich bei Annäherung mittels Kratzen und Beissen, lehnten gekochte Nahrung ausnahmslos ab und waren angeblich in der Lage, rohes Fleisch über eine Entfernung von mehr als 50 Metern zu riechen. Ihr Gehörsinn war äusserst sensibel und ihre Artikulationen auffallend animalisch. Schon ein Jahr später starb Amala an den Folgen eines Nierenleidens, woraufhin Kamala deutliche Anzeichen von Trauer zeigte und sich fortan verstärkt den anderen Menschen und ihrer »menschlichen Welt« öffnen konnte. Bis zu ihrem Tod 1929 (Typhus) gelang es ihr, einige wenige Worte zu lernen. (P.J. Blumenthal, »Kasper Hausers Geschwister«, s. Literaturl.)

Seit dem 16. Jahrhundert sind Fälle sogenannter »Wolfskinder« wiederholt dokumentiert worden. Nicht immer spielten Wölfe dabei die Rolle der Adoptiveltern, auch Bären, Schafe und Kühe nahmen sich der ausgesetzten Menschenkinder an. Stets zeigten die zufällig aufgefundenen Kinder starke Merkmale einer nahezu unwiderruflichen Animalisierung. Neben den oben erwähnten Verhaltensweisen und Fähigkeiten wurde auch von Phänomenen wie starker Haarwuchs, enorme Unempfindlichkeit gegen Kälte und Hitze und die Unfähigkeit zu lachen berichtet. Wie es scheint, besitzt der Mensch in seiner frühen Kindheit (Prägungsphase) eine außerordentliche Anpassungsfähigkeit an die Gegebenheiten seiner Umwelt. Leben zu jedem Preis. Und sei es als Tier.

Das Phänomen der Wolfskinder ist auch in Hinblick auf die Mechanismen des Instinktes aufschlussreich. Von vielen dieser Kinder wurde berichtet, dass sie ausschließlich rohes Fleisch essen wollten, rohes Gemüse hingegen lehnten sie konsequent ab. Das verwundert auf den ersten Blick. Man sollte meinen, neben der Fleischkost würde der Instinkt die Kinder auch zu Pflanzenkost tendieren lassen. Doch die Beobachtungen zeigen, dass die Raubtierprägung, die sich bei den im Umfeld von Wölfen und Bären heranwachsenden Kindern vollzog, den Instinkt regelrecht eingrenzt hatte: Er wurde nur noch benötigt, um rohes Fleisch zu wittern. Die Geruchswahrnehmung von Pflanzendüften wurde ausblendet. Der Allesfresser Mensch reduzierte sich in der Raubtierumwelt offenbar zu einem vollständigen Fleischfresser. Der Instinkt passte sich an das Milieu an.

In Notsituationen geht das Leben erstaunliche Wege. Schon die Tatsache, dass die Wolfskinder als Baby mit der Milch ihrer animalischen Adoptiveltern groß wurden, zeugt von einer großen Spannbreite des Instinktes. Die Zusammensetzung der Milch eines Lebewesens ist immer abgestimmt auf die Biologie der jeweiligen Art. Dennoch erteilt der Instinkt in besonderen Situationen quasi die »Erlaubnis«, sich artübergreifend zu versorgen. Geruch und Geschmack artfremder Milch scheinen, wenn es um Leben und Tod geht, keine große Rolle zu spielen, oder sind zumindest weniger schlecht, als sie es sind, wenn man im üblichen »Allesfresser-Milieu« des Menschen groß wird.

Auf jeden Fall haben die in der Wildnis ausgesetzten Menschenbabys keine *instinktive Sperre* gegenüber Wolfs- oder Bärenmilch gehabt. Zudem war die Milch dieser wilden Tiere vollumfänglich roh und unverändert. Somit war die Grundlage gegeben für eine zuverlässige instinktgesteuerte Regulierung innerhalb dieser speziellen Rahmenbedingungen. Bedingungen, die uns zivilisierten Menschen mit der Verwendung von pasteurisierter, also thermisch veränderter, Kuhmilch und ihren Produkten nicht gegeben sind.

Während Wolfskinder in einem zwar ungewöhnlichen, aber dennoch in sich stimmigen Umfeld der Natur aufwachsen, verwenden wir Tiermilch in einem unnatürlichen (Denaturierung, massloser Konsum) Umfeld. Es ist nicht die Kuhmilch ansich, die uns Menschen schadet, sondern es sind einzig und allein die entarteten Umstände, *wie* wir sie zu uns nehmen.

Auf diese Umstände verweist auch der Privatforscher Reinhold Schweikert in seinem Dossier »Rohkost Praktikabel«. Seit mehr als einem Jahrzehnt verwenden er, seine Familie und die Mitarbeiter des Rohkost-Projektes PARADIES-INSEL-SYSTEM (Portugal) rohe Ziegen- und Kuhmilch, ohne die zivilisationstypischen Symptome, wie z.B. Verschleimung, Neigung zu Infektionskrankheiten, Allergien und chronische Entzündungen, aufzuweisen. Mögen diese Beobachtungen auch kaum wissenschaftliche Beweiskraft besitzen, so zeigen sie immerhin die Tendenz, dass der Körper sich im Rahmen einer vollständig rohen Ernährung auf eine Vielzahl von Produkten einzustellen vermag und dabei gesund bleiben kann. Im Falle des Schweikert-Projektes unterstützen einen dabei allerdings auch die außerordentlich gesunden Umweltbedingungen vor Ort (Arbeit und Privatleben finden ausschließlich außerhalb von Räumen statt; auch geschlafen wird draußen). Ein Leben, voll und ganz gemäß dem Umweltinstinkt.

Die Prägung eines Lebewesens auf ein bestimmtes Nahrungsumfeld, ist bei allen Tieren verbreitet. So weiss man z.B. von den Orang-Utans, dass sie ihren Jungtieren die Standorte bestimmter Durianbäume zeigen. Und Schimpansen demonstrieren ihren Jungen, welche Insekten essbar sind. Durch die Beobachtung der Heranwachsenden, *was* die Eltern *wo* zu sich nehmen, findet automatisch eine Eichung und Rahmensetzung in Bezug auf die in Frage kommende Nahrungspalette statt. Dem Instinkt wird in dieser Zeit die Struktur seines Wirkungsbereiches mittels Lernerfahrung eingeprägt.

Was aber nicht heißt, dass er von den erlernten Mustern gänzlich verdrängt oder gar ausgeschaltet wird. In ungewöhnlichen Situationen ist er nach wie vor zu allen notwendigen Leistungen fähig. So haben Biologen beispielsweise in den 1990er Jahren eine Gruppe Schimpansen in ihrem natürlichen Lebensraum absichtlich mit niedrig dosiertem *Strychnin* vergiftet, um zu sehen, wie die Affen auf diesen fatalen Zustand reagieren. Zum Erstaunen der Forscher, versorgten sich die vergifteten Tiere umgehend mit Wildpflanzen, die sonst nicht zu ihrem üblichen Nahrungsspektrum gehörten. Die Wissenschaftler rätselten darüber, woher die Affen wissen konnten, welche Pflanzen das Gegengift zum Strychnin enthielten. Die Antwort ergibt sich von allein, wenn man die Mechanismen des Instinktes kennt: die betreffenden Pflanzen haben einfach anziehend gerochen!

Natürlich konnten die Forscher diesen Geruch selbst nicht wahrnehmen. Weder verfügten sie über den sensiblen Geruchssinn eines Tieres, noch waren sie selbst mit Strychnin vergiftet, damit diese Pflanzen für sie hätten duften können, noch hatten sie Kenntnis und Erfahrung bezüglich der diffizilen Mechanismen des Instinktes. So blieb das Rätsel offiziell ungelöst.(Quelle: IMAG/1990 s. Literaturl.)

Das Phänomen der *Prägungen* ist bei uns Menschen auch mit verantwortlich für unsere Vorlieben beim Essen. Je nach Art der Mahlzeiten, die in unserem Elternhaus üblich waren, entwickeln wir unbewusst ein bestimmtes Bild davon, *wie Essen zu sein hat.* So werden die einen eher Fleisch- und Wurstesser, andere mögen lieber Käse, wieder andere Fisch, und nicht wenige versorgen sich regelmässig am liebsten mit allen Variationen von Fastfood.

Prägungen finden auf verschiedenen biologischen Ebenen in unserer frühen Kindheit statt. Sie setzen einen Rahmen für unsere Art zu denken, zu fühlen, uns zu ernähren, uns zu bewegen und zu sprechen. Die Art und Weise, wie wir generell mit den Dingen der

Welt und uns selbst darin umgehen, ist durchdrungen von Prägungsmustern.

Arthur Janov beschreibt in seinem Buch »Frühe Prägungen« (s. Literaturl.), dass er in seinen Therapien entdeckte, dass die Umstände der Geburt Einfluss sogar darauf nehmen können, welche Methode des Freitodes man in Zeiten tiefer Depression unbewusst anstrebt. So hatte beispielweise ein Patient immer wieder Visionen davon, wie er sich mit Dynamit den Kopf wegsprengt. Er wollte endlich diesen *dauernden Druck in seinem Kopf* loswerden, den er schon Zeit seines Lebens verspürte und der ihn im Alltag manchmal regelrecht um den Verstand brachte. Während der Therapie und der gleichzeitig stattfindenden biographischen Nachforschungen stellte sich heraus, dass er als Baby mit dem Kopf ungewöhnlich lange im verengten Geburtskanal steckengeblieben war. Es war dieser Druck, der sich ihm als besonderer Erfahrungswert eingeprägt und über Jahrzehnte hinweg zu den erwähnten Gefühlen und Gedanken geführt hatte.

Die Macht der Prägungen ist nicht unterschätzen. Im Rahmen einer rohköstlichen Ernährung erklärt sich so auch das weitverbreitete Phänomen, dass viele Mühe haben mit dem Verzehr von rohem Gemüse in seiner reinen Form. Sogar wenn dieses im Rahmen einer Instincto-Diät anziehend riecht und äusserst lecker schmeckt: Gemüse scheint in einem keine wirkliche *seelische Resonanz* zu erzeugen. Die Befriedigung beim Essen geschieht ohne inneren Widerhall, scheint keine wirkliche »Wärme« zu verströmen. Gemüse ist nur wirklich lecker als angemachter Salat, in der Suppe oder als dampfende Beilage zu den Hauptattraktionen Fleisch, Fisch oder Kartoffeln. Auf diese Darreichungsform von Gemüse sind nahezu wir alle in dieser Gesellschaft mehr oder weniger stark geprägt. Früchte hingegen, werden auch im Kochkost-System roh gegessen – wenn überhaupt.

Kein Wunder also, finden die früchteorientierten Rohkostmodelle (Wandmaker, Konz u.a.) mehr Zulauf als das salatfreie, purgemüsige und zu allem weiteren Schrecken auch noch *Rohfleisch* verwendende Instincto-Konzept.

Welche Folgen Prägungsmuster im Bereich der Genussmittel haben können, erzählte mir einmal eine Rohköstlerin, die seit vielen Jahren Instincto praktizierte, aber immer wieder Rückfälle mit Kaffee hatte. Mehrmals gelang es ihr für einige Wochen auf diesen schwarzen Sud zu verzichten, doch stets schien eine starke, unbewusste Kraft sie zurückziehen, und so trank sie dann wieder über Monate jeweils am Morgen eine kleine Tasse gesüssten Filterkaffee.

Ihre Erfahrung war, dass Kaffee im Körper bestimmte Selbstreinigungsprozesse zu blockieren schien. Zwar beeinträchtigte diese eine Tasse am Morgen nicht den Genuss von tropischen Früchten, rohem Fleisch und rohem Fisch, jedoch reichten auch Kassia und Wasser nicht aus, um diese scheinbar wenigen »Giftstoffe« des Kaffees vollständig im Verlaufe des Tages zu entgiften. Die Folge: es kam zu einem kumulativen Effekt. Die junge Frau stellte an sich selbst fest, dass ihre Haut »älter« wirkte in dieser Kaffeezeit. Schweissausbrüche und Wassereinlagerungen im Gewebe waren weitere Folgen. Sobald sie nämlich für einige Wochen zu einer reinen Instincto-Rohkost zurückkehrte, verjüngte sich die Haut wieder, wurde zarter und weicher, und auch die unangenehmen Körpergerüche und Schweissausbrüche verschwanden. Gleichzeitig aber stürzte sie der Verzicht auf dieses Genussmittel in das Gefühl, mit der ganzen Welt nicht mehr recht verbunden zu sein. Die Folge: Schweigsamkeit und eine umfassende Zartheit, die im Berufsleben alles andere alles brauchbar war und dementsprechend unerträglich wurde.

Sie versuchte dieses hartnäckige Problem mit verschiedenen Therapiemethoden zu entschlüsseln und begriff schließlich den wahren Hintergrund ihrer Sucht: Kaffeetrinken hatte für sie unbewusst die Bedeutung, »erwachsen« zu sein. Schon seit ihrer Jugendzeit wollte sie den schwarzen Sud trinken, weil es in der Tradition ihrer Herkunftsfamilie stand. Dort gehörte es zum Leben wie das »tägliche Brot«. Doch war sie in der Familie die einzige, die genau dieses Genussmittel ob seinem bitteren Geschmack nicht vertrug, ja, es sogar regelrecht verabscheute. Vater, Mutter, Brüder, Großeltern, Tanten und Onkel, alle tranken es – nur sie kriegte es einfach nicht runter.

Während einer längeren Probezeit in einem Kloster, gelang es ihr dann mittels einem Zufall, sich doch noch an dieses bittere Gebräu zu gewöhnen. In dem Kloster gab es nämlich außer Kaffee, Milch und Wasser gar nichts anderes zu trinken! So verfiel sie auf die Idee, stark verdünnten Milchkaffee zu sich zu nehmen, genau so lange, bis ihr Körper tatsächlich seine »Widerspenstigkeit« aufgab. Von Anfang hatte sie das unterschwellige Gefühl, dass ihr das Zeug irgendwie schadete, aber die Befriedigung darüber, dass sie jetzt endlich voll und ganz zu den »Erwachsenen« mit dazu gehörte, legte sich wie eine warme Hand auf ihre Seele.

Später, während der verzweifelten Kaffee-Rückfälle bei ihrer Instincto-Ernährung, träumte sie immer wieder von einer uralten Frau, die ihr sagte, dass sie nicht aus ihr weggehen würde und sie (die Träumende) keine Chance haben würde, sie loszuwerden. Falls es ihr dennoch gelänge, würde sie schon einen Weg finden, wieder zurückzukommen. Nach diesen seltsamen Körperträumen (s. II/4.5.) wurde ihr schließlich bewusst, dass der Verzicht auf Kaffee eine Loslösung von der mütterlichen Linie ihrer Familie darstellt und dass dieses »dunkle, schwere Körpergefühl«, dass sie während ihrer Kaffeephasen hatte, genau dieses Gefühl war, dass auch ihre Mutter in besonderer Weise schon immer ausgestrahlt hatte. Anders gesagt: der traditionell hohe Kaffeeverbrauch von Mutter, Großmutter und Tanten schien unmittelbar an einen körperlichen Gesamtausdruck gekoppelt zu sein, gleichsam einem »dunklen Erbe«. Die Rohköstlerin erlebte also die Macht der Prägungen und die Hintergründe von Sucht und dem Gefühl einer »Besessenheit von etwas Dunklem« in einem sowohl faszinierenden wie auch erschreckenden Ausmaß.

Die erwähnten Beispiele machen deutlich: Instincto ist, was unseren inneren Prägungshorizont der Ernährung angeht, *eine echte Zumutung*. Psychophysische Prägungen der »Gekochten Welt« kommen den ebenso wahren, instinktiven Regungen unserer inneren Natur in die Quere. Zwei uralte Kräfte, die sich Paroli bieten. Dieser Konflikt unterminiert die eigene Rohkostpraxis (und im weiteren Sinne auch viele andere Diätformen) in unterschiedlichster Art und Weise. Er verunmöglicht sie nicht. Aber er macht es mitunter sehr schwer dauerhaft diszipliniert zu sein. Ohne dabei zu ermüden. Oder heimlich zu leiden.

2. Kapitel: Die unbekannte Vergiftung

»Es gibt tausend Krankheiten, aber nur eine Gesundheit«
- Sprichwort -

1. Der verwunschene Garten

Während meiner Jugendzeit in Hohenlimburg, einem kleinen Städtchen am Nordfuss des Sauerlandes (NRW), entdeckte ich zufällig unterhalb der Autobahnbrücke im Westen der Stadt, nahe des linken Lenneufers, ein ganz und gar merkwürdiges Areal.

Zuerst begegnete mir dieser seltsame Geruch. Schwer und durchdringend hing er über der Landschaft. Süsslich, leicht faulig, irgendwie fremd und bedrohlich. Die Bäume in diesem Areal waren von niedrigem, knorrigen Wuchs, standen dicht beieinander und ihre Rinde lag verborgen unter einer dicken Schicht Flechten. Beim Laufen federte der Boden nach, wirkte locker, irgendwie torfig und an manchen Stellen sank man plötzlich ein. Große Mengen gedrungener Tomaten- und Kartoffelpflanzen hatten sich am Rande des Dickichts über eine weite, offen liegende Fläche ausgebreitet, schufen ein surreal anmutendes Strauchwerk, deren aromatischer Duft sich mit dem süsslichen Geruch des Untergrundes mischte.

An manchen Stellen schillerten grünlich-gelbe Pfützen, und ganz hinten, nahe einem der Brückenpfeiler, trat eine große gelbliche Wasserfläche zutage, die teils umsäumt war von Schilf und an deren freien Uferstellen sich dicke Algenschichten aufgewölbt hatten. Der Geruch dieser Nasszonen war äusserst penetrant.

Zwischen dem Strauchwerk des Areals lagen vereinzelt seltsame Gebilde: Kugelförmig, groß wie ein Fussball und mit dem Boden völlig unverbunden, erweckten sie den Eindruck eines mysteriösen »Wanderpilzgewächses«. Stiess ich sie mit dem Fuss an, zerfielen sie in mehrere Stücke und offenbarten eine radiale Innenstruktur. Sie sahen aus wie gepresster Staub, so als ob Staub und Pilze gemeinsam eine Symbiose eingegangen wären.

War es überhaupt eine Lebensform?

Viele Jahre später nahm ich meine Freundin einmal mit in dieses verwunschen wirkende Areal. Auch ihr gruselte ziemlich dort, und sie wollte schon nach kurzer Zeit wieder umkehren. Die Gegend wirkte trotz der vielen Pflanzen seltsam tot. Alles schien durchdrungen von Verfall und von Fäulnis. Das ganze Gebiet wirkte irgendwie *falsch*.

Vom Flussufer aus war zu erkennen, dass dieses Areal von einem Damm künstlich umschlossen wurde.

Wer hatte das hier gebaut?

Und warum?

Erst Jahre später erfuhr ich die Antwort: Der »verwunschene Garten« befand sich auf den Überresten einer ehemaligen Kläranlage. Der torfige Boden mit dem seltsamen Geruch war jahrzehntealter, verrotteter Klärschlamm. Tausende Tonnen menschlicher Ausscheidungen, die in der Kläranlage ausgefällt und in großen Becken endgelagert wurden, hatten über die Zeit hinweg ein einzigartiges Biotop geschaffen. Nirgendwo sonst fand ich je wieder diese seltsamen »Staubpilze«. Nirgendwo sonst derart tellergroße, hellweisse Champignons. Und solche dick verkrusteten Bäume.

Damals wunderte und gruselte ich mich.

Heute ahne ich die Erklärung. Und diese Erklärung ist nicht weniger unheimlich, nicht weniger befremdlich, als dieser verwunschen wirkende Garten mit seinem süsslichen Geruch: Dort, im Schatten der Autobahnbrücke, lag und liegt das Reich der *Maillard-Substanzen*. Ein Reich, geschaffen mithilfe einer Unmenge weitgehend unerforschter biochemischer Stoffe, die den Nährboden gebildet hatten für einige zähe Pflanzen, denen es gelang, sich diesem überdüngten Areal anzupassen und ihm dabei surreale Gestalt verliehen. Eine Gestalt, welche die molekulare Besonderheit des Untergrundes in beklemmender Weise greifbar werden ließ.

(Anm.: Fotos dieser Zone auf der Webseite zum Buch, www.the-raw.de.to)

2. Die magische Grenze

Was uns Menschen grundlegend von allen Tieren der Welt unterscheidet, ist die dauerhafte Einverleibung von Nahrung, die, auf welche Art auch immer, erhitzt wurde. Der Mensch kocht, brät, backt, grillt, dünstet und frittiert. Er tut das weltweit.

Dieses Phänomen verbindet alle Völker und Rassen.

Wir Menschen machen den Großteil unserer Nahrung heiß. Und wir alle machen dies täglich. Wieder und wieder. Seit tausenden von Jahren. Es ist so normal, dass wir diese Tätigkeit nie wirklich in Frage stellen. Warum auch? Es machen ja alle, es ist angenehm, es hat Tradition, es gibt uns Identität.

Da kein Tier sonst auf der Welt seine Nahrung heiß macht, und wir Menschen neben der Tätigkeit des Kochens auch sonst einiges anders machen als die Tiere, stellt sich die Frage, ob es da nicht doch einen unmittelbaren Zusammenhang gibt. Gemäß dem sinnreichen und schon zu Beginn des Buches erwähnten Einstein-Zitats »Der Fisch entdeckt das Wasser als letzter«, werfen wir an dieser Stelle einmal einen genauen Blick auf das »Wasser«, welches wir, die Fische in ihm, mehrheitlich noch gar nie gesehen haben – werfen wir einmal einen genauen, einen sehr genauen Blick auf den Vorgang des Kochens.

Und seinen Folgen.

Wenn wir unsere Nahrung erhitzen, so tun wir dies bei Temperaturen über 42 Grad. Kochen findet statt bei rund 100 Grad; Temperaturen um 200 Grad verwenden wir beim Backen, Braten und Frittieren. Die Grenze von *Roh* zu *Nicht-mehr-roh* liegt bei den erwähnten 42 Grad. Weil oberhalb dieser Grenze das natürlich Gewachsene seine Naturhaftigkeit verliert, bezeichnet man im Fachjargon dieses Erhitzen von Lebendigem als *Denaturierung*. Ein einfacheres Wort dafür lautet: Tod.

Denaturieren heißt *töten*.

Das klingt unverwandt grausam, denken wir doch beim Kochen eher an etwas Lebensbejahendes und nicht an etwas Todesnahes. Doch tatsächlich endet das Gefüge des Lebendigen oberhalb ca. 42

Grad. Einer der Hauptbestandteile des Lebens, das Eiweiss, gerinnt ab dieser Temperatur. Es wird starr und funktionslos. Systemtod einer lebendigen Struktur.

Allerdings ist die tatsächliche »Grenztemperatur« von »Roh« zu »Denaturiert« fließend und stark abhängig von der biologischen Beschaffenheit des Objekts. Nicht jede Frucht denaturiert umfassend, sobald die Aussentemperatur 42 Grad übersteigt. Die Komplexität ihres biologischen Gefüges bedingt eine gewisse Resistenz, so dass z.B. Kirschen oder Datteln am Baum auch Lufttemperaturen von über 42 Grad aushalten ohne am Baum langsam zu »verkochen«. Auch weiss man von Lebensformen (z.B. Blaualgen, spez. Fadenbakterien u.a.) in heißen Quellen, die Temperaturen von über 65 Grad aushalten. Ihre Eiweissstrukturen haben sich Laufe der Evolution an diese extremen Umweltbedingungen anpassen können. Dennoch gilt für die Mehrzahl der unsere Ernährung betreffenden organischen Produkte, dass sich ihre Vitalstoffe zunehmend verändern, je höher die Temperatur ansteigt.

Uns selbst begegnet diese biologische Grenze von rund 42 Grad, wenn wir Fieber haben. Stiege unsere Körpertemperatur über diesen Wert, drohte uns tatsächlich die Gefahr einer inneren Denaturierung: Eiweissstoffe im Blut würden beginnen auszuflocken und dies wäre unser sicheres Ende (Thrombosegefahr). Die Tatsache, dass wir es in einer 80 Grad heißen Sauna eine Zeit lang aushalten und auch stundenlang durch die Wüste marschieren können, ohne zu zerkochen, verdanken wir ausschließlich unserem körpereigenen Kühlsystem des Schwitzens. Schwitzen schickt die Überhitze des Körpers nach draußen. Im Fachjargon spricht man von *Verdunstungskälte*. Unser Körper muss unter 42 Grad Temperatur bleiben. Andernfalls würde er tatsächlich »dahinkochen«.

Doch was haben Fieber und Wüstenmarathon mit dem Kochen von Essen zu tun?

Womit wir wieder bei der »magischen« Grenze (magisch, weil eine Grenze zwischen Leben und Tod) von 42 Grad sind. Die gilt nicht nur für alles, was laufen, kriechen, singen und sprechen kann, sondern auch für alles, was in roher Form als sogenannte Zutaten üblicherweise auf unseren Küchentischen liegt.

Nehmen wir als Beispiel ein sehr frisches Steak. Wie es in einer Werbung für deutsches Fleisch vor einigen Jahren so schön hiess: »Ein Stück Lebenskraft!«. Ein rohes Steak ist hell- bis dunkelrot, durchzogen mit weissen Sehnenanteilen und manchmal zart umrandet von hellem Fett. Das ganze Stück wirkt in seiner rohen Ausgangsform noch recht lebendig. Duftet sogar noch süsslich nach Blut. Würden wir jetzt in dieses Stück »Lebenskraft« einfach mal reinbeissen, hätten wir ganz sicher den Eindruck, ein Stück Tier im Mund zu haben: Ein rohes, blutiges Stück Fleisch fühlt sich im Mund noch recht naturnah an. Für die meisten von uns dürfte allein schon diese Vorstellung ekelerregend sein – rohes Fleisch? Igitt!

Und tatsächlich sind in diesem rohen Steak praktisch noch alle Eiweisse, Enzyme, Vitamine, Fettsäuren und Kohlenhydrate in der Form vorhanden, wie sie auch im lebenden Tier zur Zeit der Schlachtung schon vorhanden waren. In einem rohen Stück Fleisch ist das Leben des Tieres, molekular betrachtet, noch voll präsent.

Doch was geschieht, wenn wir es nun in die Pfanne legen und bei über 100 Grad erhitzen?

Was sofort auffällt: es verwandelt sich. Farbe und Form ändern sich drastisch. Das Fleischstück wird erst grau, dann braun, schrumpft, die Ränder biegen sich ein wenig hoch und es entstehen völlig neue Gerüche. Ohne Beigabe von Gewürzen und Öl, haben wir aus dem rohen, lebensnahen Steak ein fade schmeckendes, braun-flaches Etwas hergestellt – das uns dennoch als Mahlzeit wesentlich vertrauter ist als sein Ausgangsprodukt.

Alle Eiweissstoffe in dem braunen, verschrumpelten Steak sind während des Bratens geronnen. Mehr noch: Sie sind teilweise regelrecht zerfetzt worden. Auch die meisten Vitamine sind nun zerstört. Funktionelle Substanzen wie Enzyme, Co-Enzyme und ungesättigte Fettsäuren sind ebenfalls vernichtet worden. Das gebratene Fleischstück hat mit seinem rohen Pendant nichts mehr zu tun. Es ist durch und durch anders.

Und: Es ist nun *wirklich* tot!

Um das Prinzip »Töten durch Erhitzen« noch deutlicher zu machen, nehmen wir als Beispiel eine Fenchelknolle. In rohem Zustand können wir sie problemlos einige Tage auf dem Tisch liegen lassen.

Sie wird dort fleissig weiter Stängel und Blätter treiben, bis ihre inneren Wasserreserven verbraucht sind. Eine besonders dicke Knolle kann unter diesen Umständen noch Triebe bis zu einem halben Meter Länge erzeugen, an einem feuchten Lagerort sogar noch höhere. Das biologische System »Fenchelknolle« ist auch also nach der Ernte noch ein *lebendiges System*.

Werfen wie besagte Knolle allerdings in 100 Grad heißes Wasser, wird dieses System zerstört. Jetzt erst ist der Fenchel *wirklich* tot. Das Gefüge des Lebendigen in ihm ist durch die Hitze zerstört worden. Der gekochte Fenchel auf dem Teller ist von blassgelber Farbe und matschigweich. Hier wächst nichts mehr. Würden wir ihn mehrere Tage auf dem Teller liegen lassen, würde er schnell beginnen zu faulen und zu stinken.

Wissenschaftlich betrachtet, sind Kochen und Braten chemotechnische Tätigkeiten. Ob wir nun extrahiertes Eiweisspulver in einem Reagenzglas über einem Bunsenbrenner erhitzen, oder das Eiweiss im strukturellen Ausgangszustand »Steak« in einer Pfanne brutzeln, läuft letztendlich auf dasselbe hinaus. Der Chemiker bezeichnet den Vorgang der Zerstörung großer Moleküle mittels Hitze als *Pyrolyse*.

Kochen bewirkt also eine Denaturierung organischer Stoffe aufgrund von Pyrolyse.

Das klingt schon recht unappetitlich.

Gleichzeitig mit der Zerstörung der natürlichen, organischen Stoffe im Nahrungsmittel entsteht auch eine große Menge neuer Substanzen. Denn die vorhandene Hitze lässt die einzelnen Stoffe oder deren Bruchstücke chemisch miteinander reagieren. Bruchstücke von Eiweissen verbinden sich mit Molekülstücken von Fetten und Kohlenhydraten, und das Ganze reagiert immer weiter mit- und untereinander. Im Kochtopf und in der Pfanne herrscht, chemisch gesehen, ein reges Treiben. Wir können sehen und riechen, wie sich da alles mögliche im Gebrutzel der Pfanne im weiter verändert. Je länger wir Hitze zuführen, umso drastischer ändern sich Farbe, Form und Geruch des Pfanneninhalts. Das Fleisch z.B. wird erst grau, dann braun, und schließlich braunschwarz bis schwarz, und die aufsteigendenden Dämpfe reizen, je länger wir das Fleisch braten, umso stärker Augen und Nase.

Immer heftiger reagieren die Moleküle unseres Pfanneninhalts miteinander. Verbinden sich. Zerbrechen erneut. Verbinden sich wieder. Zerbrechen. Verkohlen schließlich. Immer weiter entfernt sich das gebratene Resultat vom ehemaligen lebendigen Ausgangsprodukt.

Je mehr Zutaten wir mit in die Pfanne geben, umso größer wird die Menge der entstehenden neuen Molekülverbindungen sein. Die meisten von ihnen sind bislang kaum genauer analysiert, benannt und in Bezug auf ihre *Wirkung* in uns, näher erforscht worden. In der Chemie gab man dieser Gesamtheit der durch das Erhitzen von Nahrung neu erzeugten organischen Substanzen, die nichtssagende, allgemeine Bezeichnung *NCA* (Neue Chemische Arten). Eine Untergruppe davon bezeichnete man als *Maillard-Substanzen* (benannt nach dem franz. Chemiker Louis C. Maillard, der die Produktgruppe der Röststoffe um das Jahr 1912 erstmals näher erforschte). Eine Untergruppe der Maillard-Stoffe, mit der Bezeichnung *Melanoidine* (übers.: dunkle Stoffe), wird seit einiger Zeit genauer untersucht, da man vermutet, dass diese Stoffe krebsverhindernd (!) sind.

Die NCA, und davon besonders die Maillard-Moleküle, kommen im lebendigen System der Natur eher selten vor. Nach Wald- oder Steppenbränden, oder beim Hitzetod von Tieren und Pflanzen während Dürrekatastrophen, können sie mitunter entstehen, doch spielt die Menge der erzeugten NCA im natürlichen Umfeld nur eine verschwindend geringe Rolle. Anders bei uns Menschen: Hier entsehen große Menge dieser speziellen Moleküle bei den chemischen Prozessen Kochen, Braten und Backen. Tagtäglich. Landesweit. Weltweit.

Man könnte die NCA-Substanzen gewissermassen als *Personalausweis des Gekochten Systems* sehen.

Die Untergruppe der Maillard-Stoffe gibt den meisten unserer Lieblingsmahlzeiten ihren spezifischen Geruch. Die appetitlichen Aromen, die bei den Röstungsprozessen von Kaffee, Bratwurst, Grillfleisch, Brotkruste, Schokolade, Gebäck, Snacks u.a. entstehen, sind unverwechselbar und mehr als nur beliebt – sie sind verantwortlich dafür, dass uns bestimmte Speisen als »unverzichtbar« für ein genussvolles Leben erscheinen.

Doch der angenehme Geruch sollte nicht darüber hinwegtäuschen, dass es sich bei diesen Arten von Molekülen um künstlich hergestellte und von daher unberechenbare Substanzen handelt. Bislang wurden die Auswirkungen besonders von zwei Maillard-Stoffen genauer untersucht, und sie erlangten in der Presse eine vorübergehende Berühmtheit: *Benzpyren* und *Acrylamid*. Benzpyren entsteht vor allem während des Grillens, wenn Bratwurstsaft auf die glühende Kohle tropft, dort mit der Kohle chemisch reagiert und zurück ins Grillgut dampft (dies war ein großes Thema in den 1980er Jahren). Acrylamid fand man vor einigen Jahren in Kartoffelchips und Pommes Frites. Es entsteht offenbar durch chemische Reaktion von Eiweiss und Kohlehydraten in Verbindung mit Öl bei hoher Temperatur (Frittieren).

Beide Substanzen wurden als »krebserregend« klassifiziert.

Nach einer kurzen Welle der Hysterie in den Medien, verebbte schnell das Interesse an diesem Thema, und es wurde und wird wie eh und je fleissig weiter gegrillt und sich mit fettigen Chips vor dem Fernseher gemütlich eingerichtet.

»Was scheren einen schon zwei so komische Chemikalien? Ist doch alles gar nicht so schlimm. Alles Übertreibung! Wir leben ja noch!«

Genau.

Nur zwei Substanzen.

Von hunderten, die noch gar nicht näher erforscht wurden ...

Aber das interessiert uns noch viel weniger. Wir schwimmen wie die Einsteinschen Fische im Wasser. Und das Wasser war schon immer da. Es interessiert uns nicht. Wir sehen es ja nicht. Warum soll Kochen in irgend einer Weise gefährlich sein? Es geht uns doch gut! Wir Menschen leben doch schon seit Jahrtausenden. So schlimm kann das mit den Maillard-Molekülen doch gar nicht sein! Auf den ersten Blick wirkt diese Argumentation der »Beständigkeit der Menschheit« überzeugend. Vielleicht nicht wirklich überzeugend, aber auf jeden Fall genügend beruhigend.

Werfen wir dennoch einen mutigen zweiten Blick auf dieses Thema. Schauen wir uns einmal an, worin wir » Einsteinschen Fische« so unerkannt schwimmen. Werfen wir einen Blick auf das Wasser und seine *Qualität*. Schauen wir uns im Detail an, welche merkwürdigen Folgen das Kochen wirklich hat.

3. Die Störenfriede

Dass durch Kochen, Backen und Braten eine Unmenge neuer chemischer Substanzen im Essen entstehen, würde kein Chemiker der Welt bestreiten. Uneinigkeit besteht in der Fachwelt lediglich darin, welche Folgen diese Stoffe für den Menschen haben. Das Erstaunliche ist: Es existiert schon längst eine Vielzahl beunruhigender Forschungsergebnisse – aber nie kommt es zu einem bedeutsamen »letzten« Schritt. Zu wenig spannen die verschiedenen Forschungsinstitute zusammen. Einzelresultate gingen und gehen im Wust der Menge sonstiger Fakten unter. Kaum jemand hat bislang die Resultate gesammelt und ernsthaft in einen großen Zusammenhang gestellt. So erfahren wir Konsumenten lediglich sporadisch, welche Produkte wir meiden, welche bevorzugen sollten und welche Diät am besten für uns ist.

Das Kochen als Ganzes jedoch, scheint in der Forschung seltsam tabu zu sein.

Spitzfindig gefragt: Ist dieses Thema vielleicht doch zu heiß?

Gern wird auf den unbedingten Vorteil des Kochens verwiesen, dass dadurch bestimmte Pflanzen für uns überhaupt erst geniessbar würden, namentlich Kartoffeln, Erbsen, Stangen- und Sojabohnen, Produkte, die (angeblich) roh nicht verzehrbar seien. Das Kochen habe also die Nahrungspalette des Menschen gravierend erweitert – ein evolutionärer Vorteil!

Eine Milchmädchenrechnung. Denn einerseits führt das Kochen zu einer instinktiven Sperre bei einer Vielzahl roher Pflanzen (Früchte, Gemüse), wodurch die Nahrungspalette des *Gekochten Systems* deutlich geringer als die der Rohkost ausfällt, und andererseits ist es mehr als fragwürdig, Pflanzen gekocht zu essen, gegen die der Instinkt im Rohzustand eine Sperre hätte. Das ist so, als ob man Zigaretten mit Blümchenmustern verzieren würde, damit sie freundlicher aussehen und dadurch weniger schlimm wirken.

Ein weiterer, immer wieder schnell herbeizitierter, angeblicher Vorteil des Kochens lautet, dass durch ihn das Essen quasi »vorverdaut« würde, Körper und Stoffwechsel also »geschont« würden und dies zu einer Energieeinsparniss führe. Kochen, so die Ansicht, erleichtere dem Körper, im Gegensatz zur faserigen, »harten« Rohkost, die schwere Arbeit von Kauen, Verdauen und Ausscheiden. Ein Konzept, dass in der *Makrobiotik* seinen Höhepunkt findet: Bei dieser Ernährungsweise wird *alles* in gekochter Form gegessen. Jegliche rohe Kost gilt als gesundheitsschädlich und ist absolut tabu. Der nächste Schritt, so könnte man spitzfindig hochrechnen, wäre dann die »Astronautennahrung«, oder ein Leben am Tropf: die völlige Umgehung unserer Verdauungsprozesse, zwecks totaler Schonung unserer biologischen Fähigkeiten – ein weiterer Schritt hin zu einer kontrollierbaren Mensch-Maschine. Man könnte vermuten, dass hinter dieser Ansicht der »totalen Kochkost«, die unbewusste Sehnsucht nach einer vollkommenen Herrschaft über den »unheimlichen« und scheinbar »mangelhaft konstruierten« menschlichen Leib steht.

Dabei ist unser Körper nur mangelhaft konstruiert in Bezug auf seine Fähigkeiten im Umgang mit der Kochkost!

In der Biologie ist schon seit Jahrzehnten bekannt, dass wir Menschen nur über sehr wenige körpereigene *Enzyme* verfügen. Enzyme entscheiden, was wir verdauen können und was nicht. Enzyme sind Biokatalysatoren, die jeweils nur eine ganz bestimmte Aufgabe erfüllen können. Man bezeichnet sie als *produktspezifisch* oder *wirkungsspezifisch*. Man kann die Enzymarbeit vergleichen mit einer Großbaustelle, bei der aber jeder Arbeiter nur jeweils ein Werkzeug zur Verfügung hat und jeweils nur eine Tätigkeit mit diesem Werkzeug auszuführen vermag – und somit nur ein einziges Resultat bewirkt. Das klingt in Anbetracht unseres komplexen Körpers erstaunlich unflexibel und eindimensional.

Bislang wurden rund 2000 Enzyme im Menschen klassifiziert. Zweitausend Enzyme für zweitausend Stoffwechselaufgaben. Einer der Gründe für diese gering anmutende Menge an Verdauungsstoffen, ist die beschränkte Menge an aktiven Genen in unserem Erbgut. Zusätzlich entdeckte man auch, dass weitere Gene dauerhaft inaktiv zu sein scheinen, ganze Bereiche auf dem DNA-Strang des Erbgutes also regelrecht brach liegen. Für zweitausend Enzyme braucht es zu deren Herstellung auch zweitausend Gene (sogenannte *Ein-Gen-Ein-Enzym-Hypothese*).

Warum so wenige Enzyme?

Und warum sind diese wenigen Enzyme so unflexibel?

Die Antwort ist denkbar einfach: die Natur arbeitet äusserst ökonomisch. Und innerhalb eines natürlichen Systems braucht es einfach nicht mehr Enzyme (und somit auch nicht mehr temporär aktive Gene im Erbgut). Denn in Früchten, Gemüsen, in Nüssen und auch Fleisch, in allen lebendigen Nahrungsmitteln befinden sich selbst schon Enzyme zu deren Verdauung. Oder zur Verdauung anderer Substanzen. Bekannt geworden sind die Enzyme von Papaya (*Papain*) und Ananas (*Bromelin*) die bei der Verdauung von tierischem Eiweiss hilfreich sind und die es seit geraumer Zeit auch in Tablettenform zu kaufen gibt. Außerdem befinden sich im Darmmilieu zahlreiche Bakterienstämme, die sich einerseits vom Darminhalt ernähren und anderseits auch wieder brauchbare Enzyme für uns herstellen (symbiotische Beziehung).

Das komplexe System der Natur ist im Ganzen also recht flexibel.

Wenn da nicht diese »komische Idee« mit dem Kochen der Nahrung wäre. Denn durch das Erhitzen werden, wie oben erwähnt, alle Enzyme im Essen unweigerlich zerstört. Das ist das eine. Und zum anderen entstehen beim Kochen große Mengen von NCA-Molekülen, für die es in uns keine Enzyme gibt, um sie angemessen zu verwerten. Zudem bewirken die mit Fremdstoffen durchsetzten Kochprodukte in uns die Aufrechterhaltung eines, im Vergleich zur rohen Ernährung, grundlegend anders strukturierten *Darmmilieus*: Eine Vielzahl von Fäulnisbakterien ist dort angesiedelt, deren Stoffwechselprodukte ihrerseits wieder weitreichende, vorwiegend negative Folgen für unsere Gesundheit haben.

Das klingt beunruhigend und gefährlich.

Das klingt so, als müsste man nach jeder gekochten Mahlzeit in Kürze elendiglich dahinsiechen oder geradewegs tot umfallen. Da wir aber das Kochen, Braten und Frittieren (halbwegs) munter überleben, muss es also noch etwas anderes geben, das uns ständig das Leben rettet.

Das gibt es.

Es nennt sich *Immunsystem.*

Unser Immunsystem ist sozusagen die Schnittstelle zwischen der *inneren* und *äusseren* Natur. Ein komplexes Grenzsystem, das uns hilft, unsere Integrität gegenüber der Aussenwelt beizubehalten. Auf jeder Oberfläche unseres Körpers (Haut, Schleimhäute, Oberflächen der Organe) befinden sich Immunzellen. Im Gehirn hat das Immunsystem ein eigenes Gedächtnis – es lernt und verändert sich mit den Umgebungsbedingungen (Feedback-Prozess). Sogenannte Gliazellen sind dabei für den Informationsfluss zuständig. Wenn wir uns dazu noch vor Augen führen, dass sich in unserem Körper dauerhaft hunderte von verschiedenen Bakterienarten aufhalten, die auch nach offizieller Lehrmeinung überwiegend gutartiger, d.h. hilfreicher Natur sind, lässt sich nur grob abschätzen, wie komplex das Immunsystem in diesem komplizierten Prozess von Kooperation und Abwehr sein muss.

Da die Natur quasi von sich selbst weiss, dass ihre Evolution nicht gerade ein schneller und flexibler Prozess ist, hat sie den Lebewesen ein System mit auf den Weg gegeben, um plötzlichen Störungen sofort begegnen zu können. Das Immunsystem ist sozusagen eine hyperaktive Evolution im Kleinformat: Reaktion und Anpassung auf die Einflüsse von aussen in Höchstgeschwindigkeit.

Würden wir uns roh und natürlich ernähren und in einer völlig gesunden Umwelt aufhalten, würde wir unser Immunsystem kaum beanspruchen. Im natürlichen Gefüge der Welt kommen nicht all zu viele Gefahrenstoffe vor. Denn vor giftigen Pflanzen schützt einen der eigene Nahrungsinstinkt. Allenfalls bei Waldbränden, Vulkanausbrüchen und Pollenflügen (Infiltration von Gasen, Stäuben und Mikroalgen), nach Bissverletzungen durch ein fremdes Tier und bei Insektenstichen würde das Immunsystem dafür sorgen, die eingedrungenen Fremdstoffe wieder auszuscheiden. Natürlich gelingt das nicht immer. Evolutionär bedingt (Prinzip der Auslese) besteht auch für das gesündeste Tier die Gefahr, an einem natürlichen Gift oder einem ganz besonderen Mikroorganismus zu sterben.

Aber was geschieht, wenn wir unserem Körper tagtäglich artfremde Substanzen durch unsere denaturierte Nahrung zuführen?

Was geschieht, wenn wir unser Immunsystem *ständig* in Anspruch nehmen?

Rund um die Uhr, Tag für Tag, jahrelang?

Noch vor einiger Zeit war man der Überzeugung, dass der Mensch über einer Art *innere Barriere* für schädliche Substanzen verfügt. Man dachte, dass im Zusammenhang mit der grundsätzlich gefährlichen Assimilation (s. II/1.1), irgendein streng bewachter Übergang in unserem Darm installiert ist. Damit das gefährliche *Nicht-Ich* nicht so einfach in unser *Ich* gelangen kann. Man nannte diese Grenze *Darmschranke* (sog. »Tight-junction«-Theorie). Die Ansicht war, diese Darmschranke sorge dafür, dass nur vorverdaute und brauchbare Substanzen des Darminhalts durch die Darmwand ins Blut gelangen können. Und dass vor allem große Moleküle wie Eiweisse und Fette nicht einfach, und vor allem nicht unkontrolliert, diese Membran durchdringen können.

Doch wäre dem so – wie könnten dann oral verabreichte Medikamente überhaupt eine Wirkung zeigen? Oder Verhütungsmittel? Diese Stoffe bestehen aus eher komplexen, großen Molekülen. Und da sie wirken, müssen sie die Darmschranke überwunden haben. Neuere Forschungen bestätigten schließlich: die Darmschranke ist nicht wenig mehr als eine Wunschvorstellung. Spätestens mit der Erforschung der Autoimmunkrankheit *Zöliakie*, bei der langkettiges Gluteneiweiss die Darmschleimhaut durchwandert und das Immunsystem hochgradig beansprucht, weiss man um die Permeabilität derselben. Mittlerweile fand man sogar schon fremde RNA- und DNA-Bruchstücke (Erbgut) in unserem Blut und unseren Körperzellen nach bestimmten Mahlzeiten. Also wahre Riesenmoleküle! Wie es wohl aussieht, ist unser Darm erschreckend durchlässig für jenes, was von außerhalb in uns gelangt. Durchlässig für brauchbare Dinge wie Vitamine, Enzyme und Eiweisse. Und auch durchlässig für Unbrauchbares. Zum Beispiel Maillard-Moleküle.

Diese kaum erforschte Gruppe von Fremdstoffen.

4. Die einzige Krankheit

Sobald wir das Licht der Welt erblickt haben, befinden wir Menschen uns in einer durchaus dramatischen Situation: Wir orientieren uns mittels unserer Instinkte sofort in unserer Umwelt – und keiner kriegt's mit! Wir haben in unserem Stoffwechsel nicht genügend Enzyme für das, was uns jetzt an denaturiertem Essen droht. Wir haben keine Darmsperre. Unser Immunsystem läuft auf Hochtouren. Wir können noch nicht sprechen. Wir können noch nicht denken – und wissen daher nicht, wie uns geschieht.

Und es geschieht eine Menge. Detailliert und bildhaft betrachtet, sieht das dann so aus: Kaum sind wir geboren, kaum fühlen, sehen und riechen wir diese Welt, wird sofort über uns verfügt. Mit ein wenig Glück bekommen wir als erste Nahrung artgerechte Muttermilch. Auch wenn diese versetzt ist mit einigen denaturierten Substanzen, die unerkannt durch Muttis Körpersystem driften und damit unser junges Immunsystem beanspruchen – irgendwie kriegen wir das schon hin.

Doch bald schon kommt die gekochte Nahrung. Babybrei. Pasteurisierte Milch. Erhitztes Zeug aus Glas und Flasche. Wir drehen den Kopf weg – *riecht nicht gut*. Der Instinkt meldet »Nein«. Doch man stopft es uns in den Mund – *schmeckt widerlich*. Wir spucken (Instinkt). Man regt sich über uns auf. Schlimmer noch – man lächelt uns zu (»Kennt man ja, Babys müssen erst noch eingewöhnt werden«)!

Plötzlich haben wir Plastik im Mund. Ein weiches Teil. Dran hängt eine Flasche. Wir saugen (Instinkt). Weisses Zeug strömt in den Mund – *ekelhaft!* Wir drehen den Kopf weg (Instinkt) und weinen (Hilferuf). Man steckt uns das Plastikteil wieder in den Mund und packt uns fester.

Angst.

Wir drehen wieder den Mund weg (Instinkt) und schreien. Das weisse Zeug klebt im Mund – *macht Weh*!

Angst.

Da draußen gibt man aber nicht auf. Immer wieder wird uns das weiche Plastikteil in den Mund gesteckt. In dem ganzen Durcheinander schlucken wir die weisse Brühe aus der Flasche plötzlich runter (Selbsterhaltungstrieb).

Mama lächelt.

Wir hingegen haben Weh. Unser Bauch fühlt sich voll an und drückt. Mama ist froh, dass wir endlich die gesunde Kuhmilch akzeptiert haben. Endlich gehört Baby dazu. Immerhin braucht Baby ja viel Kalzium für das Wachstum. Wird gesagt.

Uns ist schlecht. Im Bauch rumort es. Alles dehnt sich irgendwie aus. Wir schreien. Winden uns. Gase steigen auf. Drücken im Magen bis hinauf zum Hals. Man packt uns wieder und klopft uns auf den Rücken. Uns wird heiß und kalt gleichzeitig. Mama lächelt und ist zufrieden über die »Bäuerchen«, die kommen.

Im Bauch rumort es unterdessen weiter. Keine passenden Enzyme. Fremde Eiweisse von einem vierbeinigen Tier breiten sich in uns aus. Die Kuhmilch im Bauch sucht quasi das Kalb – findet aber einen Menschen. Stundenlang zieht und ziept und gärt es im Darm. Unsere Haut juckt. Wir winden uns vor Weh. Wir *sind* Weh. Mama steht mitten in der Nacht auf, weil wir lauthals schreien (»Ach so, nur Koliken. Das ist ja bald vorbei. Nichts schlimmes also.«).

Währenddessen werden wir überflutet von Sinneseindrücken, die alle nicht zusammenpassen: Mama riecht gut. Sie gibt schlechtes Essen. Sie lächelt uns lieb an. Sie hält warm. Sie berührt sanft. Aber ihr Essen macht Weh.

Es ist zum verrückt werden ...

Auch wenn diese kleine Geschichte auf den ersten Blick masslos überzeichnet scheint: Körperlich gesehen, ist die frühe Kindheit in der Regel tatsächlich eine schmerzvolle und unbequeme Zeit. Eine Zeit, in der praktisch alle Instinktregungen des Kindes von den Eltern entweder nicht erkannt oder falsch interpretiert oder bewusst übergangen werden. Man könnte sagen: Kindheit ist die Zeit der erzwungenen Anpassung unseres Tierkörpers an die menschliche Zivilisation.

Dieser Übergang von der Naturwelt in die Kulturwelt ist geprägt von Schmerzen, Entsagungen, gegensätzlichen Informationen und dem Versuch, trotz all dieser Widrigkeiten am Leben zu bleiben.

Und genau denselben Prozess macht auch unser Immunsystem durch.

Anfangs läuft es auf Hochtouren, um dem dauerhaften Zustrom denaturierter Stoffe, welche unaufhörlich durch die Darmwand ins Blut strömen, Herr zu werden. Die Körpertemperatur steigt in dieser Zeit sogar leicht an. Die Wangen röten sich. Der Blick wir fiebrig. Die Immunarbeit beansprucht viele energetische Reserven im Körper. Da der Einstrom fremder Substanzen nicht abreisst, kommt der Zeitpunkt, an welchem gegenüber bestimmten, ständig vorhanden Molekülgruppen ein *tolerantes Verhalten* gezeigt wird.

Es sind einfach zu viele.

Das Immunsystem ist für diese Schwerstarbeit nicht ausgelegt. In uns stellt sich schließlich eine sogenannte *Immuntoleranz* gegenüber denaturiertem Weizen, Kuhmilchbestandteilen und einer Menge anderer Stoffe der alltäglichen Ernährung ein. Die Immuntoleranz ist der letzte Versuch unseres Körpers, in einem artfremden Milieu zu überleben.

Wer genau gegenüber welchen Stoffen tolerant ist und wer nicht, das entscheidet unsere persönliche Biographie. Wie wir groß wurden, was uns einverleibt wurde, über welche genetischen und damit physiologischen Eigenschaften wir verfügen. Besonders der Zustand der beiden wichtigsten »Grenzübergänge« im Körper, Darmschleimhaut und Blut-Hirn-Schranke, ist massgeblich für den Erfolg der frühkindlichen Anpassungsversuche und auch unserer späteren »Robustheit« gegenüber schädigenden Einflüssen verantwortlich.

Der erwähnte Zustand der Immuntoleranz bedeutet jedoch nicht, dass uns die denaturierten Stoffe nicht schaden. Nach wie vor sind diese Substanzen vorhanden und bewegen sich innerhalb unseres Körpers. Allein schon durch ihre Anwesenheit stören sie zelluläre Prozesse, beeinflussen durch chemische Ähnlichkeit bestimmte Reaktionen, bewirken eine höhere Konzentration der Zellflüssigkeit, lagern sich an bestimmten Stellen im Körper ab und lösen immer wieder spontane Immunreaktionen aus. Diese *Intoleranzreaktionen* sind das, was wir gemeinhin im Alltag als *Krankheit* bezeichnen: Krankheit ist der spontane oder chronische Versuch des Körpers, bestimmte und als solche erkannte Fremdstoffe auszuscheiden. Er verhindert damit ein gefährliches Aufkonzentrieren unbrauchbarer Substanzen im Körpergewebe.

Das klingt verblüffend einfach und für die Mehrheit der Leser hier wahrscheinlich völlig neu. Krankheit – eine Selbstreinigung des Körpers?

Die spontanen Intoleranz-Zustände des Immunsystems kennen wir als Grippe, Schnupfen, Hautausschläge und Durchfall. Situationen, in welchen über Schleim, Hautpartikel und Darminhalt Substanzen vom Körperinneren nach draußen geschleust werden. Selbstreinigungen. Die eigentliche *Krankheit* ist also die Durchdrungenheit unseres Körpersystems mit Substanzen, die ihm schaden. Die sogenannten *Symptome*, die wir in den Phasen der Ausscheidung haben und die für uns im eigentlichen Sinne die Krankheit sind, Symptome wie Kopfschmerzen, Fieber, Bauchweh, Ausschläge, Kraftlosigkeit u.a., diese Symptome sind nur das Resultat von ein und derselben Ursache: unserer ganz speziellen, unerkannten Form einer chronischen Vergiftung.

Um den Krankheitsbegriff vollständig zu erklären, ist es notwendig, eine Unterteilung in *kulturell* bedingte und *natürliche* Krankheiten vorzunehmen.

Die kulturell bedingten Krankheiten stellen sich vorwiegend als *Überlastungskrankheiten* dar. Beispiele hierfür sind: alle Autoimmunkrankheiten, wiederkehrende Infektionskrankheiten (Grippe, Kinderkrankheiten), Hautkrankheiten, Allergien, Krebs. Zu den hauptsächlichen Ursachen dieser Krankheiten gehören: Kochkost (Überlastung mit NCA), Umweltgifte in Luft, Wasser und Nahrungsmitteln (Feinstaub, Asbest, Dioxine, Pflanzenschutzmittel, Uran, Medikamente u.a.) und neuerdings vermutlich auch Elektrosmog (Nieder- und Hochfrequenzfelder), da dieser Einfluss haben kann auf die Funktionsweise des Immun – und Hormonsystems, sowie des Zellstoffwechsels und damit den Teil in uns schwächt, der für die Regeneration zuständig ist. Einhergehend mit der Überlastung durch schädigende Immissionen, findet gleichzeitig auch eine *Ermangelung* an Essentialien statt: Wir trinken zu wenig, atmen zu wenig gute Luft, bewegen uns zu wenig, enthalten uns rohe und frische Kost vor.

Zur anderen Gruppe der natürlichen Krankheiten gehören solche, die man dem Selektionsprozess der Evolution zuordnen muss und die daher auch ein gesundes Lebewesen in einer gesunden Umgebung treffen können.

Es ist schwierig, den Menschen diesem Krankheitstyp zuzuordnen, da auf der ganzen Welt denaturierte Kost zu sich genommen wird, womit eine gewisse Unschärfe entsteht. Einen Anhaltspunkt geben daher jene Krankheiten, die bei wirklich wildlebenden Tieren vorgefunden werden, wie z.B. parasitärer Befall.

Ob roh oder gekocht, jedes Lebewesen ist, dauernd oder phasenweise, Träger einer Vielzahl von Bakterien, Pilzen und Würmern, sogenannten *Mikroben*, die in ständiger Wechselwirkung mit ihrem Träger stehen. In unserem Fall kann man sich das so vorstellen, als ob der Mensch ein Regierungsgebäude wäre, mit dutzenden von Etagen und Abteilungen. Die Mikroben entsprechen in diesem Vergleichsbild der Garde von Diplomaten, Lobbyisten sowie unerkannt arbeitenden Agenten. Angestellte also, die im Dienste anderer Länder oder wirtschaftlicher Unternehmungen stehen und über ihr Wirken Einfluss nehmen auf die Entscheidungsprozesse der regulären Regierungsfunktionäre.

Die gigantische Menge an Mikroben im Menschen (Zellverhältnis etwa 3:1!) repräsentiert quasi die »Stimme der Natur«, den »Dialog mit der Evolution«. Je nachdem, was wir essen und trinken, setzt sich unser mikrobielles und biochemisches Darmmilieu anders zusammen. Die Unmenge an Wechselwirkungen zwischen Mikroben und deren Träger wird seit geraumer Zeit näher erforscht und jüngst gelangte man zu wirklich erstaunlichen Resultaten. So stellte sich beispielsweise heraus, dass Bakterien im Menschen offenbar psychische Phänomene verursachen können. Mehr noch: Mikroben treiben den Menschen mitunter gezielt zu jenen Nahrungsmitteln, die sie, die Mikroben, am meisten brauchen! Der Mensch – eine Marionette im Dienste der Mikroben, ohne das ihm dieses bewusst ist! Eine wahrlich erschreckende Vorstellung.

Wie auch immer: diese neuen Erkenntnis über die Mikrowelt in unserem Innern machen deutlich, wie sehr wir Menschen eingebunden sind in die Prozesse der Natur, der Evolution, dass wir viel weniger Freiheiten besitzen als wir vermeinen zu haben.

Besonders den fortgeschrittenen Hygienemassnahmen ist es zu verdanken, dass der Mensch der westlichen Welt nicht mehr an den großen »Superentgiftungen« stirbt – wie man im Rohkost-Jargon so berühmte Seuchen wie Pest, schwarze Pocken und Cholera nennen könnte. Denn verständlicherweise ist der Mensch aufgrund seiner kulturell bedingten biosystemischen Überlastungen besonders gefährdet »krank« zu werden (zu entgiften). Neben einem Umschwenken hin zu einer gesünderen Lebensweise, sind maximale Hygiene (Schutz vor entgiftungsauslösenden Erregern) und die Zuhilfenahme von »Kampfmitteln« (Medikamente) natürlich die anderen Möglichkeiten gesund zu bleiben. Gesund in dem Sinne, das alltägliche Leben beizubehalten, ohne darin wesentlich gestört zu werden.

Am traurigen Ende dieser Skala von »Abwehrhaltung« gegenüber einer bedrohenden Umwelt stehen dann Personen, die sich nur noch in hochgereinigten, maximal antiallergisch eingerichteten Räumen aufhalten, und diese nur mittels spezieller, vollverkapselter Schutzanzüge verlassen können. Menschen, die an einer Extremform von Immunschwäche leiden, und es daher nicht wagen können, sich der realen Umwelt mit ihren mikrobiologischen und molekularen Gefahren ungeschützt auszusetzen, da sie innert kurzer Zeit schon an einfachsten Infektionen sterben könnten. Für diese Menschen ist die Welt ein fremder Planet geworden. Sie leben auf ihm, ohne mit ihm wirklich in Kontakt treten zu können. In gewissem Sinne sind diese Menschen zu einem Antigen für die Welt geworden. Und umgekehrt.

Ebenfalls am Ende dieser Skala von Schutz- und Abwehrhaltung befinden sich auch die beinahe hysterisch anmutenden Hygienebedingungen, die in den letzten Jahren bei einigen populär gewordenen Epidemien in die Wege geleitet wurden: Massenschlachtungen bei der Schweinegrippe. Mundschutz und befohlenes Türklinken- und Telefonhörer putzen, sowie ständiges Hände waschen bei der Noro-Grippe, besonders in öffentlichen Institutionen (Schulen, Pflegeheime etc.).

Aufgrund der umfangreichen medizinischen Strategien konnte der gekocht lebende Mensch seine kulturell getragene Lebenswelt derart schützen, dass die Lebenserwartung in den letzten Jahrzehnten deutlich angestiegen ist. Insofern ist die »Feindbild-Sichtweise«, die gegenüber der Mikrowelt vorherrschend ist, zwingend logisch, denn tatsächlich *ist* das Kochkost-System ein gefährdetes, schutzbedürftiges System – gefährdet und bedroht von der Natur, die vor seinen Toren steht und es in die »Knie« zwingen will. Aber natürlich ist der Feind schon längst in uns. Er war gar nie weg. Im Gegenteil: In einem gewissen Sinne sind wir uns selbst der Feind

Diese sich aus der Instincto-Theorie ergebenden Sichtweise der Krankheit ist äusserst unbequem. Zerstört sie doch mit einem Schlag unser liebgewonnenes Feind- und Weltbild von den bösen Viren, gefährlichen Bakterien, dem bösen Schicksal und der ungerechten Natur. Die Sichtweise der Krankheit als ein Akt der zellulären Reinigung, als Akt des Versuchs, den Menschen wieder in eine natürliche Balance zu bringen, schiebt den »schwarzen Peter« wieder zurück zu uns selbst. In unser eigenes Kartenspiel des Lebens.

Wir selbst haben es in der Hand, krank oder gesund zu sein.

Viel mehr, als wir denken. Und viel mehr, als wir es uns wünschen. Denn: *Gesund* ist das letzte, was wir sein wollen.

Wetten?

3. Kapitel: Die unbekannte Entgiftung

»Eine der am weitesten verbreitete Krankheit,
ist die Diagnose« - *Karl Kraus* -

1. Die Entzauberung der Krankheiten

In der heutigen Zeit sind wir Menschen in auffallender Weise »Kopf-orientiert«. Unser Körper, dieses Ding da unter dem Hals, das ist uns unheimlich. Wir reden von uns selbst nicht als »Ich bin mein Körper«, sondern vielmehr »Ich habe einen Körper«. Auch wenn wir es nicht direkt aussprechen, in der Regel empfinden wir es so, verhalten wir uns so.

Dieser in der Geschichte der abendländischen, wissenschaftsorientierten Zivilisation stattgefundene Prozess der »Kopf-Leib-Trennung« erfährt in der Gegenwart durch unser bildschirmorientiertes Leben, durch unsere Fixierung auf optische Reize und durch eine generelle Sinnesüberflutung innerhalb unserer Lebenswelt, eine zunehmende Verstärkung. Kurz gesagt: Solange unser Körper keine Probleme macht, machen wir was wir wollen. Was *wir* wollen.

Doch plötzlich tut etwas weh.

Und, schlimmer: Es hört nicht auf, weh zu tun.

Auf einmal hat sich der Körper bemerkbar gemacht. Auf einmal haben wir nicht mehr im Griff, was nun passiert. Denn jetzt macht der Körper, was *er* will. Wir begreifen nicht recht, was los ist. Wir werden unruhig, unsere Gedanken fließen zu uns selbst zurück. Eine leichte Angst erfasst uns. Das *Unheimliche* hat uns im Griff, und wir sind hilflos.

Was wir jetzt vorderhand brauchen, ist Beruhigung und Rat von aussen: Wir gehen zum Arzt. Das wichtigste, was ein Arzt uns geben kann, ist er selbst. Ein Arzt ist für uns ein *Magier*. Wir würden dies in den seltensten Fällen laut sagen, aber für unser Unterbewusstsein ist es so. Ein Arzt ist vor allem jemand, der uns die Angst nimmt. Diese Angst vor dem Unbekannten in uns. Wir wissen nicht genau, was er weiss. Wir wissen nicht, was die vielen Fremdwörter seiner Fachsprache bedeuten. Aber wir glauben, dass er wissen wird, was mit uns los ist. Wir glauben ihm und wir glauben an ihn. Wir selbst sind uns ja unheimlich.

Sobald wir Schmerzen haben, fühlen wir uns nicht mehr zuständig für uns selbst. In unserem Körper, so glauben wir, wirkt *Schicksal*. Ein irgendwie dunkles Schicksal, das im Verborgenen lauert und dann, urplötzlich, mittels Beschwerden und Krankheiten zuschlägt. Nur ein Arzt und sein Wissen, so glauben wir weiter, sind fähig, es mit diesem dunklen Schicksal aufzunehmen. Es spielt überhaupt keine Rolle für uns, dass Medizin (nur) eine Wissenschaft ist. Für die Mehrheit der Menschen gilt, was der berühmte Science-Fiction-Autor Artur C. Clarke einmal sagte, und was später als *3. Clarksches Gesetz* festgehalten wurde: »Eine hinreichend fortgeschrittene Technologie ist von Magie nicht zu unterscheiden«.

Gefühlsmässig ist die Welt der Medizin für uns eine Welt der Magie und Religion. Die bekannte Umschreibung »Ärzte, die Götter in weiss« hat hier ihren Ursprung. Was der Arzt uns beim Beratungsgespräch, bei der Diagnosestellung sagt, ist gewissermassen ein Zauberwort: der Name dessen, was uns plagt – der *Krankheitsname*.

Krankheitsbezeichnungen haben eine magische Wirkung. Sie kategorisieren unser weiteres Lebensgefühl. Krankheitsnamen bewirken einen regelrechten »Bann-Zauber«. Teilt uns der Arzt beispielsweise mit: »Sie haben Gliederschmerzen aufgrund eines grippalen Infektes«, so sind wir beruhigt. Nichts schlimmes also. Wir atmen innerlich auf.

Hören wir von ihm: »Sie haben einen leichten Rheumaschub«, so fühlen wir uns schon deutlich unwohler. Aber so richtig schlimm ist das ja noch nicht. Wir vertrauen insgeheim sofort auf Medikamente und Therapien.

Lautet die Diagnose jedoch: »Sie haben eine sehr bösartige Form von Knochenkrebs« wirft uns diese Auskunft hinein in das Schlimmste auf der Welt. Wir sind verzweifelt. Der Boden unter unseren Füssen scheint zu verschwinden. Eine unsagbare Angst beginnt uns seelisch aufzulösen.

Die Krankheit *Krebs* ist ähnlich mystisch wie der Tod.

Krebs ist gewissermassen das Henkersschwert des Schicksals. Und wir haben vor Krebs auch deshalb soviel Angst, weil hier bekanntlicherweise die große Macht der Medizin endet. Krebs ist der Inbegriff des Unheimlichen: Eine dunkle Macht wuchert in unserem dunklen, unheimlichen Körper.

Mit den in unserem Beispiel auftauchenden Beschwerden sind wir zum Arzt gegangen. Und jetzt haben wir unsere Diagnose. Nun sind wir offiziell einer Kategorie von Kranken zugeordnet. Und dementsprechend fühlen wir uns auch: Entweder als Grippe-Kranker, als Rheumatiker oder als todgeweihter Krebspatient. Das Wort des Arztes ist wie das Wort eines Richters.

Doch schauen wir einmal genau hin: Was hat uns der Arzt eigentlich gesagt? Im Grunde gab er uns nur eine *Beschreibung* dessen, was in uns oder an uns passiert. Krankheitsnamen sind nur Beschreibungen eines Zustandes oder eines lokalen Phänomens – sie sind keine Erklärungen! Sie sind nichts weiter als ein oberflächlicher Zustandsbericht. Mehr nicht!

Die beeindruckenden Fachbezeichnungen des medizinischen Jargons sind griechisch-neulateinische Begriffe. Übersetzt man sie ins Deutsche, verlieren sie einerseits schon viel von ihrem Zauber, andererseits offenbaren sie das, was sie sind: Beschreibungen von Phänomenen.

Ein Beispiel: *Neurodermitis* heißt übersetzt »Juckende Hautentzündung«. In Neurodermitis steckt keinerlei Erklärung, warum es zu dieser juckenden Hautentzündung kam. Ein weiteres Beispiel: *Multiple Sklerose* bedeutet übersetzt »An vielen Stellen auftretende Gewebeverhärtung«. Die deutschen, allgemeinverständlichen Bezeichnungen wirken auffallend trivial. Irgendwie zahm. Irgendwie *entzaubert.* Auch im Begriff Multiple Sklerose steckt keine Erklärung, wie es zu diesen Verhärtungen im Gewebe kommen konnte. Dennoch ist der Fachbezeichnung eine sprachliche Magie zu eigen: »Ich leide unter multipler Sklerose«. Das klingt erschreckend und unheimlich.

Hinter der menschlichen Angewohnheit des Namengebens, verbirgt sich eine unbewusste Angst vor dem Namenlosen: In dem ich etwas benenne, habe ich ihm weltliche Substanz verliehen, es *greifbar* gemacht. Und damit beherrschbar. Ein Name wirkt auf unsere urängstliche Seele ähnlich beruhigend, wie ein siebenstelliger Kontostand. Namen sind tatsächlich »kleine Bannzauber«. Im Alltag begegnet uns dieses Phänomen, wenn wir beispielsweise Personen mit lustigen Nachnamen, oder scheinbar passenden Spitznamen kennenlernen und unbewusst versuchen, die Person auf ihren Namen »festzunageln«, manchmal solange, bis die betreffende Person sich genau so verhält und fühlt, wie wir sie sehen.

Weitere Beispiele finden sich in der Werbung: Hier wird die Magie der Namen bis zum Äussersten getrieben. Wortschöpfungen, skurrile Markenbezeichnungen und eindrückliche Phantasienamen sind wichtiges Instrumentarium zur Verankerung bestimmter Produkte in unserem Gedächtnis.

In der Medizin vollzieht sich diese Namensmagie mittels eindrücklich klingender Fachbezeichnungen, die uns suggerieren, »das Fremde in uns« sei nun, da entdeckt und hochtrabend benannt, weltlich fixiert und damit leichter bekämpfbar. Womit auch gleichzeitig eine Trennung vollzogen wird zwischen der Krankheit und uns selbst. Ein Name bewirkt immer eine Abtrennung von dem, was ein Name inhaltlich fasst. So geschieht es also, dass nicht *wir* krank sind – sondern dass wir eine Krankheit *haben.*

Eine mit *Namen.*

Psychologisch betrachtet, kann es sogar geschehen, dass man sich über die Sogwirkung einer Fachbezeichnung hinweg in seine eigene Krankheit regelrecht verliebt, sie unbewusst wie eine Auszeichnung, oder gar wie einen besonderen Schatz präsentiert und damit seine eigenen Heilungschancen unterminiert. Oder es kann geschehen, dass man sich mit seiner Krankheit und deren Namen zutiefst identifiziert, beides regelrecht »wird«, weil man nun endlich ein Bild für einen Zustand, ein schon lange währendes Grundgefühl von sich selbst, bekommen hat, das man lange in sich trug, und das nun mit der Krankheit eine Art Reifikation, eine Vergegenständlichung, erlangt hat (Psychosomatik). Wie schon gesagt: Bannzauber ...

Doch: Wo sind in der Medizin die Erklärungen?

Für die meisten Krankheiten liefert die medizinische Wissenschaft als Erklärung vorrangig eine Menge »Feindbilder«: Viren, Bakterien, Pilze, Prione, Würmer, Flechten. Das Böse kommt von aussen.

Kriecht durch unsere Eingeweide und bekämpft uns. Das klingt oftmals, als würden wir schon bei lebendigem Leibe von unsichtbaren Kleinstlebewesen heimlich gemordet werden, und nur unser Immunsystem, in Zusammenarbeit mit der Pharmazie, kann uns vor dem sicheren Ende bewahren. Mittlerweile haben Wissenschaftler Viren und Bakterien auch dort gefunden, wo man sie am wenigsten vermuten würde: bei Herzmuskelerkrankungen und bei Übergewicht.

Doch ist es wirklich so?

Böse Feinde der Mikrowelt, dunkles Schicksal und unbekannte Kräfte bedrohen uns und raffen uns dahin?

Und nur der Zauber der Medizin, mit *Bann-Worten* (Krankheitsnamen), *verzauberten Elixieren* (Medikamente) und *magischen Utensilien* (Magnetresonanztomographie, Kernspintomographie) vermag hier Einhalt zu gebieten?

Was, wenn alles ganz anders ist?

Was, wenn die meisten der uns bekannten Krankheiten tatsächlich nur die symptomatische Folge ein und derselben Ursache sind – nämlich der Überlastung unseres Körpers mit schädlichen Substanzen und dessen vielfältigen Versuchen sie wieder loszuwerden?

Das klingt so ganz und gar unmagisch. So privat. So überhaupt nicht großartig und mystisch. Kein Schicksal. Keine Bedrohung aus der dunklen Welt der Natur. Krankheit als Weg der Selbstreinigung, Punkt Ende. Die Krankheitssymptome wären dann nur namentliche Beschreibungen *wie* und *wo* der Körper die Entgiftungen stattfinden lässt.

Diese Sichtweise klingt wie pure Ketzerei. Sie ist eine völlige Entzauberung unserer geliebt-gefürchteten Krankheiten und der magischen Medizin. All die beeindruckenden Namen wie *Polyarthritis, Osteoporose, perniziöse Anämie, Neurodermitis* und *multiple Sklerose* wären plötzlich am selben Tisch versammelt mit den kleinen, unbeeindruckenden Wehwehchen wie Erkältung, geschwollene Augen und Pickel. Alles dieselbe Ursache. Alles Versuche von Ausscheidungen. Alles Selbstreinigungskrisen des Körpers. Keine Feinde von aussen – nur eine Menge Schadstoffe in uns drinnen.

Wir selbst als Grund: Unser Essen. Unsere Umweltchemikalien. Unsere Art zu leben. Unsere Traditionen.

Und mit einer gesunden, instinktiven Ernährung könnten wir diese Selbstreinigungsprozesse in unserem Körper auf eine kontrollierte Weise ablaufen lassen. Diese Möglichkeit der Selbstheilung aufgrund einer besonderen Diät wäre in diesem Zusammenhang tatsächlich eine »zweite Entzauberung« der Medizin: Der einzige Arzt, der uns wirklich helfen kann, *das sind wir selbst.* Niemand von aussen ist notwendig. Im Gegenteil: Ausschließlich unsere instinktiven Mechanismen »wissen«, was wirklich gut für uns ist. Wir bräuchten nur den Mut und die Einsicht, diese freizulegen und zu nutzen.

Eine Sichtweise, nüchtern und klar, unmystisch und bar jeder Magie, ein neues Weltbild des Menschen sozusagen. Und das vermutlich genau deshalb, wegen seinem fehlenden Charme des Geheimnisvollen und Fremdartigen, kaum eine Chance haben wird, sich gegen die medizinische Sichtweise der Dinge durchzusetzen.

2. Die Kanäle der Ausscheidung

Unser Körper entgiftet rund um die Uhr. Immer. Ununterbrochen. Auch unabhängig von vorhandenen Maillard-Molekülen, bzw. NCA, entstehen in unseren Zellen Endprodukte von Stoffwechselvorgängen, die ausgeschieden werden müssen. Wir haben zu diesem Zweck die bekannten Entgiftungs- und Ausscheidungsorgane Leber, Niere, Blase und Darm.

Betrachten wir unseren Körper genauer, finden sich noch weitaus mehr Orte, an denen Substanzen ausgeschleust werden können: Haut (Schweiss, Eiter, Schuppungen, Blut), Lunge (Schleim, Eiter, Gase, Blut), Nase (Schleim, Eiter, Blut), Augen (Tränenflüssigkeit, Eiter), Ohren (Schmalz, Eiter). Unser Körper ist durchlässig zu *beiden Seiten* hin. Über viele Kanäle gelangen Stoffe in uns hinein – und auch wieder hinaus.

Besonders der Stellenwert der Haut ist nicht zu unterschätzen. Als größtes Organ unseres Körpers, ist sie durchlässiger als wir meinen. Es ist mittlerweile offiziell bekannt, dass auch große Moleküle relativ leicht von der Hautoberfläche ins Blut gelangen können. Moleküle aus Hautcreme, Shampoo, Parfum, Deo sowie aus den Imprägnierungschemikalien neuer Kleidung und den Waschmittelresten gewaschener Kleidung, gelangen relativ ungehindert durch die Haut ins Körperinnere. Aufgrund der hohen Durchlässigkeit unserer ganz und gar nicht »dicken Haut« wirken überhaupt erst pharmazeutische Salben und Gels, sowie die bekannten Nikotin- und Hormonpflaster.

Wir führen uns im Alltag eine Menge Fremdstoffe über allerlei Kanäle des Körpers zu. Und umgekehrt nutzt unser Körper diese Kanäle ebenso, um schädigende Stoffe wieder nach aussen zu bringen. Zur Ausscheidung der großen Molekülvielfalt von Maillard-Stoffen und den mittlerweile zahllosen Umweltgiften, Stoffe, für deren Abbau die körpereigenen Enzyme sowie die regulären Entgiftungsvorgänge über Darm und Blase nicht ausreichend genug sind, verwendet der Körper, in Teils erschreckendem Ausmass, *alle Kanäle, die ihm zur Verfügung stehen.* Die Substanzabgaben zeigen sich beispielsweise in Form von Eiterblasen auf der Haut, Schleimauswürfen aus der Lunge, nässendem Hautausschlag, Vereiterungen in den Ohren, Kieferhöhlen und Gelenken, stinkendem Durchfall, geschwollenen und tränenden Augen und übelriechenden Schweissausbrüchen.

Da kommt raus, was in uns so alles drin ist ...

Und das ist jeweils nur die Spitze des Eisberges. Ein Großteil der Krankheiten ist nichts anderes als eine Ausschleusung von Schadstoffen über einen oder mehrere Kanäle des Körpers. Ein Notfallprogramm zur Rettung unserer Gesundheit. Welche Kanäle der Körper für eine bestimmte Entgiftung wählt und welche Substanzen er ausschleust, ist abhängig von der genetischen Ausstattung und der Biographie der betreffenden Person. Der eine bekommt eher Bronchitis, der andere eher Schnupfen, und wieder ein anderer neigt zu Hautausschlägen oder zu Durchfall. Gleiches gilt für die chronischen Krankheiten, wo dauerhaft eine Entzündungssituation einer bestimmten »Reinigungsregion« vorliegt. Auch hier hängt die Art der chronischen Krankheit von biographischen und genetischen Faktoren ab. Wobei der Begriff »Entzündung« eine erstaunlich passende

Bezeichnung darstellt: Die Stoffe aus unserem mittels Herdfeuer zubereiteten »heißen Essen« haben gewisse Stellen im Körper »entzündet« …

Ebenso ist auch die monatliche Periode der Frauen zu einem überwiegenden Teil ein Entgiftungsinstrument des Körpers. Die meisten Frauen erleben, dass sie sich nach den »blutigen Tagen« auf eine ganz besondere Weise »frischer« und »attraktiver« fühlen. Die starken Blutungen während der Regel haben den gleichen Effekt wie das im Mittelalter übliche, martialische *Aderlassen* : zusammen mit dem Blut, verlässt den Körper eine große Menge an »Schlackestoffen« (Anm.: Diese Hypothese von G.G Burger wurde durch zahlreiche Berichte von Rohköstlerinnen, bei denen die Menstruation sich bis zum völligen Ausbleiben hin reduzierte, bestätigt. Natürlich könnte man gegenteilig behaupten, dies alles sei eine Folge von Nährstoffmangel, da Rohkost schnell zu einer Unterversorgung mit essentiellen Nährstoffen führe. Andererseits schließt das eine das andere nicht aus: Im gekochten System versucht der Körper so gut es geht mit seinen Überlastungen klar zu kommen. Und jede Möglichkeit wird genutzt. Die Menstruation ist eine davon. Und vielleicht auch ein Grund, warum Frauen generell älter werden als Männer: Sie entgiften besser!).

Genotyp, Phänotyp, Prägungen bei Geburt und in der frühen Kindheit schaffen in ihrer Summe eine Art *individuelles Entgiftungsmuster*. Einfach gesagt: Jeder entgiftet gemäß seiner Fasson und Veranlagung. Denn umgekehrt hat ja auch jeder gemäß seiner Eigenheiten bestimmte Schwerpunkte in der »Schadstoffzufuhr«. Wer täglich viel Kaffee trinkt, gern Fleisch und Wurst isst, entgiftet anders wie jemand, der viel raucht und lieber Pizza futtert. Aber es gibt Schnittpunkte. Dinge, die von fast allen täglich oder sogar mehrmals täglich gegessen werden: Getreide- und Milchprodukte. Mit Maillard-Stoffen und NCA aus diesen Lebensmitteln sind wir alle gleichermassen überlastet. Und haben daher auch die gleichen, zyklisch wiederkehrenden, großen Reinigungsschübe namens Erkältung, Schnupfen und Grippe.

3. Werkzeuge der Ausscheidung

Bei sehr vielen Erkrankungen sind Viren und Bakterien mit im Spiel. Unsere »Feinde«, so erfahren wir es laufend aus Zeitschrift und TV, lauern überall: Im Schwimmbad, auf der Klobrille, am Telefonhörer, auf der Türklinke und natürlich in verdorbenem Trinkwasser, vergammeltem Fleisch und im Atem der Mitmenschen. Viren und Bakterien – die Welt um uns herum ist voll davon.

Wie schon erwähnt, gilt gemeinhin die Ansicht, dass hier die eigentliche Ursache der meisten Krankheiten vorliegt. Der Feind kommt von aussen, dringt in uns ein und nutzt unseren Körper um sich selbst zu vermehren und weitere Personen zu infizieren. Bildungen von Schleim und Eiter werden offiziell als Reaktionen des Körpers interpretiert, um die Viren und Bakterien wieder loszuwerden – und um andere Menschen anzustecken. Denn die Viren brauchen neue Opfer. Ohne scharfe Hygienemassnahmen, so die Ansicht, würden wir weder besonders alt werden, noch eine Chance haben so gesund zu bleiben wie wir heute sind (s. II/ 3.2).

Wir alle denken so.

Und in der Medizin ist diese Sichtweise so tief verankert, dass sie nicht mehr hinterfragt wird. Dabei ist das Modell »Feind-von-aussen« genau genommen nur eine wissenschaftliche Hypothese. Und Hypothesen können wahr oder falsch sein. Aber warum auch sollte man an diesem Modell zweifeln? Das Modell »Feind-von-aussen« passt einfach sehr gut zu unserer unbewussten Urangst vor der Natur, dem *dunklen Tier*.

Diese Urangst wurzelt tief in der Tradition unserer speziellen Gesellschaftsform, die schon seit Jahrtausenden keine *gefühlte Heimat* mehr in der Natur besitzt. Wir haben Städte, Häuser, Licht in der Dunkelheit, Wärme und gesicherte »Futterplätze«. Das *dort draußen*, der Ort, wo Tiere einfach auch im Regen stehen und fressen, was vor ihrer Nase wächst, ist schon seit ewigen Zeiten keine Heimat mehr für uns. Und aus dieser Natur kommt der Feind in Form von Viren und Bakterien. Eine Heimsuchung von etwas vor den Toren unserer Städte. Dabei sind wir doch selbst, körperlich gesehen, immer noch Tiere. Und Tiere in der freien Wildbahn sind bei weitem nicht so häufig und vielfältig krank wie wir, die selbsternannte *Krone der Schöpfung*.

Wie passt das zusammen?

Könnte es nicht sein, dass es sich mit dem Modell des Virus ähnlich verhält wie mit der anderen großen Schmach der Menschheit, als Galileo Galilei verkündete, dass sich die Erde um die Sonne dreht und nicht im Mittelpunkt des Universums steht?

Könnte es nicht sein, dass Viren gar nicht Feinde – sondern *Freunde* sind?

Dass die Natur uns nicht bekämpft, sondern hilfreich unterstützt in dem Prozess unserer Gesundung?

Unserer *wirklichen* Gesundung?

In seinem lesenswerten, wissenschaftlich präzisen Dossier »Ein neues theoretisches Modell vom Phänomen des Virus« erläutert G. C. Burger, wie man es sich vorstellen muss, dass Viren eine Art »helfende Hand«, ein notwendiges Werkzeug im Prozess der Selbstreinigungsmassnahmen des Körpers sein können. Viren sind von ihrem Aufbau her eigentlich nur eine Hülle, die ein spezielles Stück genetisches Material umschließt. Viren sind keine Lebewesen. Sie haben keinerlei Stoffwechsel. Tatsächlich scheinen sie nicht mehr zu sein als ein Informationspaket. In der Theorie von G. C. Burger sind Viren quasi ausgelagerte »Bio-Software« – genetische Hilfsprogramme, die dann zur Anwendung kommen, wenn der Körper einen Entgiftungsprozess zwecks Selbsterhaltung einleiten muss. In Biologie und Medizin ist schon seit langem bekannt, dass unsere Zellen über spezielle Andockstellen für Viren verfügen. Diese Andockstellen sind vielfältig und erstaunlicherweise stets auf den jeweiligen Virus passend zugeschnitten. Da stellt sich die Frage: Ist unser Körper wirklich derart strohbohnendumm, dass er dem Feind auch noch das passende Schloss für dessen Schlüssel entgegenhält?

Eigentlich sieht das Ganze doch vielmehr wie eine *Einladung* aus.

Zudem scheinen Viruserkrankungen immer nach dem selben Muster abzulaufen. Ganz ähnlich einem fixen Programm, das aktiviert wurde. Und in der Regel kommt es dabei zu Substanzausscheidungen über die besonderen Kanäle des Körpers.

Dieses Bild vom freundlichen Virus ist neu. Mehr noch: Es ist revolutionär! Besonders verwegen ist die Erklärung Burgers bezüglich der Herkunft dieser Datenpakete: Sie stammen überwiegend von uns selbst! Viren sind das Resultat ständiger Anpassungsversuche unseres Körpers an die Vielzahl belastender Substanzen, welche die Menschheit sich schon seit Jahrtausenden durch das Erhitzen ihrer Nahrung zuführt. Die Viren sind eine Art Turbo-Massnahme innerhalb der eher langsam laufenden Evolution. Eine Soforthilfe für den »Fall X«, eine Ergänzung zu unserem Immunsystem. Und eine systemübergreifende Angelegenheit zudem, denn mit dem Prinzip der Ansteckung verbreiten wir die Viren unter unseren Artgenossen.

Viren stehen also im Dienste der Evolution, im Dienste des Lebens.

Natürlich gibt es auch Infektionen, die selbst dem Gesündesten gefährlich werden können (z.B. Malaria) und es liegt nahe, dass die Regularien der Natur auch den *Tod* als Kraft beinhalten. Das heißt, im großen Gefüge des Lebendigen wirken bestimmte Mikroorganismen als Attentäter und Scharfrichter. Als Mechanismen zur Aussonderung und Tötung von Entitäten ganz im Rahmen des Selektionsprinzips der Natur (s. II/3.2.).

Mit dem übermässigen Verzehr gekochter Nahrung und unserer chronischen Innenweltvergiftung machen wir uns besonders anfällig für diese Elimination durch Viren und Bakterien. Denn ein geschwächtes Lebewesen wird von der Natur bevorzugt selektiert. Unsere belastende Lebensweise kann dazu führen, dass unser Körpersystem nicht mehr in der Lage ist, seine Integrität in dem andauernden Prozess von Vergiftung und Entgiftung, von Schädigung und Regeneration aufrechtzuerhalten. Wir sterben dann einerseits quasi an den Folgen der Hilfsmassnahmen, die in uns stattfinden. Und andererseits an der Ausbreitung bestimmter Mikroben, die bevorzugt solche Lebewesen befallen, die geschwächt sind. Genau deshalb konnten erst die resoluten Hygienemassnahmen und medikamentösen Gegenstrategien der Neuzeit unsere Lebensspanne wieder anheben, nachdem sie jahrhundertelang im Bereich weniger Jahrzehnte gelegen hatte. Und nachdem Seuchen wie Pest, Lepra und schwarze Pocken Millionen von Menschen brutal dahingerafft hatten.

Diese Kampfhaltung, und der Stolz, der Natur mithilfe des Intellekts zusätzliche Lebensjahre abgerungen zu haben, führte zu einer Selbstbestätigung der Medizin bezüglich ihrer Theorien: Wer heilt, hat recht.

Instincto erscheint in diesem Fall wie ein totaler Gegenentwurf: Statt Kampf Hingabe. Statt Feindbild Demut und Akzeptanz der natürlichen Regularien. Statt Abhängigkeit Freiheit. Statt Angst Vertrauen. Statt Hilflosigkeit Autonomie.

Denn: Wer sich selbst heilt, hat auch recht.

4. Das Viele und das Eine

Es gibt zahlreiche Krankheiten, bei welchen der Vorgang einer Entgiftung nicht unmittelbar ersichtlich ist: Krebs, Diabetes, Parkinson, Alzheimer, Rheuma, Allergien, AIDS und auch psychische Erkrankungen.

Mit der Zunahme unserer Belastungen durch Schadstoffe in der Umwelt, und der Zunahme von immer stärker denaturierten Nahrungsmitteln (Fast-Food-Kultur), die sich besonders jüngere Menschen mit großer Häufigkeit einverleiben, stiegen in den letzten Jahrzehnten parallel dazu auch Menge und Intensität von Allergien und speziellen Krankheiten des Immunsystems. Die Erklärung dafür ist naheliegend: Je mehr wir uns schaden, umso intensiver und schmerzhafter fallen die Symptome der körpereigenen Rettungsversuche aus.

Bei den sogenannten *Autoimmunkrankheiten* wendet sich unser geplagtes Immunsystem gegen uns selbst. Man sollte an dieser Stelle einmal kurz innehalten und sich der Essenz dieser ungeheuerlichen Aussage bewusst werden: Unser Immunsystem, diese letzte Bastion im Kampf gegen die Schadstoffe in Blut und Gewebe, wendet sich gegen den eigenen Körper!

Wie muss es um uns stehen, dass dies passieren kann!

Diabetes ist eine solche Autoimmunkrankheit. Hier werden die sogenannten *Langhaar'schen Inselzellen* auf der Bauchspeicheldrüse von unserem Immunsystem als *artfremd* eingestuft, als, wie man in der

Biologie sagt, *Antigen* – und somit von ihm beseitigt. Kurz: Die Fresszellen der Immunabwehr vernichten ein Stück Organ von uns selbst. Oder noch kürzer: Wir verdauen uns selbst! Jedenfalls teilweise.

Betrachtet man Krankheiten als Reinigungsvorgänge, lässt sich erahnen, wie »gefüllt« diese Inselzellen mit fremdartigen Stoffen sein müssen, dass sie nur noch als Ganzes vernichtet werden können.

Bei allen bislang bekannten Autoimmunkrankheiten zeigt sich dieses Bild der partiellen Selbstzerstörung: Polyarthritis, Alzheimer, Zöliakie und AIDS. Im Falle von AIDS wendet sich das Immunsystem sogar gegen den gesamten Körper. *Alles* wird als *artfremd* erkannt. Der Mensch wird von seinem eigenen Immunsystem als Antigen betrachtet!

Wenn wir nicht davon ausgehen, dass unser Immunsystem einfach nur »dumm und unfähig« ist, wie muss es dann um uns stehen, dass der Körper Rettungsmassnahmen in Gang setzt, die auch den eigenen Tod oder zumindest schwerste Systemausfälle in Kauf nehmen? Wie muss es um uns stehen, dass die Natur uns Menschen im Falle von AIDS als *komplett unnatürlich* einstuft und versucht uns zu beseitigen?

Die vielen schweren Erkrankungen zeigen, wie gefährlich jenes ist, was wir uns täglich so unbedarft einverleiben, welche Folgen auch all die Chemikalien haben, die wir in unsere Umwelt einbringen und die auf zahlreichen Umwegen zurück in unsere Innenwelt gelangen.

Einen besonderen Stellenwert hat die schon erwähnte *unheimlichste* aller Krankheiten: Krebs. Krebs ist schrecklich. Etwas wuchert in uns. Frisst an uns. Frisst in uns. Frisst uns von innen her auf. Ein Albtraum, fürwahr. Kinogänger unter den Lesern kennen vielleicht die berühmt gewordenen Horrorfilme *Alien*, *Die Körperfresser kommen* und *Die Fliege*. Hier wird besonders schauerlich mit dem archaischen Schrecken des »Etwas-haust-in-mir« umgegangen. Sogar im Rahmen der hier dargestellten Ansicht einer Krankheit als Reinigungskrise, wird der Schrecken kaum geringer, denn erklären sich Tumore so doch als *getarnte Zellentartungen*.

Tumorzellen, das hat die medizinische Wissenschaft heraus gefunden, entstehen tagtäglich in unserem Körper. Auch ohne den

Fakt einer denaturierten Kost, gibt es eine Vielzahl Gründe für die Entartung normaler Körperzellen: radioaktive Isotope in unserer Umwelt, Belastung durch Pestizide und andere Chemikalien aus Landwirtschaft und Industrie, Tabakrauch und Abgase, Höhenstrahlung und UV-Licht. Diese Störeinflüsse führen bei der Zellteilung mitunter zu Lesfehlern im Kopiervorgang des genetischen Materials. Folge: Der entstandene neue Zelltyp *entartet*, d.h., er ist innerhalb des Gesamt-Zellsystems »Körper« unbrauchbar geworden.

Normalerweise erkennt das Immunsystem diese fehlerhaften Zellen sofort, stuft sie als Antigene ein und beseitigt sie. Normalerweise. Aber was, wenn das Immunsystem ständig anderweitig im Einsatz ist? Was, wenn durch die Überlastung mit tausenden von Fremdstoffen, einige einfach und schlicht übersehen werden?

Die größte Gefahr kommt jedoch von einer ganz anderen Seite: dem schon erwähnten Toleranzzustandes unseres Immunsystems (s. II/2.3). Wenn bestimmte entartete Zellen an der Oberfläche Moleküle aufweisen, gegen die unser Immunsystem sich tolerant verhält (z.B. Proteine von Milch und Weizen), dann fallen natürlich genau diese Zellen durch das Netz der Abwehrmassnahmen. Sie werden übersehen. In Ruhe gelassen. Und in dieser Isolation können sie sich unbemerkt weiter teilen und vermehren. Selbst wenn diese entarteten Zellhaufen schon zu faustgroßen Geschwüren herangewachsen sind, Nährstoffe abziehen und zu Funktionsstörungen des betreffenden Organs führen: das Immunsystem reagiert nicht.

Der Toleranzzustand verhindert jegliche Gegenmassnahme.

Um Krebs zu beseitigen, fährt die Medizin einen harten Kurs: Bestrahlung. Operation. Chemotherapie. Bei der Chemotherapie wird der Körper mit speziellen Medikamenten so stark vergiftet, dass er fast stirbt. Der erwartete Effekt dieser Methode: Die Krebszellen sterben vermutlich zuerst. Die Chemotherapie wird dann, auf diesem schmalen Grat zwischen Leben und Tod, umgehend gestoppt, in der Hoffnung, der Patient verfügt über noch genügend Kräfte, um sich zu regenerieren. Zusätzlich braucht er auch noch weitere »innere Reserven«, um den toxischen Medikamente-Mix wieder zu entgiften. Diese Kraft fehlt meist und führt in dieser Phase der »Heilung« dann nicht selten zum Tod.

Wenn es um Krebs und andere unheilbare Krankheiten geht, die so verwoben sind mit Schicksal, Schmerz und Tod, befindet man sich plötzlich im Bereich der Tabus, im Bereich des *Unaussprechlichen*. Wer es hier wagt, über Heilung mittels anderer Methoden zu sprechen, erwirbt sich schnell den Ruf eines Scharlatans, eines Ketzers und gefährlichen Sektierers. Bei Krebs und AIDS kennt die medizinische Wissenschaft, kennen Öffentlichkeit und auch Justiz kein Pardon. Für diese Krankheiten, wo es um Leben und Tod geht, wird jeder, der dem offiziellen Kurs nicht folgt, dementsprechend stark in die Schranken verwiesen: Mit Redeverbot und Veröffentlichungsverbot. Den Rohkost-Autoren G.C. Burger und Franz Konz ging es beispielsweise so.

Obwohl es nachweislich zahlreiche Personen gibt, die sich mittels spezieller Rohkost- oder Fastentherapien selbst von Krebs zu heilen vermochten, wird über diese Tatsachen der Deckmantel des Schweigens gehüllt. Zufälle, Lügen, Sektenpropaganda, allenfalls unerklärliche Spontanheilungen, so wird in der Öffentlichkeit gegen fast alle alternativen Lösungsansätze argumentiert. Immerhin erlaubt die medizinische Wissenschaft die oben erwähnte, pseudowissenschaftliche Erklärung *Spontanheilung*. Das heißt soviel wie: Keine Ahnung warum, aber der Körper schaffte es von allein.

Spontanheilung im Falle von Krebs bedeutet, dass das Immunsystem die entarteten Zellen des Tumors schließlich doch als Fremdkörper erkennen und beseitigen konnte. Das heißt auch, eigentlich *kann* das Immunsystem den Krebs bekämpfen. Die Lösung liegt nahe: es geht darum, aus diesem Toleranzzustand weitest gehend wieder heraus zu kommen, das Immunsystem »aufzuwecken« für die im Körper tatsächlich vorhandenen Schadstoffe und es einfach seine Aufräumarbeit machen zu lassen. So erklären sich auch die dokumentierten autonomen Krebsheilungen, bei denen eine generell gesündere Lebensweise oder spezielle Meditationstechniken der Grund der Genesung waren. Die Leute schafften es, ihre *Immun-Intoleranz* wieder zu erlangen und in Ruhe einen genügend umfassenden Entgiftungs- und Regenerationsprozess aufrecht zu erhalten.

Selbstheilung von Krankheiten ist möglich.

Das Ganze hängt nur von den Rahmenbedingungen ab, in welche wir uns begeben. Die Fähigkeit zur Selbstheilung ist uns angeboren. Sie ist Teil unseres Selbsterhaltungstriebes. Hinter dem Vielen der Krankheitsbilder steckt das Eine und immer Gleiche: die Überlastung unseres Körpers mit einer großen Menge an Fremdstoffen aus unserer denaturierten Kost und unserer nicht mehr einwandfreien Umwelt.

Aber aufgepasst: Ernährungsbedingte Krankheiten dürfen nicht verwechselt werden mit akuten und chronischen Erkrankungen aufgrund real gefährlicher Umweltbedingungen! Wer sich am Arbeitsplatz lange Zeit giftigen Chemikalien aussetzte (z.B. Lackiererei, Galvanik), wer jahrelang gefährliche Stäube einatmete (z.B. Asbest, Metall-, Stein-, Mehl- oder Holzstaub) oder an einer dichtbefahrenen Hauptstrasse lebt, kann derart überlastet sein mit Gefahrenstoffen, dass selbst die gesündeste Lebensweise schwere Erkrankungen (Lungenkrebs, Leukämie u.a.) nicht mehr verhindern kann. Gleiches gilt vermutlich auch für Wohn- und Arbeitsorte mit erhöhter Elektrosmog-Belastung (Mobilfunksender, WLAN, kabellose Peripheregeräte u.ä.).

Es ist einfach nicht intelligent, sich uninstinktiv zu verhalten.

Wenn wir ständig die Impulse von Nahrungs-, Umwelt- und Sozialinstinkt übergehen, zahlen wir letztlich mit unserer Gesundheit dafür.

Oder unserem Leben.

5. Der Schrei der Allergie

Allergiker sollten sich schämen. Denn sie schaffen es einfach nicht. Sie schaffen es nicht, alles zu schlucken. Alles einzuatmen. Alles zu berühren. Ihr Körper macht nicht mit. Er macht einfach nicht, was der Kopf gerne möchte oder was er nach Ansicht der Mehrheit doch sollte. Allergiker sind der Sand im Getriebe unserer Weltmaschine, in der nach Möglichkeit jeder alles auszuhalten, zu schlucken und zu vertragen hat, egal was und wieviel es ist.

Allergiker sind schwach. Man bescheinigt ihnen ein geschwächtes Immunsystem. Und nicht wenige sind der Ansicht, dass ein Allergiker sich nur ordentlich »zusammenreissen« müsste, dann klappte es schon mit dem Vertragen des Unverträglichen. Nicht selten begegnet man Allergikern mit leisem Spott, verstecktem Hohn oder offenliegender Genervtheit: »*Der* schon wieder, mit seinen Extra-Würsten!«

Ja, Allergiker sollten sich schämen. Denn ohne es zu wollen, halten sie der Welt einen Spiegel vor: *Seht her! Mein Körper weigert sich, eure Gifte zu schlucken. Er weigert sich, all den Wahnsinn mitzumachen, den ihr treibt. Er weigert sich zu tun, wozu ihr mich so gern erzogen hättet!*

Arme Allergiker! Dabei sind sie sind im Grunde völlig gesund. Nur sieht das keiner. Ihre einzige Krankheit ist, dass sie die kranke Welt, entweder im Detail oder als Ganzes nicht vertragen, dass sie dem »Input« von einem, mehreren oder allen Giftstoffen nicht gewachsen sind. Ihr Immunsystem ist wacher und aktiver als jenes der *normalen* Menschen. Es weigert sich einfach, in den üblichen Toleranzzustand zu fallen. Natürlich bedauert ein Allergiker dies in der Regel. Denn sein wacheres Immunsystem verhindert, dass er genau so schädlich leben kann wie all die anderen. Und die anderen wiederum bedauern, dass er nicht so richtig mit dazu gehört. Es ist schon absurd: Derjenige, der anstrebt gesünder zu leben, wird als *krank* (allergisch) bezeichnet, und diejenigen, die alle Signale ihres Körpers missachten, bezeichnen sich selbst als *gesund* und geben vor, Mass aller Dinge zu sein.

Allergien gibt es gegen alles und jedes. Und als *Krankheitsphänomen* nehmen sie in einer erschreckenden Weise zu. Die Kinder von heute sind wesentlich allergischer als noch vor zwanzig oder gar vierzig Jahren. Der Anstieg der negativen Umweltfaktoren, verbunden mit einer tendenziell ungesunden Verköstigung, führt verständlicherweise zu einem gehäuften Auftreten von Unverträglichkeitssymptomen.

Man kann unserem naturhaften Körper einfach nur begrenzt Unnatürliches zumuten.

Neben den einfachen Allergien gegen Hausstaub, Katzenhaare, Umweltchemikalien, Ozon, Kunststoffe und Chlor, gibt es auch die auf den ersten Blick unverständlichen Allergien gegen Blütenpollen,

Paprika, Erdnüsse und Eier. Das sind doch natürliche Dinge – wieso kann man auch gegen *Natürliches* allergisch sein?

Man spricht hier vom Phänomen der sogenannten *Kreuzallergie*: Bestimmte Moleküle eines natürlichen Produktes »erinnern« den Körper an seine schon bestehende Überlastung mit Substanzen der denaturierten Nahrung, die molekular ähnlich strukturiert sind. Innert Millisekunden fällt das Immunsystem in einen Intoleranzzustand, wenn z.B. Gräserpollen es »aufwecken« für die in den Zellen vorhandenen NCA, stammend aus der üblichen Verköstigung mit *Getreide* (Brot, Müsli, Nudeln, Reis). Bei einer Gräserpollen-Allergie laufen einem die Augen, man niest, spuckt Schleim, die Haut »beisst« und bildet Pusteln – deutliche Anzeichen einer spontan einsetzenden Entgiftung: Der Körper hat begonnen, seine vorhandene Getreideüberlastung abzubauen.

In besonders schweren Fällen kann dieser Rücksturz in die Immun-Intoleranz, verbunden mit einem Entgiftungsprozess, zu einem Kreislaufkollaps führen. Hier spricht man von *anaphylaktischem Schock*. Dieser Schock kann durchaus auch tödlich enden. Es ist kürzlich ein Fall bekannt geworden, wo ein junges Mädchen starb, nachdem es ihren Freund küsste (!). Dieser hatte zuvor ein Erdnussbutterbrot gegessen – und das Mädchen war allergisch auf Erdnüsse!

Ähnlich wie die Autoimmunkrankheiten, zeigen auch anaphylaktische Schockzustände indirekt die Gefährlichkeit unserer Kochkost. Man kann sich Allergien vorstellen mit dem Bild eines gefüllten Fasses: Wir selbst sind das Fass, dessen Volumen bestimmt wird von unserer jeweiligen psychophysischen Veranlagung. Was nun in dieses Fass hineinkommt, ergibt sich aus unserer Lebensgeschichte: Wie leben wir? Wo leben wir? Was essen wir? Was trinken wir? Was atmen wir ein? Das Fass füllt sich mit all dem, was uns schadet. Und es leert sich, wenn wir uns schonen, schützen und für unsere Gesundheit Sorge tragen. Im schlimmsten Fall ist es plötzlich voll und ein bestimmter Auslöser bringt das Fass nun sprichwörtlich zum Überlaufen. Nun zeigen sich allergische Symptome: Niesen, Husten, Hautausschläge, Zittern, Schweissausbrüche, Ohnmacht oder Wahnvorstellungen. Alles ist möglich. So wie das sprichwörtliche Fass überläuft, so läuft auch unser Körper wortwörtlich über: Substanzen »laufen« aus ihm heraus – Schleim, Tränen, Schweiss, wässrige Hautpusteln und Durchfall.

In der Regel versuchen Allergiker mit sogenannten *Desensibilisierungs-Therapien* so zu werden wie alle anderen. Im übertragenen Sinne heißt dies: einen Deckel auf das Fass hämmern, damit es nicht mehr überlaufen kann. Doch diese Methode ist nicht immer erfolgreich. Dann bleiben nur noch antihistaminhaltige Medikamente in Form von Sprays, Hautcremes, Spritzen und Tabletten.

Oder der Ausstieg aus dem System der Vergiftung.

Mit Fastenkuren, speziellen Ernährungsweisen und einem völlig neuen Lebensstil kann man Allergien erstaunlich schnell und nachhaltig in den Griff bekommen. Für die besonders »traurigen« Allergien gegen Getreide (Zöliakie) und Milchprodukte (Laktoseintoleranz), Allergien, bei denen rigoros auf die Grundnahrungsmittel dieser Gesellschaft verzichtet werden muss, hat die Industrie mittlerweile ein umfassendes Sortiment von Surrogaten auf den Markt gebracht: Glutenfreie Nudeln aus Maismehl, Reismilch, Bohnenmehl, Dinkelwaffeln und vieles andere mehr. So hat man wenigstens optisch noch ein bisschen das Gefühl, das Gleiche zu essen wie die anderen.

Was bei Allergien gern übersehen wird, ist die Tatsache, dass wir eigentlich allesamt Allergiker sind. Wer genau hinschaut, entdeckt bei sich und seinen Mitmenschen ständig leichte Symptome von allergischen Reaktionen: Tränende Augen nach scharfem Essen, Schweissabsonderungen auf den Wangen nach einem üppigen Mahl, Niesattacken im Restaurant, leicht gerötete Haut, geschwollene Augen, fiebrig glänzender Blick nach Pizza und Wein, unbewusste Kratzreaktionen nach bestimmten Mahlzeiten, erhöhter Puls, leichte Depressionen oder auch Übererregtheit bis hin zur offenen Aggression, leichtes Körperzittern, ein flackernder, unruhiger Blick, Hitzeschübe oder Fröstelgefühle, und bei Kindern besonders Hyperaktivität nach Süssem, Salzigem oder nach Produkten mit künstlichen Farb- und Aromastoffen. Diese hier aufgezählten Reaktionen sind weit verbreitet und schon so *normal*, so *etabliert*, dass wir sie bewusst gar nicht mehr wahrnehmen. Dabei sind es Anzeichen einer Unverträglichkeit in Bezug auf das, was man sich soeben einverleibte.

Manche dieser Gewohnheitssymptome sind Merkmale einer sogenannten *maskierten Allergie:* Man weiss nicht, dass man im Grunde schwer allergisch ist, weil die Symptomatik sich in die Tiefe verlagert hat. So kann man zum Beispiel schon seit vielen Jahren depressiv sein und so manches Mal an den Freitod gedacht haben – und hat nicht die geringste Ahnung, dass man nur Opfer einer maskierten Allergie z.B. auf Kaffee ist. Ebenso kann hinter schizoiden und psychopathischen Zuständen eine *maskierte Weizenallergie* stecken. Auch Anzeichen von Kopfschmerzen nach dem Genuss von Wein, oder Migräneattacken nach Käse, deuten auf eine solche Allergie im Untergrund hin.

Allergien sind wie ein Schrei des Körpers.

Die leiseren Schreie hören wir schon gar nicht mehr. Und die lauteren werden von den Allergikern und Kranken ausgestossen. Wer sich selbst also einmal in seiner ganzen Tiefe und Stille erleben möchte, wird um eine gravierende Ernährungsumstellung, möglichst in einer gesunden Umgebung, letztendlich nicht herumkommen.

6. Das offene Tor – Entgiftungen bei Instincto

Der angeborene Nahrungsinstinkt ist Teil unseres Selbsterhaltungstriebes. Als solcher ist er daher stets in der Lage, uns zu jenen Nahrungsmitteln zu führen, die für eine gesunde Aufrechterhaltung unserer Körperfunktionen notwendig sind. Da auch Entgiftungen der Selbsterhaltung dienen, führt uns der Instinkt in Krisenzeiten zu all jenen, mitunter unfassbaren Naturprodukten, welche Reinigungsprozesse einleiten und unterstützen können. Genau aus diesem Grund ist die instinktive Rohkost in der Lage, Selbstheilungen auch in Bereichen des scheinbar Unmöglichen stattfinden zu lassen. Egal in welcher körperlichen Verfassung man sich befindet, egal wie schwer krank und schwach man ist, der eigene Nahrungsinstinkt ist stets auf diesen Zustand eingestellt und bereit, einen zu den richtigen Nährmitteln zu führen. Wäre dies nicht so, dann würden wir auch nicht von *Instinkt* reden. Ein Instinkt ist ein Werkzeug auch und besonders dann, wenn es um Leben und Tod geht.

Eine allgemein bekannte instinktive Regung ist die Appetitlosigkeit bei Grippe. Hier leitet der Körper mit aller Härte ein Zwangsfasten ein, um sich voll und ganz mit den Heilungsprozessen beschäftigen zu können. Immunarbeit ist anstrengend. Die Produktion von Schleim und Schweiss bei der Grippe (Ausscheidung von Maillardstoffen) erfordert hinreichend biochemischen Energieaufwand. Essen und Verdauen würden diesen Prozess nur stören. Die Appetitlosigkeit ist somit absolut sinnvoll.

Nicht wenige Personen haben mit Instincto in Zeiten einer schweren Erkrankung begonnen. Und erlebten häufig das Phänomen der sogenannten *instinktiven Kur:* man verzehrt über Tage oder sogar Wochen große Mengen ein und desselben Produktes. Das können dann pro Mahlzeit schon mal zehn rohe Eier hintereinander sein. Oder zwei Kilogramm Bananen. Oder 4 kg Tomaten. Oder 5 Liter Wasser. Sogar wochenlang ein komplettes Glas Honig pro Tag wurde schon dokumentiert. Und erstaunlicherweise, so die Beobachtung, entsteht bei Krebserkrankungen auffallend häufig ein Verlangen nach rohem Fleisch. *Instinktive Kuren* zeigen, wie sehr es den Körper danach drängt, eine bestimmte Überlastung so schnell wie möglich mithilfe eines rohen Schlüsselproduktes abzubauen. Diese Vorgehensweise erfordert großes Vertrauen in die eigene Souveränität. Und nach Möglichkeit Hilfe von erfahrenen Personen, die einen dahin gehend unterstützen, seinen eigenen Impulsen auch wirklich zu vertrauen. Hilfe zur Selbsthilfe. Denn wer im stillen Kämmerlein versuchen wollte, sich von Krebs zu heilen, würde ganz sicher nicht auf die Idee kommen, sich mit rohen Schweine-Innereien, Knochenmark, Austern, Durian und Sellerie einzudecken.

Die in uns kulturell eingeprägte Tabuhaltung (Ekel) schränkt unsere Freiheitsgrade im Denken und Handeln ein. Die Gefahr, sich um das zu betrügen, was man körperlich brauchen würde, ist sehr groß, wenn man Instincto isoliert praktizieren will. Grundsätzlich jedoch sind die so oft als Lüge verschrieenen »Wunderheilungen« möglich: Es liegt schließlich in unserer Natur, gesund zu sein.

Einschränkungen gelten allerdings für ältere und alte Menschen. Denn nach Jahrzehnten ungesunder Lebensweise führt die verminderte regenerative Kapazität des Körpers nur noch bedingt zu den gewünschten Heilungserfolgen. Aber eine deutliche Besserung der Symptome ist selbstverständlich allemal zu erwarten. Wie gesagt: *Es ist unentwegt in uns, gesund zu werden und gesund zu sein.*

Ein besonderes Merkmal von Entgiftungen während der instinktiven Rohkost ist, dass man sie riechen und schmecken kann. Besonders in der Anfangszeit der Umstellung sind die Entgiftungsphasen äusserst markant. Wer nicht glaubt, dass er mit Maillardstoffen und anderen Kochkost-Substanzen geradezu »imprägniert« (s. I/4.2/Abb.1) ist, sollte sich für einige Wochen einmal instinktiv roh ernähren – die Wahrheiten eigener Körperprozesse werden einen vermutlich Demut, mindestens aber das Fürchten lehren.

In der Zeit in Schmerikon machte ich selbst einmal über mehr als zwei Wochen eine instinktive Kur mit Mandarinen. Jeden Tag rochen und schmeckten diese Mandarinen wunderbar, ich kriegte kaum genug von ihnen. Beim Verzehr derselben hörte ich erst auf, als der Geschmack im Mund sich jeweils von süss-fruchtig hin zu säuerlich-gallig änderte, ein Geschmack, der mir seltsam vertraut vor kam. Am letzten Mittag dieser Phase ging ich wieder hinunter in den Keller, um erneut Mandarinen zu holen. Schon in der Nähe der Obst-Stiege wurde mir übel: die Mandarinen rochen allesamt aufdringlich säuerlich nach Brot! Ekelerregend. Nicht eine einzige wollte ich auch nur in die Hand nehmen. Geschweige denn essen. Der Geruch enthüllte mir das Geheimnis einer über die ganzen letzten Tage abgelaufenen Weizen/Brot-Entgiftung. Dieser Geschmack im Mund am Ende der Mandarinen-Mahlzeiten war genau dieser Geschmack, wie ich ihn früher im Mund hatte nach Brotgenüssen, besonders Sauerteigbroten. Instinktiv stoppte der Körper nun diesen Prozess, damit die Symptomatik sich nicht ausweitete zu einer unkontrollierten Entgiftung – welche dann von einer üblichen Krankheit nicht mehr zu unterscheiden gewesen wäre.

Solange man diesen Signalen von Geruch und Geschmack folgt, verlaufen die Selbstreinigungsvorgänge im Körper dezent und ohne größere Beeinträchtigungen im Alltag. Über die Jahre hinweg entdeckt man so die Zusammenhänge zwischen bestimmten rohen Produkten und dem, was sie an »Altlasten« entgiften: Ananas und Zitrusfrüchte entgiften vornehmlich Maillardstoffe von Getreide;

Mango, Cherimoya, Melonen und Jackfrucht entgiften wiederum eher Proteine von Milchprodukten – im Bereich der Sperre schmecken diese Früchte dann penetrant nach alter Milch, Joghurt oder Frischkäse. Und man selbst riecht sogar aus dem Mund oder in den Achselhöhlen danach.

Offiziell gibt es die Möglichkeit einer Entgiftung abgelagerter Kochkost-Stoffe nicht. In der Medizin spricht man von *Giftstoffen* nur bezüglich der regulären Stoffwechselendprodukte (z.B. Harnstoff und Ketone), die über Urin, Kot und Atemluft ausgeschieden werden. Zugestanden wird dem Menschen noch die Möglichkeit einer gewissen Entgiftung von Schwermetallen, Radionukliden, Medikamenten und Drogensubstanzen. Aber auch hier, wie gesagt, ausschließlich über den Weg von Niere, Blase und Darm, sowie in besonderen Fällen über die Haut (z.B. bei der Gelbsucht). Daher sind auch wissenschaftlich gesicherte Beweise der Möglichkeit eines Substanzaustausches im Körper mittels *Handshaking-Verfahren* (bestimmte Moleküle aus der rohen Nahrung detoxinieren konstitutionell ähnliche NCA-Substanzen) bislang nicht vorhanden.

Mit Instincto erweitert man diese Wissenslücke der Forschung tagtäglich durch *gefühlte Wirklichkeit.* Man erlebt die Wahrhaftigkeit der Entgiftungsvorgänge am eigenen Körper. Wie auch immer dieser Prozess auf der biologischen Ebene im Detail funktionieren mag, wichtig ist vor allem, *dass* er funktioniert. Jeder kann dies problemlos für sich experimentell überprüfen. Am schnellsten gelingt der Beweis, wenn man zwischen beiden Systemen (Roh/Gekocht) hin- und her wechselt. Nach 7-10 Tagen Instincto ernährt man sich für einige Tage wieder gekocht – und wechselt dann erneut zu Instincto.

Auch wenn dieses Durcheinander für den Körper eine rechte Strapaze bedeutet und gesundheitlich alles andere als empfehlenswert ist – wer erleben möchte *wie* es sich anfühlt, wenn Orangen plötzlich nach Brot, Nudeln oder sogar Kaffee schmecken, Cherimoyas im Mund unangenehm joghurthaft werden, Cashewnüsse sich geruchlich in Milch verwandeln und man nach Ananas eine Stunde später schwören könnte, man hätte Reis gegessen, weil man genau diesen Geschmack auf der Zunge trägt, obwohl die letzte Reismahlzeit mehr als eine Woche zurück liegt – der sollte dieses Selbstexperiment einmal wagen.

Gleichzeitig werden einen vermutlich merkwürdige Träume quälen (s.a. II/4.4) und an den verschiedensten Körperstellen tauchen plötzlich Mitesser, Pickel oder Verschorfungen auf, deren Inhalt nicht selten unverkennbar nach gekochten Speisen riecht und schmeckt. Weiterhin überfallen einen ziemlich sicher verschiedene Allergie- und Krankheitssymptome wie Gliederschmerzen, Niesattacken, Verschleimungen, leichtes Fieber, wirre Gedanken und Nervosität. Die Summe all dieser Erfahrungen in diesen experimentellen Tagen lässt einen die weitreichenden Zusammenhänge von Kochkost und Krankheiten im Eiltempo erleben, und machen einem in nicht mehr zu leugnender Weise begreiflich, *wie sehr* gekochte Mahlzeiten den Körper mit Geschmacksstoffen »durchtränken«, *wie lange* diese Stoffe im Körper vorhanden sind, und dass es durchaus gelingt, sie wieder auszuschleusen.

Und wer nach vielen Monaten Instincto, bei einer Ananasmahlzeit mal wieder *diesen komischen Brotgeschmack* im Mund hat, der wird in Ehrfurcht erschauern: denn nun zeigt sich die Tiefe der Durchdringung mit Kochkost-Substanzen in ihrer ganzen Wucht.

Der Sinn dieser Entgiftungsprozesse liegt auf der Hand: Je weniger störende Substanzen in der Zellflüssigkeit vorhanden sind, umso effizienter funktionieren die notwendigen Stoffwechselvorgänge und umso stärker ist auch das Immunsystem. Allergien verschwinden daher mit Instincto im Nu, und die gebundene Energie für den Umgang mit gekochter Nahrung kann nun für Heilungsvorgänge aller Art frei gesetzt werden.

Schlicht gesagt: Es ist nicht die rohe Nahrung, die heilt. Sondern die Ruhe des Körpers vor dem, was eine Heilung stört.

Wieder stellt sich die Frage: Warum weiss das niemand? Wieso machen nicht schon längst alle Rohkost und leben völlig gesund? Wenn das so gut ist, müsste sich das doch im Eiltempo herum gesprochen haben? Wie kann etwas so Wahres seit Jahrhunderten unentdeckt bleiben? Diese Fragen drängen sich am Ende der voranstehenden Kapitel geradezu auf. Und sie führen uns zu der einen großen Frage: Warum essen wir nicht mehr so wie die Tiere?

Auf den nun folgenden Seiten gibt es dazu eine Menge überraschender Antworten.

4. Kapitel: Im Bann des Feuers

»Glücklich leben und naturgemäß leben ist eins«
- Seneca -

1. Ein Ort namens Eden

Wo ist das Paradies?

Gibt es in der heutigen Welt noch einen Ort, der diesem Begriff entspricht? Oder ist das Paradies nur symbolisch zu verstehen, ein Begriff, stellvertretend für eine Ursehnsucht des Menschen?

Was wir in dieser Welt auf jeden Fall finden, sind ganz reale »kleine Paradiese«. Landschaften, die uns bezaubern können mit ihrer unbeschreiblichen Schönheit: einsame tropische Inseln, unberührte Bergregionen und prächtige Urwälder.

Einige würden sagen »das wirkliche Paradies befindet sich in unserem Innern«. Genau dann, wenn man sich glücklich und eins fühlt mit etwas Größerem als man selbst. Der Weg dorthin führt über Meditation und Trancezustände, über Demut und Hingabe an einen Menschen, einen Gott oder eine Idee. Strategien also, wie sie für Religionen und spirituelle Gemeinschaften üblich sind. Doch dieser Weg lässt sich auch trivialer beschreiten: Mittels sexueller Ekstase oder einem intensiven Drogenrausch. Auffallend ist, dass alle Gesellschaftsformen dieser Erde, vom abgeschieden lebenden Naturvolk bis hin zu unserem hochzivilisierten Weltbürgertum, es anstreben, mit irgendeiner der oben erwähnten Strategien das Denken auszuhebeln, das Alltagsbewusstsein zu überwinden, um ein Gefühl des Aufgehobenseins zu erleben.

Lottogewinner würden bei der Frage nach dem Paradies vermutlich nur milde Lächeln und verschmitzt antworten: »Das Paradies, das ist ein Milliönchen im Koffer und ein Ticket nach Bora-Bora!« Und Psychologen würden anmerken, dass das Paradies nur eine symbolische Urerinnerung an unsere Zeit im Mutterleib ist.

In der jüngeren Vergangenheit berühmt geworden ist auch die Ansicht bestimmter, nicht gerade zimperlicher Anhänger islamischer

Fundamentalisten, die das Paradies eindeutig im Jenseits ansiedeln: Ein Ort voller Jungfrauen und ewigem Glück. Mit dem ewigen Glück sind wir auf jeden Fall schon ganz nah dran an dem, was alle Paradies-Modelle miteinander verbindet. Denn was nützt einem ein Paradies, wenn man sich nicht auch paradiesisch fühlt?

Sich paradiesisch fühlen heißt, sich glücklich und »eins« fühlen. Eine tiefe Verbundenheit von seinem Ich mit einem Nicht-Ich fühlen, bis hin zur Auflösung der Grenze beider Seiten. Glückseligkeit beinhaltet die Abwesenheit von körperlichem und seelischem Schmerz, auch wenn der Weg dorthin manchmal mit genau diesen Mitteln gesucht wird (beispielsweise bei bestimmen schamanischen oder sexuellen Praktiken). Also die Abwesenheit von Krankheiten, Sorgen, von quälenden Gedanken und Problemen mit anderen Menschen oder Institutionen.

Insofern ist unser alltägliches Leben relativ unparadiesisch. Obwohl wir es geschafft haben, eine Gesellschaftsform zu entwickeln, die es ihren Mitgliedern erlaubt hinreichend sicher, halbwegs gesund und einigermassen gut ernährt über die Runden zu kommen, also insgesamt ein »behütetes Leben« zu führen, würden wir von uns kaum ernsthaft behaupten, die Welt, in der wir leben, die ist schon ein rechtes Paradies.

Doch ist genau dieser verheißungsvolle, symbolische und vollkommene Ort das unausgesprochen fixierte Ziel allen gesellschaftlichen Strebens. Glück, Frieden, Gesundheit und Sicherheit für jeden Menschen. Allerdings scheint dieser fernste Punkt am Zeithorizont menschlicher Entwicklung nicht wirklich näher zu kommen. Eher scheint unsere Gesellschaft sich selbst zu ruinieren mit dem, was sie an Errungenschaften in die Welt setzte.

Warum kommen wir dem Paradies nicht näher?

Womit wir wieder am Anfang sind: Wo ist das Paradies? Würden wir den Tieren diese Frage stellen, so könnten sie uns schon deshalb nicht antworten, weil *sie* noch im Paradies sind und wir nicht. Weil sich für sie die Frage nach dem Paradies überhaupt nicht stellt. Sie stellt sich einem erst, wenn man das Paradies verloren hat. Tiere *sind* einfach. Sie haben ihren von der Natur (Schöpfung, Gott) zugewiesenen Platz in der Natur. Sie sind und leben in und aus genau dem, aus was sie auch gemacht sind. Sie stehen bei allem, was sie tun immer *mitten drin*. Sie sind eins mit ihrer Umgebung. Sie sind im tiefst möglichen Sinne des Wortes: Geborgen.

Und genau das sind wir nicht.

Nicht mehr.

2. Als das Feuer in uns schlich

Am Anfang war das Paradies.

Die Schöpfungsgeschichte im alten Testament der Bibel beschreibt das Paradies als einen friedlichen Garten voller Bäume, von deren Früchten die ersten Menschen, Adam und Eva, soviel essen durften, wie sie vermochten. Mit Ausnahme des berühmt-berüchtigten Baumes der Erkenntnis. Was es im Garten Eden offenbar nicht zu geben schien, waren ein Haus und eine Feuerstelle für die beiden menschlichen Bewohner. Adam und Eva liefen nackt und frei herum und lebten insofern genau gleich wie auch alle Tiere in ihrer Umgebung. Diese glückvolle Harmonie besaß also im Wesentlichen drei Merkmale: Kein Getrennt-Sein von der Umgebung (fehlender Schutzraum Haus), keine Schutzhülle (fehlende Kleidung), keine andersartige Ernährung (fehlendes Feuer). Durch die Verführung einer Schlange (Neugier) und dem Kontakt mit einer Frucht vom verbotenen Baum (Gedanken, Erkenntnis) verloren Adam und Eva schließlich dieses Paradies. Von nun an waren sie dazu verurteilt, sich zu kleiden und »im Schweisse ihres Angesichts« Felder zu bestellen und ein Leben voller Mühsal zu führen. Sprich: ein Leben außerhalb der Einheit. Ein Engel mit Flammenschwert verwehrte ihnen den Rückweg ins Paradies. Der fortan einzig mögliche Weg zurück in das große Aufgehobensein führte nur noch über den Tod (Jenseits/Himmel).

Dieser biblische Entwurf der Geburtsstunde der Menschheit entspricht in symbolischer Weise recht genau dem wissenschaftlichen Entwurf der Menschheitsgeschichte der heutigen Evolutionsbiologie. In diesem hat das Paradies sogar geographische Koordinaten und recht genaue Zeitangaben. Die Wiege der Menschheit befand sich nach den heutigen Erkenntnissen im südöstlichen Teil Afrikas.

Vor rund drei Millionen Jahren war der Mensch noch eins mit der Natur. Allerdings glich dieser damalige Menschentypus mit der wissenschaftlichen Bezeichnung *Australopithecus* mehr dem heutigen Orang-Utan als uns. Dieser Vormensch lebte tatsächlich in einem Garten Eden, einem urwaldreichen Gebiet voller wunderbarer Früchte, leckerer Insekten und köstlicher Blätter. Ein Urwald ist ein wahrer Quell des Lebens. An keinem anderen Ort der Welt ist die Artenvielfalt pro Raumeinheit derart groß. An einem solchen Ort musste das Kochen wahrlich nicht erfunden werden. Es ist warm, es ist genug an Nahrungsmitteln vorhanden und der Wald selbst ist wie eine ganze Welt – Eden.

Einige Fruchtsorten, die in dieser Zeit dem Australopithecus vermutlich als Nahrung dienten, sind auch heute noch in vielen Urwäldern zu finden: Durian, Cempedak, Brotfrucht und Jackfrucht. Und genau diese Früchte sind es auch, die einem im Rahmen von Instincto eine Ahnung vom Paradies vermitteln können. Ihre Wirkung auf Körper und Geist ist mit nichts anderem auf der Welt vergleichbar. Sie rühren an dem, was tief in uns in archetypischer Weise noch immer mit dem Garten Eden verbunden zu sein scheint.

Doch über dieses damalige Paradies legte sich ein Schatten. Gegen Ende des Zeitalters Tertiär, mit Beginn des Quartärs, veränderte sich weltweit das Klima. Es wurde kälter. Die Ära der Eiszeiten brach an. Die Urwälder gingen allmählich zurück, die tropische Zone der alten Welt wurde schmaler und umgürtelte schließlich nur noch die wärmsten Stellen des Planeten beidseitig des Äquators. Dieser Prozess dauerte mehrere Jahrhunderttausende und in den Randbereichen der Urwälder spielte die Evolution ihr altes Spiel: Anpassung der Lebensformen an die veränderten Umweltbedingungen.

Der *Homo habilis* betrat die Bühne der Welt und diese urmenschliche Art ist die erste, die man im eigentlichen Sinne der Gattung Mensch zuordnet. Die ersten von Archäologen gefundenen Steinwerkzeuge stammen aus dieser Zeit vor rund 2,5 Millionen Jahren. Der Homo habilis bevölkerte die weiten Zonen der Savanne am Rande der Urwälder. In der Savanne jagte er, aus dem Wald versorgte er sich mit Früchten. Das hohe Gras der Freiflächen, so die geläufige Ansicht, lehrte ihn eine vermehrt aufrechte Körperhaltung. Neueste, spektakuläre Funde aus dem Raum Äthiopien *(Ardipithecus ramidus)* scheinen allerdings darauf hinzudeuten, dass der Vormensch den aufrechten Gang schon während seiner »Dschungel-Phase« vor 4 Mio. Jahren lernte und dies vermutlich aus schlichtweg rein praktischen Gründen: um die Hände frei zu haben für den Transport von Früchten. Welche Theorie sich in der stets von neuen Erkenntnissen überraschten Archäologie letztlich auch durchsetzen wird, die heutigen Savannenschimpansen bieten auf jeden Fall einen groben Anhaltspunkt für die Lebensweise des Homo habilis. Man geht heute davon aus, dass der Fleischanteil seiner Nahrung mit über 20 % schon deutlich höher lag als noch bei seinen Verwandten, Australopithecus und Ardipithecus.

Energiereiche Kost hat Einfluss auf die Gehirnentwicklung. Der erhöhte Eiweissanteil und die höhere Energiedichte der Nahrung in Verbindung mit der Anpassung an veränderte Umweltbedingungen, schienen der Katalysator gewesen zu sein in der Evolution des Phänomens Bewusstsein.

Aber auch der Homo habilis kochte noch nicht. Das Fleisch wurde instinktiv und roh verzehrt, ebenso wie die Früchte, Samen, Wurzeln, Blätter und Insekten.

Einen weiteren Schritt weg von der Heimat der Urwälder machte eine Million Jahre später der *Homo ergaster*, der, wie es übersetzt heißt, »arbeitsame Mensch«. Sein Lebensraum erstreckte sich bis hinein in die nördlicheren Bereiche der Erde. Überreste fand man sogar in Südfrankreich. Fern der Urwälder war Homo ergaster ein Jäger und Sammler. Fleisch und Fisch machten einen wesentlichen Teil seiner Nahrung aus. Oberflächenmerkmale an gefundenen Knochenresten des sich parallel entwickelnden *Homo erectus* deuten darauf hin, dass dieser offenbar an einer Überlastung mit Vitamin A litt. Aller Wahrscheinlichkeit nach hervorgerufen durch einen dauerhaft hohen Verzehr von Leber.

Da rohe Leber gemäß dem Prinzip der Alliesthesie eine deutliche instinktive Sperre beim Verzehr auslösen kann, scheint es naheliegend, dass besondere Rahmenbedingungen für den Homo erectus

(u. auch schon für den Homo ergaster) geherrscht haben müssen, aufgrund derer er sich mit Nahrungsmitteln bis hin zur Selbstschädigung überlasten konnte.

Die ältesten gefundenen Feuerstellen datieren auf eine Zeit vor rund 800.000 Jahren. Die krankhaft veränderten Knochen des Homo erectus sind allerdings noch 500.000 Jahre älter. Interessanterweise tauchen aus dieser Zeit auch die ersten Knochenfunde auf, die man der Gattung *Homo sapiens* zuordnet. An dieser stammesgeschichtlichen Wegscheide vor rund eineinhalb Millionen Jahren muss es also geschehen sein: der frühe Mensch geriet in den Bann des Feuers! In die schleichende Abhängigkeit von mit Hitze veränderter Nahrung.

Wie konnte das geschehen?

Und: Was kam zuerst – die Nutzung des Feuers oder der Verzehr von denaturierten Nahrungsmitteln?

Die Erde ist in ihrer Vergangenheit immer wieder von enormen Naturkatastrophen heimgesucht worden. Meteoriteneinschläge, Vulkanausbrüche unvorstellbaren Ausmasses, verheerende Stürme, Überschwemmungen und Erdbeben. Diese Großereignisse konnten durchaus in bestimmten Gebieten für längere Zeiträume äusserst ungünstige Lebensbedingungen zur Folge haben. Besonders in einer Zeit, die ohnehin geprägt war von weltumspannenden Klimaveränderungen, führten solche Katastrophen zu einer Forcierung der Nahrungsmittelknappheit. So ist es vorstellbar, dass der Homo erectus nach Wald- und Steppenbränden in den verödeten Arealen nach letzten Resten von Nahrung suchte. Tiere, die nicht vollständig verbrannt, deren Innereien nur leicht gekocht waren, wurden ebenso verzehrt wie denaturierte Wurzeln, Samen und Pflanzenreste.

Für den Instinkt gibt es das Phänomen Denaturierung nicht. Die Dinge der Natur sind für die Lebewesen in ihr grundsätzlich essbar. Die gekochten Produkte täuschen dem Instinkt Geniessbarkeit vor, weil einige Geruchsstoffe dem Körper ein natürliches Produkt suggerieren, oder weil diese Stoffe generell im Rahmen der genetisch programmierten Möglichkeiten von Nährstoffen liegen. Gekochtes ist vergleichbar mit dem Sinnbild des trojanischen Pferdes: bestimmte vom Instinkt akzeptierte Schlüsselsubstanzen machen den Weg frei für die unerkannte Intoxination mit NCA-Molekülen.

Dieses Phänomen erklärt, warum auch wildlebende Tiere denaturierte Nahrung verzehren, wenn sie die Möglichkeit dazu haben. Kanadische Bären plündern gelegentlich Campingplätze, leeren die Mülltonnen und brechen sogar in Häuser ein. Seemöwen lassen sich von Schiffen aus problemlos mit Brotresten füttern. Und unsere eigenen Haustiere werden in der Regel fast ausschließlich mit sterilisierter Konservenkost und Trockenfutter über die Runden gebracht.

Der Instinkt scheint leicht zu überlisten zu sein. Es hat den Anschein, als wäre in den Genen der Lebewesen programmiert: »Wenn was essbar aussieht, friss es! Könnte sein, dass es für die nächste Zeit das letzte ist, was Du kriegst!« (s.a. I/1.5.).

Die vermutlich nur wenigen und sporadisch stattfindenden denaturierten Mahlzeiten, die der Homo erectus in seinem natürlichen Umfeld erlebte, konnte sein Immunsystem leicht verarbeiten. Was blieb, war ein Lerneffekt: In diesen Feuergebieten gibt es Fressen. Und es ist leicht zu bekommen. Vielleicht bewirkten diese Erfolgserlebnisse, zusammen mit der angeborenen Neugier (einem Wesenzug, der in Experimenten mit den als bekannt intelligent agierenden Tierarten Schimpanse, Bonobo, Orang-Utan, Rabe und sogar Ziege stets für erhellende Überraschungen sorgt) einen generell zunehmenden Verlust an Scheu vor dem Feuer. In Gruppierungen von Lebewesen gibt es stets Individuen, die mutiger sind als der Rest. Die wie aus dem Nichts heraus plötzlich neue Ideen entwickeln und zu überraschenden Handlungen fähig sind. Und je intelligenter die Gattung, umso erstaunlicher sind die Ideen und Problemlösungsstrategien. Zusammen mit dem unberechenbaren Faktor Neugier eröffnen sich damit ungeahnte Möglichkeiten im Umgang mit den jeweiligen Umweltfaktoren.

So geschah es dann wohl: Plötzlich hatte einer unserer Vorfahren einen schwelenden Ast in der Hand. Vielleicht nur für einen Moment, bis die Angst ihn wieder fallen ließ. Aber beim nächsten Mal wurde aus diesem Moment eine genügend lange Zeit, um voller Erregung zu begreifen – dass nichts passiert! Voller Stolz wurde diese heiße Trophäe den aufgeregten Artgenossen präsentiert. Und schon bald waren schwelende Aststücke in vielen Händen, wurden beschnuppert, angefasst. Das Begreifen, dass Feuer nicht nur als etwas Großes daher kommt und alles vernichtet, sondern auch als kleiner glühender Ast, als kontrollierbares Phänomen, dieses Begreifen war der erste Schritt zur Abschwächung einer in allen Lebewesen tief eingeprägten Angst vor diesem Element. Oder, in Anlehnung an die Schöpfungsgeschichte im alten Testament, anders gesagt: Es war der erste Biss in die Frucht vom Baum der Erkenntnis.

Die spielerische Neugier veranlasste den Homo erectus schließlich, das Feuer in seiner ständigen Nähe zu haben. Es war faszinierend. Es war eine Waffe (Element der Bedrohung). Es produzierte Licht und Wärme. Über Generationen hinweg gehörte es nunmehr dazu, wurde ein Teil der Gruppe. Wieder kam irgendwann irgendeines der Gruppenmitglieder auf die Idee, Dinge ins Feuer zu legen und zu schauen was passiert. Vielleicht steckte man versehentlich auch kleinere Gebiete in Brand und begriff wie Feuer sich ausbreitet. Vielleicht lagerte man auch dauerhaft Nahrungsmittel zu nah am Feuer und gewöhnte sich somit an leicht denaturierte Geschmäcker. Vielleicht pulte man aus kokelnden Ästen verendende Maden und Käfer, die versuchten zu flüchten und ass dabei auch jene, die schon tot, also denaturiert waren. Und vielleicht wurde schon in dieser frühen Zeit durch Zufall der Grundstein zur späteren »Kultur des Rauchens« gelegt: bestimmte ins Feuer gelegte Pflanzenteile verströmten aromatische, psychedelisch wirkende Substanzen, die Einfluss auf die Sinneswahrnehmungen und das körperliche Befinden nahmen. Substanzen, die den Schmerz linderten und zu dem angenehmen Zustand von wohliger Betäubung führten. So wurden Feuer und auch Rauch über die Zeiten hinweg als etwas Positives im lernenden Bewusstsein verankert.

Immer häufiger müssen Ideen und Zufälle den Homo ergaster in den Genuss von thermisch veränderter Kost gebracht haben. Und er begann sich zu verändern. Die Entstehung des Homo sapiens ist vermutlich genau diesen tiefgreifenden Schwellenerfahrungen zuzuordnen. Über die Jahrhunderte und Jahrtausende hinweg wurde das Feuer zu einem Freund und Verbündeten des Menschen. Die Kontrolle über eines der mächtigsten Mittel der Natur erfüllte ihn mit

Stolz und Macht. Das Feuer öffnete ihm den Weg in den kalten Norden, hin zu neuen Lebensräumen.

Das äussere Erscheinungsbild des Homo sapiens zeugte zunehmend von Merkmalen, die ihn von den Primaten und bald auch generell von den Tieren der Welt abgrenzten: Die Erfindung einer systematischen Verständigung (Sprache) und der weitgehende Verlust der Körperbehaarung (u.a. biologische Anpassung an die zunehmende Notwendigkeit von Entgiftungen).

Gleichzeitig vollzog sich auch im Inneren ein seltsamer Wandel. Ein Prozess, der die eigentliche Menschwerdung auslöste, ein Prozess, der am Beginn unserer speziellen Gehirnentwicklung stand und der den Grundstein zu unserer komplexen Psyche und dem Phänomen des Bewusstseins legte: Der zunehmende Verzehr denaturierter Nahrung führte zu seltsamen Empfindungen und merkwürdigen Körperreaktionen. Krankheiten und Schmerz zogen im Körper ein. Unruhe und Unwohlsein zerrten im Inneren. Vielleicht kamen auch schon die ersten wirren Bilder in der Nacht – die Träume. Und der Drang, diese inneren Zustände symbolisch in die Aussenwelt zu transportieren (Kunst und Krieg). Und schließlich das seltsamste Gefühl von allen: Hunger! Ein Ziehen im Magen, ein Gefühl von Druck und Leere zugleich. Der Drang, essen zu müssen, weil es sich im Bauch und Mund so komisch anfühlt.

In der Natur gibt es Hunger nicht. Nicht so, wie wir ihn als Menschen üblicherweise kennen. In einem natürlichen Gefüge duften für ein Lebewesen gewisse Dinge einfach gut (»Witterung«) und es verlangt ihm nach ihnen (authentisches Bedürfnis). Bedarf – Anziehung über den Geruch – fressen. Ein automatischer Prozess. Und wenn gerade nichts Verzehrbares vorhanden ist, dann drängen sich nicht zusätzlich auch noch Qual und Unwohlsein in den Körper. Das instinktive Streben hin zur Nahrung, so wie es im natürlichen System funktioniert, sollte also keinesfalls verwechselt werden mit dem überreizten Unwohlsein namens Hunger innerhalb des gekochten Systems – inklusive Magenknurren, Nervosität, Wut oder sogar Schwindelgefühlen, Schweissausbrüchen und totaler Ermattung.

Mit der Einverleibung erhitzter Nahrung kam beim Homo sapiens erstmals eine dauerhafte Unruhe in die Gedärme. Körperprozesse gerieten in heilloses Durcheinander. Entgiftungen mischten sich mit Verlangen und Unwohlsein: nagender Hunger war die Folge.

So könnte es gewesen sein.

Damals, als das Feuer in uns schlich.

Wir eroberten es. Und dann eroberte es uns. Schlich in uns. Veränderte uns. Und plötzlich waren wir draußen. Im Ungeborgenen.

Draußen. Vor dem Paradies.

3. Das heilige Brot

Der zunehmende Genuss von denaturierter Nahrung nahm in den folgenden Jahrtausenden immer größeren Einfluss auf die Gehirnentwicklung. Durch das Erlebnis von Hunger als antreibende Kraft, bedurfte der frühe Mensch einer Absicherung seiner Nahrungsquellen. Mit dem weitgehenden Verlust der instinktiven Sperre beim Essen und dem viel geringeren Nährwert der einverleibten Kochkost, entwickelte sich die Nahrungsaufnahme in Richtung Eintönigkeit, Sucht und auch Gefrässigkeit.

Qualität wurde durch Quantität ersetzt.

Der erhöhte Kalorienbedarf und die räumliche Ferne zu dem Nahrungsquell der Urwälder waren ein wesentlicher Ausgangspunkt für die Sesshaftwerdung. Beobachtungen von Abläufen in der Natur und die daraus resultierenden Erfindungen des Ackerbaus und später auch der Viehzucht, sicherten neben der Jagd nun nachhaltig die Nahrungsversorgung. Vor rund 12000 Jahren, in der Jungsteinzeit, gelang dem Menschen dann eine weitere, einschneidende Erfindung in Verbindung mit dem Feuer: das Brot.

Die Entdeckung, dass man Grassamen mahlen und zu einer haltbaren Masse verbacken konnte, die leicht zu transportieren und relativ haltbar war und zudem in einer ganz neuen Weise satt machte und belebend und kräftigend wirkte, sicherte dem Brot schnell einen dauerhaften Platz in der Nahrungsmittelauswahl des Menschen. Der Getreideanbau mit seiner Möglichkeit der Lagerhaltung über die kalten Wintermonate hinweg, begleitete nun die zunehmende Ausweitung menschlicher Siedlungen hinein in die nördliche Hemisphäre der Welt. Aufgrund seiner Zuverlässigkeit und seiner ihm innewohnenden Möglichkeiten, wurde das Brot über die Jahrhunderte hinweg zu einem unverzichtbaren Gegenstand: Es wurde zu einem wesentlichen Schlüssel der Kultur des Menschen.

Noch heute umrankt in vielen Kulturkreisen den Brotverzehr etwas Weihevolles. Es werden Dankgebete gesprochen und Ritualhandlungen vollzogen (z.B. dreifache Einschneidungen, geweihtes Agathe-Brot gegen Fieber u. Heimweh, Gebildbrote). Das Brot wird als heilig geachtet und verehrt. Die vierte Bitte im Vaterunser des Christentums lautet: »Unser täglich Brot gib uns heute«. Das Brot, geschaffen aus dem Korn der Erde, dem Feuer des Ofens und der Hände Arbeit wurde über die Jahrtausende hinweg zu einem Symbol des Lebens. Seine uneingeschränkte Wichtigkeit zeigt sich in der heutigen Zeit z. B. auch darin, dass Bäckereien noch vor allen anderen Geschäften in der Frühe des Morgens geöffnet haben, einschließlich Sonntags.

Brot ist wichtig!

Diese Vernarrtheit basiert auch auf einem einen äusserst ernüchternd klingenden Hintergrund: Getreide besitzt neben seinen bekannten Nährstoffen auch eine geringe Menge opiatähnlicher Substanzen, sogenannte dopaminogene Peptide, auch als *Exorphine* bezeichnet. Diese Stoffe ersetzen im Bereich der Nervenzellen des Gehirns bestimmte Botenstoffe, sogenannte Neurotransmitter. Durch ein wiederholtes Überangebot an Exorphinen schüttet der Körper die eigenen Neurotransmitter schließlich nicht mehr aus und es kommt zu den klassischen Entzugserscheinungen beim Ausbleiben derselben: Müdigkeit, Depressionen, leichtes Zittern, Schwitzen, aber auch Heißhunger und Aggressivität.

Intuitiv kommt der Körper diesen drohenden Symptomen durch ein objektfixiertes Verhalten zuvor, sprich: er bekommt Appetit auf Brot, Nudeln, Pizza und andere Getreideleckereien. Deren Verzehr wirkt dann aufgrund der Exorphine in der vertrauten Weise leicht euphorisierend. Ein Gefühl, dass wir natürlich um keinen Preis missen möchten (Belohnungseffekt). Allgemein wird diese hier beschriebene Ereigniskette auch als Suchtkreislauf bezeichnet.

Wie bitte – Brot macht süchtig?

Allerdings. Denn der oben beschriebene Vorgang gilt bekanntermassen auch für die Drogen Alkohol, Haschisch, Kokain, Opium und Heroin. Und selbstverständlich auch für die unter dem verharmlosenden Ausdruck »Genussmittel« laufenden Alltagsdrogen Kaffee, schwarzer und grüner Tee, Tabak und Schokolade. Deren bekannte Wirkstoffe Koffein, Teein, Theobromin und Nikotin ersetzen bestimmte Neurotransmitter im Gehirn und sorgen bei Abwesenheit für Entzugserscheinungen, die uns in Folge einbinden in einen unbewussten Suchtkreislauf.

Natürlich fühlen wir uns überhaupt nicht süchtig. Im Gegenteil, wir fühlen uns frei, scherzen über unsere »kleinen Süchteleien«, sprechen von ihnen als »liebe Gewohnheiten«, reden über uns und andere als »Naschkatzen« und »Schleckermäuler«. Wir sind der felsenfesten Ansicht, dass wir jederzeit mit diesen »Verwöhnchen« aufhören könnten, wäre es nötig. Typische Ausreden von Süchtigen also.

Von allen bekannten Drogen jedoch ist Brot die heimtückischste. Denn kein anderer drogenhaltiger Stoff wird von uns in derart großer Menge und etablierter Dauerhaftigkeit schon seit Jahrtausenden verzehrt.

Die Exorphine im Weizen haben neben dem Effekt der körperlichen Abhängigkeit auch eine nicht unbedeutende psychotrope Wirkung. Die Folgen für unser Gehirn sind dementsprechend weitreichend. Und wahrscheinlich tiefgreifender, als man vermuten würde. Ganz allgemein besteht diese psychotrope Wirkung, neben der schon erwähnten Euphorie, in einem Verhaftetsein von bestimmten Denkmustern und emotionalen Zuständen, einem übersteigerten Reaktionsverlangen und einer wirren inneren Bilderwelt, die sich in zwanghaftem Symbolismus manifestiert.

Brot – eine heimliche Psychodroge. Das klingt für die meisten unter den Lesern sicher neu. Obskur und absolut inakzeptabel. Wird aber bestätigt von zahlreichen Rohköstlern, denen es gelang, sich vom Getreide als Nahrungsmittel vollständig zu lösen. Die Betonung liegt hier auf gelang, denn tatsächlich fällt der Getreideverzicht um einiges schwerer, als das Weglassen von Fleisch, Milchprodukten und den üblichen warmen Gerichten. Diese Schwierigkeit unterstreicht deutlich die tiefen Bindungskräfte und den heimlichen Suchtcharakter, den das Brot und seine verwandten Produkte für uns haben.

Ein gelungener Verzicht hat jedoch erstaunliche Folgen: eine ganz neue Art von Ruhe in Körper und Geist breitet sich aus. Es ist, als ob sich ein seltsamer Nebel von einem erheben würde, der zuvor alles im Leben umschlossen gehalten hatte. Und es ist, als ob eine Abkühlung in Substanz und Wesen von einem selbst stattfinden würde.

Erst in diesem Nachhinein erkennt man, unter welch' weitreichendem Einfluss man sein Leben lang gestanden hatte (s.a. I/2.7). Generell kann man diesen Einfluss von Weizen umschreiben als »Lebensgefühl eines dunklen Glühens« , dass sich einerseits äussert durch das wohlige Befinden wie »in Watte gepackt« zu sein (diffuses Heimatgefühl-in-einem-Leibeszustand), und andererseits durch eine unterschwellige Getriebenheit und Nervosität, einem Niveau der Erregung und Unruhe, das als minimes Vibrieren des Körpers von aussenstehenden, sensiblen Personen wahrnehmbar, oder mit entsprechenden Geräten (z.B. Stressometer von Bruno Comby, s. Anhang) messbar ist.

Mental zeigt sich der Einfluss von Getreide in fixen Vorstellungen, kreisenden Gedankenströmen, seltsamen Ideen, manischer Zielorientiertheit und angestrebter Religiosität, bis hin zum Fanatismus. Nicht von ungefähr führten weizenlose Diäten zu bemerkenswerten Erfolgen bei psychischen Erkrankungen (Schizophrenie, paranoide Zustände). Kurz: Getreide führt zu einer generellen Erregung des gesamten Nervensystems.

Historisch betrachtet, stellt sich nun die atemberaubende Frage: Sind dann nicht all die kulturschaffenden Kräfte in uns nur eine Folge unserer psychotropen Ernährung? Eroberungswahn, Kriege, religiöse Verfolgungen, Genozide und ausufernder Expansionsdrang. Der innere Drang zu Kunst, philosophischen Entwürfen und technischen Erfindungen: Liegt die Wurzel von allem dem, was den Menschen seit seiner Sesshaftwerdung vor 12000 Jahren ausmacht und antreibt in der Wirkung von ... Brot?

Diese Hypothese klingt außerordentlich verwegen.

Zu behaupten, dass die Menschheit seit Jahrtausenden in einer unbewussten Paranoia festhängt, dass unsere Kultur im wesentlichen ein verträumter Rauschzustand ist, erscheint, wenn man nicht gerade Schamane ist, kaum vorstellbar. Aber: Man schaue sich einmal genau um. Durchaus erweckt der sogenannte Fortschritt, im Detail und als Ganzes betrachtet, den Eindruck, dass im wesentlichen Gier, Masslosigkeit und Respektlosigkeit gegenüber der Umwelt, sowie eine immer umfassendere Entfremdung von unserer eigenen Naturhaftigkeit, der Inhalt dieses Voranschreitens sind. Zeugt der Werdegang des Menschen auf dieser Welt wirklich von einem wachen, intelligenten Geist? Was die Entfremdung angeht, sind wir wirklich weit gekommen. Und auch noch nicht am Ende.

Und wo, um wieder zu der Frage zu Beginn dieses Kapitels zurück zu kehren, wo ist das Paradies?

Die beste Antwort erhielt ich kürzlich, als ich einer Bekannten, die noch recht jung ist und mitten in der Welt, wie sie heute ist, steht, erzählte, dass ich gerade an einem Kapitel über das Bild des Paradieses schreiben würde. Worauf sie mir spontan antwortete: »Aber das ist doch einfach! Das Paradies ist die Bäckerei!«.

Noch Fragen?

4. Die Aura der Gekochten Welt

Die Entdeckung und Nutzung des Feuers durch den Menschen hatte zur Folge, dass er immer stärker von dieser Energiequelle abhängig wurde. Wenn wir uns in der zivilisierten Welt von heute umschauen, fällt auf, dass sie durchdrungen ist von Feuer, von Energie. Wir sind umgeben von Verbrennungsvorgängen: Motoren in Autos und Flugzeugen. Öl- und Gasheizungen in unseren Gebäuden. Heizkraftwerke und Müllverbrennungsanlagen. Und schließlich bereichert uns noch eine Sonderform der Energie: die Elektrizität.

Heute fließt Energie in großen Mengen und erlaubt uns ein bemerkenswert naturfernes Leben. Ein Dasein voller Gerätschaften und Hilfsmittel, die uns das Konstrukt *Lebensstandard* ermöglichen und aufrechterhalten. Unsere Lebensführung ist eine von der Natur entfremdete. Und je entfremdeter ein Lebewesen zu existieren versucht, umso mehr Energie benötigt es.

Am Beispiel unserer Nahrungsversorgung kann man diesen höchst unökonomischen Umgang mit Energie erkennen: Mit großem maschinellen und chemischen Aufwand werden Nahrungsmittel monokulturell erzeugt, in Kunststoffe, Metalle oder Glas verpackt und mit Verkehrmitteln quer durch die Welt transportiert. In unseren Einkaufsläden befindet sich dann der schlussendliche Sammelpunkt dieser Waren. Noch bevor wir gegessen haben, wurden also Unmengen an Ressourcen und Energie verbraucht für Herstellung, Verpackung, Transport, Zwischen- und Endlagerung, bis hin zur Auslage im Regal des Geschäftes.

Und es geht weiter: Wir fahren mit dem Auto einkaufen und versorgen einen Großteil der Waren daheim im Kühlschrank. Wiederum ein beträchtlicher Energieaufwand noch vor jedem Essen. Für die Zubereitung einer Mahlzeit verbrauchen wir weitere Energie: Wir müssen Packungen öffnen, diese entsorgen, Gemüse waschen und in Handarbeit klein schneiden, Fleisch zubereiten, Zwiebeln und Kräuter hacken, und dann diese Zutaten in Töpfen und Pfannen versorgen. Noch immer haben wir keinen Bissen zu uns genommen. Aber schon viele physikalische Watteinheiten an Bereitstellungs- und Arbeitsenergie unerkannt im Hintergrund verbraucht.

Nun schalten wir den Herd ein und erhitzen die Zutaten. Anschließend verzehren wir unsere warme Speise, um uns dann mit dem Abwasch von Geschirr zu beschäftigen. Strom für Herd und Geschirrspüler sind verbraucht worden. Gleichzeitig schaden wir uns selbst mit den denaturierten Mahlzeiten in einer Weise, die wiederum einen ganzen »Rattenschwanz« an Energieaufwand nach sich zieht. Wir müssen Kaffee trinken, weil uns das gekochte Essen müde macht. Wir genehmigen uns am Abend alkoholische Getränke, weil unser entfremdetes Leben uns aufs Gemüt schlägt und wir künstliche Stimmung und Geborgenheit brauchen. Wiederum bedingen diese Massnahmen Importe von Produkten zum Preis einer großen Menge Energie. Zusätzlich verwenden wir Nahrungsergänzungsmittel und Medikamente, um mit den negativen Folgen der Kochkost klarzukommen. Der überwiegende Teil der gesamten

Institution Medizin existiert nur aufgrund der Auswirkungen unserer ungesunden Kost: Wir fahren (Verkehrsmittel; weiterer Energieverbrauch) zu Ärzten, wenn wir krank sind, lassen uns in einem Spital operieren und nutzen anschließend nicht selten Begleittherapien (Kuren, Rehabilitationen). Oder wir fahren (Verkehrsmittel; Energieverbrauch) zu Fitnesseinrichtungen, Lauf-Parcours und Stadien, um Sport zu treiben aufgrund unseres an Bewegung armen, aber an Kalorien reichen Lebens.

Im Vergleich zu einem angeblich »weniger intelligenten« Orang-Utan, der sich mit äusserst geringem Aufwand aus seiner unmittelbaren Umgebung ernährt, ist unser Energieverbrauch rund um Ernährung und Gesundheit geradezu astronomisch hoch.

Dumm gefragt: Ist ein hoher Energieverbrauch ein Zeichen von Intelligenz?

Unser hochenergetisches, verschwenderisches Wohlstandsleben richtet nicht nur Schaden in uns selbst an. Denn die Bereitstellung von Energie und Ressourcen erfolgt mittels zahlreicher technischer Errungenschaften, die auf unserem Planeten eine Menge gravierender Spuren hinterlassen. Die Erde wird ausgehöhlt und umgegraben für ein ganzes Arsenal an Rohstoffen. Wälder werden zu Bauholz und Treibstoff verarbeitet, ganze Landflächen werden umstrukturiert. Der Energieverbrauch selbst geht zusätzlich einher mit einer »inneren« Umweltschädigung: Luft, Gewässer und Böden werden mit Verbrennungsrückständen und allerlei Derivaten unserer Zivilisation chemisch und biologisch verunreinigt. Das ökologische Resultat unserer »Welt im Bann des Feuers« ist vor allem ein gigantisches Energie- und Abfallproblem.

Dabei fing alles so harmlos an …

Damals, vor vielen Jahrhunderttausenden, als der Mensch die ersten kleinen Feuerstellen anlegte. Und seine Erfahrungen machte mit dem, was Feuer zu verändern vermag.

Heute sind wir in weitreichender Weise umgeben und durchdrungen vom Feuer. Sowohl in symbolischer, als auch in einer bemerkenswert realen Hinsicht. Denn indem wir kochen und heiße Speisen verzehren, holen wir das Feuer in unseren Körper. Wir einverleiben uns große Mengen Röststoffe (Maillard-Substanzen) mittels

Kaffee, Kakao, Brot, Gebäck, Grillwaren und Frittiertem. Stoffe, die durch Hitze entstanden sind und nun unser Nervensystem reizen und uns künstlich energetisieren. Die Kochkunst befeuert uns quasi von innen. In einigen Redewendungen taucht dieser Vorgang verbildlicht wieder auf: ein Hitzkopf sein, heißblütig sein, innerlich kochen, mal wieder Dampf ablassen, ein Heißsporn sein, fiebern auf etwas.

Der Prozess der Denaturierung, den der Mensch in allen Bereichen seines Lebensraumes bewirkt, umschließt ihn und seine Erzeugnisse gleichsam in Form einer Aura des Künstlichen: Eine Aura der Gekochten Welt. Eine Aura der molekularen Veränderungen und elektromagnetischen Emanationen, eine komplexe »Hülle« aus einer Vielzahl von Störfeldern (s. a. II/5.5).

Den biochemischen Teil dieser Aura könnte man auch griffig als »Maillard-Feld« bezeichnen. Dieses Maillard-Feld durchdringt und umhüllt uns Menschen körperlich, psychisch, sozial und sogar ökologisch (!). Wie schon mehrfach erwähnt, nimmt die von uns Menschen verzehrte, erhitzte Nahrung direkten Einfluss auf unsere Stoffwechselvorgänge und damit auf alles, was aus ihnen folgt: Körpergeruch, Aussehen, Fähigkeiten und Handlungen, Gedanken, Wünsche und Träume. Die im Vergleich zu den Tieren viel häufiger auftretenden Assymetrien im menschlichen Körperbau, die Menge an unangenehmen Alterungssymptomen, die körperlichen Strukturschwächen wie Cellulitis und Übergewicht, sowie die zahllosen Krankheiten und Allergien, zeugen von den Auswirkungen unserer Durchdrungenheit mit unnatürlichen biochemischen Substanzen.

Das Maillard-Feld ist durchaus auch als reales Phänomen sichtbar und riechbar. Denn die Unmengen der durch das Kochen hergestellten Fremdsubstanzen belasten nicht nur uns selbst, sondern auch in immer größerem Ausmass unsere Umwelt. So kommen denaturierte Nahrungsmittel auch in der Tierhaltung zum Einsatz. Die bekannte Krankheit BSE (»Rinder-Wahnsinn«), als Folge einer gravierend artfremden Ernährung (Trockenfleisch im Futter) zeigt uns auf erschütternde Weise, wie erheblich auch Tiere unter den Folgen einer falschen Kost leiden können.

Doch wir verunreinigen nicht nur die Tiere. In direkter Folge verunreinigen wir auch die umliegenden Wiesen und Äcker, indem wir den Kot und Urin dieser Tiere dort ausbringen (Gülleproblematik). Zusätzlich zu den Klärschlämmen aus unserer eigenen Produktion (in einigen Ländern üblich). Es gelangen also ständig neue chemische Stoffe in die Kreisläufe der Natur. Die Wiesen unseres Nutzlandes beispielsweise haben, im Vergleich zu natürlichen Wiesen, einen viel zu hellen Grünton. Die Ackerböden riechen unangenehm nach den Substanzen, mit denen sie behandelt und getränkt wurden. Und die Gewässer werden belastet mit Einschwemmungen aus den Landwirtschaftszonen. Die vielen Maillard-Substanzen und anderen Chemikalien in der Umwelt, verändern deren Biochemie und Mikrobiologie in ungeahnter Weise.

Weiterhin rückvergiften wir uns geradezu doppelt, indem wir Gemüse aus dem Handel gekocht verzehren, das mit den Ausscheidungen denaturiert ernährter Tiere gedüngt wurde. Und das Nutzvieh selbst steht draußen und frisst Gras von einer Wiese, welche mehrmals im Jahr gegüllt wird mit seinem eigenen Kot und Urin. Womit sich in dessen Fleisch natürlich weiter fremdartige Substanzen anreichern. Neben einer zunehmenden Krankheitsanfälligkeit des Tieres, hat dieser Prozess auch für uns Menschen Folgen, denn schließlich essen wir das Fleisch dieser Tiere. Und da wir dies nicht roh tun, sondern das auf Umwegen doppelt und dreifach belastete Fleisch wiederum durch Kochen und Braten verändern, entfernen wir uns mehr und mehr vom Ursprünglichen ...

Im Hintergrund unserer Lebenswelt läuft nahezu unentdeckt ein akkumulierender Kreislauf der Denaturierungen.

Betrachtet man die zunehmende Entfremdung des Menschen als »umfassenden Strukturwandel«, so scheint dieser parallel zu verlaufen mit einer immer größer werdenden Erzeugung künstlicher Substanzen. Wir denaturieren unsere Lebenswelt. Und wir denaturieren uns selbst. Mehr und mehr Phänomene gliedern sich ein in die produzierten Störfelder des zivilisiert lebenden Menschen, die wiederum auf ihn zurückwirken, ihn weiter schwächen und gefangen halten in einem »Käfig des Künstlichen«.

Aktueller Höhepunkt dieser Vorgänge der Entfremdung ist das weitläufige Gebiet der Gen-Technik. Durch die indirekte Einbringung von Fremd-Genen in die Umwelt mittels künstlich angepasster Pflanzen und Tiere, erfolgt eine neue Ära der Umwelt- und Innenweltbeeinflussung. Jeder ahnt, dass dies keine guten Folgen haben wird. Doch natürlich wird die Gen-Technik nicht aufzuhalten sein. Und natürlich wird viel Unerwartetes und auch Schlimmes geschehen. Es muss sein. Es ist menschlich, sich selbst zu schaden. Denn wir stecken viel zu tief drin in diesem fortschreitenden Prozess der Entfremdung.

Wir stehen im Bann des Feuers.

Mehr denn je.

5. Die Sprache des Inneren – Körperträume

Der Psychologe und Therapeut Arthur Janov, der sich seit rund dreissig Jahren intensiv mit den Ursachen unserer »Verdrängungskultur« beschäftigt und zusammen mit Wissenschaftlern aus den Bereichen Medizin und Neurophysiologie ein Erklärungsmodell für die Entstehung einzelner Gehirnstrukturen entwickelte, vermutet in seinem 1981 erschienenen Buch »Gefangen im Schmerz«, dass unser heutiges Gehirn die evolutionäre Folge von Schmerzverdrängung ist. Seit Urzeiten erlebte der Mensch den zunehmenden Verlust seines Eingebettet-Seins in die Ordnungsmuster der Natur, mit dem Grundgefühl der Angst. Zeiten der Entsagungen und dem Sich-zurecht-finden-müssen in einer nun nicht von der Natur, sondern vom Menschen selbst gemachten Welt, schufen Raum für eine unbewusste, tiefe Verunsicherung und der inneren Haltung, ständig einer eventuellen Bedrohung durch die als »außerhalb« wahrgenommene Natur begegnen zu müssen.

Das im Urmenschen sich entwickelnde Bewusstsein war zugleich schöpferische Quelle von notlindernden und notvermeidenden Erfindungen, wie auch Ursache für den Verlust des Einfach-in-der-Welt-seins. In der Folge symbolisierte der frühe Mensch seine Befindlichkeiten und Erlebnisse in der Sprache und in künstlerischen

Tätigkeiten. Sein grundlegendes Bedürfnis nach Mystik, Religion und großen Ideen zeugte in allen Epochen von einer erstrebten Annährung an die verlorene »Einheit der Dinge«.

Parallel zur Evolution des Bewusstseins entstanden im Gehirn bestimmte Areale (Limbisches System, Hippocampus), die ausschließlich für die Kontrolle emotionaler Impulse und der Kanalisierung triebhafter Energien zuständig waren.

Der Mensch wurde über seinen »Urschmerz« hinweg ein Wesen voller Ersatzhandlungen und Ersatzgefühle (Neurosen).

Dieser biologische Anpassungsprozess an die vom Menschen selbst initiierte Wegbeschreitung lässt sich auch in der gestuften Anordnung der Hirnareale wiederfinden: die ältesten Hirnregionen (Stammhirn und Kleinhirn) befindet sich zuunterst, die jüngsten (Schläfenlappen, Großhirnrinde) oben und aussen. Im Zentrum liegen die erwähnten Kontrollregionen Hippocampus und Limbisches System.

Einfach gesagt: Unser Gehirn ist im Laufe der Menschheitsgeschichte genau so komplex geworden wie die Welt, die wir schufen.

Mit der Erfindung des Kochens erlebte der menschliche Körper auf der biologischen Ebene über die Jahrhunderttausende hinweg in subtiler Weise Bedrohung und Schmerz. Unser Selbsterhaltungstrieb und die Anpassung an bestimmte Umweltbedingungen führten zu einer Verdrängung dieser Erfahrungen, so dass der direkte Zusammenhang zwischen denaturierter Nahrung und bestimmten körperlichen und psychischen Zuständen nicht mehr erlebt wurde – also weder bewusst gefühlt, noch bewusst begriffen wurde.

Wäre dem nicht so, würden wir heute nicht gekocht essen können, ohne zu begreifen, *was* wir uns eigentlich antun. Die Zusammenhänge von Nahrung, Körperempfindungen und Krankheiten sind uns gefühlsmässig abhanden gekommen. Wir fühlen nicht mehr, was wir tun und was die Folgen unseres Tuns sind. Und vermutlich haben wir das nie ausreichend genug gekonnt. Denn sonst wären wir von der Rohkost als einzig wirklich gut tuende Ernährung nie abgewichen.

Doch bildlich betrachtet ist unser Bewusstsein nur eine Kräuselung von Wellen auf dem Ozean des Unbewussten. Die Frage ist:

Sind die gemachten Schmerzerfahrungen des Körpers im Zusammenhang mit der thermisch veränderten Nahrung irgendwo gespeichert? Und: Wie könnten wir an diese vom Bewusstsein abgespaltenen Erlebnisse herankommen? Anders gefragt: Ist es möglich zu fühlen, wie unser Körper sich *eigentlich* fühlt, wenn er mit denaturierter Nahrung in Kontakt kommt?

Ich behaupte, es ist möglich.

Unser Inneres kann sich an sich selbst erinnern.

In Anlehnung an den hier schon mehrfach zitierten Spruch von Albert Einstein, entdeckt der Fisch zwar das Wasser als letzter – doch hat er noch eine weitere Möglichkeit: er kann vom Wasser träumen!

Im folgenden stelle ich das Phänomen der *Körperträume* vor. Soweit mir bekannt ist, wurde diese Möglichkeit der Selbstentdeckung innerster Vorgänge noch nirgendwo, zumindest nicht in dieser Ausführlichkeit und Bedeutungsschwere erwähnt oder beschrieben. In der Traumforschung bekannt ist das Phänomen des »physiologischen Reiztraumes», einem Traum also, der in einfacher Form momentane Körperereignisse wiederspiegelt (z.B. knurrender Magen wird im Traum zu einem knurrenden Hund, reale Atemnot im Schlaf führt zu einem Erstickungstraum etc.).

Doch das Phänomen des Körpertraums spannt den Rahmen sehr viel weiter. Körperträume werden hier vorgestellt als das Resultat unbewusst wahrgenommener Stoffwechselgeschehnisse, die in symbolischer Weise in das Traumbewusstsein gelangen und im Wachzustand unmittelbar erinnert und begriffen werden können. Kurz: Körperträume als Bildersprache des Immunsystems.

Körperträume offenbaren, dass das Immunsystem sich in einer bestimmten Weise selbst erkennt. Und es spiegelt seinen Zustand in die Traumwelt hinein. So sind wir in der Lage, unmittelbar zu erleben, wie es wirklich um uns steht, wenn wir denaturierte Nahrung zu uns nehmen. Ein ausführliches Beispiel für einen Körpertraum findet sich im Kapitel 2.7 des ersten Buchteils (»Brot – ein Durchbruchstraum«).

In der Psychoanalyse und Traumforschung sind bislang nur wenige Zusammenhänge von Traumbildern und körperlichen Zuständen beschrieben worden. Man weiss zwar, dass wiederholte Träume von Feuer auf eine versteckte Krankheit hinweisen können, und dass Krebserkrankungen mitunter zu wiederholten Alpträumen gleichen Inhalts führen können, aber es wird diesen Zusammenhängen und deren wirklichen Hintergründen nur wenig Beachtung gezollt. Zeit, sich diesem Thema einmal ausführlicher zu widmen.

Während meiner schweren Instincto-Krise (s. I/4.1) hatte auch Yashila Probleme, weiterhin roh zu essen. Mein Durcheinander färbte auf sie ab. Und so ließ sie sich eines Tages dazu hinreissen, ein wenig gekochten Reis mit etwas Sesamöl zu essen. Nichts schlimmes eigentlich. Im Gegenteil: offiziell sogar eine völlig gesunde Schonkost-Mahlzeit. Man sollte meinen, diese »Ausnahme« falle nun gar nicht ins Gewicht. Doch in der Nacht, die dieser winzigen Reismahlzeit folgte, wurde Yashila von einem heftigen Albtraum heimgesucht: Sie träumte, dass ihr Hinterkopf juckt und dieses Jucken immer schlimmer wird. Es schmerzt, drückt und juckt furchtbar. Plötzlich platzen Knochen und Haut auf, und aus dem Loch quellen Unmengen kleiner weisser Maden ins Freie ...

Schweissgebadet und voller Entsetzen wachte sie auf.

Und tatsächlich juckte auch im Wachzustand ihr Hinterkopf weiter! Sie betastete diese Stelle und stellte voller Überraschung fest, dass sich über Nacht ein dichter weisser Schorf gebildet hatte, der bei Berührung abblätterte. Intuitiv roch sie an einigen Schorffetzen: die Stücke rochen nach Basmati-Reis!

Die Brillanz dieser Traumsymbolik ist schlichtweg phänomenal. Reiskörner sehen tatsächlich aus wie kleine weisse Maden. Der Körper schien genau zu verstehen, was mit ihm geschehen war. Auf der Ebene des Immunsystems sind die denaturierten Stoffe im gekochten Reis etwas Bedrohliches. Denn nach vielen Monaten Instincto ist man gegenüber Getreide schon längst wieder im Zustand der Immun-Intoleranz. Somit wirkt gekochter Reis, wie er für den Körper eigentlich wirklich ist: eine gefahrvolle Substanz. Dieses Element der Gefährlichkeit taucht im Traum auf mittels des Symbols der ekligen Made, die aus dem eigenen Körper kriecht. Schon im Traum fühlte sich alles sehr real an. Und natürlich hätte Yashila die gleiche Panik auch in Wirklichkeit gehabt, wären da tatsächlich Maden aus ihrem Hinterkopf geschlüpft.

Nach diesem Erlebnis war Yashila für lange Zeit psychisch gegen Reis gesperrt. Wenn sie irgendwo Reis sah, dann sah sie immer auch kleine weisse Maden. Das Ekel-Gefühl verlagerte sich in das Produkt selbst: Reis wurde zu einem abstossenden Produkt.

Man könnte meinen, dass dort im Unterbewusstseins ein strenger Lehrmeister am Werk war. Ein den Körper bewachender »Traum-Macher« sozusagen. Tatsächlich ereignen sich derart brillante Körperträume vor allem in den Zeiten, wenn man nach längeren Phasen roher Verköstigung plötzlich zu einem gekochten Produkt greift.

Der Grund dafür leuchtet ein: Rohkost, und ganz besonders Instincto, schaffen im Körper einen Zustand, den man im wahrsten Sinne des Wortes als *Tabula rasa* bezeichnen könnte, als »reinen Tisch«. Mit unserer üblichen Kochkost haben wir diesen besagten Tisch (unser Inneres) zugestellt mit dutzenden von Sachen. Es ist für unseren Körper daher kaum noch wahrnehmbar, was von was kommt: Es herrscht einfach ein großes Chaos aus Substanzen und Wahrnehmungen. Nach einiger Zeit Instincto jedoch, ist dieser Tisch praktisch leer. Wenn wir jetzt gezielt ein einziges denaturiertes Produkt, z.B. eine Portion Reis, zu uns nehmen, so fällt dieses Produkt für den Körper in gleichem Masse ins Gewicht, wie es auch auf einem blanken Tisch als dort einzig vorhandener Gegenstand sofort ins Auge fallen würde. So sind wir in der Lage zu erkennen, was bestimmte gekochte Produkte in uns *wirklich* bewirken. Was sie anrichten. Wie bedeutsam sie sind. Und vor allem: wie schädlich.

Woher nun nehmen die Körperträume ihre Bilder?

Eine poetische Antwort darauf gibt uns der Schriftsteller Hermann Hesse in seinem Märchen *Iris* (1916): »Jede Erscheinung auf Erden ist ein Gleichnis, und jedes Gleichnis ist ein offenes Tor, durch welches die Seele, wenn sie bereit ist, in das Innere der Welt zu gehen vermag ...«

Es gelingt uns nicht durchs Leben zu schreiten, ohne in unserer Umwelt laufend Symbole und Gleichnisse für unseren inneren Zustand zu entdecken. Manchmal wird uns dieser unbewusste Vorgang voll bewusst: eine einsame Birke im Moor nimmt uns ob ihrer

Verlorenheit seltsam gefangen, ein fallendes Blatt erinnert uns an die Vergänglichkeit, ein stiller See scheint uns selbst zu spiegeln – und der verhangene Himmel kommt uns vor wie ein Gemälde unserer augenblicklichen Gemütsverfassung. Wir gehen durch die Welt, sammeln unentwegt Bilder und Geräusche, während unser Unbewusstes versucht, in all dem sich selbst zu spiegeln. Und uns dahin führt, uns selbst darzustellen. Wir richten uns in Wohnungen ein, dekorieren unsere Fahrzeuginnenräume und kleiden uns in einer Weise wie wir glauben, dass es zu uns passt. Wir gestalten uns selbst und unseren Lebensraum als Gleichnis dessen, was wir sind. Oder sein wollen.

Bei den Körperträumen verbinden sich Stoffwechselvorgänge und Gefühle mit den bestmöglichen Bildern aus einer ganzen Schatzkiste von gespeicherten Wahrnehmungen.

Als Jugendlicher träumte ich häufig von atomar verbrannten Landschaften. Ich träumte von violett strahlenden Wäldern und rotglühendem Schilf. Ich starrte im Traum in eine glutrote Sonne, die einfach nicht untergehen wollte. Sie glühte, und ich konnte nicht aufhören hinein zu starren. Ich war in dieser Zeit viel krank. Regelmässig suchten mich lang andauernde Erkältungen heim, und mein Rücken war oft wochenlang entzündet und voller Pickel, die ich mühsam mit einer UV-Therapie zu beseitigen versuchte. Ich wusste schon damals, dass irgendetwas Grundsätzliches nicht stimmte. Ich hatte das Gefühl, an irgendeiner Schwelle zu stehen. Besonders jene Träume, in denen ich durch atomar verwüstetes Land wanderte und fühlte, wie der verstrahlte Boden mich tödlich verseuchte, machten mich nach dem Aufwachen fix und fertig, denn dieses Gefühl, verseucht zu sein, hing mir noch stundenlang nach.

Heute weiss ich, was diese »Feuerträume« bedeuteten. Denn in der Zeit nach meinem plötzlichen Abbrechen mit Instincto, kehrten sie wieder. Mit den Bildern von Feuer und Radioaktivität spiegelte meine Traumwelt, was im Immunsystem geschah: Ich brannte innerlich!

Intensive Träume vom Feuer sind ein erstaunlich treffendes Gleichnis von dem, wie es für den Körper ist, wenn wir »Feuerkost« zu uns nehmen. In der Zeit meines Wechselns zwischen rohen und gekochten Phasen, entdeckte ich eine Vielzahl von Traumsymbolen, mit denen mein Körper eindeutig seinen physiologischen Zustand zum Ausdruck brachte. Die folgende Auflistung halte ich, so subjektiv sie auf den ersten Blick auch erscheinen mag, dennoch zu einem großen Teil für verallgemeinerbar, denn wir alle bewegen uns in einer ähnlich gestalteten Umgebung, unterstehen ähnlichen Medieneinflüssen, sind von ähnlichen Dingen angetan, haben ähnliche Grundmuster der Furcht. Und aus diesen Quellen bezieht unser Unterbewusstsein seine Traumbilder:

- Verfolgung durch wilde Tiere, Ungeheuer, lebende Leichen, Phantome oder auch reale lebende Personen.
- Verdreckte oder zugestellte Räume; Müll auf den Strassen; Spinnweben und Ungeziefer.
- Verschmutzte, deformierte oder defekte Identifikationsobjekte (Auto, Fahrrad, Boot, Möbel, Zimmerpflanzen, Kunstgegenstände).
- Riesenwellen, die einen erfassen; Tornados, die auf einen zusteuern; bedrohliche Stürme.
- Feststecken im Dickicht; Herumirren in düsteren Wäldern.
- Verschmutze Sanitäreinrichtungen, Schwimmbecken, Flüsse, Bäche, Seen, Teiche; unheimliche Fische (lebend oder tot) in diesen Gewässern, bzw. Einrichtungen.
- Abgestorbene Bäume; giftig aussehende Böden; zerfallene oder überwucherte Gebäude.
- Veränderungen des eigenen Körpers oder dem eines geliebten Menschen im Traum: ausfallende Haare oder Zähne; Deformationen; Hautbildveränderungen; Absonderungen.
- Gefährliche Landschaften (Sümpfe, Moore, Schlammflächen, Geysire, Vulkane)
- Feuer und Glut in allen Variationen (z.B. Brände, glühende Gegenstände, Meteoriten u.a.)
- Labyrinthische Gebäude; Verliese; dunkle, feuchte Kellerräume; Kanalisationen.
- Falschfarben von Landschaften und Gegenständen (besonders violett, rot, schwarz)

Neben diesen »negativen« Symbolen, welche unsere innere Belastung mit schädlichen Substanzen, eine hormonelle Veränderung, sowie bestimmte Stadien von Krankheiten (Detoxinationen) zum Ausdruck bringen, gibt es auch »positive« Körperträume, Träume, die uns zeigen, dass eine Krise überstanden ist, und der Körper sich gerade in einer guten Verfassung befindet:

- Spriessende und blühende Pflanzen; auffallend schöne Bäume.
- Prächtige, leuchtende Landschaften.
- Erotische Träume mit großer körperlicher Eigenpräsenz
- Außergewöhnliche körperliche Leistungen im Traum (Fliegen, weit rennen, Riesensprünge, gesteigerte Beweglichkeit; raumumgreifende Bewegungsmuster, Singen, Tanzen)

Allen Körperträumen gemeinsam ist, dass man unmittelbar aus diesem Traum heraus erwacht und sofort fühlt (oder zumindest die Chance hat, es zu tun), wie sehr einem dieser Traum »in den Knochen sitzt«. In dieser kurzen Phase des Erwachens, wenn man sich noch auf der Grenze zwischen beiden Wirklichkeiten befindet, ist man in der Lage, die eigentliche Botschaft des Traumes zu verstehen. Dieses Verstehen ist *gefühltes Wissen*.

Natürlich ist nicht jeder Verfolgungstraum ein Körpertraum. Und nicht jeder blühende Baum vertritt unseren inneren Zustand. Die Interpretationen und das Begreifen des Traums ergeben sich aus dem Körpergefühl beim Aufwachen.

Dennoch bin ich der Überzeugung, dass jeder Traum auch ein Körpertraum ist. In jedem Traum nutzt der Körper die Chance, sich mit Symbolen ins Spiel zu bringen. Mal mehr, mal weniger. Wer seine Träume ein wenig beobachtet, wird in der Regel sehr schnell sein individuelles Traummuster erkennen und jene Symbole entdecken, mit welchen der Körper sich selbst repräsentiert. In der Regel sind dies Symbole, mit denen wir uns auch im Wachleben selbst repräsentieren: Häuser, Wohnräume, Städte, Strassen. Und archetypische Symbole, Naturelemente, die dem Menschen schon immer als Gleichnis dienten: Bäume, Wälder, Gewässer, Landschaften, Feuer und generell auch Farben an sich.

Je schlimmer es um unsere Gesundheit steht, umso stärker ist ein Traum ein Körpertraum.

So tauchen schwere Albträume nicht selten in Zeiten einer Krankheit auf. Und die mit dem Albtraum einhergehenden körperlichen Symptome wie Schweissausbrüche, Schreien, Krämpfe und

Weinen zeigen, wie sehr Körperverfassung, Entgiftungsprozesse und Traumwelt eine Einheit geworden sind.

Die hohe Sensibiltät, die sich besonders mit Instincto einstellt, führt mitunter zu einer ein ganz neuen Dimension von Körperträumen. Man könnte sie als luzide Körperträume bezeichnen. Träume, in denen man zu Wissen kommt, das im Wachbewusstsein nicht ohne weiteres nicht zu erlangen ist. Einen solchen außergewöhnlichen Traum schilderte Yashila vor einigen Jahren einmal in ihrem Leserbrief zum Thema »rohes Fleisch« in der Zeitschrift IMAG:

»Ich machte schon seit etwa einem Jahr Instincto und ass auch des öfteren verschiedene Fleischsorten, ohne dabei irgendwelche Skrupel zu haben. Es war Herbst, und ich wollte zum ersten Mal Wildfleisch von Orkos bestellen. Es wurde Hirsch und Reh angeboten, und ich bat Jens, Hirsch zu bestellen. Da ich eine sehr innige Beziehung zu Rehen habe und fast jedes Mal wenn ich allein im Wald unterwegs bin, einem Reh begegne, wollte ich kein Fleisch von diesem Tier essen. Mein Hirschfleisch kam, und es war für mich DAS himmlische Fleischerlebnis überhaupt. Obwohl seither Jahre vergangen sind, kann ich mich noch immer daran erinnern. Etwa eine Stunde nach dem Essen bekam ich ein schmerzhaftes Ziehen in meinen Schultern, und ich wurde auf einmal so traurig, dass ich weinen musste. Ich hatte das Gefühl, dass das mit dem Fleisch zusammenhing – gleichzeitig kam mir das aber auch ziemlich verrückt vor. In der folgenden Nacht träumte ich, dass ich vor Gericht stand, und vor vielen Zuschauern eine Rede halten musste. Ich beteuerte, dass ich zwar Hirschfleisch esse, aber dass ich nie im Leben Reh essen würde. Niemand glaubte mir. Ich wurde ausgebuht und verzweifelte, weil ich die Leute nicht überzeugen konnte. Eine Woche später wollte Jens noch einmal Hirschfleisch bestellen, aber man sagte ihm, Hirsch sei noch gar nicht gekommen, es sei aber noch Reh von letzter Woche da. Daraufhin sahen wir uns die alte Rechnung an – und tatsächlich: Ich hatte Rehfleisch gegessen! Und natürlich war es ein Schulterstück …«

Dieser Traum ist insofern bemerkenswert, da es den Anschein hat, als ob in dem rohen Fleisch bedeutende Informationen seiner Herkunft gespeichert sind: Tierart, Anatomie und Todesschmerz

(Traurigkeit nach dem Essen). Yashila hatte später noch ähnliche luzide Erlebnisse nach dem Genuss von rohem Fleisch, und es sei in diesem Zusammenhang an die Mythen und die Erlebniswelt vieler Naturvölker erinnert, für die mit dem Verzehr von Fleisch auch ein Stück der Seele des Tieres auf einen übergeht.

Mit der instinktiven Rohkost befindet man sich auf der Grenze zwischen Tier- und Menschsein. Von beiden Seiten dringen Kräfte und Bilder zu einem durch, die aus einer anfänglichen Diät im Laufe der Jahre eine ganz besondere Form von modernem Schamanismus machen können.

Die Körperträume nehmen dabei einen wichtigen Platz als Lehrmeister unserer Innenwelt ein.

6. Die Macht der Psyche – Von den Kräften, die uns im Elend halten

Im März 1994 ging ein Aufschrei des Entsetzens durch die Instincto-Szene: Nicole Burger, die Frau von Guy-Claude und Mutter der gemeinsamen vier Kinder, starb in einem Pariser Spital an den Folgen einer schweren Krebserkrankung. Und das, obwohl sie seit vielen Jahren Instincto machte und lehrte!

In einem umfangreichen Rundbrief teilte ihr Mann eine Woche später den Orkos-Stammkunden die genaueren Hintergründe mit, die seiner Ansicht nach zu dieser Erkrankung geführt hatten. Wie sich herausstellte, hatte Nicole Burger über einen längeren Zeitraum hinweg pro Woche rund eineinhalb Kilo rohes Fleisch gegessen. Sie hatte genau das getan, was gemäß der Instincto-Theorie als unmöglich erscheint: genascht. Uninstinktiv genascht. Und dann auch noch rohes Fleisch, ein Produkt, das aus medizinischer Sicht ohnehin als sehr gefährlich gilt, ein Produkt, über das in veganen Rohkostkreisen schon seit Jahren verächtlich der Kopf geschüttelt wurde und das zu einer generellen Ablehnung von Instincto seitens der Vertreter anderer Ernährungslehren führte.

Der Beweis schien also erbracht: Instincto ist gefährlich! Unberechenbar. Gesundheitsgefährdend, ja, sogar tödlich. Die Idee, dass der Mensch sich problemlos genau so ernähren kann, wie seine ältesten Vorfahren, schien mit einem Mal nur noch eine schöne Theorie ohne praktischen Wert. Tatsächlich versetzte der Tod von Nicole der Instincto-Szene einen Schlag, von der sie sich nie wieder erholte. Mehr noch: Ihr Tod schien der Auftakt zu sein für den Zusammenbruch der Lebensgemeinschaft auf Montrâme und dem immer weiteren Aufsplittern der Organisation, bis hin zum Verschwinden der ganzen Szene aus dem Rampenlicht der Öffentlichkeit. Heute ist von Instincto praktisch nur noch die Firma Orkos übrig, sowie eine an strenge Auflagen gebundene Insiderplattform im Internet (Instincto.net).

In der dem Rundbrief folgenden Ausgabe der Zeitschrift IMAG (Eigenverlag Montrâme), beschäftigte sich G.C. Burger noch einmal ausführlich mit dem Fleischproblem bei Instincto und machte deutlich, wie wichtig es sei, auf Fleisch von möglichst ursprünglichen Tierarten zurückzugreifen (Wildschwein, Bison, Ur, Mufflon u.a.), da dieses eine viel deutlichere Sperre garantiere und dass man besonders Fleisch mit großer Aufmerksamkeit und äusserst selbstkritisch nach Instinkt essen solle. Viele Krebsheilungen, so Burger, konnten überhaupt erst mit dem Einschluss tierischer Produkte in die Nahrungsmittelauswahl stattfinden. Aber viele Rückfälle der geheilten Personen zurück in eine Krebserkrankung, verwiesen als Grund ebenso auf tierische Proteine.

Es schien, als käme der Mensch nicht davon los, unbewusst nach einem Heilmittel auch bei den rohen Produkten zu suchen, einem Produkt, welches einem zuverlässig Gesundheit *garantiert*. Trotz aller Warnungen von Burger, hatten sich verschiedene geheilte Personen einfach nicht davon abbringen lassen wollen, immer weiter rohes Fleisch, rohe Innereien oder rohe Eier zu verzehren. Und schon gar nicht, als der Krebs wiederholt ausbrach. Denn was beim ersten Mal Heilung brachte, musste doch auch jetzt wieder Heilung bringen. Musste einfach, muss, muss ...

Das Ganze erscheint einem Aussenstehenden verständlicherweise höchst verwirrend. Wie kann man überhaupt dieses rohe Tierzeugs *gegen* den Instinkt essen? Rohes Fleisch naschen: Warum sollte man das überhaupt machen?

So wahr die Instincto-Theorie auch ist, sie birgt eine Menge heimtückischer Fallen in der Praxis. Die zweitgrößte davon ist das vermeintliche Wissen in unserem Kopf von dem, was richtig und falsch ist für ein gesundes Leben. Die größte Falle jedoch ist die Welt der Gefühle. Und diese Welt ist unbeschreiblich komplex, verwickelt, undurchsichtig und individuell. Und beeinflusst unser Handeln stärker und wesentlicher, als es unsere willentlichen Vorhaben tun. Die Unterschiede zwischen dem, was wir wollen, was wir glauben zu wollen und dem, was wir schließlich tun und was wir glauben getan zu haben – diese Unterschiede sind riesig!

Unser Unterbewusstsein steuert unseren bewussten Alltag. Und steuert sogar noch die Art, wie wir uns selbst in diesem Alltag wahrnehmen. Und wie wir über uns und das, was wir getan haben denken.

Zusätzlich wirkt dieses höchst eigensinnige Unterbewusstsein auch direkt im Körper selbst. Die Rede ist vom Phänomen der Psychosomatik: die leidende Seele bringt sich mittels einer körperlichen Erkrankung zum Ausdruck. So kann Einsamkeit im Herzen tatsächlich zu Herzschmerzen und schließlich zu chronischen Herzerkrankungen führen. Angst und Stress haben nicht selten Verstopfung oder Durchfall, manchmal sogar geschwürige Veränderungen der Verdauungsorgane selbst zur Folge. Fehlende Zuwendung schwächt unser Immunsystem und macht uns anfällig für Infektionskrankheiten und sogar Krebs. Das Spektrum psychosomatischer Erkrankungen ist riesig. Und absolut individuell. Jeden erwischt es auf die Weise, wie seine Biographie ihn zeichnete.

Wenn die Seele es will, so scheint es, wird der Körper krank – egal wie gesund man sich ernährt und wieviel Sport man treibt.

Besonders verwirrend wird es, wenn der Drang, gesund leben zu wollen und der unbewusste Wunsch, krank und hilfsbedürftig zu sein, aufeinander treffen. Schon als Kind haben wir, ohne es zu merken, gelernt, dass Mama viel bei uns ist, wenn wir mit einer Grippe oder Masern im Bett liegen. Und als Kind in der Schule haben wir gelernt, dass wir am meisten Aufmerksamkeit kriegen, wenn wir entweder den Unterricht stören oder besonders brav und leistungsorientiert sind. In uns wirken zahllose unsichtbare Strategien, um uns soviel Zuwendung wie möglich von den Menschen, die uns wichtig sind, zukommen zu lassen.

In der zivilisierten Gesellschaft als Mensch groß zu werden, heißt: Entsagungen zu erfahren, Bedürfnisse nicht befriedigt zu bekommen, übergangen, übersehen, vernachlässigt und missachtet und unterdrückt zu werden. Mal mehr, mal weniger. In jeder Familie finden diese Prozesse statt. Es geht gar nicht anders. Als Elternteil trägt man ja selbst schon ein solches Erbe der Bedürftigkeit in sich. Dieses weitreichende Phänomen der Psychosomatik macht es schwierig, Krankheiten im Einzelfall genau zuzuordnen. Was kommt von was? Wenn ich jetzt gesund esse, aber trotzdem krank werde, liegt das dann daran, dass ich mich noch nicht gesund genug ernähre, oder daran, dass es mir eigentlich an seelischer Wärme und körperlicher Zuwendung mangelt?

Und es wird noch komplizierter: die langjährigen Erfahrungen des berühmten systemischen Familienstellers Bert Hellinger zeigen, dass in uns generationenübergreifende Kräfte wirken, die uns an Verwandte, Ahnen und Urahnen in komplexer Weise zu binden scheinen und uns aus Treue zu ihnen mitunter krank werden lassen, ja, sogar vorzeitig sterben lassen, weil wir ihnen, aus eben dieser Treue, heimlich in das Elend oder den Tod folgen wollen. Diese erschütternden Zeugnisse familiärer Verbundenheit bis hin zur individuellen Selbstopferung, zeigen die große Macht seelischer Kräfte über unser Leben.

Und damit auch über unseren Körper.

Der Tod von Nicole Burger war nicht der einzige überraschende Tod in der Rohkostszene. Auch das plötzliche Ableben des Psychoanalytikers, Buchautors (»Gesundheit ist essbar«), Paartherapeuten und Instinctokenners Michael Lukas Möller, der, wie sich herausstellte, ebenfalls schwer an Krebs erkrankt war, gaben Anlass zu Spekulationen. Wie kann jemand, der sowohl Instincto kennt und auch noch über die psychischen Hintergründe von Krankheiten sehr gut Bescheid weiss, es nicht schaffen, so gut für sich zu schauen, dass er glücklich und gesund bleibt?

Wenn er es schon nicht schaffte: wer dann?

Ebenso der Tod des Rohkostgurus und Autors Helmut Wandmaker (»Vergiss den Kochtopf!«) aufgrund einer Eiweissmangelkrankheit, hervorgerufen durch sein unerbittliches Festhalten an einer nahezu veganen, früchteorientierten Rohkost, zeigten wieder einmal, dass niemand für sich beanspruchen konnte, den »heiligen Gral der Ernährung« gefunden zu haben.

Krankheit und Tod, so scheint es, sind immer und überall. Völlig unabhängig von allen Theorien zu einem gesunden Leben, haben uns Kräfte im Griff, denen wir hilflos ausgesetzt sind. Wenn unsere inneren psychischen Strukturen uns krank haben wollen, dann gelingt es ihnen. Und sei es letztendlich dadurch, dass es uns sogar beim gesundheitssicheren Instincto noch gelingt, uns selbst derart auszutricksen, dass wir nur *glauben* instinktiv gewählt zu haben – stattdessen aber haben wir einfach versucht uns irgendwie den Bauch voll zu schlagen. Weil das Herz so weh tut ...

Irgend einen symbolischen Weg des Trostes findet die gequälte Seele immer.

Bedeuten diese ernüchternden Feststellungen den Abschied vom Glauben daran, mittels einer Ernährungsumstellung langfristig gesund bleiben zu können? Ist es nicht viel besser, einfach ein bisschen gesünder zu essen und verstärkt dafür Sorge zu tragen, eine erfüllte Beziehung zu seinem Partner zu haben, sich ein angenehmes soziales Umfeld zu schaffen, und sich mit mehr Zeit und Hingabe seiner eigenen Familie zu widmen?

Zum Teil heißt es das wohl. Aber nur zum Teil. Denn immer noch bleibt die Frage: Was kommt von was?

Kann man Probleme des Körpers mit »Glück und guter Laune« heilen?

Schützt ein rundum erfülltes Leben automatisch vor Krankheiten?

Auch vor Krebs, Diabetes und Alzheimer? Und vor Allergien?

Wo sind hier die Grenzen? Und wo sind die Grenzen der Kraft einer Ernährung?

Die instinktive Rohkost kann in diesem Fall für sich beanspruchen, dieses Durcheinander von Körper und Psyche entscheidend auseinander dividieren zu können. Gerade auch deshalb, weil viele psychischen Phänomene mitunter ganz banale körperliche Ursachen haben (maskierte Allergien). Häufig ist dies der Fall bei Depressionen, psychotischen Tendenzen und bei Neigung zu extremen Verhaltensweisen (Phobien, Aggressionen, Hysterie). Instincto entstört und beruhigt den Körper soweit, dass man in der Lage ist, wesentlich klarer zu erkennen, welche Kräfte einen heilen und welche Rahmenbedingungen immer wieder zu Erkrankungen führen (z.B. neuerdings auch Elektrosmog). Erstaunlich zuverlässig kann es mit Instincto gelingen, diejenigen Aspekte von Krankheiten in heilsamer Weise anzugehen, die ganz allein die körperliche Symptomatik betreffen. Instincto ist ein wirksamer Gesundheitsweg für die körperliche Seite unserer Existenz. Dies erklärt die großen Heilungerfolge auch bei schwersten Krankheiten.

Doch gleichzeitig deutet sich eine unüberschreitbare Grenze an. Eine Grenze, gezogen von unserer Seele. Auch wenn es also möglich ist, sich mit Instincto von einer Krebserkrankung selbst zu heilen: die Neigung zu dieser Art von Erkrankung bleibt weiterhin bestehen. Denn diese Neigung entstammt viel tieferen Gründen. Abgründen in uns. Gründen, die immer wieder einen Weg suchen werden, unsere besten Vorsätze und Überzeugungen zu unterlaufen. Gründen, die es jedem langfristig Heilsuchenden ratsam erscheinen lassen, sich neben der Ernährung und bestimmten Umweltfaktoren auch noch mit bestimmten therapeutischen Methoden auseinander zu setzen.

Die Seele gibt nicht Ruh, bis sie gehört wird.

5. Kapitel: Die Philosophie des Rohen

»Die Natur betrügt uns nie. Wir sind es immer, die uns betrügen«
- Jean J. Rosseau -

Roh oder gekocht essen ist viel mehr als nur ein Ernährungsstil. Es ist eine Entscheidung zwischen *zwei Systemen des Daseins.* Rohkost verändert nicht nur den Körper, sondern sie verändert über die neuartigen Körpererfahrungen hinweg auch die Wahrnehmungsfähigkeit und das Gefühlsleben. Und in Folge auch die innere Einstellung zu eigentlich *allem.* Indem man sich grundlegend anders ernährt, wird man ein anderer Mensch. Die folgenden Abschnitte geben einen detaillierten Einblick in die wesentlichen Unterschiede dieser beiden Weltbilder »*Roh*« und »*Gekocht*«. Sie machen deutlich, inwiefern der rohen Ernährung eine ganz eigenständige Psychologie und Philosophie innewohnen.

1. Das Normale und das Richtige

Das meiste von dem, was wir im Alltag tun, wird in Art einer stillschweigenden Übereinkunft von uns allen als *normal* angesehen: dass wir einer geregelten Arbeit nachgehen, einen festen Partner haben, eine Familie gründen, in der Freizeit einem Hobby nacheifern, gelegentlich Sport treiben, im Internet surfen und mindestens einmal im Jahr richtig Urlaub machen. *Normal* ist, was allgemein üblich ist. Das *Normale* eint die Menschen virtuell zu einer Gemeinschaft. Es ist ein Gerüst, das uns Halt gibt und Orientierung.

Als Menschen sind wir, was unser Bewusstsein angeht, in dieser Welt erstaunlich *kleinräumig* ausgerichtet: Wir haben Mühe uns Distanzen von mehr als ein paar hundert Metern wirklich vorzustellen und auch in der Einheit Zeit verlieren unsere Erinnerungen spätestens nach ein paar Tagen an Klarheit. Dazu kommt, dass nur eigene Erlebnisse wirklich Kraft in uns haben; Gelesenes und Gehörtes hingegen, uns nicht wirklich verändern – außer wir nutzen es als Hinweis zur Inszenierung eigener Erlebnisse.

Diese »Kurzsichtigkeit« in Raum und Zeit führt dazu, dass wir recht schnell vergessen, dass jenes, was wir heute als *normal* ansehen, genau das vor vielen Jahren noch nicht war. Um in dieser Welt des Wandels emotional klar zu kommen, ebnen wir die erlebten Neuerungen mittels Gewohnheiten schnell zu Üblichkeiten ein.

»Man gewöhnt sich an alles!«, ist der Bannspruch der Normalität.

Was uns vor zehn oder zwanzig Jahren noch große Sorgen bereitet hätte, nehmen wir heute unaufgeregt als Gegebenheit hin. So wird die Kluft zwischen den Generationen immer größer. Und so vollzieht sich auch in aller Heimlichkeit der Prozess unserer zunehmenden Entfremdung: Es ist normal, dass das Leben eher mühsam ist. Es ist normal, dass alles immer teurer wird. Es ist normal, dass Computer und Handys in unserem Alltag wichtig sind. Es ist normal, dass immer mehr Kinder eine Brille benötigen. Es ist normal, dass gegen immer mehr Krankheiten geimpft wird. Es ist normal, dass man immer allergischer wird und es ist ebenfalls normal, dass wir alles essen, was die Nahrungsmittelindustrie uns in die Regale der Supermärkte stellt.

Heute protestieren wir noch ein wenig beim Thema *Gen-Food*. Aber schon in einigen Jahren werden wir alle diese Produkte essen, als wären sie das Normalste der Welt.

Weil sie es dann nämlich sind. Natürlich werden neue Krankheiten und neue Allergien auftauchen. Aber auch die werden dann schon bald als normal angesehen werden. Denn wir werden ja, weil es normal ist, dann die ebenfalls neuen Medikamente nehmen.

So geht es weiter und weiter.

Wie ein verhüllendes Tuch legt sich die Normalität über alle neuen Dinge und Meinungen. Und ebnet die Wirklichkeit darunter ein zu einer für uns leicht überschaubaren Fläche.

Neurophysiologisch betrachtet kann man sagen: Normalität ist die gelebte Ökonomie unseres auf Reizminimierung ausgerichteten Gehirns. Oder kurz: Denken strengt das Gehirn an. Rumreklamieren umso mehr. »Gewohnheiten« und »Normalitäten« sind besonders energiesparende Eigenarten und biologisch betrachtet für uns von Vorteil.

Besonders interessant ist der Begriff der Normalität im Bereich der Gesundheit. Man sollte meinen, *Gesundheit* sei eindeutig und klar definiert. Eigentlich ist sie das auch. Aber *normal* ist ganz etwas anderes: Es ist normal eine Grippe zu erwischen, es ist normal ab und zu erkältet zu sein, es ist normal Karies zu haben und unter Migräne, Kopfschmerzen und Heuschnupfen zu leiden. Es ist normal, im Alter gekrümmt zu gehen und generell schwach und gebrechlich zu werden. Trotz all dieser Beschwerden würden wir immer und jederzeit von uns sagen »Eigentlich bin ich gesund!«. Und ein Arzt gäbe uns auf jeden Fall recht.

Ähnlich sieht es aus bei Schwangerschaft und Geburt. Stundenlange Wehen, Frühgeburten, Steisslagen und Kaiserschnitte nimmt man heute als Gegebenheiten hin. Dabei sind diese *Geburtskomplikationen*, genau betrachtet, alles andere als normal.

Gewohnheiten ebenen unser Gefühl für das ein, was richtig ist. Was üblich ist, wird zwar *Norm* und *Orientierung*. Aber damit ist es nicht automatisch auch richtig. *Richtig* kann nur jenes sein, wonach man sich stets zuverlässig richten kann. Etwas, das Bestand hat und Dauer. Etwas, das *gilt*. Auch über die Zeit und ihre Moden hinweg. Das Richtige ist stets unabhängig von einer aktuellen Normalität. Es lässt sich nicht verhüllen. Und idealerweise sollte doch eigentlich das Richtige das Normale sein.

Was heißt es also wirklich, *gesund* zu sein?

Was ist wirklich gut für uns und unser Leben?

Was ist das Richtige für uns?

Was wäre wirklich *normal*?

Aufgrund der vielen Erkenntnisse, die sich im Rahmen der instinktiven Rohkost ergeben haben, kommt man bei diesen Fragen zu einer Reihe erschütternder Antworten. Es sind fundamentale und teilweise auch endgültige Antworten. Instincto ist außerordentlich bewusstseinserweiternd im Sinne einer unmissverständlichen Klarheit bezüglich unserer inneren Naturgesetze. Halten wir uns an diese, ist alles gut. Missachten wir sie, handeln wir uns einen Haufen Probleme ein. Und missachten wir sie immer stärker und über die nächsten Generationen hinweg, werden die Folgen letztendlich dazu führen, dass der moderne Mensch als Phänomen womöglich ausstirbt. Einfach deshalb, weil er sich zu weit außerhalb des natürlichen Gefüges der Welt aufhalten wollte.

In uns angelegt ist es, ein *Naturwesen* zu sein. Unser Körper entstammt der Natur. Und er geht nach unserem Tod wieder in diese ein. Einen Leib, einen lebendigen, beseelten Körper haben, heißt: *selbst Natur sein.* Alle biologischen Vorgänge in uns spiegeln unsere Naturhaftigkeit wieder. Um diesen Massstab zu begreifen, sollte man sich einmal vollständig entkleidet vor einen großen Spiegel stellen und sich aufmerksam betrachten: Gliedmassen, Haut, Augen, Atmung, Lidreflex – alles *organisch*, alles Materialien und Vorgänge, wie sie auch bei den Tieren zu finden sind. Wir sind nackt geboren worden und unter all unseren Hüllen bleiben wir nackt bis zum Tode. Nackt und naturhaft. Es ist daher logisch zwingend, dass die *richtige* Ernährung für uns nur eine maximal naturbezogene Ernährung sein kann. Wenn man einmal von dem spirituellen Konzept der Lichtnahrung (s. I/4.2) absieht, käme, was die Forderung nach maximaler Naturbezogenheit angeht, nur noch eine rohe und nach Möglichkeit instinktive Ernährung für den Menschen in Frage. Auch wenn diese nicht üblich ist, nicht normal im Sinne von verbreitet, so wäre sie doch genau das *Richtige* für uns.

Was geschähe mit uns, würden wir uns künftig von Geburt weg danach richten?

Würden wir uns, über Generationen hinweg, wieder allmählich zurück entwickeln zu Tieren? Würden Bewusstsein und Gedanken wieder verschwinden – im Tausch gegen eine Menge Haarwuchs?

Oder würde eine neue Gattung Mensch entstehen, ein Lebewesen, das sich in wohlwollender Weise seines Tierkörpers annimmt und sich mit seinem Bewusstsein und seiner vielen empfindsamen Sinne zu einem wirklichen *Homo sapiens sapiens* entwickelt, einem, wie es übersetzt bedeutet: *weisen, weisen Menschen*?

Diese Fragen werden vermutlich niemals beantwortet werden. Es gibt (leider) nur sehr wenige Familien, die diesen extremen Weg der Rohkosternährung beschreiten. Wie schon erwähnt, ließen die Vorfälle auf Montrâme die Instincto-Szene dafür zu nachhaltig in Verruf geraten. Auch die Schwierigkeit, sich kostengünstig mit wirklich brauchbaren rohen Produkten zu versorgen, und das immerwährende Problem, sich als völliger Aussenseiter in einer nahezu *diametral entgegengesetzt* lebenden Gesellschaft behaupten zu müssen, auf die man aber seit seiner Geburt geprägt wurde und die man nun, entgegen seiner *inneren Treue,* verleugnen und verneinen muss, diese Hürden werden auch zukünftig Instincto zu kaum mehr als einer exotischen Randerscheinung machen. Instincto-Kinder einer zweiten, dritten oder weiteren Generationen sind daher kaum zu erwarten.

Dabei sind die Beobachtungen, die man an den schon existierenden Instincto-Kindern der ersten Generation machen konnte, bzw. kann, äusserst bemerkenswert.

Verständlicherweise beeinflusst eine Ernährung, die von Geburt an so erfolgt, wie es genetisch in uns programmiert ist, in nachhaltiger Weise die psychischen Strukturen des betreffenden Menschen: Von Geburt an in völliger Freiheit sein Essen mittels Geruch selbst wählen zu dürfen und zu erleben, *dass Essen nur gut tut*, sind Ereignisse, die prägend und wegweisend sind für ein ganz neues Verständnis der Begriffe Vertrauen, Geborgenheit, Sicherheit, Autonomie, Freiheit, Gesundheit und Liebe. Instincto weist diesen fundamentalen Begriffen eine neue Bedeutung zu.

Es ist daher angemessen von einer eigenständigen *Psychologie des Rohen* zu sprechen. Einer Psychologie, die sich »nur« auf der Tatsache einer frühkindlichen, genetisch angepassten Ernährung gründet. Aber die gerade deshalb zeigt, *wie* bedeutsam und folgereich es ist, mit welcher Nahrung wir von Geburt an aufgezogen werden. Es ist eben nicht *normal*, mit denaturiertem Essen groß zu werden – auch wenn es so üblich ist. Die Beobachtungen bei Instincto-Kindern liefern ein gänzlich anderes Bild von dem, was normal ist. Denn die *Normen der Natur* sind unzweifelhaft jeder *kulturellen Norm* überlegen.

Im folgenden Abschnitt werden nun die wesentlichen Merkmale dieser neuen Psychologie vorgestellt.

2. Das Gute und das Schlechte

Zum Auftakt ein kleines Gedankenspiel. Versuchen Sie sich einmal vorzustellen, sie selbst würden mit dieser seltsamen Instincto-Ernährung groß werden: Sie sitzen als ein wenige Wochen junges Baby auf dem Schoss der Mutter im Kreise der Familie, an einem mit lauter rohen Nahrungsmitteln reich gedeckten Tisch. Sie schauen. Hören. Riechen. Allerlei Düfte liegen in der Luft ...

Stellen Sie sich nun vor, man würde Sie einfach *lassen*. Sie dürfen sich Ihren Wahrnehmungen und Regungen hingeben, die *einfach passieren*. Die Mutter holt einige Dinge näher heran und riecht an diesen. Sie wenden sich hin, strecken sich: da duftet etwas so anziehend, dass Sie sich von ganz allein bewegen. Die Mutter bemerkt dies und reicht Ihnen, was sie selbst gerade in der Hand hält. Es wird Ihnen nicht vorenthalten. Sie greifen, halten fest, bringen es zum Mund. Niemand stellt sich zwischen Sie und dem, was Sie bewegt. Man vertraut Ihnen. Man ist sicher, dass das, was Sie für sich gewählt haben, genau das Richtige ist. Niemand hat Angst. Niemand macht sich Sorgen. Niemand hält Sie ab. *Niemand weiss etwas besser.* Die Menschen in Ihrer Nähe lassen sie Ihre Bewegungen zu den Dingen tun. Man vertraut Ihren instinktiven Regungen. Alles fühlt sich gut an.

Wenn Sie in dieser Weise groß werden, passiert etwas ganz entscheidendes: Sie lernen, dass Sie sich selbst *vertrauen* dürfen. Sie lernen, dass es *in Ordnung ist,* was sie für sich gewählt haben. Und sie lernen, dass dies auch für die Menschen ihrer unmittelbaren Umgebung in Ordnung ist. Sie haben gelernt, sich selbst und anderen zu vertrauen.

Dieses über das Essen erworbene *Vertrauen in Bewegung und Wahl,* ist ein außerordentlicher Grad existenzieller Sicherheit.

Neben der Muttermilch wählen Instincto-Babys manchmal »grausige« Dinge, die sie im Umfeld der Eltern strukturell und geruchlich wahrnehmen. Sie begehren rohes, blutiges Fleisch, an dem sie dann minutenlang herum nuckeln oder rohen Fisch. Oder Früchte, die für andere nur höllisch stinken. Manchmal muss die Mutter einiges (z.B. Gemüse und Nüsse) für das Baby vorkauen, womit Instincto tatsächlich sehr ursprünglich erscheint. Aber egal was es ist, egal wie schrecklich etwas von diesen rohen Sachen für einen Aussenstehenden aussieht oder riecht: Die Instincto-Eltern *lassen es zu*. Denn sie haben ja selbst erfahren, dass man den eigenen Impulsen vertrauen darf.

In dem »normalen« System der Kochkost läuft diese Prägungszeit in der Regel ganz anders ab: *Die Eltern entscheiden, was für das Kind gut ist*. Neben der Muttermilch bekommt das Baby bald schon artfremde Kuhmilch und denaturierte Breimahlzeiten. Rohes gibt es so gut wie gar nicht. Denn Rohkost gilt offiziell ja als schwer verdaulich. Also nicht gut geeignet für die »zarten Knuddel«. Eine rohe Kinderernährung würde voraussetzen, dass die Mutter selbst roh isst, denn sie müsste regelmässig härtere Pflanzenteile vorkauen, oder zumindest rohe Gemüsebreis mit dem Mixer herstellen (sortenrein und ohne Zusätze versteht sich). Aber ohne ein Wissen um die Mechanismen des Instinktes, stände man den Ablehnungsreaktionen des Babys hilflos gegenüber und würde schnell wieder vom natürlichen Weg abweichen. Sich für eine rohe Kinderernährung zu entscheiden, erfordert harte Nerven, sehr viel Eigenerfahrung im Vorfeld, eine genügend große Nahrungsauswahl und die Fähigkeit zu tabulosen, unkonventionellen Entscheidungen. Diesen Weg einzuschlagen, trauen sich verständlicherweise die wenigsten. Die Mehrheit der Kinder wird mit den üblichen Standardmethoden ernährt und erzogen. Die Folgen dieser *manipulativen Ernährungsstruktur* sind für das Kind bekanntermassen hart: Verdauungsprobleme. Schmerzen. Krankheiten.

Da das Baby nicht weiss wie ihm geschieht, äussert es sich auf die einzige Weise, die ihm zur Verfügung steht: Schreien, Weinen, Sabbern, Sich-winden, Strampeln, Schlagen. So wie es ein Erwachsener auch tun würde bei einer Folterung.

»Folterung« mag in diesem Zusammenhang masslos überzogen klingen – doch mit gekochter Nahrung groß werden, ist für ein Kind im allgemeinen tatsächlich eine orale, physiologische und psychische Vergewaltigung. Die instinktiven Impulse werden nicht erkannt und daher ständig übergangen. In diesem gewaltigen Durcheinander herrschen für das Kind daher die Erfahrungsmuster Schmerz, Verwirrung und Angst vor. Die Umwelt wird als bedrohlich erlebt. Der eigene Körper wird erlebt als Hort des Unwohlseins. Besonders fatal: In den ersten Lebensmonaten gibt es im Bewusstsein des Säuglings noch keine Trennung zwischen Innenwelt, Aussenwelt und Mutter. Erlebnisse finden unmittelbar und gesamthaft auf existenzieller Ebene statt und sind daher *systemformend*. Die Erlebniswelt eines Säuglings zu dieser Zeit ist vergleichbar mit dem, was man als erwachsener Mensch in Form eines *Körpertraums* (s. II/4.5) erleben kann: Bilder, Gefühle und immunologische Zustände verschmelzen zu einer komplexen Erfahrungseinheit.

Für den Säugling bewirkt die denaturierte Nahrung *Verwirrung* und *Desorientierung* unmittelbar auf physiologisch-neurophysiologischer Ebene.

Yashila erlebte diese erschütternde Veränderung, die sich einstellt, wenn ein Baby neben dem Stillen ab einem bestimmten Zeitpunkt plötzlich auch gekochte Nahrung bekommt, während der regelmässigen Betreuung eines Kindes. Sie schrieb mir dazu:

»Meine Freundin Fransceca* bekam ihr erstes Kind, einen Jungen. Regelmässig ging ich auf Besuch, hielt den kleinen Michael* im Arm und war berührt vom Glanz, der ihn umgab, von seiner Zartheit und von seinen Augen, die weit, ruhig und offen die ganze Welt in sich hineinfallen ließen. Dann sah ich Michael für längere Zeit nicht mehr. Als ich ihn wieder traf, erschrak ich bis ins Innerste: *»Was haben Sie nur mit Dir gemacht?«* war mein erster Gedanke. Der ganze Zauber seiner Ausstrahlung war verschwunden. Sein Gesicht war aufgedunsen, regelrecht entstellt, sein Blick glasig und abwesend. Unzufrieden, brach er ständig in Tränen aus und hatte Wutanfälle. Im Laufe der folgenden Stunden erfuhr ich, dass seine Mutter vor kurzem mit Zufüttern angefangen hatte. Diese Mahlzeiten waren ein Durcheinander aus Geschrei, spucken, überlisten, verweigern, weinen, reinstopfen, schimpfen ... Unterdessen ist Michael fünf Jahre alt. Nach vielen schmerzhaften Erkrankungen (Mittelohrentzündungen) toleriert sein Körper das gekochte Essen offenbar einigermassen. Der Ausdruck in seinem Gesicht hat sich beruhigt – der Zauber der Anfangszeit jedoch, scheint für immer verloren. Geblieben sind eine große Unruhe und immer wieder schwierige Situationen während und nach den Mahlzeiten« (*Namen geändert).

Eine besonders tragische Verwirrung entsteht dadurch, dass die liebende Mutter etwas gibt, was dem Kind reell *weh* tut. Etwas, das ihm körperlich schadet. Damit lernt das Kind unbewusst, dass Liebe und Schmerz untrennbar miteinander verbunden sind. Da der drohende Verlust der Mutterliebe in dieser Zeit dringend notwendiger Geborgenheit am schwersten wiegt – schwerer noch als das eigene Leben – schluckt das Kind schließlich *gegen seinen Instinkt* alles herunter, was man ihm in den Mund steckt. Hierbei lernt es folgendes: *Meine Impulse sind falsch. Die Regungen in mir sind gefährlich. Ich bin falsch. Ich bin schlecht.*

Kinder, die in dieser frühen Zeit der erzwungenen Anpassung an das gekochte Essen dem Schlucken kaum Widerstand entgegensetzen, haben auch später weniger Mühe sich in der Gesellschaft einzugliedern. Sie nehmen, wie es kommt. Ihre primäre Erfahrung ist: *Ich schlucke.*. Kinder hingegen, die in dieser Prägungszeit permanent Schwierigkeiten haben, bestimmte Nahrungsmittel zu sich zu nehmen, die vieles sofort ausspucken, schnell schreien und vehement Widerstand zeigen (z.B. weil sie unerkannt allergisch sind), diese Kinder werden eher sehr wachsame, kritische und später auch vergleichsweise weniger angepasste Erwachsene. Oder Erwachsene, die unsicher und hoch sensibel in Bezug auf viele Einflüsse von aussen sind. Menschen, denen es wahrsten Sinne des Wortes nicht gelingt, *alles zu schlucken.* Denn schon ihre primäre Erfahrung war: *Ich kann es nicht schlucken.*

Zwischen den Personen dieser beiden Gruppen besteht im Erwachsenenalter eine diffizile Grenze im gegenseitigen Dialog. Zu unterschiedlich sind die tief eingeprägten Erfahrungsmuster. Beide Personentypen gestalten ihren Freundeskreis unbewusst aus Ihresgleichen, und am Arbeitsplatz entstehen schnell Schwierigkeiten, weil Menschen mit diesen unvereinbaren Orientierungsmustern und Grundhaltungen miteinander kommunizieren müssen. Und sich an den immer wieder gleichen Missverständnissen aufreiben.

Typ / Merkmale	Kochkost-Kind Typ A (geringer Schluckwiderstand)	Kochkost-Kind Typ B (hoher Schluckwiderstand)	Instincto-Kind
Verhalten bei Nahrungsaufnahme	Nur geringe Schwierigkeiten Wenig Weinen und Schreien	Sehr gegensätzlich Nur einiges wird akzeptiert. Anderes vehement nicht Verstärktes Weinen und Schreien	Offen und zielgerichtet
Körperreaktionen bei Nahrungsaufnahme	Häufiges Unwohlsein Kinderkrankheiten Allergien (eher maskierter Typus)	Häufiges Unwohlsein Kinderkrankheiten Allergien (eher offener Typus) Auffällige Neigung zu Nahrungsmittelunverträglichkeiten	Wohlsein Gesundheit
Körperbild (Phänotyp)	Neigung zu erhöhtem Körpergewicht Festere Haut Tendenz zur Asymmetrie im Erscheinungsbild	Schwankungen beim Körpergewicht Dünnere Haut Tendenz zur Asymmetrie im Erscheinungsbild	Angemessenes Körpergewicht Geringere Körpergrössere als der Durchschnitt Tendenz zur Symmetrie
Verhältnis zum eigenen Körper	Befremdung Abgespaltenheit Verdrängung	Befremdung Bedrohliches Objekt Aufdringliches Objekt	Leichtigkeit Unauffälligkeit (körperliche Vorgänge finden unmerklich im Hintergrund statt)
Verhältnis zu den eigenen Impulsen (Erwachsenenalter)	Unterdrückung Stärkere Verheimlichung Leugnung Neigung zu sozial legitimen Abreaktionen (Feste etc.)	Unterdrückung Neugier, Erforschung Neigung zu speziellen Erfahrungen (Extremsport, Psychodrogen u.a)	Akzeptanz

Urverhältnis zur Natur	Abspaltung Befremdung Wenig Sehnsüchte Praktischer Umgang mit der Natur	Abspaltung Befremdung Neugier und Sehnsucht Spiritueller Bezug zur Natur	Positiv, wohlwollend. Respektvoll
Urerfahrung mit der Nahrung	Schmerz und Verwirrung (Schmeckt gut, tut aber nicht gut) Angst	Schmerz und Verwirrung (schmeckt gut, tut aber nicht gut) Angst	Wohltuend Einheitlich (schmeckt gut, tut gut)
Leitsätze (Prägungen)	Ich brauche Schutz Ich brauche Hilfe Ich nehme wie es kommt Ich bin schlecht Die anderen haben recht Ich habe zu wenig Ich vertraue nicht	Ich brauche Schutz Ich will nicht Ich widerstehe Ich bin falsch Ich habe recht Ich habe zu wenig Ich vertraue nicht	Ich bin gut Es ist gut Es ist wie es ist Du bist gut Du hast auch recht Ich habe genug Ich vertraue
Grundhaltungen (Erwachsenenalter)	Ich sorge mich nicht um mich (Gesundheit wird eher nicht thematisiert) Was heute gut ist, wird auch morgen gut sein Kritiklose Medikamenteneinnahme	Ich muss besser für mich sorgen (Gesundheit wird verstärkt thematisiert) Was heute gut ist, soll auch morgen gut sein Kritische Medikamenteneinnahme Alternative Heilungsformen werden Bevorzugt	Ich schaue für mich (Zusammenhänge von Nahrung und Gesundheit sind voll bewusst und verankert) Es ist gut, was im Moment gut ist
Orientierungen Ziele Tendenzen (Erwachsenenalter)	Angepasstes und abgesichertes Leben in der Gesellschaft Geringer Expansionsdrang Masslosigkeit und Suchtverhalten durchschnittlich ausgeprägt	Hohe Beweglichkeit und viele Veränderungskrisen Anpassungsschwierigkeiten Suche nach Stabilität Masslosigkeit und Suchtverhalten eher überdurchschnittlich ausgeprägt	Leben mit den natürlichen Begabungen Eigenständigkeit Mass und Begrenzung

Abb. 2: Unterschiede Kochkost-Kind/ Instincto-Kind

So entscheidend kann es sein, was wir in der Kindheit mittels der Nahrungsaufnahme »nebenbei« gelernt haben.

Noch einmal: Dieses frühe Lernen in der Säuglingszeit hat nichts mit dem zu tun, was wir üblicherweise als Lernen in der Schule oder später im Alltag kennen. Lernen in den ersten Lebensmonaten geschieht jenseits von Sprache und Intellekt. Vielmehr werden Erlebnisse direkt neurophysiologisch und körperlich abgespeichert. Wir *werden* sozusagen das Erlebte. Es formt unser Gehirn, eicht unseren Körper, strukturiert unsere Handlungsmuster und erschafft unsere Präsenz in der Welt. Lernen in der Prägungsphase ist biologisches Lernen.

Grundsätzlich führen diese besonderen Prägungen, denen das Kind im Kochkost-System unterworfen ist, zu einer disautonomen Haltung im Leben, besonders dann, wenn es um den eigenen Körper, den Bezug zu diesem und um die eigene Gesundheit geht: *Die anderen haben recht. Ich kann mir nicht vertrauen. Ich brauche Hilfe.* Auf einer noch tieferen Ebene vollzieht sich eine Abspaltung von unserer Urbindung an die Natur: *Draußen ist es gefährlich. Der Feind kommt von aussen. Ich brauche Schutz* (s. Abb. 2 u.3).

So bleibt dem gekocht ernährten Kind nur die enge Bindung an die kulturelle Welt, in die es hinein erzogen wird. Da auf existenzieller Ebene die Geborgenheit im Natürlichen traumatisch unterbunden wurde, wird es der Natur künftig in Form von Angst und der Zivilisation in Form von Anhänglichkeit begegnen. Diese tief eingeprägte Urerfahrung ist die Wurzel der Religiosität und die Wurzel der Furcht vor dem Schicksal.

Das Instincto-Kind hingegen lernt, dass die Natur »gut« ist: *Das Essen tut gut. Ich kann mir vertrauen. Ich bin gut. Es ist richtig, wie es ist.* Die permanente Erfahrung, dass an einem Tag dieses und an einem anderen Tag etwas anderes gut riecht und schmeckt, verknüpft diese Haltung des Vertrauens mit dem Erlebnis der *Wandelbarkeit der Dinge.* Es ist, wie es ist. Die Dinge nehmen ihren Lauf. Alles ist im Fluss.

Instincto-Kinder erleben die Ernährung als Teil ihrer natürlichen Körperprozesse. So müssen sie, im Gegensatz zum Kind der Kochkost-Gesellschaft, am Essen nicht in symbolischer Weise festhalten. Denn die gekochte Ernährung bewirkt durch die spezielle Prägung auf die von den Eltern verordneten Nahrungsmittel, sowie den begleitenden Suchtmechanismen, eine spätere Hinwendung zum Essen in Form von Leibspeisen (Bevorzugung von immer dem Gleichen, weil dieses zuverlässig gut schmeckt), Trostmahlzeiten (»Ich gönne mir was, egal ob es körperlich schadet!«) und tendenzieller Masslosigkeit (»Man gönnt sich ja sonst nichts!«).

Das gekocht ernährte Kind wird von Beginn an in seiner Impulshaftigkeit und Instinktivität geblockt und verwirrt.

Es strebt daher sowohl beim Essen, wie auch in der Begegnung mit der Welt, zu maximaler Sicherheit und zu einer Wiederholbarkeit der als »gut« eingeprägten Erlebnisse (»Was gestern gut war, ist auch heute gut.«)

Das roh ernährte Kind hingegen macht die Erfahrung, dass die einzige real existierende Sicherheit, die *Wandelbarkeit der Dinge* ist. Es selbst eingeschlossen. Denn schon über die Ernährung lernt es, dass nicht vorhersehbar ist, was an einem bestimmten Tag schmecken wird (»Was gestern gut war, muss nicht auch heute gut sein«)

Im Kochkost-System ist »Sicherheit« ein Konstrukt, das unter erheblichem Aufwand (Materialismus) aufrechterhalten wird.

Im Rohkost-System ist Sicherheit eine *lebendige Erfahrung*.

Während das gekocht ernährte Kind Schritt für Schritt quasi die Ausweisung aus dem Paradies erlebt, erfährt das Instincto-Kind, dass es das Paradies *in sich trägt*. Nämlich in Form einer Urverbundenheit gegenüber der Natur und den Normen der Natur. Diese hier vorgestellte systemische Diversität ist der herkömmlichen Psychologie völlig unbekannt. Die Psychologie des Rohen ist geprägt von Genuss, Vertrauen, Autonomie, Flexibilität und Unschuld. Die Psychologie des Gekochten ist geprägt von Urangst, Abhängigkeit, Erstarrung und Schuldgefühlen.

In den beiden Systemen (s. Abb. 3) sind auch unterschiedliche politische und soziale Komponenten erkennbar: Während das Rohkost-Kind erlebt, dass Ernährung Gelassenheit und Friedfertigkeit in sich birgt, hat das Kochkost-Kind von Beginn an eher Stress und Angst. Denn zusätzlich zu dem Verlust der Sicherheit in die Instinkte, wirken sich auch noch die zahlreichen Schadstoffe des Essens störend auf das Nervensystem aus (s. II/5.4). Nicht selten glauben Mütter, ihr Kind sei irgendwie »böse«. Das, was es tut, tue es mit Heimtücke und Absicht. Es sei schlau und plage gern. Dabei ist dieses undurchsichtige Verhalten des Kindes vor allem eine Folge der großen Menge an tiefgreifenden Unstimmigkeiten, mit denen es sich abfinden muss, auf die es sich einstellen muss, um am Leben zu bleiben. Der primäre Leitsatz des gekocht ernährten Kindes lautet: *Ich brauche Schutz.*

Der primäre Leitsatz des Instincto-Kindes lautet: *Ich vertraue mir und dem Leben.*

Diese Prägungen sind fundamental.

System / Merkmal	Kochkost	Rohkost
Wirkung der Nahrung (Stoffwechsel)	Belastung Vergiftung Degeneration	Entlastung Entgiftung Regeneration
Wirkung der Nahrung (Gefühle und Verhalten)	Unruhe Triebhaftigkeit Überreaktionen Abreaktionen Dumpfheit Sucht	Ruhe Gelassenheit Entspanntheit Freundlichkeit Leichtigkeit Genuss
Wirkung der Nahrung (Gedanken)	Wiederholung Unordnung Fixierung Erstarrung	Befriedung Konzentriertheit Orientierung Beweglichkeit
Attribute	Dichte Glühen Klebrigkeit Verhüllung	Durchlässigkeit »Glitzern« Lockerheit Enthüllung
Affirmationen	Es reicht nicht Alles ist machbar Ich will	Es ist genügend Es muss nicht alles sein Es will

Abb. 3 : Grundmerkmale der Systeme Rohkost und Gekocht

Im ersten Fall führen sie dazu, dass man ein Leben lang »Schutzhüllen« braucht und den Wert seines Lebens an diesen bemisst: Kleidung, Wohnungen, Städte, Autos, Konventionen, Regeln und Ideologien. Abgrenzungen gegen die Natur. Gegen die Natur um einen herum und gegen das Naturhafte in einem selbst. Hierin gründet sich auch die Fähigkeit unsere Umwelt gedankenlos zu schädigen und zu zerstören. Wie soll man auch etwas schützen können, wozu man tief innen keinen Bezug, ja, wovor man unbewusst sogar *Angst* hat?

Im anderen Fall führen die Prägungen dazu, dass man darauf vertraut, dass auch andere Menschen für sich Sorge tragen können. Man lernt, dass der eigene Instinkt nur für einen selbst gilt. Andere Menschen haben ihren jeweils eigenen Instinkt: *Was für mich gut ist, muss nicht auch für dich gut sein.* Jeder weiss für sich selbst, was gut ist. Jeder kann für sich selbst sorgen. Damit ist für alle gesorgt.

Diese Art von Autonomie ist kein Egoismus. Egoismus beeinhaltet Neid, Missgunst und latentes Misstrauen. Hinter Egoismus steckt die Angst, *zu wenig zu haben.* Egoismus ist eine *Paranoia der Unsicherheit.* Das Rohe System ist viel eher geprägt von dem Erkennen, dass jeder anders ist und dass dies in Ordnung ist. Durch das Begreifen, dass die Natur sowohl in einer individuellen, wie auch in einer allgemeinen Weise wirkt, sind Frieden und Toleranz schon in ihrer Grundform angelegt.

Inwiefern diese hier beschriebenen psychischen und sozialen Grundmuster bei einem Instincto-Kind später zu einem tragfähigen Verhalten führen, ist natürlich nicht absehbar. Dafür spielen die Einflüsse aus dem direkten Umfeld (Verhalten der Eltern, soziales Umfeld, Kontakte zu kochenden Personen) eine zu erhebliche Rolle.

Es wird sehr spannend sein zu verfolgen, was aus diesen *rohen* Kindern der ersten Instincto-Generation einmal wird.

3. Heimat und Fremde

Instincto ist echtes Neuland. Zum ersten Mal seit fast einer Million Jahren wagen es einige wenige Menschen wieder, so zu essen, wie es gemäß unserer biologischen Ausstattung in uns angelegt ist. Epigenetische Untersuchungen zeigten jüngst, dass eine Umstellung auf eine generell gesunde Lebensweise und insbesondere eine deutlich bessere Ernährung, zu ganz anderen Aktivitäten im Bereich der DNA (Erbgut-Strang) führen können: es werden bestimmte neue Gene abgelesen und andere, vormals aktive, werden übergangen. Die Art wie wir leben, spiegelt sich also in den Vorgängen unseres Erbguts wieder.

Weiterhin ist in der Genetik seit geraumer Zeit bekannt, dass nur etwa 5 % unserer DNA für unser Leben benötigt werden. Ein weiterer kleiner Teil wird, so vermuten Forscher, für Reparaturaufgaben notfallmässig verwendet. Doch der überwiegende Rest der Gene liegt quasi brach. Ihre Funktionsweise und ihr Sinn liegen im Dunkeln. Man gab diesem »genetischen Brachland« die Bezeichnung »Junk-DNA«, übersetzt »Müll-DNA«, in der Annahme, es wäre ein Endlager uralter Programme aus der Geschichte der Evolution. Doch ist die Natur in der Regel alles andere als sinnlos verschwenderisch. Unter Berücksichtigung der epigenetischen Entdeckung *variabler Genaktivitäten*, befindet sich in diesen Genreserven vielleicht der Schlüssel zu unserem tierischen Erbe und zu den vielen faszinierenden Fähigkeiten, die wir auf dem Weg zum modernen Menschen erst vernachlässig und dann verloren haben. Möglicherweise liegt genau dort der Schlüssel unserer wahren Natur.

Da wir den Großteil dieser »Natur« in unserem zivilisierten Leben weggesperrt, verdrängt und uns abgesprochen haben, verwundert es nicht, dass auch der Großteil unserer Gene einen offensichtlichen »Dornröschen-Schlaf« hält. Ist dieses *Fremde*, dieser unbekannte Abschnitt in unserem Erbgut, womöglich der genetische Abdruck unserer Heimat?

Überhaupt: Wo eigentlich ist die Heimat des Lebewesens Mensch?

Und: Was könnte der tiefere Sinn seines Lebens sein?

Schon die Frage nach einem Sinn des Lebens zeigt, dass der denkende Mensch von einem größeren Sinnzusammenhang ausgeschlossen ist. Indem er diese Frage stellt, ist er *draußen*.

Während Naturvölker sich in nur geringem Masse von ihrer natürlichen Umwelt abgrenzen und auch der Begriff *Individualität* für sie praktisch bedeutungslos ist, versucht der zivilisierte Mensch gleichzeitig extrem individuell und sozial integriert zu leben. Diese beiden Ausrichtungen menschlichen Daseins scheinen jedoch kaum miteinander vereinbar zu sein. Und: Je polarisierter wir in dieser Hinsicht leben, umso stärker sind die Kräfte, die an uns zerren.

Unentwegt versuchen wir unser alltägliches Leben in ein harmonisches Gleichgewicht zu bringen, aber auffallend häufig kommt uns etwas dazwischen: Krankheiten, Scheidungen, Schwierigkeiten mit den Kollegen, dem Chef oder den Nachbarn. Dazu politische und ökonomische Widrigkeiten, die immer wieder auch unser Privatleben erschwerend beeinflussen. Es scheint ganz so, als ob irgendeine Macht ständig versuchen würde Unfrieden und Störung zu bringen, kaum hat man sich einmal irgendwie eingerichtet.

Die Suche nach einem inneren Halt ist daher in einer Gesellschaft, der man zwar angehört, der man aber, aufgrund ihrer Größe und dem Problem der Individualität, nicht wirklich zugehörig ist, ein typisches Begleitphänomen. Seit Jahrzehnten boomen fernöstliche Philosophien, alternative Religionen und esoterische Vereinigungen, zieht es Menschen hin zu Sekten und sinnstiftenden Gruppierungen oder zu tagelangen Visionssuchen in der Wildnis.

Aber auch hin zu Drogenkonsum, Computerspielen und dekadent anmutenden Veranstaltungen. Die Spannbreite an Betäubung durch Unterhaltung ist in der heutigen Zeit geradezu gigantisch. Die Suche nach Sinn und Heimat zieht sich quer durch alle Facetten der Gesellschaft. Obwohl wir in unserem Alltag eigentlich so leben, als hätten wir ein *Zuhause* – wir scheinen uns darin nicht wirklich geborgen zu fühlen. Wir leben genährt und versorgt. Wir leben individuell und abwechslungsreich. Wir leben unterhalten und abgesichert. Aber wir leben, in einem tieferen philosophischen Sinn, nicht *geborgen*.

Diese ständige Fluchttendenz heraus aus dem, was ist und hin zu etwas, das neu und anders ist, ist die Essenz dessen, was wir als

Fortschritt bezeichnen: Es muss besser werden. Das was ist, reicht nicht. Genug kann nicht genügen. Fortschritt ist gewissermassen die großräumige Umsetzung unserer inneren Prägung auf die gekochte Ernährungsweise: Was wir essen, ist nicht für uns gedacht – wie wir leben, ist nicht für uns gemacht.

Das System der Kochkost ist im Kern ein System der Heimatlosigkeit.

Insofern »schicken« uns Selbsterhaltungstrieb und Umweltinstinkt zurecht immer weiter. Irgendwann müssen wir ja endlich einmal das Paradies auf Erden erreicht haben. Irgendwann müssen doch endlich einmal Gesundheit, Freude und Harmonie herrschen ...

Natürlich, in der Natur ist die Idee von einem Gleichgewicht sinnlos. Die Natur ist ein System der Wandlung. Immer im Fluss, immer in Veränderung. Dieses Gleichgewicht, welches wir in der Kochkost-Gesellschaft hintergründig anstreben, ist eine unbewusste, archaische Erinnerung an das, was man als *lebendige Homöostase* bezeichnen kann: Der Zustand wenn man selbst *im Fluss* ist. Ein instinktives Leben ist ein Leben in einem *Fließgleichgewicht.* Indem man sich der inneren Natur und seinen unbekannten Abläufen in gefühlter Weise hingibt, hat man trotz aller Wandlungen stets in sich Halt und die Gewissheit einer Heimat.

Die meisten Naturvölker kommen, obwohl auch sie einen gewissen Teil ihrer Nahrung gekocht verzehren, diesem Fließgleichgewicht schon sehr nah. Durch die Tatsache, dass sie sich rund um die Uhr draußen aufhalten (zumindest sehr viel weniger geschützt als der zivilisierte Mensch), ihre Nahrung unmittelbar aus ihrer Umgebung beziehen und in ihren Mythologien und Riten ihr erkanntes »Eingebettet-Sein in etwas Großem« zum Ausdruck bringen, führen sie ein Leben nahe an der Wirklichkeit der Natur. Ihre Grenze besteht allerdings, genau wie bei uns, aus den nicht erkannten Folgen der Selbstschädigung durch denaturierte Nahrung, Rauchen und Drogenkonsum.

Mit der instinktiven Rohkost ist das Thema »Heimat« das zentrale Thema überhaupt. Denn der Körper fühlt sich mit dieser Ernährung schon vom ersten Tag an *zu Hause.* Recht schnell kommt er in ein lebendiges Gleichgewicht. Gedanken und Gefühle hingegen hängen dem Kochkost-System noch lange an. Als Instincto-Rohköstler hat man plötzlich zwei Heimaten. Und beide sind wahr! Eine Tragödie im klassischen Sinne also. Doch mehr und mehr erlebt man die alte Heimat der Kochkost als etwas Fremdes. Es findet eine Umwertung statt. Je mehr sie gelingt, umso mehr kommt man mit sich schließlich ins Reine.

Das konstante Erleben, dass der Körper sich in der Rohkost beheimatet fühlt, stellt eine erhebliche transformative Kraft dar: Die eigenen Erfahrungen mit dem rohen Essen und die daraus resultierenden Erkenntnisse, zwingen die eigene Psyche, sich den Wahrheiten des Körpers anzupassen. Hierin besteht allerdings auch die größte Gefahr dieser Ernährungsform: man kann daran scheitern.

Und verrückt werden.

Verloren zwischen zwei Welten hängen und sich keiner mehr zugehörig fühlen. Nicht selten begegnet man daher in der Rohkostszene sehr »kauzigen« und bizarr wirkenden Personen. Allerdings ist dies nicht unbedingt eine Folge der Rohkost. Viel eher sind extreme Sachen für extreme Charaktere außerordentlich anziehend. Besonders sogenannte *Borderline-Persönlichkeiten*, also Menschen mit einem gewissen Zugang zu anderen Sichtweisen der Welt, Menschen, deren Verhalten unter bestimmten Umständen psychotische Merkmale (Fanatismus, Größenwahn, Feindbild-Tendenzen, Verschwörungswahn) aufweisen kann, fühlen sich gern von Ideen und Systemen angezogen, die fundamentale Wahrheiten versprechen.

Die instinktive Rohkost ist nicht ungefährlich. Sie kann eine neue Heimat werden und zu umfassender Gesundheit führen. Sie kann aber auch die Gespaltenheit verstärken und den Menschen in eine noch tiefere Zerrissenheit führen, als ohnehin schon.

Diese Verlorenheit in einem Leerraum zwischen einer Welt der Herkunft und einer identitätslosen Welt der Rohkost, zeigt sich bei einigen Rohköstlern in dem Phänomen der Verwahrlosung (Ungepflegtheit, Sich-gehen-lassen) und in der Unbeholfenheit, eine neue Art von Lebensmodell zu entwickeln, eine »Rohkost-Kultur« sozusagen. So versuchen nicht wenige, die Rituale der Kochkost-Gesellschaft einfach mit rohen Inhalten zu füllen: Es werden Weihnachtsbäume mit Früchten behängt, zu Silvester wird, völlig uninstinktiv, mit Palmsaft in Kokosnusshälften angestossen oder Geburtstagskuchen aus rohen Rüben gebastelt. Der Versuch, die Urernährung des Menschen in die historisch gewachsenen Handlungsweisen der Kochkost-Gesellschaft zu pressen, lässt die Rohkost-Bewegung mitunter bizarr und lächerlich erscheinen. Franz Konz, einer der bedeutendsten Rohkost-Initiatoren in Deutschland (vegane, nichtinstinktive Rohkost), und mit seinem schrillen und stellenweise durchaus peinlichen Werk »Der große Gesundheits-Konz«, ein äusserst polarisierender und kämpferisch eingestellter Verfechter der gesunden Sache, bemerkte schon früh diesen Mangel an Konsequenz in der Rohkost-Szene und entwickelte ein ganzes Arsenal an therapeutisch anmutenden Handlungsweisen, welche aus der isolierten Ernährungspraxis ein an Ursprünglichkeit orientiertes Dasein machen sollen: Ur-Gymnastik (von den Primaten abgeschaute Bewegungsmuster), Urschrei-Ausflüge in den Wald (Schreien und Herumtollen in der Natur zur Stärkung der animalischen Kräfte in uns), Wildkräuter-Suche und anderes.

Man mag ob dieser »Verrohung« verständnislos den Kopf schütteln – aber die Idee an sich ist zumindest konsequenter und authentischer als Tropenfrüchte am Weihnachtsbaum.

Das Dilemma der Instinctos der »Entdecker-Generation« ist eben diese noch nicht vorhandene Übereinstimmung von Ernährung und Lebensweise. Die meisten Normalköstler finden es befremdlich, wenn sie sehen, wie Rohköstler auch im Winter kalte tropische Früchte verzehren, anstatt es sich mit einer warmen Suppe gemütlich zu machen

Diese Gespaltenheit scheint ausweglos: Der Mensch lebt in der nördlichen Hemisphäre nur aufgrund der Koch-Kost. Die wirkliche Heimat der instinktiven Rohkost ist jedoch die Wildnis. Und je mehr man dieser Eindeutigkeit nicht Folge leistet, umso heimatloser wird man bleiben. Zurecht ging der Wuppertaler Jörg Sameisky 1992 daher in das weite Seenland des nördlichen Polens, baute dort ein Tippi, begann zu jagen, Erdkeller anzulegen, Bäume zu pflanzen und sich mit Gemüse und Trockenfrüchten auch im Winter instinktiv roh zu versorgen. Die Konsequenz seines Bioleen-Projektes ist bewundernswert. Und natürlich nicht jedermanns Sache. Diese Art von Leben in der Wildnis zerrt gewaltig an dem, was mit »Anhänglichkeit an die Muster der Kochkost-Kultur« weiter oben beschrieben wurde.

Naheliegender, weil vor allem auch wärmer, erscheint ein Leben in einem Rohkost-Zentrum wie *Pangaia* im Süden von Big Island (Hawaii). Eigenanbau mittels Permakultur, eine offene, naturorientierte Bauweise der Unterkünfte und eine umfassende Versorgung mit tropischen Früchten, lassen dieses Rohkost-Projekt sehr überzeugend wirken. Dieses und die sehr wenigen ähnlichen Projekte (Portugal, Uruguay, Australien / s. Literaturliste im Anhang) deuten, neben dem Dilemma der Konsequenz, noch auf einen ganz anderen, sehr realen Hintergrund der »Heimat-Frage«: Wo kann ich in dieser Welt überhaupt noch gesund und natürlich leben?

Und was, wenn der Ausstieg völlig misslingt?

Wohin dann?

Denn was immer man auch gegen unsere Zivilisation einwenden möchte: sie ermöglicht zumindest relativ leicht die Sicherstellung unserer Grundversorgung an Nahrung, Lebensraum und politischer Stabilität. Hinter unserer *Anhänglichkeit* steht eben auch ganz real und instinktiv unser Selbsterhaltungstrieb. Außerdem lässt sich nicht übersehen: Dem gekochten Menschen und seinem Gekochten System gehört im übertragenen Sinne die Welt.

Für die Kinder der ersten Instincto-Generation stellt sich die Problematik von Heimat und Fremde anders: Ihr *Zuhause* ist von Geburt weg die Rohkost. Daher fällt ihnen ein Aufenthalt in einer rohköstlichen Gemeinschaft zu jeder Zeit denkbar leichter. Ihr ganz anderes Vertrauen zu sich selbst ist sogar dann noch hilfreich, wenn sie sich später für ein Leben in der Kochkost-Welt entscheiden sollten. Sie werden es nie schaffen, sich belügen zu können – weil ihr Körper nie gelogen hat! Auch wenn sie gekochte Nahrung essen und Schmerzen haben und krank werden – es gibt für sie keine Mystik und kein Schicksal: Sie werden genau wissen, was von was kommt, und sie werden nicht verdrängen können, was sie sich zu welchem Preis angetan haben. Ihre Heimat wird immer das Rohe bleiben. Und das Gekochte wird stets das Fremde bleiben. Auch wenn sie dort Unterschlupf suchen – sie werden nur ein Gast sein.

In diesem Fall werden auch sie »Wanderer zwischen den Welten«. Heimatlos. Einfach mit umgekehrten Vorzeichen. Damit stellt sich die Frage, ob man dies einem Kind überhaupt antun darf. Darf man ein Kind mit Instincto aufziehen und es damit von Geburt an zu maximal großem Aussenseitertum verdammen? Ist es ethisch vertretbar, dass Eltern einer extrem unkonventionellen Wahrheit Folge leisten und glauben, das eigene Kind sei eine Bereicherung für den unbedingt notwendigen Wertewandel in der Welt?

Diese Fragen sind brisant.

Denn sie rühren an eine der Grundfesten dieser Gesellschaft: den Begriff der *persönlichen Freiheit.*

Vor einigen Jahren ist in Deutschland ein Ehepaar offiziell für unmündig erklärt worden, weil es ihr krebskrankes Kind von einem »Wunderheiler« behandeln ließ. Die Eltern vertrauten voll und ganz dem Wahrheitssystem und den angeblichen Kräften dieses Heilers. Auch auf die Gefahr hin, dass ihr Kind an der unkonventionellen Behandlungsweise sterben könnte, denn sie waren überzeugt, dass es mit der üblichen medizinischen Versorgung ohnehin oder sogar zwangsläufig sterben würde.

Also: Wieviel gehört man sich selbst? Und wieviel gehört man dem Staat und seiner Rechtsform? Wieviel *Normalität* wird einem Kind von Gesetzes wegen schon bei der Geburt rechtmässig zugeachtet?

Wieviel *Kochkost-Normalität?*

Ist es nicht Pflicht der Eltern, Wert darauf zu legen, dass das eigene Kind in der Kochkost-Gesellschaft, dem »Hauptsystem der Welt«, maximal gut zurecht kommt? Auch zum Preis von Schmerz, Krankheit und Irrglauben?

Da Instincto-Kinder rar und in der Regel gesund sind und in der Öffentlichkeit nicht bekannt ist, wie diametral entgegengesetzt die Prägungen bei einer rohen Ernährung ablaufen, wird dieses ethisch hochinteressante Thema wohl auf der rein privaten Ebene verbleiben. Die Faszination, als Eltern zu sehen, wie präzise die Instinkte bei einem Kind von Geburt an funktionieren und aus erster Hand zu erleben, wie sehr der Mensch ein Naturwesen ist, diese Faszination ist gewiss sehr verführerisch.

Und wer weiss, vielleicht ist es so, wie bei der Entdeckung des Feuers: Irgendeiner muss ja mal anfangen. Anfangen, da weiterzumachen, wie es ohne Entdeckung des Feuers hätte verlaufen können.

Womit sich eine weitere spekulative Frage anschließt, eine, die in vielen Bereichen meist sehr schnell zur Hand ist: »Was, wenn alle das tun würden?«. Diese Allerwelts-Frage ist im Rahmen der bislang beschriebenen Zusammenhänge hochinteressant: Wenn alle Menschen plötzlich wieder roh und ursprünglich essen wollten – gäbe es überhaupt genug Lebensmittel, genug Lebensraum für alle?

Verfolgt man diese Phantasie eines weltumspannenden Booms der Rohkost weiter, ergibt sich ein schwindelerregendes Gedankenspiel um drei Eckpunkte herum: 1. Es gibt aufgrund der Kochkost zu viele Menschen auf dieser Welt. 2. Die Besiedlung nördlicher Zonen erfolgte aufgrund und mithilfe der Kochkost. 3. Nur mit flächenintensivem Monokultur-Anbau, unter massivem Einsatz künstlicher Düngung, kann die Weltbevölkerung ernährt werden.

Eine globale Verbreitung der Rohkost-Ernährung hätte gravierende wirtschaftliche und ökologische Folgen. Große Teile der Lebensmittel- und Konsumgüterindustrie würden wegbrechen. Die Milchwirtschaft würde verschwinden, die tropischen und subtropischen Zonen würden rekultiviert und verstärkt besiedelt werden. Städte würden sich teilweise entvölkern. Große Ansammlungen flach gebauter Ökosiedlungen (die neuen »Städte«) würden in den ländlichen Regionen entstehen. Die Bevölkerungszahlen der Länder würden über die Generationen hinweg von selbst geringer werden. Eine neue, integrative Landwirtschaft würde der Natur wieder genug Raum und Zeit lassen, um sich von den Schäden der »Kochkost-Verwüstungen« zu erholen ...

Diese Idee lässt sich beliebig weit träumen. Immer wieder haben in der Geschichte Künstler und Denker die romantische Idee eines naturnahen Lebens aufgegriffen und »durchgesponnen«. Eine besonders schöne Fassung findet sich im 1899-1903 verfassten »Stundenbuch« des Dichters Rainer Maria Rilke:

»*Die Könige der Welt sind alt / und werden keine Erben haben / Die Söhne sterben schon als Knaben / und ihre bleichen Töchter gaben / die kranke*

Krone der Gewalt. ... Alles wird wieder groß sein und gewaltig / Die Lande einfach und die Wasser faltig / die Bäume riesig und sehr klein die Mauern; / und in den Tälern, stark und vielgestaltig, / ein Volk von Hirten und von Ackerbauern. « (Reclam, 1997, S.55).

Der Traum von einer Heimat für »uns Fremde« ist so alt wie die Menschheit selbst. Und wird auch mit ihr sterben. Auf jeden Fall wäre es nicht unmöglich, das Prinzip Rohkost auch mit einer großen Anzahl von Menschen global umzusetzen.

Aber: Wer würde das schon wollen?

4. Himmel und Hölle

Während meiner Zeit als Bademeister in Schmerikon habe ich neben Aufsicht und Kassendienst auch häufig auf Wunsch der Betreiber den Kiosk geführt und damit den Kindern alles mögliche verkaufen müssen. Dinge, die an Kiosken so üblich sind und die ich persönlich für gesundheitsschädlich und gefährlich halte. Dinge, die bei den Kindern zum Teil heftige Verhaltensreaktionen auslösten und zu chaotischen Bewegungsmustern führten.

Ich hatte über die Jahre reichlich Gelegenheit, diese Vorgänge genau zu beobachten. Hunderte von Eltern und Kindern kamen und gingen in dieser Zeit, und eine Unmenge an Süssigkeiten, Mikrowellen-Gerichten und Getränken wanderte durch meine Hände. Jeder der Kunden hätte die Möglichkeit gehabt zu erkennen, wie *unmittelbar* bestimmte Produkte das Verhalten verändern. Doch niemand schien wirklich hinzuschauen. So normal war es eben. Alle, Eltern und Kinder, schienen wie in einer Art Trance zu sein oder unter einem Bann zu stehen. So, als ob *dieser Zusammenhang* auf *gar keinen Fall* ins Bewusstsein dringen dürfe.

Praktisch alle Kinder verwandelten sich nach Eistee, gefärbten Süssigkeiten, stark gewürzten Chips und koffeinhaltigen Getränken (Red Bull u.ä.) in regelrechte »Trickfilm-Figuren«: Sie schrieen wahllos herum, quiekten, wurden streitlustig, liefen hin- und her und erfanden ein immer größeres Repertoire an Geräusch- und Bewegungsmustern. Sie wirkten wie »unter Strom gesetzt«, und ihr einziges Ziel schien darin zu bestehen, diese Energie wieder los zu werden.

Ich schaute den Kindern zu, und mich erfasste jedes Mal ein leichtes Gefühl von Traurigkeit. So sehr hatten sie sich auf die Süssigkeiten und die Getränke gefreut. Und jedes Mal verwandelten sie sich chancenlos in irgendwelche fremdgesteuerten Wesen. Die Kinder kippten einfach um in eine Art »innere Hölle« – und dann »ritt sie der Teufel«.

Der amerikanische Neurophysiologe und Delphinforscher John C. Lilly entwickelte in den 1970er Jahren ein Neun-Stufen-Modell des Bewusstseins, deren höhere Stufen (+24 bis +3) über innere Ruhe und wissende Übersicht bis hin zum klassischen Satori (»Erleuchtung«) reichen, deren untere Stufen jedoch Stufen der Angst und Gefangenschaft in inneren Negativ-Zuständen sind, besonders auch aufgrund körperlicher Vorgänge. Die Stufe Minus 12 beschreibt Lilly als »extrem negatives Körperbewusstsein ... das Bewusstsein ist geschrumpft und isoliert«, die noch tieferen Stufen (– 6 bis – 3) als »fegefeuerartige Situation, totale Sinnlosigkeit, extrem negative Gefühle, Hölle« (John C. Lilly, »Im Zentrum des Zyklons«, 1972, Fischer-Verlag).

Den besonderen inneren Zustand der Überflutung des Körpers mit unerträglichen Reizstoffen als »Hölle« zu bezeichnen, ist also gar nicht so abwegig. Besonders in Anbetracht des offensichtlichen Identitätsverlustes: Man ausagiert das in einem selbst tobende biochemische Chaos. Die eigene Persönlichkeit und das eigene Bewusstsein verschwinden hinter einer bizarren Maske der Energieausbrüche. Abgesehen von den vielen äusseren »Höllen«, die es auf der Welt gibt (Gefangenschaft, Sklaverei, Folter) ist diese innere Verfassung der »Ferne zu sich und allem« vermutlich die einzige real existierende Hölle, die es gibt.

Die besondere Form der inneren Isoliertheit, die sich aus dem Zustand des »Stoffwechsel-Chaos« ergibt, hat zur Folge, dass eine aussenstehende Person praktisch keinerlei Chance hat, den Betreffenden mit Worten zu beruhigen: man kann nur warten, bis es wieder vorbei ist.

Auch in den erwähnten Situationen im Hallenbad-Café war zu sehen, dass den Eltern ihre eigenen Kinder regelrecht fremd wurden. Sie redeten auf sie ein. Versuchten sie zu beruhigen. Packten sie an der Hand. Und schrieen schließlich selbst. In ganz schlimmen Fällen der Entgleisung kam es zu den üblichen Schlägen auf den Po. Die Sache schien wahrhaftig ein gordischer Knoten zu sein – unlösbar.

Eben weil niemand die wirklichen Ursachen erkannte.

Yashila erzählte mir in den vergangenen Jahren wiederholt ähnliche Geschichten aus ihrem Klassenzimmer. Sie sah sich sogar dazu veranlasst, Eistee und Chips zu verbieten, weil sie dieses Suchtchaos und das dauernde Warten-müssen, bis die Zappelei und das Gequieke wieder vorbei sind, satt hatte. Für einen strukturierten Unterricht war diese Entscheidung ein notwendiger und tatsächlich erfolgreicher Schritt.

Seit den letzten Jahren wird es zunehmend Mode, nervösen Kindern ein Hyperaktivititätssyndrom (ADHS) zu bescheinigen und es mit dem Medikament *Ritalin* zu behandeln. Derart chemisch ruhig gestellt, oft bis hin zu einer beinahe geisterhaften psychischen Veränderung, können sich die Kinder wieder konzentriert ihren Schulaufgaben widmen, allerdings zum fragwürdigen Preis einer Medikamentenbelastung – wie hoch er tatsächlich ausfällt, wird die Zukunft zeigen. Alternativ zur ADHS-Diagnose bescheinigen bestimmte Ärzte, Heilpraktiker oder auch die Eltern selbst ihrem Kind, ein sogenanntes *Indigo-Kind* zu sein, gemäß einem aus den 1980er Jahren stammenden Konzept, nach welchem außergewöhnliche Verhaltensweisen spirituell gedeutet werden und damit unter Umständen die ganze Symptomatik in einen nicht mehr therapierbaren Raum verschleppt wird. Nach dem Motto: Was ich nicht verstehe, benenne ich einfach neu, dann ist es gut versorgt.

Ein zusätzliches hochaktuelles Problem könnte die zunehmende Belastung mit elektromagnetischen Feldern sein, besonders die gepulsten Felder im Gigahertzbereich (GSM, UMTS, WLAN), denen einige Forscher nachsagen, dass sie biologisch durchaus wirksam sind, besonders für das Nerven- und Hormonsystem. Da die Dichte an Funksendern im Alltag (kabellose elektronische Geräte) seit etwa dem Jahr 2009 rapide zunimmt, ist es nicht abwegig zu vermuten, dass auch dies zu einer Verstärkung der Symptome Nervosität, Reizbarkeit, Konzentrationsschwäche nicht nur bei Erwachsenen, sondern vor allem auch bei Kindern führt, da diese aufgrund ihres erhöhten Reizstoffkonsums nervlich ohnehin schon vorbelastet sind.

Provozierend gefragt: Heizen wir mit Handy und WLAN unsere innere chemische Hölle womöglich nun auch noch elektrisch nach?

Wie schon an früherer Stelle erwähnt, sind *wir alle* auf irgendetwas allergisch. Wir einverleiben uns Dinge, die unser Verhalten, unser Fühlen und unseren Körper verändern. Man muss von gewissen Produkten nur etwas zu viel erwischen und dann ist es vorbei mit der Ruhe, der Klarheit, dem scharfen Verstand, dem inneren Wohlgefühl und der eigenen Identität. Nur von etwas Bestimmtem ein wenig zu viel – und wir landen in unserer privaten Hölle.

Dann werden wir furchtbar laut. Oder schrecklich leise. Wir werden gemein. Oder willenlos. Wir werden überwältigend. Oder einfach nur niedergeschlagen. Wir sagen Dinge, die wir nicht sagen wollten. Wir rennen weg, wo wir doch gern da bleiben möchten. Alles mögliche kann passieren. Und hinterher wundern wir uns über uns selbst. Und es stellt sich die Frage: *Was* sind wir dann eigentlich? Sind wir dann *das,* wie wir uns gebärden? Wenn wir streiten, schreien, beleidigen, weinen, schlagen oder sogar töten, weil wir im Grunde nur denkbar schlecht gegessen oder getrunken haben, weil wir maskiert allergisch sind auf Kaffee, Brot, Zwiebeln, Salz, Gewürze und Käse – wie sieht es dann aus mit den Begriffen Identität, Persönlichkeit und Charakter?

Das klassische Bild der Hölle, von einer Seele im ewigen Fegefeuer, ist wirklich sehr passend für diesen Zustand der Übererregung des Nervensystems und unserem Leben am Rande von Sucht, Allergie und Krankheit. Und man könnte, um beim Bild der Hölle zu bleiben, durchaus sagen: Je abstrakter und naturferner die Produkte der Nahrungsmittelindustrie werden, umso stärker lodern die Flammen in uns, wenn wir diesen Dingen in Form von Gewohnheit und Sucht verfallen.

Zusätzlich wirkt in uns offenbar noch ein besonderer Effekt, den G.C. Burger in seinen Vorträgen als *neuronale Rückkopplung* bezeichnete: Die Maillard-Stoffe in unseren Nervenzellen bewirken sowohl ein von vorne herein erhöhtes Grundpotential, wie auch die Aufrechterhaltung eines Feedback-Prozesses. Das heißt, nach einem geringen Anreiz von aussen (z.B. unfreundliche Worte) kommen wir nicht nur »schnell in Fahrt«, sondern haben auch zusätzlich Mühe »wieder herunter zu kommen«.

Jeder kann diesen Vorgang im Alltag beobachten: aus kleinen Ereignissen entstehen schnell regelrechte Dramen und ununterbrochen wird im Kreis lamentiert, wird ein ums andere Mal das eben Gesagte und Beklagte wiederholt. Manchmal scheinen bestimmte Menschen regelrecht auf eine solche Situation der Abreaktion zu warten. Kaum gibt man ihnen ein Stichwort, schon bricht wie ein Unwetter ein ganzer Kreislauf an Ärger aus ihnen hervor. Wie in Trance spulen sie ihr Programm ab. Und auch hier gilt: man kann nur warten, bis es vorbei ist. Außer, man wendet deutlich unhöflichere Methoden an.

Die neuronale Rückkopplung ist wie ein Welle, die unaufhaltsam durch die verschiedensten Areale des Gehirns und in Folge auch durch den Körper »schwingt« und zu unvorhersehbaren Gefühls-, Handlungs- und Kommunikationsmustern führt. Alles mögliche wird an die Oberfläche gespült. Und so verschwindet eine kleine reale Tatsache (z.B. »Du tust mir weh!«) schnell in dutzenden von Umschreibungen, Vorhaltungen und symbolischen Handlungen. Der Effekt der Rückkopplung erschwert nicht selten auch psychotherapeutisches Arbeiten: denn schnell gehen klare Gefühle und klare Erkenntnisse in einer überbordenden emotionalen Abreaktion unter. Der Patient »spült sich selber fort«.

Heftige emotionale Reaktionen führen auffallend häufig auch zu deutlichen Entgiftungsschüben: Starkes Weinen, eine laufende Nase und manchmal sogar Durchfall begleiten als körperliche Symptome unseren psychischen Schmerz. Es scheint, als ob der Körper jede Gelegenheit nutzt, um sich von seinen Ablagerungen zu befreien. Und manchmal hat es sogar den Eindruck, dass emotionale Situationen provoziert werden und sich in diesen regelrecht »geweidet« wird, um genau diesen Effekt der *Erleichterung durch Entgiftung* zu bewirken.

Um einem Missverständnis vorzubeugen: Rückkopplung und Entgiftung sind hier nicht verstanden als Ursache unserer Gefühle und Emotionen. Sie bedingen lediglich in einer komplexen Weise Auslösung, Intensität und Ausschweifigkeit derselben.

Womit wir wieder bei der anfänglichen Frage stehen: *Sind* wir das dann?

Wenn wir uns in dieser »privaten Hölle« aus Unverträglichkeitssymptomen, Feedback-Prozessen und Entgiftungsschüben befinden und wie in Trance im Kreis herum fühlen und denken und Dinge tun, zu denen wir uns haltlos getrieben fühlen – wie können wir da noch sicher wissen, wer wir *wirklich* sind?

Um die hier vorgestellte »Hölle« klar zu erkennen, muss man einmal im »Himmel« gewesen sein. Um diese vielfältigen Verknüpfungen von gekochtem Essen, körperlichen Zuständen und emotionalen Gewohnheiten zu begreifen, muss man sich selbst und auch andere einmal von *aussen* sehen. Man mag von Rohkost halten, was man will, aber das ist wohl ihr größtes Vermögen: dass sie uns soweit »abkühlen« kann, dass wir weitgehend in der Lage sind zu erkennen, *was von was* kommt, erkennen können, wer wir hinter dem »Schleier des Gekochten« wirklich sind.

In der modernen Theologie wird der Begriff der Hölle betrachtet als »Ferne zu Gott«. Der einzelne Mensch und die Menschheit als Ganzes befinden sich also in einer gelebten Hölle, solange sich das reale Leben »fern der Schöpfung« abspielt. Im übertragenen Sinne hat das »Gekochte System« mit seiner inhärenten Naturferne also die Hölle selbst erfunden, selbst in diese Welt gebracht. Als unbewusstes Sinnbild ihrer eigenen Verlorenheit in den vielfältigen, schmerzhaften Folgen einer falschen Ernährung.

5. Nacktheit und Verhüllung

In dem Spielfilm »Instinkt« (USA, 1999), der die fiktive Geschichte des Gorillaforschers Dr. Ethan Powell (gespielt von Anthony Hopkins) erzählt, gibt es eine bemerkenswerte Stelle: Während seiner Feldarbeiten verzweifelt Powell daran, dass er einfach nicht den richtigen Zugang zum Vertrauen der von ihm beobachteten Gorillafamilie findet. Plötzlich beginnt es in Strömen zu regnen. Powell greift sich ein in der Nähe liegendes großes Blatt und hält es sich als Regenschutz über den Kopf um weiter beobachten zu können. Die Gorillas sitzen nur einige Meter weit von ihm entfernt. Sie scheinen den Regen kaum wahr zu nehmen. Mit einem Mal begreift Powell, was er zu tun hat: Lachend legt er das Blatt beiseite, breitet die Arme aus und gibt sich voller Inbrunst dem Regen hin – und gewinnt wie von selbst den Zugang zur Familie der Gorillas.

Powell hat in dieser Szene begriffen, dass die Gorillas *ungeschützt* sind, wohingegen er als Mensch, sich in der Natur stets in Form von Distanz und mit den Mitteln von Schutz aufhält. Das Ablegen des Blatt-Schirms als symbolischer Akt der Hingabe an die Natur ermöglicht nun eine Begegnung mit den Gorillas auf gleicher Ebene.

Der Mensch wird als ein Wesen ohne Hüllen geboren. Nackt. Je nach Zivilisationsgrad wird er in Folge nun zunehmend eingehüllt: Tücher. Decken. Kleidung. Räume. Und später auch: Fahrzeuge, Sonnenbrillen, Kopfbedeckungen und Hautcremes. Methoden des Menschen, sich vor der Welt zu verbergen, sich vor ihrer vermeintlichen Gefährlichkeit zu schützen. Grundsätzlich gilt: Je höher der Grad der Zivilisiertheit, umso vielfältiger und bedeutsamer werden diese Verhüllungsgegenstände.

Auch auf der psychischen Ebene legen sich von Geburt an Hüllen um uns: Imitierte Bewegungsmuster. Nachgeahmte Sprache. Erworbene Denkstrukturen. Und später: Weltanschauungen. Meinungsgebilde. Sichtweisen.

Als ehemals nacktes Wesen ereignen sich in uns und an uns vielgestaltige Verhüllungen.

Diese Hüllen werden unsere Heimat. Je höher der Grad der Zivilisiertheit, umso größer die Anhänglichkeit an diese Hüllen. Und damit auch die Abhängigkeit von ihnen. Schließlich repräsentieren die Hüllen in ihrer Gesamtheit den Menschen in seinem Unterschied zum Tier, dem *unverhüllten* Lebewesen.

Die Lebenswelt des zivilisierten Menschen lässt sich in sechs Hüllen gliedern (s. a. II/4.4):

1. Hülle: Elektromagnetische Felder (globales EM-Netz)
2. Hülle: Städte, Infrastruktur
3. Hülle: Gebäude und Fahrzeuge
4. Hülle: Kleidung
5. Hülle: Körperpflegemittel (Creme, Deo, Parfum u.a.)
6. Hülle: Bewusstseinstrukturen (Gedanken, Mind)

Als kultiviert lebender, moderner Mensch können wir etwas bemerkenswertes tun: Wir können von unserer Wohnung in einem Mehrfamilienhaus mit einem Fahrstuhl hinunter in die Tiefgarage fahren, in unser Auto steigen, quer durch die Stadt in die Tiefgarage eines Bürogebäudes fahren, dort per Fahrstuhl zu unserem Arbeitsplatz gelangen, Stunden hinter dem Computer in einem mit Neonlicht bestrahlten Raum verbringen, anschließend wieder per Fahrstuhl zu unserem Auto und mit diesem dann in die Tiefgarage eines Einkaufszentrums fahren, dort Lebensmittel in Verpackungen kaufen, um dann schließlich wiederholt über die Stationen Fahrstuhl, Tiefgarage, Auto, Tiefgarage und Fahrstuhl in die eigene Wohnung zu gelangen. Dort telefonieren wir dann, machen uns etwas zu essen, schauen fern, gehen schlafen.

Wir haben viel getan an diesem Tag. Waren viel unterwegs. Haben viel bewegt. Viel gesehen.

Aber wir waren nicht einmal draußen!

Wir haben nur Orte und Hüllen gewechselt. Aber wir waren zu keiner Zeit unverhüllt. Im Gegenteil: Wir hätten genauso gut auf dem Mars sein können. In diesem Fall wären die Hüllen einfach etwas dichter gewesen. Doch vom Prinzip her haben wir uns durch den Alltag bewegt *wie ein Astronaut in einer lebensfeindlichen Umgebung*.

Das eben genannte Beispiel ist trotz seiner Überspitztheit erschreckend alltagsnah. Ob Sommer, ob Winter – unser Leben findet überwiegend in Räumen statt. Und die eigene Bewegung verschwindet zugunsten eines passiven Bewegt-werdens (Verkehrsmittel). Der typische Stadtmensch ist, wenn überhaupt, pro Tag nur rund 1-2 Stunden unter freiem Himmel (Sport, Spaziergang, Erledigungswege). So betrachtet, steht die Bezeichnung »Höhlenmensch« viel mehr uns zivilisierten Menschen zu, als unseren steinzeitlichen Vorfahren, die ja weder Einkaufszentren, noch Büros oder Autos hatten, um sich stundenlang zu verbergen.

Sprachgeschichtlich übrigens entstammen die heutigen Worte Höhle, Hülle und sogar Hölle (!) der altenglischen Bezeichnung *helan* (germanisch: *heln*): verstecken, verbergen, schützen.

Doch das »Versteckspiel« geht noch sehr viel weiter: Ebenso wie wir selbst, ist auch der Großteil unserer Nahrung verhüllt. Und sie ist dies in zweierlei Hinsicht: real und symbolisch. Die Lebensmittel sind umschlossen mit bedrucktem Karton oder Cellophan, sowie etikettierten Gläsern oder Konservendosen.

Besonders interessant ist in diesem Fall das Etikett: Es verweist mit Bildern und Texten auf den Inhalt der jeweiligen Verpackung. Diese Verweise sind allerdings nur Symbole. Denn sie haben mit dem realen Inhalt nur annäherungsweise etwas zu tun. Ein Etikett appelliert an unsere Assoziationen von dem, was für uns *Essen* ist. Die Farben und Bilder der Etiketten wecken in uns Erinnerungen an bestimmte Esserlebnisse und deren äussere Umstände. Spaghettis und Pizza lassen in uns Italien, den letzten Urlaub am Meer, ein romantisches Diner oder irgendein tolles Esserlebnis in unserer Kindheit lebendig werden.

Was immer die Verpackung in uns auch zum Schwingen bringt, es geschieht in der Regel unbewusst und im Bruchteil einer Sekunde. Besonders unsere Leibgerichte, Mahlzeiten also, die zu uns gehören *wie unser Leib*, sind in uns verbunden mit den Existenzialien Mutter, Heimat und Geborgenheit.

Unsere Assoziationen beim Anblick einer Verpackung sind sozusagen eine symbolische Hülle, die wir der realen Hülle noch zusätzlich überstreifen. Denn unsere Erinnerungen haben weder mit der Verpackung, noch dem Inhalt, noch dem, was dieser Inhalt in uns wirklich bewirkt, real etwas zu tun!

Provozierend könnte man sagen: Gekocht essen ist eine Form von träumen.

Die Ursache liegt in einer interessanten Musterverknüpfung unseres Gehirns: Essen, Umweltwahrnehmungen und Gefühle werden als »Erlebnis Essen« kombiniert gespeichert. Ein Beispiel: Wir sitzen in einem Panorama-Bergrestaurant und geniessen die fantastische

Aussicht über die in der Sonne leuchtenden Gipfelketten. Gleichzeitig trinken wir Kaffee, essen ein Stück Apfelkuchen mit Sahne. Alles schein perfekt zu sein. Das Licht. Die gute Luft. Wir saugen die angenehme Atmosphäre dieses herrlichen Tages mit allen Sinnen ein. Und koppeln sie unbewusst an das, was wir gerade essen. Anders gesagt: Wir einverleiben uns mit dem Essen die Umgebung. Oder um es mit dem Begriff der Verhüllung auszudrücken: Wir stülpen einer realen Mahlzeit eine assoziative Hülle über, die mit dem Essen an sich überhaupt nichts zu tun hat.

Wenn wir später wieder einen Apfelkuchen sehen, wird uns dieses Erlebnis im Bergrestaurant, zusammen mit ähnlich schönen Kuchen-Erinnerungen, bewusst oder unbewusst begleiten. Mehr noch: wenn es uns psychisch schlecht geht, zieht es uns unweigerlich zu einem Lebensmittel, welches uns an einverleibte, ehemals schöne Erlebnisse erinnert.

Essen zum Trost ist Träumen – bei einer gleichzeitig allerdings realen Belastung des eigenen, realen Körpers.

Wie sehr unser »Traum vom Essen« von der »Realität der Nahrungsaufnahme« abweicht, zeigt sich beim schrittweisen Enthüllen einer Konservendosen-Mahlzeit: Zuallererst begegnet uns das Bild auf dem Dosen-Etikett, welches angenehme Assoziationen in uns weckt (Erinnerungen an ehemalige ähnliche Mahlzeiten, sowie maskierte instinktive Regungen, Appetit genannt). Entfernen wir das Etikett (1. Enthüllung). Übrig bleibt eine nackte, plötzlich völlig unattraktive Metalldose. Geöffnet (2. Enthüllung) verströmt sie im ersten Moment einen in der Regel nicht sehr angenehmen Geruch. Und der Inhalt sieht ebenso unappetitlich aus. Weit weg von dem, was wir beim Anblick des Etikettes assoziierten. Doch diese Realwahrnehmungen übergehen wir schnell. Wir erwärmen den Inhalt und bereiten uns eine duftende Mahlzeit zu. Der Duft verweist auf etwas Gutes. Doch in Wirklichkeit sind Konservenmahlzeiten eine besonders nährstoffarme und ungesunde Mahlzeit. Dazu kommt eine unbestimmt große Menge an NCA (Neue Chemische Arten von organischen Molekülen) – denn Konserven werden bei über 100 Grad sterilisiert. Wir haben also durch die Doppelerhitzung auf unserem Teller keine gesunde Menschennahrung, sondern streng genommen nur einen großen Haufen hochdenaturierter organischer Substanzen (3. Enthüllung), die uns neben einem geringen Realnährwert vor allem in unvorhersehbarer Weise belasten und schädigen.

Was wir *wirklich* essen und was wir uns *einbilden* zu essen, sind zwei völlig verschiedene Sachen!

Ein weiteres Beispiel: Wir gehen an einer Pizzeria vorbei. Durch ein geöffnetes Fenster strömen uns leckere Düfte entgegen. Es läuft uns das Wasser im Mund zusammen, so fein riecht es. Vor unserem inneren Auge sehen wir schon das Restaurant mit seiner gemütlichen Einrichtung, einer dezenten Beleuchtung und uns selbst vor einer reich belegten Pizza sitzen. Doch real betrachtet haben wir im Moment der Duftwahrnehmung vermutlich nur den erhitzten Oregano gerochen, sowie einen Hauch von öligen Begleitaromen. Den ganzen Rest haben wir uns nur erdacht. Assoziiert. Aus Gewohnheit ergänzt.

Rein körperlich gesehen würden wir vermutlich nur Oregano brauchen, denn bei diesem lief uns das Wasser im Mund zusammen. Und vermutlich würden wir noch nicht einmal den Oregano als Essen, sondern einfach nur als *Geruch* benötigen (Aromatherapie). Doch unsere Assoziationen befördern uns schließlich ins Restaurant und zu einer üppigen Mahlzeit, die unser Körper weder in dem Ausmass, noch in dieser Zusammensetzung wirklich benötigt.

Wieder haben wir *geträumt*, anstatt uns zu ernähren.

Wieder sind wir unseren Vorstellungen und Wünschen erlegen. Anstatt uns real mit dem gerochenen Oregano zu beschäftigen, haben wir ihn als Symbol für etwas anderes (Pizza, Restaurant, Gemütlichkeit) verwendet.

Dieses Prinzip zieht sich durch das ganze System der Kochkost: Gekocht essen findet statt im Symbolischen. Definitionsgemäß ist ein Symbol etwas, das auf etwas anderes *verweist*. Das Etikett der oben erwähnten Konserve verweist auf seinen Inhalt. Aber es ist nicht der Inhalt. Die Dose verweist auf ein Lebensmittel. Aber sie ist nicht dieses Lebensmittel. Der gewärmte Inhalt verweist auf eine nahrhafte Mahlzeit. Aber sie ist es nicht. Indem wir unsere Nahrung real (Verpackungen) und irreal (Assoziationen) verhüllen, machen wir aus der Ernährung als Ganzes einen *symbolischen Akt.*

Die instinktive Rohkost hingegen ist ein realer, unsymbolischer und von Assoziationen freier Akt der reinen Nahrungsaufnahme. Die Dinge der Natur sind nicht verhüllt. Sie sind nackt und unmittelbar. Die Schale einer Mango verweist nicht auf etwas anderes. Sie ist Teil der Mango und sogar essbar. Und wenn wir die Mango mittels Instinkt gewählt haben, so ist auch der Genuss unmittelbar und findet statt ohne eine Belastung des Körpers.

Die Dinge in der Natur sprechen für sich selbst. Sie sind nicht symbolisch – *sie sind wahrhaftig.*

Aus diesem Grund ist es nicht wirklich möglich, sich im Rahmen einer instinktiven Ernährung mittels rohem Essen zu trösten, aus Sehnsucht oder Wehmut heraus etwas vertraut gutes zu essen. Würde man es dennoch wagen, man hätte schnell eine Sperre. Und damit ein unschönes Esserlebnis – alles andere als tröstlich also. Die rohen Dinge eignen sich nicht für Wunschvorstellungen: Instinktiv roh essen ist Essen im völligen Wachzustand. Während gekocht essen eine verträumte und symbolverhaftete Form der Einverleibung ist, ist instinktive Rohkost einfach nur *reine Ernährung.*

Diese grundsätzliche Unverhülltheit des Rohen steht im Kontext einer ebenso unverhüllten Natur. In der Natur bedeutet Nahrungsaufnahme, den Körper in seinen Funktionen aufrechtzuerhalten. Der Körper braucht weder Trost, noch schöne Erinnerungen. Er lebt und gedeiht ausschließlich von dem, was *richtig* ist.

Diese »Nacktheit« der Rohkost wirkt auf den ersten Blick erschreckend und »kaltherzig«. Nicht umsonst wird Rohkost in Sketchen und Cartoons regelmässig karikiert mittels einer einsamen Möhre auf einem weissen Teller – der Inbegriff von Trostlosigkeit und Ungemütlichkeit. Dass Rohkost genussvoll und in irgendeiner Weise »warmherzig« sein kann, erscheint den meisten unvorstellbar. Dieses auf dem unbewussten Gefühl einer Bedrohung (Verlust des Vertrauten) basierende Vorurteil taucht in vielfältiger Weise auch in den ersten Wochen und Monaten einer Rohkostdiät auf. Die umfassenden Genusserfahrungen mit den rohen Produkten werden immer wieder überschattet von seltsamen Entgiftungen, sehnsüchtigen

Erinnerungen, realen Entzugserscheinungen und nie gekannten Ängsten.

Der Körper ist sofort »Fan« von dieser Art zu essen. Denn hier trifft ja Natur auf Natur. Aber die Seele ist noch über viele unsichtbare »Nabelschnüre« verbunden mit der alten Welt. Umso stärker natürlich, je enger der Kontakt mit der Kochkost-Gesellschaft (Arbeitsplatz, Verwandtschaft, Freundeskreis) verbleibt. Immer wieder neigt man daher dazu, von bestimmten rohen Produkten zuviel zu essen, bis hart an die Sperre zu essen, oder weniger ursprüngliche Produkte zu wählen, die keine so sichere Geschmackssperre haben und daher auch annähernd uninstinktiv verzehrt werden können. Irgendetwas in einem traut der Sache nicht so recht. Irgendetwas in einem will dem neuen System die altvertrauten Hüllen überstreifen.

Es dauert in der Regel mehrere Jahre bis man die alten Prägungsmuster mittels der vielen neuen, positiven Ess- und Gesundheitserlebnisse entkräftet hat und sich innerlich für das öffnen kann, was die Instincto-Kinder schon von Geburt an besitzen: Gelassenheit und Nüchternheit im Umgang mit der Nahrungsaufnahme. Und Vertrauen in die enthüllte Wirklichkeit ihrer körperlichen Existenz.

Auf intellektueller Seite mündet Instincto langfristig in eine auf Eigenerfahrung gegründete, weitgehende »Entzauberung der zivilisierten Welt«. Entzaubert wird:

1. Das verträumte Essen
2. Die Magie der Medizin
3. Die Mystik des Schicksals
4. Die unheimliche Natur.

Und all das nur, weil man roh isst ...
Weil wir roh sind.

Dritter Teil

Die Instincto-Diät - Autonom essen und trinken

Praktische Tipps für ein gesünderes Leben

1. Kapitel: Vorbereitungen

»Regeln setzen ein, wo die Intelligenz aufhört«
- E.J. Cossman -

1. Motivationen – Für wen eignet sich Instincto?

Mit den ersten beiden Buchteilen wurde versucht, die vielen Aspekte der instinktiven Rohkost darzustellen. So mancher dürfte nach dem Gelesenen eher davon abgeschreckt worden sein, diese Diät auszuprobieren: Zu extrem. Zu gefährlich. Zu unsicher.

Genau. Sie haben recht. Diese Einschätzung ist richtig.

Es ist sehr wichtig, sich in gesundheitlichen Belangen niemals von irgend jemandem zu irgendetwas überreden zu lassen. Bleiben Sie stets bei Ihrem Gefühl für sich selbst. Vielleicht ändern Sie einmal Ihre Meinung. Das Leben geht ja oft die seltsamsten Wege. Aber jetzt, in diesem Moment, ist Ihre Meinung die einzig wahre und damit auch die einzig richtige für Sie selbst. Bleiben Sie also vorerst dabei.

Der ein oder andere Leser hingegen wird aufgrund der bisherigen Ausführungen neugierig geworden sein und sich mit dem Gedanken tragen, die Instincto-Diät für einige Zeit auszuprobieren. Diesem Leser sei ans Herz gelegt, sich eingehend mit seiner Motivation für dieses Vorhaben auseinander zu setzen. Erst wenn Sie sich im Klaren darüber sind, *warum* diese extreme Ernährung für Sie interessant ist, sollten Sie sich weiter mit deren Ausführung beschäftigen. Aus einem einfachen Grund: Sie werden vielleicht nicht mehr aufhören wollen! Oder nicht mehr aufhören können. Oder ihr Leben lang verwirrt sein, weil Sie ganz nah an einer großen Wahrheit waren, aber es nicht schafften, in ihrer Nähe zu bleiben.

Es kann sein, dass die Begegnung mit Instincto Sie in eine gewaltige Ess-Krise stürzt. Es kann sein, dass Sie anschließend mit Ihrer *normalen* Ernährung eine Zeitlang nicht mehr zurecht kommen. Vielleicht sogar für immer. So, wie es in diesem Buch schon mehrfach beschrieben wurde. Denn wie gesagt: Der Körper ist schnell »Fan« von dieser ursprünglichen Art zu essen. Und je nach Ihrer Konstitution und Ihrem Lebensweg, bleiben Sie anschließend irgendwo im weiten Niemandsland zwischen Roh und Gekocht hängen. So geht und erging es vielen, die sich mit gravierend neuen Ideen im Bereich der Essens beschäftigen. Von aussen betrachtet, haben diese Menschen dann eine Essstörung. Sie selbst würden allerdings von sich sagen: »Ich bin auf einem Weg«.

Es ist beides richtig.

Eine damalige Mitarbeiterin von Orkos, die viele Jahre auf dem Chateau de Montrâme lebte und Instincto aus tiefster Überzeugung praktizierte, verließ mit ihrem Mann und ihrem Sohn Mitte der 1990er Jahre diesen Ort, als sie spürte, dass irgendetwas *sehr Beunruhigendes* vor sich ging. Auch die zunehmend partriachalischen Führungsstrukturen entsprachen so gar nicht dem, was sie sich und ihrem Kind zumuten wollte. Ihre erneute Schwangerschaft gab den letztendlichen Impuls zu einer Rückkehr in die normale Gesellschaft.

In Süddeutschland bezog die Familie eine kleine Wohnung und versuchte sich so gut es ging in dem nun neuen Umfeld zu integrieren. Für die junge Mutter folgten Monate der unerbittlichen Versuche, sich zum Wohl der Kinder wieder auf eine halbwegs normale Ernährung umzustellen. Schwere Unverträglichkeitsreaktionen und allergische Symptome waren das Resultat. In ihrer Verzweiflung ließ die junge Frau in einer Fachklinik eine spezielle Desensibilisierungs-Therapie über sich ergehen. Doch ihr Körper rebellierte weiter:

Durchfälle, neurodermitische Schübe, Schmerzen am ganzen Körper – es schien nicht enden zu wollen. Völlig entkräftet gab sie den Kampf gegen ihre innere Wirklichkeit auf und kehrte zu einer instinktnahen Rohkost zurück. Sie musste erkennen, dass Brot, Milch und die meisten anderen gekochten Sachen wohl für immer passé waren.

Um den Kindern eine möglichst gute Integration in ihrem sozialen Umfeld (Nachbarn, Kindergarten, Schule) zu bieten, entwickelte sie zusammen mit ihnen einen Ernährungsmix, der irgendwo angesiedelt war zwischen Rohkost und sanfter Kochkost. Doch dieser Versuch, aufgrund der Liebe zu ihren Kindern ein weitgehend normales Leben zu führen, hatte seinen Preis. Weinend gestand sie Yashila einmal am Telefon, dass sie sich im Grunde ihres Herzens nur wieder nach dem wunderschönen Lebensgefühl mit Instincto sehne.

Diese Geschichte zeigt sehr deutlich die *Kraft der Wirklichkeit,* die hinter Instincto steckt. Erfahrungsgemäß sind besonders Psychologen gern der Ansicht, dass man nur wirklich *wollen* muss, dann kann man auch nach einem Ausflug in die instinktive Rohkost jederzeit wieder so normal essen wie zuvor. Die eben erzählte Geschichte zeigt, dass das so nicht stimmt. Es ist einfach nicht vorhersehbar, was in und mit einem geschieht, wenn man sich seiner biologischen Wahrheit stellt.

Große Wahrheiten sind immer transformativ. Das heißt, in der Begegnung mit ihnen verändert man sich unweigerlich. Einfach gesagt: Wahrheit *wirkt.* Dieses Vermögen steckt schon im Begriff »Wirklichkeit« an sich: Etwas, das *wirkt.* Eine Wahrheit ist umso transformierender, je mehr Wirklichkeit in ihr ist. Und genau aus diesem Grund ist Instincto nicht nur die seltsamste, sondern vermutlich auch die gefährlichste Diät der Welt: Sie wirkt. Und sie ist wahr.

Und sie kann das eigene Leben vollständig verändern. Auf allen Ebenen. Unvorhersehbar.

Wer also nur eine simple Diät sucht, um ein paar Pfunde abzunehmen, sollte sich unbedingt nach einem anderen Konzept umschauen. Nicht, dass man mit Instincto nicht schnell und gezielt sein

Übergewicht loswerden würde, im Gegenteil: mit Instincto erreicht man fast immer sein genetisch vorgesehenes Körpergewicht. Aber es könnte sein, dass Sie mit den schmelzenden Pfunden auch noch eine Menge anderes verlieren, das Ihnen im Endeffekt wichtiger ist, als ein paar Kilo zuviel. Schon nach zwei Wochen Instincto, das zeigt die Erfahrung, ist besonders die Rückkehr zu den »allergiefreundlichen« Nahrungsmitteln Milch und Käse unter Umständen nicht mehr möglich. Sei es, weil man sie wirklich nicht mehr verträgt oder weil man endlich erkannt hat, dass man sie im Grunde noch nie vertragen hat.

Allen, die abnehmen wollen mithilfe einer Diät, rate ich, es langsam angehen zu lassen. Besser, Sie entdecken für sich eine sportliche Betätigung, die Ihnen soweit gefällt, dass Sie Lust haben sie regelmässig auszuüben, und verändern ihr Essen nur mithilfe eines kleinen ersten Schrittes, z.B. täglich eine Mahlzeit in Form von Rohkost zu sich zu nehmen. Jeder, der zu Übergewicht neigt oder schon sein Leben lang stark übergewichtig ist, sollte sich klar darüber werden, *dass Essen wichtig für ihn ist.* Dies zu leugnen und sich selbst in seiner Existenz zu bekämpfen, indem man verzweifelt versucht, seine Pfunde wegzuhungern, führt zu einem Krieg, den man nicht gewinnen kann. Ernährung ist etwas Elementares. Intuitiv wissen Sie das. Unterschätzen Sie also nicht dessen Kräfte. Akzeptieren Sie diese und stärken Sie sich in dem Bemühen, einen lebbaren Kompromiss zu finden. Die folgenden Kapitel können Ihnen helfen, mit völlig neuen Ideen einen solchen für sich zu finden.

Wer allerdings derart unter seinem Übergewicht leidet, dass er den tiefen Wunsch verspürt, aus seinem bisherigen Leben auszubrechen und nicht nur sein Essen, sondern *alles* zu ändern, weil er begriffen hat, dass alles mit allem zusammenhängt und er nicht mehr bereit ist in diesem Teufelskreis zu bleiben, für einen solchen Menschen ist Instincto durchaus eine gute Entscheidung. Denn der Gewinn an Freiheiten (Gesundheit, Beweglichkeit, Autonomie) ist dann größer als der Verlust von Dingen, die man im Grunde schon begonnen hat zu verachten (Gemütlichkeiten, Gewohnheiten).

Fast jeder Mensch kommt in seinem Leben an einen Punkt, wo er das Gefühl hat, etwas *Großes* tun zu müssen. Etwas, das über den

Rahmen des Alltäglichen weit hinausgeht. Dieses Streben nach Erweiterung des eigenen Horizonts ist ein Zeichen von Gesundheit und Lebendigkeit. Man sollte sich diesen Kräften gegenüber nicht verschließen. Denn alles, was stark gefühlt, sich aber ständig weggeredet wird, führt zu einer Minderung der Lebensqualität. Es macht auf Dauer sogar körperlich krank und führt dazu, dass man für die Menschen seiner Umgebung unausstehlich wird.

Der Versuch, sich *nicht* zu verändern aus Angst, etwas zu verlieren, führt in der Regel über Umwegen dazu, dass man es dennoch verliert – die inneren Kräfte sind nicht zu bändigen, wenn sie einmal angefangen haben zu wirken. Einige beenden in diesen Zeiten ihre Partnerschaft, wechseln den Beruf oder wandern aus in ein fernes Land. Oder alles miteinander. Andere wiederum stürzen sich in unglaubliche sportliche Aktivitäten, starten waghalsige Abenteuer irgendwo in der Welt oder wenden sich Spiritualität und Religionen zu.

Für Menschen in einer *existenziellen Krise* ist Instincto natürlich besonders interessant. Es ist *die* Möglichkeit, das Ruder herum zu reissen und seinem Leben eine völlig neue Richtung zu geben. Mit einer solchen Motivation im Hintergrund hat Instincto eine große Wirkkraft. Schnell macht man erstaunliche Fortschritte und die Lust am »Abenteuer der Innenwelt« ist stark genug, um auch die kleinen Krisen während der Umstellungszeit mit Gelassenheit zu nehmen.

Menschen in solchen Krisen lesen auch Bücher wie dieses hier. Es giert sie nach neuen Horizonten und Grenzerfahrungen. Einen solchen Menschen zu bremsen hiesse, seine innere Wirklichkeit zu leugnen.

Dies gilt auch für Personen, deren gesamte Vita man eigentlich als »existenzielle Krise« umschreiben könnte. Diese Menschen sind in der Regel schon ihr Leben lang in den unterschiedlichsten Bereichen auf der Suche nach den großen Wahrheiten. Ihre Biografie ist voller Ortswechsel und Wandlungen der Lebensumstände. Diese Menschen sehnen sich insgeheim nach »Erlösung«. Und tatsächlich verspricht Instincto, wenn man es lange und aufmerksam genug praktiziert, Erlösung von einer Vielzahl körperlicher und psychischer

Symptome, die alle direkt und indirekt mit der Ernährung zusammenhängen.

Wie gesagt, einen solchen Menschen zu bremsen, ihn vor den möglichen ungünstigen Folgen (Fanatismus, Aussenseitertum) zu warnen hiesse, seine innere Wirklichkeit zu leugnen. Ihm ist an dieser Stelle zu wünschen, dass er mit Instincto seinem Ziel näher kommt und dass er sich rechtzeitig um Hilfe bemüht, wenn es im zu unheimlich wird.

Die beste und gleichzeitig gefährlichste Motivation für Instincto ist eine Krankheit. Je schwerwiegender diese ist, umso größer ist verständlicherweise die Motivation. Womit ich wieder beim Vorwort dieses Buches bin: Wenn Sie versuchen wollen, sich selbst mithilfe der instinktiven Rohkost von irgendetwas zu *heilen*, so muss ich an dieser Stelle jede Verantwortung dafür strikt ablehnen. Auch wenn es genügend Hinweise und Erfolgsgeschichten gibt, die es glaubhaft erscheinen lassen, dass man sich selbst mithilfe spezieller Nahrungsmittel und außergewöhnlichen Methoden von einer Vielzahl auch schwerer und schwerster Krankheiten zuverlässig heilen kann, so ist es nicht sicher, dass auch *Sie* das können (besonders in Anbetracht der zahlreichen, negativen Umweltfaktoren, s. II/2.3).

Auf den folgenden Seiten finden Sie zwar die genaue Anleitung zu der berühmt-berüchtigten Instincto-Diät. Darin verbirgt sich aber keinerlei Erfolgsversprechen. Nach dem Wegfall der Kur-Möglichkeiten auf dem Chateau de Montrâme, gibt es keine wirklich empfehlenswerte Anlaufstelle mehr für schwerkranke Personen, die beschlossen haben, den Weg der klassischen Medizin zu verlassen.

Falls Sie dennoch, entgegen der Ratschläge und Warnungen hier beabsichtigen, sich selbst von einer Erkrankung mithilfe der folgenden Anleitung (oder einer ähnlichen aus den Büchern im Anhang) zu heilen, suchen Sie sich unbedingt Hilfe! Nehmen Sie Kontakt auf mit Leuten, die in dieser Hinsicht genügend Erfahrung haben. Wählen Sie für sich einen Arzt, gegebenenfalls auch Psychologen, der Erfahrung mit Rohkost, am besten mit Instincto selbst hat (s. Literatur- u. Adressliste im Anhang). Seien Sie sich bewusst, dass Sie möglicherweise *nie wieder* anders essen können und wollen, nachdem Sie die ersten positiven Gesundheitsveränderungen bei sich bemerkt haben. Besonders nach Heilungserlebnissen, ist man Instincto hoffnungslos verfallen.

Das alles klingt wahrlich nicht motivierend.

Die Ironie bei dieser Sache ist, dass man Instincto offiziell eigentlich nur jenen Personen empfehlen dürfte, die es am allerwenigsten brauchen, geschweige denn tun würden: Personen, die vollkommen gesund und integriert leben und bei welchen maximal absehbar ist, dass sie aufgrund einer kurzzeitigen Umstellung auf diese außergewöhnliche Diät, keinerlei physische oder psychische Schädigung davon tragen oder anderweitige Einbussen in ihrem gewohnten Leben hinnehmen müssen. Personen also, die in der Regel solche Bücher wie dieses hier nie lesen würden.

Es sei denn, sie sind wissenschaftlich interessiert und wollen die nun folgenden Ratschläge in die Tat umsetzen, um zu sehen, ob das bislang gesagte stimmt. Diese Motivation ist zu begrüssen. Denn die Instincto-Theorie hat es trotz aller Schrecklichkeiten rund um den Begründer G.C. Burger verdient, weiterhin näher erforscht zu werden. Die Theorie von Instincto ist nicht weniger wahr, nur weil ihre tragende Figur im Gefängnis sitzt.

Natürlich, die Vorfälle in Frankreich machen es nicht gerade leicht, sich mit einer Diät zu beschäftigen, die in den Verruf einer pädophilien Sektenideologie geraten ist. Doch ich hoffe, bislang verständlich gemacht zu haben, dass Instincto weder *entwickelt* noch *erfunden* wurde.

Es wurde *wiederentdeckt*.

Nach Jahrtausenden des Vergessens kam ein wesentlicher Teil unseres Ursprungs wieder ans Licht. Das ist viel mehr, als nur die überschattete Biographie einer Person. Die folgende Diät ist vor allem geeignet für Personen, die mutig genug sind, sich auf den *Weg der Natur* einzulassen. Den einzig möglichen dorthin. Auch wenn ungewiss ist, was geschehen wird.

Große Wahrheiten haben es verdient, dass man sich mit ihnen auseinandersetzt. Und von ihnen lernt.

Viel Glück!

2. Der Alltag als Übung

Bei den in früheren Instincto-Kursen üblichen »Riechrunden«, wo einem mit verbundenen Augen verschiedene Nahrungsmittel unter die Nase gehalten wurden, zeigte sich, dass viele Personen versuchten herauszufinden, an *was* sie das gerade schnupperten. Hielt man ihnen beispielsweise eine Banane hin, schnüffelten sie einige Momente lang detektivisch und kommentierten dann stolz: »Ah, Banane!« Fragte man sie dann genauer, ob es denn *fein* riecht, kam zumeist die Antwort: »Klar, Banane ist lecker!«

Dieses »Denk-Riechen« ist als Phänomen weit verbreitet.

Während meiner Zeit als Bademeister im Hallenbad Schmerikon musste ich häufig mit stark parfümierten Reinigungsmitteln arbeiten. Nicht selten ließen sich die ersten Badegäste des Tages dann zu dem Ausruf hinreissen: »Oh, das riecht aber sauber hier!« Dabei war, genau betrachtet, die Luft eigentlich geschwängert mit gesundheitsschädlichen Chemikalien. Sie roch nicht »sauber«, sondern schlichtweg unnatürlich und ungesund.

Es gibt also einen Unterschied zwischen dem Akt des Riechens als »reine Wahrnehmung und ihre gefühlte Wirkung« und einer *Interpretation* dieser Wahrnehmung. Letztere verhindert, dass man spürt, was in eben diesem Moment wirklich in und mit einem geschieht. Um diese Maske der Interpretation abzulegen und zu einem *reinen Riechen* vorzudringen, ist es hilfreich, unabhängig von Instincto im Alltag genauestens darauf zu achten, *wie* etwas riecht: Riecht dieses oder jenes wirklich gut für mich? Weitet sich meine Nase? Oder wird gar die Atmung flach?

Ein gutes »Trainingsgelände« im Alltag ist zum Beispiel der gewohnte Supermarkt. Versuchen Sie bei Ihrem nächsten Einkauf bewusst auf all die Gerüche der Umgebung zu achten, besonders darauf, *wie* es riecht – gut oder nicht gut, anziehend oder abstossend.

Geschäfte sind eine wahre Quelle unterschiedlichster Gerüche: Früchte, Gemüse, Fleischwaren, Käse, Fisch, Kunststoffe, Kartonagen, Reste von Reinigungsmitteln in der Luft, Deos und Körpergerüche der Besucher, Ausdünstungen von Baustoffen. Schon nur die

Achtsamkeit auf die geruchliche Wahrnehmung verändert das Bewusstsein und öffnet einen für die Fähigkeit des *reinen Riechens*.

Weitere gute Trainingsgelände sind die Fussgängerzonen der Städte und natürlich deren Gegensatz: duftende Wiesen und Wälder. Alles riecht. Und alles riecht entweder gut (anziehend) oder nicht gut (abstossend). In verschiedenen Stärkegraden.

Wenn Sie mutig sind, gehen Sie bei Ihrem nächsten Einkauf entlang der Früchte und Gemüseauslagen und beugen sich näher zu den einzelnen Nahrungsmitteln hin. Jetzt werden die Wahrnehmungen deutlicher. Noch besser ist es, einzelne Dinge in die Hand zu nehmen und sie aufmerksam kurz zu beschnuppern. Besonders jene Dinge, die man nie diesbezüglich auswählen würde, weil man ihnen roh gar keinen besonderen Geruch zuschreiben würde, z.B. Brokkoli, Pilze, Paprika, Salat und Kartoffeln.

Neben interessanten Geruchswahrnehmungen wird ganz sicher noch etwas anderes geschehen: Die umstehenden Leute werden Sie begutachten wie eine(n) Irre(n)! Etwas nehmen und daran schnuppern ist ein verstecktes Tabu. Probieren Sie es, Sie werden staunen, wie man Sie heimlich anstarrt. Mit Ausnahme vielleicht bei den Melonen. Diese werden in offiziell gestatteter Weise mittels Geruch und Klang (Anklopfen mit dem Fingerknöchel) gewählt. Ein südländischer Brauch, der sich allgemein etablieren konnte.

Auf einem Markt in Bochum ging einmal ein Verkäufer schimpfend und lautstark Schläge androhend auf mich los, als ich völlig gedankenverloren eine seiner Tomaten in die Hand nahm und daran schnupperte. Für ihn war dieses »unsittliche« Verhalten von mir ein echter Übergriff, eine persönliche Beleidigung.

Diese Beispiele zeigen, wie weit weg Instincto von unserer zivilisierten Art zu leben ist. Wie eng der Mantel der Konventionen um uns liegt. Und wie sehr wir uns von der Bedeutsamkeit des Geruchsinns abgeschnitten haben.

Falls es Ihnen aber dennoch gelingt, sich zu dieser Tabulosigkeit im Laden zu überwinden, sei es in unauffälligerer (hinbeugen) oder offensiver (anfassen) Weise, und sie das an mehreren Tagen und vielleicht sogar zu verschiedenen Tageszeiten wiederholen, werden Sie bemerken, dass sich die Gerüche verändern. Gleiches riecht plötzlich anders: stärker, schwächer, besser, schlechter, neue Nuancen werden erkennbar. Wenn es Ihnen gelingt, diese Unterschiede zu erleben, haben Sie einen entscheidenden Schritt gemacht, hin zu einer *autonomen*, realen Geruchswahrnehmung.

Ein weiteres gutes Trainingsgelände ist die eigene Familie. Besonders Kinder, die ihren Instinkten noch viel näher stehen, lassen sich gern zu einem spielerischen Umgang mit dem Geruchssinn animieren. Machen Sie beispielsweise aus der Wohnung einmal einen »Riech-Parcours«: Einem Mitglied der Familie werden die Augen verbunden, und die anderen schleppen heimlich alles mögliche herbei (Lebensmittel, ein Kissen, ein Kleidungsstück, Kerzen oder die kleine Bronzestatue vom Wohnzimmertisch). Sieger ist, wer das meiste erraten konnte. Und sinnvoll erweitern lässt sich dieses Spiel mit der Zusatzaufgabe, dass der »blinde« Kandidat auch stets sagen muss, *wie* es für ihn riecht – falls es nicht ohnehin schon klar ist (z.B. bei den alten Socken aus der Wäschetonne).

Dieses Spiel ist besonders lehrreich als Beobachter. Denn von aussen erkennt man in der Regel sofort anhand der Gesichtsmimik des Kandidaten, *wie* etwas für ihn riecht. Die Kopfhaltung ändert sich, die Nasenlöcher werden größer oder enger, in den Körper kommt Bewegung. Während das »Opfer« meist noch dabei ist zu analysieren, ist es für Aussenstehende längst klar, ob ihm »schmeckt«, an was er da soeben schnuppert.

Das verständlicherweise beste Trainingsgelände überhaupt für Instincto ist die »freie Wildbahn« da draußen – die Natur.

Ob allein oder mit der ganzen Familie: In den Wäldern und auf den Wiesen der Umgebung finden sich unzählige Dinge, die man mit seinem Geruchsinn völlig neu entdecken und begreifen kann – Blüten, Blätter, Waldboden, Rinde, Moose, Flechten, Pilze, Tannzapfen, Schnecken, vermoderte Äste, Steine und Tierkot (der erstaunlicher Weise manchmal richtig lecker riecht, wie z.B. Ziegenkot in den Bergregionen).

Als Vorbereitung oder als Begleitung zur Instincto-Diät bietet es sich an, der Natur aufmerksam zu begegnen. Trauen Sie sich ruhig etwas, das fein riecht, vorsichtig in den Mund zu nehmen. Das kann ein Blatt sein, eine Blume oder ein Stück Rinde. Besonders frisches

Kiefernholz riecht in der Regel äusserst lecker. Dennoch hat man eine klare Sperre im Mund, sobald man daran leckt. Offenbar reicht dem Körper manchmal nur schon der Duft, um von etwas genährt und gesättigt zu werden (Prinzip Phytotherapie). Düfte sind quasi *homöopathische Nahrung* (s. II/1.1).

Trauen Sie sich ruhig auch Dinge in den Mund zu nehmen, die nur »halbgut« riechen (z. B. ein Birken- oder Eichenblatt) und kauen Sie vorsichtig darauf herum (nicht schlucken!). Schnell werden diese Dinge beginnen *eindeutig schlecht* zu schmecken. Bitter und scharf. Die Zunge wird leicht taub, ein leichter Würgereiz drängt vom Magen nach oben. Der Drang auszuspucken (Reflexhandlung des Nahrungsinstinktes) wird gewaltig. Spucken Sie aus. Lernen Sie das! Es ist lebenswichtig!

Wir alle sind Zeit unseres Lebens dazu erzogen werden *alles zu schlucken* (s. II/5.2). Das sitzt uns regelrecht im Mund. Noch bevor uns der Instinkt dazu bringt auszuspucken, gelingt es viel eher der Erziehung, uns die Sachen im Mundraum schnell runterschlucken zu lassen. Es dauert Jahre, diese versteckte Prägung vollständig zu überwinden. Sogar langfristiges Instincto kann einen, je nach persönlicher Geschichte, nicht wirklich vollständig von diesem alten Muster »Schnell-schlucken-bevor-ich-es-fühle« lösen. So gerät man in die gewohnte Falle, zu schnell, zu viel, zu unzerkaut und nur halbinstinktiv zu essen.

Falls Sie unbekannte Pilze in das Freiland-Training mit einbeziehen wollen, rate ich davon ab. Riechen ja – essen nein. Außer, Sie sind schon ein erfahrener Instincto. Ansonsten ist die Gefahr zu groß, dass bestimmte Verhaltens- und Denkmuster (Angeberei, Heldenanwandlungen, Machoismus, Glaube an Naturgeister u.a.) oder einfach nicht erkannte Unklarheit der Realwahrnehmung, das Geruchserlebnis zu ihren Ungunsten verzerren. Bei einem Fliegenpilz ist das Probieren eines sehr kleinen Stückes Hutfleisch aufgrund eines falsch interpretierten Geruchs nicht wirklich schlimm. Dieser Pilz wirkt bei kleineren Mengen eher psychedelisch als giftig. Zudem hat man schnell eine eindeutige geschmackliche Sperre (bitter!). Bei einem Ziegelroten Risspilz hingegen oder einem Grünen Knollenblätterpilz kann schon nur das vorsichtige Ablecken zu schwersten Vergiftungen führen!

Bleiben Sie also besser bei den hunderten von anderen harmloseren Möglichkeiten, welche die Natur bietet.

Diese Gefahr von einem »Irrtum aufgrund mangelnder Übung« macht verständlich, warum man sich nicht allein und ohne Vorerfahrung mit Instincto an die Selbstheilung einer Krankheit wagen sollte. Man hat tatsächlich keine Ahnung, wie variantenreich einen das Unterbewusstsein und die jahrzehntelange Unterdrückung der instinktiven Regungen in die Irre führen können. Einfach gesagt: Einbildung ist immer noch die häufigste Form der Bildung. Ganz besonders, wenn es um die grundsätzliche Überwindung tief eingeprägter Denkstrukturen geht.

Bevor Sie also mit dem tabulosen Instincto voller ungewohnter Gerüche, massiver Riechtätigkeiten, seltsamer Nahrungsmittel, plötzlicher Spuck-Attacken, Essen ohne Messer und Gabel (roh aus der Hand!) und halb aufgegessener Dinge (ja, auch das Erziehungsmuster »Teller-leer-essen« gilt es aufzugeben) beginnen, nehmen Sie die Empfehlungen dieses Kapitels ernst, und versuchen Sie schon möglichst vorbereitet die erste Diätwoche in Angriff zu nehmen.

3. Güteklassen der Instincto-Diät

Die Wirkungstiefe einer Instincto-Diät ist in einem besonderen Mass abhängig von der Qualität und der Vielfältigkeit der zusammengestellten Auswahl an rohen Nahrungsmitteln. Und diese Auswahl wiederum ist abhängig von der eigenen Initiative, den finanziellen Möglichkeiten und, so seltsam es klingt, von der politisch-ökologischen Gesinnung: Jemand mit hohem ökologischen Bewusstsein wird sich schlichtweg weigern, in seine Rohwaren-Auswahl Tropenfrüchte zu nehmen, da diese mittels Flugzeugen importiert werden. Gerade in der heutigen Zeit (Klima-Debatte) dürfte diese Thematik so manchen davon abhalten, eine tropisch orientierte Diät zu machen. Doch sollte dieses Argument nicht dazu dienen, Instincto voll und ganz abzuschreiben. Denn diese Diät ist durchaus auch mit Landesfrüchten und Gemüsen aus der Region durchführbar. Der Instinkt ist enorm anpassungsfähig.

Der Wuppertaler Jörg Sameisky rief vor rund 13 Jahren das Instincto/Rohkost-Projekt *Bioleen* ins Leben – an den masurischen Seenplatten in Polen! Auf den ersten Blick ein denkbar ungemütlicher Ort für Rohkost. Trotz der landschaftlichen Schönheit dieser Gegend verbindet man Polen eher mit Armut und Kälte. Natürlich ist die Auswahl in dieser Gegend im Vergleich zu den Tropen sehr begrenzt. Aber mit verschiedenen Obstsorten, Beeren, Pilzen, Wildkräutern, Samen, Jagdgut, Fisch und Gemüsen aus eigenem Anbau ist sie reichhaltig genug, um keine Mangelerscheinungen aufkommen zu lassen. Die harten und langen Winter allerdings, mit Trockenfleisch und Gemüse aus Erdkellern, lassen Instincto dann nur noch für ganz spezielle Typen von Menschen gemütlich erscheinen. Aber, und das ist die Hauptsache, es *funktioniert*.

Trotz der Ökologieproblematik empfehle ich dem interessierten Leser hier, seine erste Instincto-Diät mit einer gewissen Anzahl hochwertiger tropischer Produkte durchzuführen. Die Umstellung auf Rohkost ist schon hart genug. Es ist sinnvoll, den Instinkt zu Beginn mit faktischem Hochgenuss zu verwöhnen und »hervorzukitzeln«. Da man in dieser Ausnahme-Zeit andere Importwaren (Kaffee, Schokolade, Tabak, Zucker, Reis, Gewürze) weglässt und keine Herd-Energie mehr verschwendet, kann man sich zumindest einen kleinen moralischen Ausgleich zu Gute schreiben. Ohne Tropenprodukte, dass zeigt die Erfahrung, gewinnen schnell die Verlustängste und alten Süchte die Oberhand. Der plötzliche Wegfall der mit Salz, Pfeffer, Zwiebeln oder Knoblauch gewürzten Speisen, und der Wegfall der geschmacksintensiven Röstprodukte Brot, Fleisch, Wurst, Gebäck und Kaffee, schaffen ein derart großes *Erlebnisdefizit*, dass man unbewusst alles versuchen wird, um so schnell wie möglich mit dem »rohen Blödsinn« wieder aufzuhören.

Für eine grundlegende Umprogrammierung unserer üblichen Geschmacksgewohnheiten sind wahrhaft biologisch überzeugende Argumente nötig – die in diesem Fall aus geschmacksintensiven Tropenfrüchten bestehen, Früchten, an die unsere Genetik bestens angepasst ist und die deshalb immer noch, auch nach jahrtausendelanger Degeneration unserer Geschmackswahrnehmung, durchschlagend gut und befriedigend schmecken. Genug jedenfalls, um uns in der Anfangszeit an Instincto *wohlwollend* zu binden.

Neben allem anderen bewirkt Instincto von Beginn an auch eine Neukonditionierung und Resensiblisierung der Geschmacksnerven: Man lernt, Nuancen feiner und feinster Aromen wahrzunehmen und befreit sich automatisch von dem Verlangen nach übertrieben würziger Nahrung. Damit öffnet sich einem eine neue, bis zu diesem Zeitpunkt völlig unbekannte Welt der Geschmacksvariationen. Instincto macht aus einem, ganz nebenbei, einen wahren Gourmet in Bezug auf alles, was essbar ist, egal ob roh oder gekocht. Und abgesehen davon: Auch die Rohkost kennt stark würzige Produkte (Sellerie, Zwiebeln, Wildkräuter, Oliven, Safus, Palmdrups, Algen und vieles mehr) die mitunter vom Instinkt gewählt werden und das Vermissen der »alten Küche« zusätzlich dämpfen – und schließlich sogar neu überprägen.

In Bezug auf die selbst zusammengestellte Nahrungspalette, kann man Instincto in vier Güteklassen einteilen:

1. Güteklasse: Wildes Instincto

Als Nahrung dienen ausschließlich Produkte, die man selbst in der Natur findet und verzehrt. Der am meisten geeignete Ort dafür ist die Tropenregion. Diese Form von Instincto kommt seinem eigentlichen Kern am nächsten: Leben in, aus und mit der Natur. Das *wilde Instincto* erfordert ein Höchstmass an Tabulosigkeit und Befreiung von mentalen Ekelvorstellungen (z.B. Insekten und Kleintiere als Nahrung). Diese oberste Güteklasse der Ernährung überhaupt hat verständlicher Weise eine stark transformative Wirkung und ist eher für Leute von Interesse, die schon mit Rohkost groß wurden oder zumindest jahrelange Vorerfahrung mit Rohkost haben und sich für Survival-Experimente begeistern können.

2. Güteklasse: Naturkost-Instincto

In die Nahrungsauswahl kommen ausschließlich Produkte der besten Qualität. Produkte, die so naturbelassen sind wie möglich. Diese zweite Güteklasse bedingt eine Bindung an spezielle Lieferanten (Orkos, passion4fruit, u.a., s. Anhang), da wirklich naturbelassene rohe Nahrungsmittel weder im Bioladen noch in den Hofläden der landwirtschaftlichen Betriebe zu bekommen sind. Vom Normalhandel ganz zu schweigen.

Die Menge der Kunstgriffe, mit welchen Naturprodukte vielfach verfremdet werden, ist gewaltig und der Allgemeinheit in der Regel nicht bekannt. Die üblichen Biofrüchte und Biogemüse sind alles andere als naturbelassen: Verwendung von Kompost als Dünger (Geschmacksveränderung aufgrund von *NCA* aus dem sich selbst erhitzenden Kompost) und erlaubte Chemikalien (Kupfersulfat, spez. Bio-Spritzmittel) sowie Bestrahlung und Erhitzung (Schälprozesse) bei Samen und Nüssen, und auch der Anbau selbst, auf mangelhaften und überdüngten Böden, machen einen Großteil der Biowaren zu zwar essbaren, aber aufgrund des verfremdeten und vor allem auch zu geringen Geschmacks, nicht wirklich zu empfehlenswerten Produkten im Rahmen einer heilsamen Ernährung.

Die Versorgung mit hochwertigen Produkten erfordert sowohl eine Umstrukturierung der eigenen Lagerhaltung (Anschaffung von Trocknern und speziellen Kühlschränken), als auch generell höhere Kosten, vor allem in der Anfangszeit. Naturkost ist teuer! Schnell schlagen zwei durchschnittliche Mahlzeiten pro Tag mit 15-30 EUR zu Buche. Zwangsläufige Ausfälle während der Lagerhaltung erhöhen die Kosten zusätzlich. Aus diesem Grund ist ein Instincto, bei dem man sich hauptsächlich mittels einschlägiger Rohkostversender versorgt, durchaus eine *privilegierte* Art sich zu ernähren.

3. Güteklasse: Bioladen-Instincto

Die eigene Versorgung findet vorwiegend mittels Bioläden, Wochenmärkten, Hofläden und eigenem Anbau statt. Waren von Rohkostversendern werden nur vereinzelt und produktspezifisch getätigt

(Kassia, Nüsse, Datteln und Fleisch). Diese Variante von Instincto führt zwar zu einer möglichst großen Unabhängigkeit bei der Nahrungsbeschaffung, hat aber den Nachteil, dass möglicherweise zu viele verfremdete Produkte in die Auswahl kommen. Die Folge: Unkontrollierte Entgiftungen, fehlende geschmackliche Befriedigung. Auch ein Bioladen-Instincto ist unter Umständen nicht preiswert. Denn Produkte, die keine klare Geschmackssperre haben, werden schnell zu viel und zu häufig verzehrt. Und das geht ins Geld.

4. Güteklasse: Handelsprodukte-Instincto

Die eigene Versorgung findet vorwiegend mit den Produkten aus Supermärkten statt. Ziel ist es, sich *so günstig wie möglich* zu versorgen. Diese unterste Güteklasse ist nur für einen sehr kurzen Zeitraum empfehlenswert und allenfalls geeignet als Experiment in den ersten ein bis zwei Wochen.

Nach den bisherigen Aussagen dieses Buches, erscheint der Verzehr von rohen Früchten und Gemüsen aus dem Normalhandel, auf den ersten Blick immer noch besser als die gewohnte Koch-Kost. Aber die Vielzahl der zum Teil außerordentlich gesundheitsschädlichen Chemikalien (Fungizide, Herbizide), die man sich bei dieser Art der Ernährung einverleibt, kann zu heftigen allergischen Reaktionen und zu ernsthaften Erkrankungen führen (kumulativer Effekt).

Wo man vorher einen Teller Spaghetti verdrückte, der neben einer gewissen Menge NCA nur sehr wenig an Pestiziden enthielt, verzehrt man mit der Rohkost Tag für Tag nun Produkte, die genau von diesen biologisch wirksamen Stoffen eine große Menge enthalten. Tatsächlich kann man mit einem langfristigen Handelsprodukte-Instincto ähnlich schwer erkranken wie mit der üblichen gekochten Ernährung.

In der Praxis wird man jedoch aufgrund der zunehmenden Sensibilität und dem Verlangen nach geschmacklicher Befriedigung, sich recht schnell freiwillig einer höheren Güteklasse von Instincto zuwenden.

Den hier angeführten Güteklassen gemein ist, dass man sich in ihnen in der Regel nur von unten nach oben bewegen kann. Wer jahrelang Instincto mit Produkten von Orkos praktizierte, kann fast keine rohen Dinge mehr aus dem Normalhandel verzehren: man hat sofort eine heftige »Chemikalien-Sperre«. Diese äusserst sich in einem pelzigen Geschmack auf der Zunge, einem Anschwellen der Mundschleimhäute, unmittelbaren Halsschmerzen und einem instinktiven Spuck-Reflex.

Kaum jemand wird bereit sein, sich in dieser Hinsicht wieder *desensibilisieren* zu wollen. Umgekehrt: Wer Instincto probeweise mit Handelsprodukten begann, für den wird eine Bestellung bei den erwähnten Rohkost-Versendern zu einer regelrechten Fressorgie vor den frisch geöffneten Paketen führen. Und zu dem Eindruck, Post aus dem Paradies bekommen zu haben.

Zwangsläufig führt Instincto zu einer Abhängigkeit von neuen Umständen. Das ganze Leben wird anders. Vom ersten Tag an. War man vorher abhängig von Einkäufen im Supermarkt der Vorstadtregion, ist man nun plötzlich gebunden an wöchentliche Lieferungen von irgendwelchen Rohkostfirmen und deren Angeboten. Hatte man vorher die langweilige Sicherheit bestimmter Menüpläne und Kochkreationen, schwebt man nun im Ungewissen seiner ins Irgendwo zielenden instinktiven Regungen.

Je höher die Güteklasse der eigenen Instincto-Diät ausfällt, umso spezieller und ungewöhnlicher wird das eigene Leben und der damit verbundene Alltag.

Deshalb empfehle ich hier, eine eigene Diät nur mit sehr hochwertigen Produkten durchzuführen. Trotz aller Schwierigkeiten bei der Beschaffung und trotz der Gefahr einer zukünftigen Abhängigkeit von bestimmten Unternehmen und deren Philosophie: der Wert der eigenen Gesundheit sollte über diesen Einwänden liegen. Außerdem ist noch gar nicht absehbar, ob man überhaupt bei dieser Ernährungsform bleibt. Und so hat man zumindest einmal erfahren, welche Schätze an Nahrungsmitteln dieser Planet eigentlich hervorbringt und welche unfassbaren Geschmacksrichtungen es in der Natur gibt.

Wer sich bereit erklärt, für ein oder zwei Wochen sein Leben mal völlig auf den Kopf zu stellen, darf und sollte sich in dieser Zeit so gut es geht verwöhnen.

Immerhin geht es um das eigene Leben. Wie noch nie.

4. Planungen

Wählen Sie als Jahreszeit für die Durchführung der Diät den Frühling (April/Mai) oder den Sommer (Juni/Juli). Im Frühling profitiert man von den »Aufbruchskräften« im eigenen Körper. In dieser Zeit finden grundlegende Stoffwechselveränderungen in einem statt, es zieht einen hinaus in die Natur und zu den Menschen. Besonders nach einem kalten Januar und Februar wirken die Kräfte des Umweltinstinktes in außerordentlichem Mass.

Nicht selten führt dieses »Sich-einschwingen« auf die neuen Aussenbedingungen aber auch zu Schwankungen im eigenen Kräftehaushalt und der Gemütsverfassung (Frühjahrsmüdigkeit).

Mit Instincto unterstützt und erleichtert man diese natürlichen inneren Ausrichtungen. Im Frühjahr entgiftet der Körper schneller und tiefgreifender als in anderen Monaten und die Veränderungen in einem selbst werden besonders deutlich fühlbar. Im Sommer profitiert man von der größeren Leichtigkeit, die in allem zu stecken scheint: Der Weg nach draußen in die Landschaften wird mühelos, der Kleidungsstil unkomplizierter und die durchdringende Wärme lässt den Verzehr von Früchten besonders normal erscheinen.

Nehmen Sie sich während der Zeit der Diät unbedingt von Ihrer Arbeit frei. Es können plötzlich unvermittelt Schwächgefühle auftreten, geistige Verwirrung, Unkonzentriertheit und Müdigkeit. In der Regel halten diese Zustände (Entzugserscheinungen!) nicht all zu lang an, aber in einem Arbeitsprozess ist damit niemandem geholfen. Zudem gerät man schnell in die Gefahr von Rückfällen (Gang zur Kaffeemaschine) im altgewohnten Umfeld und deren ritualisierten Strukturen.

Am besten ist es, sich für diese Diät irgendwo an einem wunderschönen Ort, fernab der alten Gewohnheiten, über zwei oder mehr

Wochen eine Ferienwohnung zu mieten und in dieser neuen Umgebung mit dieser neuen Ernährungsform zu starten. Achten Sie dabei nach Möglichkeit auch auf eine geringe elektromagnetische Belastung ihres Aufenthaltsortes (Tipps dazu im Literatur- u. Adressverzeichnis/Anhang). So können Sie einen nicht zu unterschätzenden Störfaktor ausschließen und eventuell sogar, eben aufgrund der durch die Diät stattfindenden Sensibilitätserhöhung, selbst nun stärker wahrnehmen, inwiefern Elektrosmog für Sie ein Thema ist – besonders nach der Rückkehr an Ihren eigentlichen Wohnort.

Und wenn Sie dann noch begleitend zu Ihrer Diät ein Tagebuch schreiben und zusammen mit ihren ganz sicher stattfindenden, außergewöhnlichen nächtlichen Träumen arbeiten (Traumtagebuch), wird aus diesem »Urlaub für Körper und Seele«, eine umfassende Selbsterfahrung von bleibendem Wert.

Dieses Alleinsein bietet den großen Vorteil einer Rückbesinnung auf das eigene Leben, wie es sich für Sie tatsächlich darstellt – hinter den Kulissen der Ablenkung durch Beruf und Alltag. Besonders in Lebenssituationen des *Übergangs* (Verlusterfahrungen, Sinnkrise) kann ein solches »Allround-Paket« neuer Erfahrungen, zu einer erfolgreichen Visions-Suche werden.

Der Nachteil des Alleinseins mit Instincto besteht einerseits in der Gefahr des Selbstbetrugs (man wählt die rohen Produkte mittels Gedanken anstelle des Geruchs) und andererseits in der fehlenden Möglichkeit des geistigen Austauschs und der gegenseitigen Beruhigung und Betreuung in schwierigen Situationen. Zu zweit ist Instincto wesentlich sicherer und stabiler: man bringt sich zusammen vorwärts. Erlebt das Gleiche in seiner Besonderheit des Unvergleichbaren (Jeder isst etwas anderes und fühlt sich damit anders). Zudem gestaltet sich die Versorgung mit Nahrungsmittel umso ökonomischer, je mehr Personen diese Diät zusammen machen: Was der eine nicht verzehrt, mag vielleicht ein anderer essen. So ist die Gefahr, dass teuer eingekaufte Früchte verderben, wesentlich geringer.

Allein kommt man schnell in die Versuchung, überreif werdende Dinge auch gegen seinen Instinkt zu verzehren – einfach weil man darauf geprägt ist, nichts fort zu werfen.

2. Kapitel: Durchführung

»Deine Nahrungsmittel seien Deine Heilmittel«
- Hippokrates -

1. Die Rohkost-Küche: Tipps und Tricks für die Einrichtung

Wenn Sie Instincto in der vertrauten Umgebung Ihrer eigenen vier Wände ausprobieren möchten, ist es hilfreich, alles aus der Küche zu entfernen, was mit der Kochkost-Welt zu tun hat. Töpfe, Pfannen, Lebensmittelvorräte – versorgen Sie diese Sachen im Keller oder auf dem Dachboden. Das mag übertrieben erscheinen, erleichtert aber schon während des Tuns den Übergang in die neue Ernährungsphase: Bewusst entfernt man sich symbolisch und real von der Zeit des gekochten Essens.

Wichtig ist es, den vorhandenen Kühlschrank komplett leer zu räumen. Sie brauchen diesen Stauraum für einen Teil der Rohkostwaren. Falls Sie nicht ohnehin schon zwei Kühlschränke besitzen, wäre es angebracht, sich einen zweiten für die geruchsstarken Meeresprodukte anzuschaffen, vor allem wenn Sie beabsichtigen mit der Rohkost vollständig oder in begleitender Weise längere Zeit weiter zu machen.

Früchte, Gemüse und Fleisch können sie relativ problemlos in einem großen Kühlschrank zusammen bei rund 3 – 5 Grad Temperatur aufbewahren (Fleisch unten in der kältesten Zone). Am besten eignen sich dafür moderne Klimaschränke mit eingebauter Luftumwälzung, sowie die alten Kühlschrankmodelle, die man noch manuell abtauen muss, denn in diesen beginnen die eingelagerten Sachen in vorzüglicher Weise von ganz allein kalt zu trocknen.

Falls Sie nur über einen einzigen Standard-Einbaukühlschrank verfügen, können Sie mit einem kleinen Trick dennoch auch Fisch dort mitlagern. Dazu benötigen Sie aber ein Trockengerät. Da dies ohnehin sinnvoll ist (Trocknung von Frucht- und Gemüseresten), besorgen Sie sich am besten eines mit einer ausreichend großen Menge Siebaufsätze (2-5). Denn die Siebe für die Trocknung von

Fisch sind anschließend nicht mehr vollständig geruchsfrei zu bekommen. Man sollte sie daher von vorneherein für die Meeresprodukte reservieren. Wer Trockenwaren regelmässig verwendet, sollte sich am besten zwei Trockner kaufen, da besonders Makrelen beim Trocknungsprozess um 30 Grad herum »ausfetten« und das untere Lüftungsgitter mit Öl volltropfen, dass nur mühsam zu entfernen ist. Leichter, man verwendet ein separates Trockengerät nur für Fischprodukte.

Sie können nun Fischhälften bei 20-30 Grad im Luftstrom tagsüber trocknen und diese dann über Nacht in einer geschlossenen Box im Kühlschrank verwahren. Am nächsten Tag kommen sie wieder für einige Stunden auf den Trockner und abends geradewegs in die »Riech-Auswahl«. Nach rund 2-4 Tagen ist der Fisch mit dieser Methode durchgetrocknet genug, um längere Zeit in einer geruchsdichten Verpackung im Kühlschrank zu bleiben. So haben Sie jeden Tag Fisch in der Nahrungspalette, ohne noch einen zweiten Kühlschrank einsetzen zu müssen.

Beim Einsatz des Trockners besteht allerdings das große Problem der massiven Geruchsbelästigung. Entweder für Sie selbst und ihre Familie oder für Ihre Nachbarschaft. Aber mit ein wenig Einfallsreichtum finden Sie ganz bestimmt eine Lösung (z.B. den Trockner unter den Dampfabzug des Herdes stellen).

Wer beabsichtigt, längerfristig bei Instincto zu bleiben, kommt um eine größere Geräteausstattung kaum herum. Zwei Kühlschränke und ein bis zwei Trockengeräte gehören in diesem Fall zur Standardausrüstung.

Eine gewisse Schwierigkeit bei der Lagerung stellt sich bei den Tropenfrüchten ein. Denn auch wenn diese im reifen und sehr reifen Zustand problemlos noch viele Tage im Kühlschrank halten – sie verlieren enorm an Geschmack! Je länger man Instincto praktiziert, umso störender ist dieser Nebeneffekt. Besonders Mangos, Papayas, Sapotillen, Bananen und Sapoteformen verlieren stark an Aroma. Hingegen weniger ausgeprägt ist der Geschmacksverlust bei Zitrusfrüchten, Ananas, Cherimoya, Jackfrucht, Durian und Mangoustan. Ein Kühlschrank ist einfach immer ein leidlicher Kompromiss, dessen sollte man sich bewusst sein.

Solange es geht, lagert daher man alle Früchte und Gemüse licht und luftig außerhalb von irgendwelchen Gerätschaften. Bei Gemüse bietet es sich an, diese in einem großen Bastkorb oder eine geflochtene Schale zu legen und mit einem Tuch abzudecken. Der ganze Korb kommt in der warmen Jahreszeit über Nacht in den Kühlschrank und steht dann den Tag über wieder draußen. Mit dieser Methode bleibt Gemüse lange frisch und hat zum »beschnuppern« stets Raumtemperatur. Aber für den Zeitraum von einer Woche kann man Gemüse getrost auch in der warmen Jahreszeit durchgehend draußen lagern. Neben Korbwaren eignen sich dafür auch Holzstiegen, in welche man die einzelnen Gemüse dicht zusammen legt und mit einem Tuch bedeckt, so kühl und luftig wie möglich lagert (Balkon, Keller, Schuppen).

Gewaltig erweitern tut man seine Nahrungspalette, wenn man parallel zur Frischversorgung damit beginnt, die halbreifen und reifen Früchte, sowie einen Teil der Gemüse aufzuschneiden, in Stück- oder Scheibenform zu bringen und diese Teile entweder auf den Trockner oder auf ein Gitterregal legt.

Besonders urig ist die Variante, Frucht- und Gemüsescheiben an einer Leine aufzufädeln und diese dann quer durch die Küche zu hängen. Dies hat, neben dem witzigen »Hexenhaus-Design«, den Vorteil, dass einem die Dinge quasi direkt »vor der Nase hängen« und man sofort riecht, was angesagt ist.

Auch bietet es sich an, Avocados noch vor der völligen Reife zu halbieren und die kernlosen Hälften einfach offen liegen zu lassen. Über die Tage hinweg bildet sich zuerst eine feine Haut über der Schnittstelle (darunter bleiben sie cremig) bis schließlich die Stücke immer weiter schrumpfen und verhärten. Essbar bleiben diese halben »Mumien« bis zum Schluss – vorausgesetzt es handelt sich um naturbelassene Avocados. Grundsätzlich gilt: Je höher die Qualität der rohen Produkte, umso länger sind sie in allen Variationen lagerbar und geniessbar. Gut gelagert, können hochwertige Avocados, Mangos und Bananen im Kühlschrank mehrere Wochen und sogar Monate halten, Datteln und Feigen auch 1-3 Jahre.

Merke: Echte Naturkost verdirbt nicht – sie verändert sich nur!

Die genannten Beispiele zeigen, wie anders die Rohkost-Küche funktioniert. Nichts ist *verhüllt* (s. II/5.5). Alles liegt offen dar und ist sofort essbar. Sehen. Riechen. Essen. Von allen Möglichkeiten der Ernährung, verdient eigentlich besonders die Rohkost die Bezeichnung »Fastfood«.

Diese Naturnähe der Eigenversorgung zeigt nicht nur für einen selbst große Wirkung – auch die Tierwelt der Umgebung kriegt sehr schnell mit, dass bei Ihnen in der Küche ein Paradies entstanden ist. Fliegen, Käfer, Wespen, ja, sogar Heuschrecken und Vögel statten einem einen Besuch ab. Jeher näher Sie dem Erdboden wohnen, umso stärker ist dieser Effekt.

Besonders beeindruckend sind die Spürfähigkeiten von Ameisen. Egal wie versteckt man glaubt zu wohnen und zu lagern: Ameisen finden *alles*!

Yashila erlebte in Ihrem Schulhaus in Zürich einmal, wie Sie am Mittag den großen Schrank am Ende des Klassenraums öffnete, um sich ein paar Datteln zu holen und – *alles war voller Ameisen!* Quasi über Nacht hatten sie einen Weg von draußen in den Schrank gefunden, sich in der halbvollen Dattelschachtel einquartiert und sogar unter die Deckelränder der Honiggläser gezwängt. Mit großem Erstaunen verfolgte Yashila die zweispurige Ameisenstrasse, die vom Schrank quer durchs Schulzimmer, unter der Tür hindurch, den Korridor entlang, links die Treppe runter, unter dem Haupttürflügel hindurch, die Hauswand entlang, bis zu einem Loch im Boden am Rande des Schulhofs führte – alles in allem gut 50 Meter. DAS ist Instinkt!

Eine andere Plage, mit der man besonders in den Sommermonaten zu kämpfen hat, sind Fruchtfliegen. Für die geht in einer Rohkost-Küche verständlicherweise ein Traum in Erfüllung – feines reifes Fressen allüberall! Um die Schar dieser »Gäste« möglichst gering zu halten, muss man alle angedrückten, überreifen und besonders alle verletzten Früchte sofort im Kühlschrank versorgen. Ansonsten hat man innerhalb von nur zwei bis drei Tagen eine regelrechte »Winzig-Luftwaffe« in der Küche herumschwirren.

Und gegen diese hilft dann, so brachial es anmutet, nur noch der Staubsauger. Außer man stört sich nicht an der mikroanimalischen Gesellschaft und sieht das Ganze als Preis für die echte Naturnähe.

2. Zusammenstellen der Nahrungsmittelpalette

Auf dem freien Markt unbehandelte, naturbelassene Früchte und Gemüse zu finden ist schwer. Das Angebot ist abhängig von der jeweiligen Jahreszeit, von der Philosophie des Ladenbetreibers und von der Verfügbarkeit auf den Großmärkten. Und diese Verfügbarkeit ist bei Importwaren wiederum abhängig von den aktuellen Zollvorschriften, den Lebensmittelkontrollen, der politischen Situation des Exportlandes, dessen Ernteerfolgen und der allgemeinen Nachfrage auf den einzelnen Märkten.

In den Großstädten ist (ironischerweise), im Gegensatz zu den ländlichen Regionen, die Wahrscheinlichkeit sehr viel größer, zumindest *einen* wirklich gut sortierten Bioladen zu finden. Weiterhin hat man als typischer »Kochköstler« nicht die nötige Erfahrung, brauchbare von unbrauchbaren Lebensmitteln für eine Instincto-Diät zu unterscheiden.

Es bietet sich daher an, bei professionellen Rohkostversendern zu bestellen. Deren Auswahl und Qualität ist konkurrenzlos und die Preise liegen zum Teil auf, manchmal sogar unter Bioladen-Niveau. Aufgrund eigener Erfahrungen empfehle ich an dieser Stelle – ohne, dass dies als offizielle Werbung zu verstehen ist – die auf Rohkost und Instincto spezialisierten Versandfirmen *Orkos* und *Passion4fruit*. Deren Auswahl ist dauerhaft hoch und die Beratungen sind recht zuverlässig.

Zudem setzen sich diese Firmen direkt oder indirekt dafür ein, dass die ursprünglichen Anbaumethoden in den tropischen und subtropischen Ländern erhalten bleiben und die betreffenden Kleinbauern angemessen von ihren erzeugten Produkten profitieren. Auch wenn die meisten Frachtwege per Luft erfolgen und das Ganze unbestritten »ökologischer Wahnsinn« ist, so ist die Förderung und Wertschätzung altüblicher Produktionsmethoden und der damit verbundene Umweltschutz vor Ort, wichtig genug, um eine Unterstützung dieser Versandhäuser zu rechtfertigen.

Die Firma *Orkos* (*Organic Kosmos*) wurde als *non-profit*-Unternehmen in den 1980er Jahren von G.C. Burger und Freunden in der Absicht gegründet, allen Instincto-Interessierten die bestmögliche Versorgung zu gewährleisten. Diese Anfangszeit war getragen von einem außerordentlichen Idealismus. Man sicherte sich in Thailand und Indonesien nach aufwendiger Suche die besten Produzenten naturbelassener Früchte und half ihnen bei der Umsetzung der Exportabwicklung. In abgelegenen Regionen machte man sich auf die Suche nach selten und ursprünglichen Nahrungsmitteln, und immer wieder entdeckte man erstaunliche Dinge, wie z.B. 1995 die sehr ungewöhnliche *Kenari-Nuss*.

Bis etwa 2002 waren die Anforderungen, die Orkos an die Erzeugungs- und Versandbedingungen stellte, höher als bei jedem anderen Rohwaren-Unternehmen der Welt. Die selbst kreierte Güteauszeichnung *Orkos Prestige* erhielten ausschließlich Lebensmittel, die wirklich in keiner Weise mittels Kunstgriffen beeinflusst wurden: Der Anbau hatte ohne Kompost oder Kunstdünger auf unbelasteten Böden zu erfolgen, es durften keinerlei Pestide oder andere Hilfs-Chemikalien eingesetzt werden. Während Lagerung und Transport durfte es weder zu den üblichen Röntgen-Bestrahlungen, noch zum Einsatz von Kälte, Hitze, Ethylen-Begasungen oder gar Laugen- und Fungizidbädern kommen. In diesem Zusammenhang entdeckten die im Aussendienst tätigen Orkos-Mitarbeiter überhaupt erst, *wie* verbreitet bestimmte Methoden der »Ent-Naturalisierung« von Früchten, Gemüsen, Nüssen und Fleisch weltweit überhaupt sind.

In der damals noch erscheinenden Insider-Zeitschrift *IMAG* wurde regelmässig von den Anbaubedingungen, den Ernte-Erfolgen und den vielfachen Misserfolgen ausgiebig berichtet. Nicht selten wurden zum Beispiel vom französischen Zoll ganze Paletten indonesischer Mangos der höchsten Güteklasse vor Ort vernichtet, nur weil *eine* entnommene Probefrucht verwurmt war!

In den ersten anderthalb Jahrzehnten lieferte Orkos eine so zuverlässige Qualität, dass sämtliche Produkte bedenkenlos ungewaschen und mitsamt Schale verzehrt werden konnten.

Um die Jahrtausendwende herum verließ plötzlich ein Großteil der langjährigen Mitarbeiter das Schloss. Die Führungsstrukturen änderten sich. Anstelle von G. C. Burger leitete nun Fabian von Berlepsch das Chateau de Montrâme. Kurze Zeit später kam es zu den im Vorwort und Anhang erwähnten Razzien und Verhaftungen. Ein Nebeneffekt dieser Umwälzungen betraf auch die im Schloss ansässige Firma Orkos: Der Verlust der ersten Generation von Mitarbeitern führte zu einem deutlichen Absturz der Warenqualität. Plötzlich tauchten Avocados, Tomaten und Trauben im Sortiment auf, die zum Teil stark mit Kupfervitriol überzogen waren (hellblaue Flecken auf der Oberfläche; auch im Biohandel leider üblich) und immer wieder kam es zu massiven Liefer-Engpässen oder sogar Ausfällen (vor allem im Tropensortiment und beim Fleisch) und zu einer Verminderung der Reifequalität fast sämtlicher Importe.

Orkos veränderte sich.

Einerseits wurden die Produkte über die Jahre preiswerter, andererseits hielten Verpackungsmethoden Einzug, die in der Anfangszeit *undenkbar* gewesen wären und der eigentlichen Philosophie von *Orkos* völlig wiedersprachen. So konnte man nun von bestimmten Früchten deren Inneres separat abgepackt in Kunststoffschalen bestellen (Durian, Jackfrucht, Cempedak) oder geschälte und gehäutete Nüsse. Auch wenn diese Sortimentsweiterungen eine Erleichterung im Alltag darstellen (Geruchseindämmung, niedrigerer Preis, Wegfall der Schälarbeit), und Orkos sowohl im Internet, als auch in der Gestaltung seiner Wochenprospekte deutlich professioneller (und damit auch konventioneller) geworden ist, kennzeichnet diesen Wechsel vom echten Alternativ-Versandhaus, hin zu einem mehr und mehr unauffälligen Rohkostunternehmen, der Verlust eines ganzen besonderen Charmes und einer großen *Glaubwürdigkeit*, welche das Unternehmen in den Gründungsjahren so auszeichneten.

Immer noch ist der Großteil der Orkos-Produkte sehr empfehlenswert. Besser, zum Teil viel besser als alles, was man auf dem freien Markt selbst finden würde. Besonders Datteln, Nüsse, die meisten Gemüse und fast alle tropischen Importprodukte sind von wirklich guter Qualität. Vielfach nicht überragend, aber gut genug und vom Geschmack her befriedigend genug für eine Instincto-Ernährung.

Allerdings rate ich aus Erfahrung dringend davon ab, die Produkte ungewaschen oder gar mitsamt Schale zu verzehren. Dieses Vertrauen hat Orkos verspielt.

Das eigentliche Problem bei dieser Sache ist, dass man bei einer Geschmackssperre im ersten Moment nicht sicher sein kann, ob es a.) eine Vergiftung mit einer Chemikalie, b.) eine spontane Entgiftung, oder c.) eine instinktive Reaktion auf nicht benötigte Inhaltsstoffe der Schale ist.

Es braucht Jahre der Erfahrung, um diese Unterschiede genau zu spüren.

Bis heute hat es Orkos unterlassen, in seinen Prospekten ausdrücklich auf bestimmte doch zum Einsatz gekommene Hilfs-Chemikalien produktspezifisch hinzuweisen. Zwar rechtfertigt sich die Firma damit, dass ihr Gütesiegel *Orkos Selection* (Produkte wurden auf dem freien Biomarkt ausgewählt) Hinweis genug ist für die mögliche Vorhandenheit von Chemikalien, aber meines Erachtens ist diese Bemerkung nur ein Zeichen von Inkonsequenz. Kurz gesagt: Orkos entzieht sich hier seiner Verantwortung und »entehrt« seine Wurzeln.

Zudem sind auch einige *Orkos Prestige*-Waren immer wieder nicht völlig einwandfrei, besonders Avocados, Safus, Fleisch und neuerdings auch die geschälten Macadamia-Nüsse. Für den Laien mögen diese Unterschiede kaum von Belang sein. Sie zeigen aber wieder einmal, dass es tatsächlich nur eine Instanz gibt auf der Welt, der man letztendlich vertrauen kann und muss: sich selbst und seiner Wahrnehmung.

Oder wie Karl Valentin einst so treffend sagte: »Sicher is', das nix sicher is', drum bin i vorsichtshalber misstrauisch.«

Das Unternehmen *Passion4fruit* entstand in den 1990er Jahren, nachdem der recht bekannte Rohköstler Bernd Bieder sein Geschäft mit Vietnamimporten – die in dieser Zeit einzige verlässliche Alternative zu Orkos – aufgab. Gegründet und geleitet wird *Passion4fruit* ebenfalls von Instinctoerfahrenen Rohköstlern. Das Sortiment ist über die Jahre immer größer geworden und die Qualität auf jeden

Fall mit der von Orkos vergleichbar, zum Teil sogar (was Reifegrad und Geschmack betrifft) überlegen. Beide Unternehmen liefern regelmässig nach Deutschland und Österreich, Orkos zusätzlich noch nach Frankreich und in die Schweiz (andere Länder auf Anfrage).

Inwieweit Sie Produkte aus dem eigenen Garten verwenden können, hängt allein davon ab, *wie* Sie ihren Garten in den letzten Jahren bewirtschaftet haben. Der Einsatz von Kompost zur Düngung macht beispielsweise die Brauchbarkeit der damit groß gezogenen Produkte zunichte. Und zwar deshalb: Die Erfindung von Kompost ist ein *Kunstgriff*. In der Natur gibt es keine derartig kompakten Aufhäufungen von Pflanzenmaterial ohne Wasserdurchfluss. Kompost ist der Versuch, organische Zersetzung im Schnelldurchlauf zu bewerkstelligen. Dabei findet in der Regel eine Selbsterhitzung der dicht gepackten Masse über 40 Grad Celsius statt: Der Kompost »kocht« sich selbst. Es entstehen unbekannte Mengen von NCA.

Auch die Zusammensetzung des Kompostes ist ein weiterer Faktor seiner Unbrauchbarkeit. Häufig werden Kaffeesatz, Frucht- und Gemüsereste des Normalhandels (Spritzmittel!) beigefügt oder sogar Reste gekochter Mahlzeiten. All diese Inhaltsstoffe erfahren im Kompost weitere Denaturierungen und gelangen über den Boden zu einem nicht unerheblichen Teil wieder in die Gartenpflanzen – und damit schließlich wieder in Ihren Körper.

Kompostverwendung verändert nachhaltig die Biologie und Chemie des Gartenbodens und den Geschmack und die Struktur sämtlicher in ihnen wachsender Produkte. Wer allerdings aufmerksamen ökologischen Anbau mit geringer Integritätsbeeinflussung betrieben hat, kann also durchaus über Produkte verfügen, die für Instincto geeignet sind.

Mithilfe dieser umfassenden Informationen sollte es nun gelingen, sich eine brauchbare Auswahl für seine Instincto-Diät zusammenzu(be)stellen. Im Folgenden nun ein detaillierter Vorschlag für ein solches Sortiment, welches erfahrungsgemäß die meisten Bedürfnisse abdeckt (Mengenangaben: Person pro Woche):

1. Landesfrüchte:

Jeweils 1 kg von zwei Apfelsorten, 1 kg einer aktuell erhältlichen Birnensorte und zwei Sorten Beerenfrüchte (z.B. Himbeeren und Erdbeeren). Letztere sind zu Beginn aber auch verzichtbar, da einen der Instinkt eher zu den vorhandenen Tropenfrüchten zieht. Es bietet sich an, täglich einen Bioladen in der Nähe aufzusuchen und nach Instinkt eine Ergänzung der Landesfrüchte-Auswahl vorzunehmen. Diese sind auch im Bioladen im allgemeinen noch von brauchbarer Qualität (ev. Behandlungsmethoden abklären). Und je nach Saison: Jeweils eine Melone zweier Sorten.

2. Tropische Früchte:

Zwei große Ananas, möglichst unterschiedlicher Sorte (A. cayenne /A. victoria). Falls nur kleinere Exemplare erhältlich sind, bestellen Sie als Gesamtmenge einfach drei Kilo.

Zwei kg rote Bananen. 1 kg kanarische Bananen. 1 kg Apfelbananen. Mit drei unterschiedlichen Bananensorten haben Sie ein gutes Standardsortiment. Die Mengen sind großzügig gewählt. Falls Sie nach einer Woche Instincto wieder aufhören, sind besonders Bananen kein Verlust: die nimmt als Geschenk jeder gern.

Ein 1,5 kg Stück Jackfrucht (ganze Früchte wiegen 5-30 kg!). Nach Möglichkeit kein Fruchtfleisch im Plastikschälchen bestellen (Orkos). Ihnen entgeht sonst der Reiz der vollständigen Frucht, denn es sind auch Schale und Fasern essbar (auskauen), wenn Sie es mögen. Auf *gar keinen Fall* Jackfrucht aus thailändischen, indischen oder srilankischen Läden beziehen! Diese sind in der Regel massiv behandelt worden (Chemikalien, Bestrahlung). Unter Umständen führt deren Genuss zu Schwindelgefühlen, Schweissausbrüchen und Juckreiz. Symptome die in diesem Fall eindeutig *keine* Entgiftung sind.

Zwei Sapote Mamey (falls erhältlich). 1,5 kg Sapote Chico (oder Sapotillen). 2 kg Papaya (P. radna oder P. red lady). 1 kg Mangoustan – in Kennerkreisen gilt sie als »schönste Frucht der Welt« (mildzitroniges Aroma; das weisse Fruchtfleisch ist von einer harten dicken, roten Schale umschlossen).

Weiterhin: Jeweils drei Exemplare von drei Mangosorten (Gesamtmenge ca. 2 kg), jeweils 1 kg von drei Avocadosorten (eine der Sorten möglichst ursprünglich). Und Zitrusfrüchte: 3 kg Orangen. Vier Zitronen. Drei Grapefruits.

3. Trockenfrüchte:

Datteln: 1 kg *Medjool.* 1 kg *Bahree.* 1 kg *Deglet Nour* (Rispe). Wichtig sind drei sehr unterschiedliche Sorten. Frische Datteln (sogenannte »Softdatteln«) sind zu bevorzugen. Wer auch unabhängig von Instincto gerne Datteln futtert, bestellt sich noch als vierte Sorte *Deglet Nour Dry.* Diese sind völlig durchgetrocknet und extrem lange haltbar (aber dennoch gut essbar). Ideal für Unterwegs auf langen Touren. Auch bei Datteln gilt: sie sind vorzüglich verschenkbar. Übermengen sind also kein Verlust. Weiterhin: Jeweils ein Kilogramm weisse und rote Feigen.

4. Gemüse:

1 kg Fenchel. 1 kg Karotten im Bund. 2 glatte Gurken. 2,5 kg Tomaten. 1 kg Paprika rot. 1 kg Paprika grün. 1 Stk. Blumenkohl (groß). 1 Stk. Weisskohl. 1 Stk. Rotkohl. 2 Stk. Sellerieknolle. 1 Stk. Stangensellerie. 2 Zwiebeln. 4 Stk. Chicoree. 1 Salatkopf.

Naturbelassenes Gemüse ist bei richtiger Lagerung sehr lange haltbar. Grundsätzlich sind rohe Gemüse als Nahrungsmittel wesentlich effektiver und »heilsamer« als Früchte. Leider ist unsere Prägung auf die gekochte Version in der Regel so stark, dass es uns bei einer Rohkost eher zu Früchten hinzieht. Auch wenn man mit Instincto immer wieder erlebt, wie ungemein befriedigend rohe Möhren oder roher Sellerie schmecken: Sie hinterlassen in einem weniger Resonanz als tropische Früchte. Wer längerfristig Instincto macht, wird sich immer wieder mit dieser »Trostlosigkeit« der Gemüserohkost (s.a. II/1.4) auseinandersetzen müssen. Besonders bei diesem Thema zeigt sich die Bedeutung der Nahrungsmittel-

Prägungen in der Kindheit: Wer schon als Kind viel rohes Gemüse bekam, für den ist diese Art der Verköstigung später auch langfristig sehr befriedigend.

5. Honige:

Jeweils ein Glas von drei verschiedenen Sorten: Akazien-, Savannen- und Tannenhonig. Oder: Akazien-, Eichen-, Rhododendrenhonig. Oder: Akazien-, Wildblumen-, Kastanienhonig. Mit dieser hier vorgeschlagenen Auswahl decken Sie ein großes Geschmacksspektrum ab.

6. Nüsse:

1 kg Walnüsse. 1 kg Mandeln. 500 gr. Cashewnüsse mit Häutchen (*Orkos*). 500 gr. geschälte Paranüsse. 1 kg Pistazien. 1 kg Pecannüsse, 1 kg Macadamia-Nüsse (sehr harte Schale, Spezialnussknacker erforderlich!) 500 gr. Kenari-Nuss. Grundsätzlich sind Nüsse in Schale zu bevorzugen, besonders in der Anfangszeit einer Instincto-Rohkost. Immer wieder sind recht große Schwankungen in der Produktqualität geschälter Nüsse der Firma Orkos feststellbar bis an oder über (Macadamia aus Australien) die Grenze der Denaturierung. Nehmen Sie sich also ruhig die Zeit, diese Nüsse selbst zu öffnen. Später, wenn Sie bei Instincto bleiben sollten, können Sie ihr Sortiment mit geschälten Nüssen ergänzen und haben die Möglichkeit zu eigenen Qualitäts-Tests aufgrund der genügend hohen Sensibiltät ihrer Wahrnehmung (Geschmack, psychophysische Veränderungen nach Verzehr etc.).

Von den Nüssen jeweils eine kleinere geschälte Menge in ein passendes Schraubglas füllen für die Riechauswahl.

7. Oliven:

Jeweils ein Glas Oliven aus Spanien und Frankreich. Die von Orkos gelieferten Oliven sind frisch ins Glas gelegt worden und konservieren sich selbst durch entstehendes Reifegas. Nach jedem Öffnen des

Glases hört man dieses Gas zischend entweichen. Durch wiederholtes Öffnen verändern sich die Oliven in den Folgetagen merklich. Mitunter beginnen einige Sorten nach 2-4 Wochen, besonders wenn die Gläser mehrmals geöffnet und wieder verschlossen wurden, zu schimmeln (weisser Naturschimmel). Diese verschimmelten Oliven sind immer noch essbar – wenn sie denn fein riechen. Sogar nach mehr als einem Jahr kann man diese durch sich selbst konservierten und extrem veränderten (eingefallen oder essigsauer oder verschimmelt) Oliven noch verzehren. Die Geschmäcker werden umso exotischer und bizarrer, je fortgeschrittener dieser Prozess ist.

Für die Abendmahlzeit ist es empfehlenswert, von den Oliven eine kleinere Menge, eine Stunde vorher dem Glas zu entnehmen und in einer separaten Schale der Auswahl beizufügen. Die »Belüftung« der Oliven schafft eine klarere Geruchs-Wahrnehmung.

Generell: Gläser nicht im Kühlschrank aufbewahren! Ein kühler, halbdunkler Ort ist empfehlenswert.

8. Tierische Proteine:

1 kg Makrele. 1 kg Sardinen. 1 kg Muscheln. Die Schwierigkeit hierbei dürfte bei vielen sein, dass man die Fische selbst ausnehmen muss. Als Alternative kann man auch einen Fischhändler der Umgebung nach ausgenommenem Fisch fragen. Es sollte allerdings sichergestellt sein, dass der Fisch nicht aus Zuchten kommt und nicht tiefgefroren wurde. Hochseefische sind daher eher geeignet für Instincto. Außer man angelt selbst in Wildbächen oder besorgt sich von Hobbyfischern Süsswasserfische (ungeräuchert, ungefroren) aus unbelasteten Gewässern. Im Handel sind solche Exklusivitäten (leider) selten.

500 gr. Seitenstück oder 500 gr. Rumpsteak von Rind oder Pferd. 500 gr. Brust vom Schwein (oder Wildschwein). Zur Not reicht auch ein einziges Stück Fleisch der genannten Auswahl. Falls sie eher zu Untergewicht neigen, empfehle ich allerdings *alle drei Stücke* zu nehmen. Es kann durchaus sein, dass bei Ihnen schon von Beginn an ein regelrechter »Aufbau-Durchbruch« erfolgt. Auch wer in seinem Leben stets ein gutes Verhältnis zu Fleisch hatte, ist mit einer größe-

ren Auswahl gut beraten. Ganz besonders gilt dieser Ratschlag für langjährige Veganer und Vegetarierer: Nach einer kurzen Umstellungsphase wird, angesichts des lange unterdrückten Bedürfnisses, der Instinkt wahre Kapriolen schlagen.

Das Fleisch sollte offen, auf einem Gitter liegend oder an einem Haken hängend, bei 1-3 Grad im Kühlschrank gelagert werden. Zu dicke Stücke quer halbieren. In der Folgzeit beginnt es nun im Kühlschrank kalt zu trocknen und bleibt (auch nach Monaten noch) stets geniessbar.

Fleisch für den Roh-Verzehr sollte bevorzugt von Orkos bestellt werden. Das ist keine Schleichwerbung – das ist ein lebenswichtiger Hinweis! Trotz Qualitätsschwankungen bei den angebotenen Fleischsorten ist Orkos in diesem Bereich noch vertrauenswürdig genug. Bei der telefonischen Bestellung unbedingt klären, inwiefern das Fleisch wirklich von gesunden Tieren stammt. Gelegentlich verkauft Orkos auch Stücke von alten oder sogar kranken Tieren, ohne dies jedes Mal ausdrücklich zu deklarieren. Für einen erfahrenen Instincto ist dieses Fleisch sofort als solches erkennbar (Geruch, Aussehen, Geschmack, psychische Wirkung) und von der Wirkung her genau einschätzbar.

Für einen Anfänger nicht!

Lassen Sie sich von den Telefonisten beraten und erklären Sie ihr Diät-Vorhaben.

Wildfleisch aus dem Handel ist unbedingt zu vermeiden! Die Tiere, von denen dieses Fleisch stammt, wurden im Winter meist künstlich zugefüttert und das Fleisch selbst ist oft oberflächenbehandelt mit Antioxydantien (Geruchs- und Geschmacksveränderung!) und wird in der Regel nach der Schlachtung tiefgefroren und erst für den Verkauf wieder aufgetaut. Ausnahme: Man kennt den Anbieter und erkundigt sich ausgiebig nach der Herkunft des Fleisches. Auch der Kontakt zu einem Jäger kann unter Umständen zu unbelastetem Fleisch verhelfen. Genaue Abklärungen sind allerdings, wie gesagt, *lebenswichtig*. Einige Fleischlieferanten haben mittlerweile Internet-Shops, so z.B. ein Jagdhof auf Rügen und eine Wildmetzgerei in Thalheim a.d. Thur (CH). Die Fleischqualität ist bei beiden (nach eigenen Tests) ausreichend bis gut. Allerdings sollte für die Anfangszeit Orkos-Fleisch verwendet werden, solange, bis der Instinkt genügend trainiert ist.

Auch Rind- und Schweinefleisch aus dem Biohandel ist *absolut ungeeignet* für den rohen Verzehr (Problem der Zufütterung mit denaturierten Substanzen). Biofleisch riecht stets fad und schmeckt »pappig«, wenn man es roh verzehrt. Besonders die Fettschichten von Schweinefleisch riechen penetrant nach Brot. Fette sind hervorragende Geruchsbinder. Man riecht schon, was einen beim Verzehr erwarten würde. Also, besser nicht. Außer es gelingt Ihnen, einen Züchter zu finden, der seine Tiere das gesamte Jahr über in einem naturbelassenen Areal weiden lässt, ohne Zugabe von industriell hergestellten Futtermitteln. Sogar das übliche Heu im Winter, das während der Sommermonate jenseits der 40 Grad-Grenze getrocknet wurde, wirkt sich aufgrund seiner Denaturierung negativ auf die Fleischqualität aus. Am ehesten dürften Sie noch bei Züchtern schottischer Hochlandrinder eine für den Rohverzehr geeignete Fleischqualität finden (Tiere sind auch im Winter draußen). Aber um eine erschöpfende Recherche der Lebensbedingungen dieser Tiere vor Ort kommen Sie natürlich nicht herum.

Fleisch ist ein äusserst heikles Schlüsselprodukt bei Instincto.

Langjährige Erfahrungen zeigten zwar, dass bei den erfolgreichen Krebs-Selbstheilungen stets rohes Fleisch eine wichtige Rolle spielte. Aber umgekehrt gilt dasselbe: Rohes Fleisch kann bei anhaltendem, uninstinktiven Genuss Krebs hervorrufen (s. II/4.5). Man sollte diesem Produkt also mit dem nötigen Respekt begegnen.

Weitere Proteine: 6 Hühnereier (*Orkos*).

9. Sonstiges:

Acht Stangen Kassia fistula (In einer Plastiktüte eingewickelt im Kühlschrank aufbewahren). Bestellen Sie Kassia nach Möglichkeit von zwei Anbietern. Immer wieder kommt es bei diesen Schoten zu extremen Qualitätsschwankungen (Verwurmung, zu alte Ware, Vergorenheit aufgrund falscher Lagerung oder zu feucht-warmem Transport, zu unreif geerntet). Leider hat auch Orkos in den letzten zwei Jahren bei diesem für Instincto so wichtigen Schlüsselprodukt starke Qualitätseinbussen (s.o.) durchgehen lassen und die Kassia dieser Firma ist ohne Vergleichsprodukt eines anderen Lieferanten nur noch bedingt zu empfehlen.

Weiterhin: Zwei Sorten getrocknete Algen. 200 gr. Naturreis (mit Wasser in einem Schraubglas einweichen u. kalt aufbewahren, sonst gärt es zu schnell). 100 gr. Kakaobohnen.

Ernsthaft an Instincto interessierte, ergänzen das Sortiment noch um frische Kräuter (Basilikum, Rosmarin, Salbei, Schnittlauch, Thymian) oder um ein selbst zusammen gestelltes *Phytotherapie-Set* aus: Fenchelsamen, Kiefernzapfen, Honigklee, Enzianwurzel, Thymian, Lorbeer, Kümmel, Basilikum, Ringelblume, Pfefferminz und Kamille. Diese Trockenprodukte werden in kleine Gläser mit Schraubverschluss gefüllt, beschriftet und dunkel bei Zimmertemperatur aufbewahrt. Bei Hunger oder Unwohlsein (s. Abb. 4) erschnüffelt man sich instinktiv eine passende »Heilpflanze« und inhaliert ihren Geruch bis eine Besserung eingetreten ist, oder der Instinkt ein »Genug« rückmeldet (Aromaschwund). Bei Anzeichen extremer Anziehung (Speichelreflex) sollte eine kleine Menge oral probiert (Auskauen, im Mund zergehen lassen) werden.

10. Wasser

Drei Sorten Mineralwasser (jeweils 6 Flaschen), eine davon mit Kohlensäure. Bei den stillen Wässern sollte eines eine Gesamtmineralisation unter 150 mg/l aufweisen (z.B. *Volvic*), das andere um die 500 mg/l (z.B. *Vittel* oder *Evian*). Für das Kohlensäurewasser wäre eine Gesamtmineralienmenge von 100-200 mg/l sinnvoll. Wer es noch spannender gestalten will, besorgt sich eine vierte Wassersorte mit über 1000mg/l Mineraliengehalt (z.B. *Contrex* oder *Valser*). Flaschen aus Glas sind zu bevorzugen (s.u.).

Wassertrinken ist eine Erfahrungswelt für sich. Je geringer der Mineraliengehalt, umso leichter trinkt es sich erfahrungsgemäß. Das liegt vor allem am damit verbundenen, niedrigeren *ph-Wert*. Das Milieu im Magen ist tendenziell leicht »sauer«. Aus diesem Grund wird zu gekochten Mahlzeiten gern Kohlensäure- oder Phosphorsäurehaltiges (Cola) getrunken (verdauungsfördernd). Aber auch während einer Rohkost zieht es den Instinkt gern mal zu sprudelndem Wasser. Oder heißem Wasser. Sogar *warmes Kohlensäurewasser* kann eines Tages anziehend sein.

In der alternativen Medizin ist immer wieder die Rede davon, dass mineralienarmes, sogenanntes »leichtes« Wasser, dem Körper bei Dauergebrauch zu viele Mineralstoffe entzieht und daher schädigend wirkt. Solche Aussagen sind schwer zu beurteilen. Auf jeden Fall tut man gut daran, verschiedene Wassersorten im Haushalt zu haben und je nach Geschmack (Instinkt) zu entscheiden. Aufgrund aufwendiger Filterungs- und Reinigungsprozesse in den Abfüllwerken sind die Mineralwässer des Handels betreffend des Geruches kaum noch unterscheidbar. Der Instinkt meldet sich daher erst während der Geschmackswahrnehmung (z.B. Sperre gegen Sulfat).

Ein gewisses Problem bei der eigenen Wasserversorgung betrifft die Verpackung. Lebensmitteltechnische Untersuchungen haben in den letzten Jahren ergeben, dass Getränke in PET-Flaschen Spuren der biologisch wirksamen Stoffe *Antimon* (Schwermetall), *Acetaldehyd* sowie das Hormon *Östradiol* enthalten, Substanzen, die aus dem Kunststoff in die Flüssigkeit diffundieren und auf den Körper einwirken. Wie und in welchem Mass, wird derzeit noch erforscht. Aber zu einem guten Ergebnis wird man sicher nicht kommen, und da Wasser besonders bei der Rohkost-Ernährung gern und häufig getrunken wird, findet somit eine Überversorgung mit Substanzen statt, die im Wasser (und im Körper) nichts zu suchen haben. Manchmal ist das PET-Material von so schlechter Qualität, dass es eindeutig »plastikhaft« riecht, besonders wenn die Flasche im Sommer Temperaturen von über 25 Grad aufweist: Man muss nur einmal kurz an der gerade geöffneten Flasche »schnuppern«, dann erkennt man das ganze Problem auf Anhieb. In einem solchen Fall, der Instinkt sagt es: Nein!

Wer dennoch auf ph-niedrige Wässer wie *Mont Rouccous, Reine de la Rose, San Clemente* oder *Lauretana* nicht verzichten möchte, sollte möglichst PET-Flaschen neueren Datums bestellen, diese so kühl als möglich lagern und innerhalb eines Monats verbrauchen. So reduziert man zumindest die Schadstoff-Immissionen.

Wasser in Glasflaschen ist also zu bevorzugen, womit sich allerdings der Versorgungsaufwand massiv erhöht, einerseits durch das Transportgewicht, andererseits durch die geringe Auswahl von stillem Wasser mit niedrigem Mineralienanteil. Das meiste Wasser in Glasflaschen enthält Kohlensäure und ist zu dem mineralienreich (sog. »Heilwasser«). Leichte Wässer in Glasflaschen: *Volvic, Lauretana* und *Calanda* (Schweiz). Zu einem Preis von rund einem Euro pro Liter wird das Wassertrinken so allerdings zu einer wahrhaft luxuriösen Angelegenheit.

Leitungswasser besitzt, je nach Region, häufig einen hohen Härtegrad (Kalkgehalt), schmeckt also im Vergleich zu weichem Wasser »seifiger« und lässt sich schwerer trinken (häufig instinktive Sperre gegen das hohe Mineralienangebot).

Wasser aus Ionenaustauschern (Osmosewasser) oder Dampfdestillier-Geräten ist zwar extrem mineralienarm und sauber, schmeckt ab häufig »seltsam«, irgendwie »tot«, kann aber ohne weiteres der eigenen Wasserauswahl beigefügt werden – ebenso wie das erwähnte Leitungswasser. Auch Mischformen verschiedener Wässer sind natürlich möglich. Wie gesagt: Der Instinkt lässt sich am besten mit einer großen Auswahl entdecken, forcieren und trainieren.

In den Bergregionen (Kurgebieten) erfolgt die Versorgung der Gemeinden meist direkt mittels Brunnen- bzw. Grundwasser von manchmal hervorragender Qualität. Solches ist natürlich konkurrenzlos gut. Außer, das Versorgungsnetz wird zu Hygienezwecken sporadisch gechlort ...c'est la vie.

Bei Freilandgewässern (Seen, Teiche, Bäche) mit ihren höheren Anteilen an organischen Schwebstoffen, ist man mit ein wenig Übung fähig, über Geruch und Geschmack herauszufinden, ob das jeweilige Wasser geniessbar ist oder nicht. Um diese Fähigkeit als »Survival-Trick« bei Expeditionen zu nutzen, ist es jedoch erforderlich, während dieser Zeit auch roh und instinktiv zu essen. Ansonsten überdecken die gekochten Fremdgeschmäcker im Mund (die noch Tage nach einer warmen Mahlzeit die Wahrnehmung beeinflussen) die feinen und entscheidenden Nuancen des Freilandwassers. Im Zweifelsfall greift man natürlich zu entsprechenden Entkeimungsgeräten. Auch, weil besonders in tropischen Regionen stets die Gefahr besteht »geschmacklose« Parasiten zu erwischen (s. II/2.3, natürliche Krankheiten).

Alles in allem gilt auch bei Wasser der berühmte Spruch des bekannten Ernährungsforschers Prof. W. Kollath: »Halte die Nahrung so natürlich wie möglich.«

Die hier vorgestellte Auswahl ist bewusst großzügig bemessen. Die Schwierigkeit beim Planen der jeweiligen Menge eines Produktes ist die Möglichkeit, dass Sie einiges vielleicht schon nach einem Tag komplett aufgegessen haben, anderes wiederum noch nicht mal nach zwei Wochen. Sobald etwas also aus dieser Auswahl verschwunden ist, sollten Sie es sofort mit dem Gleichen ersetzten: Es kann sein, dass Sie genau dieses Produkt für einige Zeit am meisten brauchen werden.

Versorgen Sie sich also für die erste Woche eher großzügig. Wie gesagt, Sie dürfen während dieser Diät wirklich einmal ganz an sich denken und sollten die Rohkost erleben als eine vielfältige und geschmacksintensive Ernährungsform. Ganz anders als die gängigen Klischees.

Wer sich diese große Auswahl dennoch nicht leisten will (oder kann), reduziert bei den einzelnen Produktgruppen die Vielfältigkeit: also nur zwei Sorten Datteln, zwei Sorten Nüsse, zwei Sorten Honig, ein Stück Fleisch und zwei Makrelen. Die Tropenfrüchte beschränkt man auf jeweils eine Sorte Bananen, Mangos und Ananas. Algen und Oliven lässt man ganz weg. Beim Gemüse hingegen sollten Sie die Auswahl so groß wie möglich gestalten.

Umgekehrt können Sie selbstverständlich auch zusätzliche exotische Leckereien bestellen: Ramboutan, Kap-Stachelbeeren, Litchees und Zuckerrohr. Vor allem, wenn Sie die Diät doch innerhalb der Familie machen, sind die Sortimente der erwähnten Rohkostlieferanten ein Füll des Genusses, der Faszination und eine spezielle Art der *Weltentdeckung*, besonders für Kinder.

Wie auch immer Sie es angehen wollen: Ziemlich sicher wird am Ende Ihrer ersten Instincto-Woche eine Menge nicht gegessen worden sein. Was jetzt? Die Tiere reinlassen? Verschenken? Kochen?

Vielleicht haben Sie auch einfach Lust, weiter zu machen. Nach einer Woche sind Sie eigentlich erst an dem Punkt, wo es beginnt richtig loszugehen. Einen Vorgeschmack auf das Wundersame bei Instincto haben Sie dann zwar schon. Aber erst in den Folgewochen erreicht man die ganz besonders faszinierenden Zustände von innerer Ruhe und dem Gefühl von »Glitzern« und Leichtigkeit seiner Existenz.

Aber ich höre besser auf. Nicht, dass es noch den Anschein erweckt, ich wollte hier irgendwen zu irgendwas verführen ...

3. Der erste Tag Instincto-Diät

Der erste Tag ist ein *Mustertag*. Der Ablauf dieses Tages ist für alle weiteren Tage beispielhaft. Das gilt auch, wenn Sie Instincto über Jahre hinweg praktizieren. Vom Prinzip her ändert sich dann kaum etwas, außer, dass Sie mehr Freiheitsgrade bei den Essenszeiten und der benötigten Auswahl erwerben. Im ersten Teil dieses Buches konnten Sie von den Besonderheiten dieses Mustertages schon einen guten Eindruck bekommen. Sie wissen also, was auf Sie zukommt. Was Sie allerdings nicht wissen ist, wie sich das wirklich *anfühlen* wird.

Das Wichtigste, Heilsamste und für die meisten vermutlich auch das Schlimmste ist der Vormittag bei Instincto: Es gibt kein Frühstück! Und es gibt nichts anderes zu trinken als Mineralwasser. Die Entgiftungsphase der Nacht wird verlängert bis in den Mittag hinein. Für manche Personen ist diese Regelung absolut undurchführbar. Versuchen Sie es trotzdem. Diese Fastenzeit bis Mittag ist »die halbe Miete« bei Instincto.

Es ist sehr wichtig, sich stets vor Augen zu halten: Die Heilungskräfte von Instincto gründen vor allem auf dem *Weglassen schädigender Nahrungs- und Genussmittel.*

Der Vormittag:
Versuchen Sie am Morgen so gut es geht Wasser zu trinken. Falls Sie am Vorabend zum »Abschied Ihres alten Lebens« noch so richtig bei

Tisch zugelangt haben, wird ihnen das Trinken von Wasser vermutlich eher schwer fallen. Und das Verlangen nach Kaffee wird umso größer sein.

Da müssen Sie durch. Es kann wirklich sein, dass die ersten drei Tage sehr hart werden, besonders was die Entzugserscheinungen von Kaffee und Frühstück angeht. Je nachdem wie Sie bislang gelebt haben.

Möglicherweise wird ihr Magen vor Hunger gurgeln, grummeln und ziehen, dass Sie es kaum noch aushalten und den Eindruck haben, sich selbst zu verdauen. Oder Ihr Magen ist einfach völlig »zu«. Und Wassertrinken geht einfach nicht. In diesen Fällen sollten Sie sich schon am Morgen zuerst mit der Kassia beschäftigen. Holen Sie eine Stange aus dem Kühlschrank, brechen Sie sie in der Mitte durch, und riechen Sie an der Bruchstelle. Wenn es nicht gerade nach Hundekot, Klärwerk oder toten Füssen riecht, sondern einfach nur irgendwie »fremd und exotisch«, brechen Sie mit einem Nussknacker die Stange vorsichtig entzwei und angeln Sie sich eine dieser kleinen, klebrig schwarzen Scheiben heraus.

Probieren Sie. Nur Mut.

Wie schmeckt es? Süsslich-lackritzig? Oder doch zum Eingeweideumstülpen? Brennt es auf der Zunge oder wird es irgendwie klumpig im Mund?

Achten Sie genau auf das, was im Mund passiert. Wenn es sehr ungenehm schmeckt – sofort ausspucken! Schmeckt es gar nicht so schlecht, lutschen Sie diese kleine Scheibe leer, spucken Sie den hölzernen Rest aus, und nehmen Sie ein paar weitere Scheiben. Machen Sie das vorsichtig und so lange bis die Kassia im Mund eine unangenehme Reaktion zeigt (Brennen, Kleben, Bitter, Ekel). Das kann nach drei Scheibchen oder auch erst nach fünf kompletten Stangen sein.

Tasten Sie sich geschmacklich an den Moment der »Sperre« heran. Sie werden diese Sperre erkennen, da können Sie sich sicher sein. Die instinktive Sperre wird allmählich beginnen (leichte Veränderung des Geschmackes) und dann rapide zunehmen (klebrig, scharf, bitter). Je später Sie beim Kassiaverzehr aufhören, um so stärker werden die Entgiftungsreaktionen ausfallen: Müdigkeit und Durchfall am Nachmittag.

Kassia fistula ist quasi die »Medizin« bei Instincto. Die Inhaltsstoffe dieser Schotenfrucht des Sennes-Strauches wirken erfahrungsgemäß blutreinigend, schmerzstillend und abführend. Je nach Menge und Situation. Immer wieder beeinträchtigen ja Entgiftungsreaktionen Körper und Geist bei einer rohen Ernährungsweise, besonders in den ersten Jahren. Kassia hilft wirklich, diese Krisen zu kontrollieren, zu dämpfen und ihr Ausstehen zu erleichtern. Zahlreiche Personen, mich eingeschlossen, habe das dutzende von Malen erlebt.

Aber Kassia ist auch gefährlich: Wenn man über längere Zeit stets zu hart an die Sperre isst (z.B. weil die Kassia eine zu schlechte Qualität hat oder man Angst bekommt vor Verstopfung), schwächen einen dauerhaft die damit eingeleiteten Durchfälle. Die daraus resultierende Auslaugung und Entwässerung des Körpers führt zu einem subtilen Zustand von Dauerschwäche und Antriebslosigkeit und in Verbindung damit zu Heißhunger, extremem Durst und starken Stimmungsschwankungen. Es ist also wichtig, schon von Beginn an mit Kassia sorgfältig umzugehen. Die Erkenntnis *Dosis facit venenum* gilt auch hier!

Falls Sie an diesem ersten Tag Instincto tatsächlich eine große Menge Kassia problemlos zu sich nehmen konnten, heißt das, dass Ihr Körper schon begierig auf eine »Zeit der Entgiftung« gewartet hat. Vermutlich wird Sie an diesem und auch den folgenden Nachmittagen, trotz aller Vorsicht, Bauchweh und Durchfall ereilen. Aber das ist nicht schlimm. Diese Darmreinigungsreaktionen in den ersten 1-5 Tagen liegen ganz im Rahmen einer instinktiven Regeneration. Ihr Körper bereitet sich mit den Durchfällen auf eine Neugestaltung des Darmmilieus vor: Anstelle der langjährigen Fäulnisbakterien beginnen sich nun mit den ausschließlich rohen Nahrungsmitteln neue Bakterienstämme einzunisten. Die »Welt in ihrem Darm« wird eine völlig andere. Und das braucht seine Zeit.

Falls Sie weder Wasser trinken können an diesem Morgen, noch Kassia anziehend riecht und es Ihnen alles andere als gut geht, verschieben Sie den Mittag auf den Vormittag: Essen Sie eher! Wie gesagt: Instincto ist keine Kasteiung (außer, man macht eine draus).

Instincto ist der Weg des Körpers. Es gibt sinnvolle Strukturen bei dieser Diät, aber es gibt keine *unerbittlichen Regeln*. Der Körper ist ein unberechenbar lebendiges System. Die Kunst ist, sich zu spüren und die richtigen Schlüsse daraus zu ziehen.

Falls Sie an diesem ersten Morgen doch wie erwartet Durst haben und trinken möchten, probieren Sie von allen Wassersorten, und wählen Sie für sich diejenige, die am trinkbarsten ist. Probieren Sie auch, ob nicht sogar warmes oder heißes Wasser das Beste ist. Trinken Sie, wenn möglich, das Wasser im Stehen. So sind alle Organe in einer gestreckten Lage und das Trinken fällt sehr viel leichter. Zwingen Sie sich jedoch auf keinen Fall das Wasser rein! Sobald Sie Ihren Magen spüren, Sie dort ein leichtes Druckgefühl wahrnehmen, hören Sie auf. Um es verquer bildlich zu sagen: Das Zeug sollte runtergehen wie Öl – dann ist es gut.

Wasser ist neben Kassia die andere Natur-Medizin bei Instincto. Wasser ist universell. Alles Lebendige auf der Welt ist an Wasser gebunden. Wasser ist ein Transportmittel. Im Großen wie im Kleinen. Mit dem Trinken halten Sie Ihre Körperprozesse *im Fluss*. Die Verbindung von Wasser und Kassia bewirkt daher bei Instincto eine besonders tiefgreifende Reinigung und Belebung des Körpers. Eine Rohkost ohne Kassia, oder mit Säften anstelle von frischem Wasser, ist viel weniger effektiv wie die hier dargestellte Methode. Von allen Rohkostformen der Welt ist Instincto mit Abstand die rohste.

Ob vor oder nach dem Trinken am Vormittag, Sie sollten sich bis zum Mittag auf jeden Fall einmal wie zuvor beschrieben mit der Kassia auseinandergesetzt haben. Viele haben am Morgen einen solchen Durst, dass sie trinken »wie ein Loch«. Gut so. Wieder andere brauchen direkt nach dem Aufstehen erst Kassia, weil Mund und Magen »wie verklebt« sind. Auch gut so. Es gibt keine Regeln – es gibt nur *Tendenzen*. Vielleicht müssen Sie heute Kassia schon vor dem Trinken nehmen, und morgen ist es genau umgekehrt. Richten Sie sich deshalb so gut es geht nach Ihrem Instinkt: Immer!

Eine grundsätzliche Orientierungshilfe bietet die Tabelle in Abb. 4 »Leitfaden für den Ablauf der Instincto-Mahlzeiten«: In der linken Spalte sind die Mahlzeiten im Tagesverlauf aufgelistet. Die rechten Spalten (Ziffern 1-6) zeigen, was Sie jeweils tun müssen, falls es ein

Problem gibt. Wenn Sie also am Morgen kein normales temperiertes Wasser trinken können, probieren Sie zuerst heißes oder auch kohlensäurehaltiges Wasser (Massnahme 1). Falls auch das nicht befriedigend ist, riechen Sie am Kassia (Massnahme 2) und so weiter.

Der beste Zeitpunkt zur Einnahme von Kassia besteht dann, wenn Sie sich irgendwie komisch fühlen: Konfus, unangenehmer Geschmack im Mund, erhöhter Puls, Gereiztheit, leichter Schwindel, leichte Sehstörungen (Mühe, einen bestimmten Punkt zu fixieren), diffuse Hungergefühle. Diese Symptome tauchen irgendwann am Vormittag auf, meistens in der ersten Stunde nach dem Trinken. Der Grund sind die nun stattfindenden Entgiftungen im Körper: Abgelagerte Substanzen (*NCA*) aus den Tiefen des Körpers kommen wieder in Umlauf und werden nun teilweise ausgeschieden. Dieser Vorgang ist wissenschaftlich nicht belegt. Aber wer es einmal erlebt hat, weiss dass es stimmt.

Sie werden in diesen ersten Tagen häufig spüren, wie seltsame Geschmäcker, scheinbar aus dem Nichts kommend, plötzlich in ihrem Mund auftauchen. Oder wie Sie an bestimmten Körperstellen sehr merkwürdig riechen. Die Kassia hilft besonders in der Umstellungszeit, diese unangenehmen Zustände zu dämpfen. Die wenigen Mediziner und Biologen, die sich eingehend mit Instincto beschäftigt haben vermuten, dass bestimmte Inhaltsstoffe dieser Frucht dem Körper helfen, die frei gewordenen Toxine bevorzugt über den Darmtrakt auszuschleusen.

Kassia hilft sozusagen, dass einem die Ausscheidungsprodukte nicht in quälender Weise aus Nase und Augen rinnen, sondern mit all dem üblichen »Mist« im Klo landen.

Auch wenn Kassia zu Beginn extrem schlecht riecht: testen Sie es immer wieder. Der Körper braucht manchmal ein wenig Zeit, um sich innerlich neu auszurichten. Eine seltsame Regel bei Instincto besagt: »Das, was am schlimmsten riecht, ist genau das, was Du brauchst – Du weißt es nur noch nicht!«

Wichtig: Falls an diesem Vormittag alles drunter und drüber gehen sollte, Sie sich hundeelend fühlen, mit Anzeichen von Migräne und schwerem Hunger – dann trauen Sie sich aufzugeben und einen Kaffee zu trinken oder etwas Altvertrautes zu essen. Manchmal kann es an den ersten beiden Tagen zu überschiessenden Entgiftungen kommen, die einen wie eine Riesenwelle erfassen. Ein Kaffee, Tee oder ein kleines Frühstück stoppen in der Regel diese Symptome innerhalb weniger Minuten.

Verbringen Sie dann den weiteren Tag ganz nach Lust und Laune, so dass es Ihnen gut geht. Essen Sie nach Möglichkeit nur wenig, versuchen Sie besonders am Abend möglichst leichte Kost zu sich zu nehmen. Und starten Sie am nächsten Morgen einen neuen Versuch.

Der Mittag:

Bevor Sie nun loslegen und sich den tropischen Schätzen widmen, sollten Sie noch einen letzten Gang zur »Wasserstelle« machen und herausfinden, ob Sie nicht doch eher Durst als Hunger haben. Diese Verwechslung ist im normalen Alltag sehr geläufig: Der meiste Hunger ist eigentlich Durst, der meiste Appetit ist nur Entgiftung, das größte übergangene Bedürfnis ist jenes nach Wasser. Also haben Sie jetzt die Gelegenheit, es für den Rest Ihres Lebens neu und richtig zu lernen. Nach dieser letzten Bewässerungsrunde dürfen Sie sich endlich dem Essen widmen.

Legen Sie alles, was Sie an Früchten haben, auf einen großen Tisch. Suchen Sie sich dazu einen hellen Raum, in dem Sie sich besonders wohlfühlen. Dekorieren Sie ruhig. Machen Sie aus dem Tisch ein kleines Stück Urzeit. Es soll Ihnen Spaß machen, sich mit diesen »Paradiesboten« zu beschäftigen. Vermutlich werden Ihnen dabei einige Früchte besonders schön und leuchtend erscheinen. Einige werden schon auffallend duften. Besonders die, die für Sie auch besonders schön aussehen? Unbewusst fängt ihr Instinkt nämlich an, aus der Tiefe seiner Verbannung an die Oberfläche zu steigen und erste Reaktionen in Ihnen hervorzurufen. Schon beim Einrichten der Mittagstafel verändert sich unmerklich etwas in Ihnen.

Sperre bei: / Massnahme:		1.	2.	3.	4.	5.	6.
Morgen	**Wasser**	Heisses Wasser oder Wasser mit CO_2	Kassia probieren	Falls vorhanden: Phytotherapie-Set durchriechen	Riechdurchgang Früchte (ev. Mahlzeit)	Wasser mit eingerührter Heilerde probieren	Schlafen o. körperliche Bewegung
	Kassia	Wasser trinken (verschiedene probieren!)	Falls vorhanden: Phytotherapie-Set durchriechen	Riechdurchgang Früchte (ev. Mahlzeit)	Wasser mit eingerührter Heilerde probieren	Schlafen oder körperliche Bewegung	
Mittag	**Früchte**	Riechdurchgang Honige	Riechdurchgang Gemüse und Avocados	Riechdurchgang Nüsse	Riechdurchgang Eier und Fleisch	Riechdurchgang Fisch	Wasser probieren
Abend	**Tierische Proteine** (u. Algen)	Riechdurchgang Gemüse	Riechdurchgang Früchte	Riechdurchgang Honige	Wasser probieren (ev. Salzwasser)	Falls vorhanden: Phytotherapie-Set durchriechen	Schlafen o. körperliche Bewegung
	Gemüse	Riechdurchgang Proteine u. Fette	Riechdurchgang Früchte	Riechdurchgang Honige	Wasser probieren (ev. Salzwasser)	Falls vorhanden: Phytotherapie-Set durchriechen	Schlafen o. körperliche Bewegung

Abb. 4: Leitfaden für den Ablauf der Instincto-Mahlzeiten (Morgen/Mittag/Abend)
Beispiel: Bei einer Sperre von Kassia am Morgen zuerst Wasser probieren (1.), dann, falls unbefriedigend, Phytotherapie-Set verwenden. Falls auch dies unbefriedigend ist, mit den Punkten 3-6 fortfahren.
Wichtig: Massnahmen setzen Unwohlsein oder Verlangen (Bedürfnis/Unruhe) voraus!

Für das, was nun kommt, wäre eine zweite Person von großem Vorteil: Blind riechen. Riechen mit verschlossenen Augen. Eine zweite Person ist dabei insofern hilfreich, als dass Sie sich zwangsläufig auf den Geruchssinn konzentrieren müssen, weil Sie nicht wissen, was der oder die Andere Ihnen unter die Nase hält. Aber Riechen mit geschlossenen oder verbundenen Augen geht auch allein. Versuchen Sie einfach dabei so ehrlich wie möglich zu sich selbst zu sein.

Wenn Sie vor Ihrem Früchtebuffet sitzen (oder, sehr zu empfehlen: stehen), kann es sein, dass eine bestimmte Frucht schon jetzt, noch bevor Sie überhaupt mit etwas begonnen haben, stark und fein riecht. In der Regel haben Sie damit Ihr Mittagessen schon gefunden. Nehmen Sie diese Frucht in die Hand und riechen Sie aus der Nähe dran. Läuft Ihnen das Wasser im Mund zusammen? Falls ja: Essen! Sofort!

Falls nicht, legen Sie sie als Teil der engeren Auswahl in ihre Nähe. Und nun haben Sie zwei Möglichkeiten weiter fortzufahren. Die Turbovariante ist, mit verbundenen Augen eine »Schnüffel-Ralley« kreuz und quer über die gesamte Früchteauslage zu starten. Was lecker riecht, wird geschnappt und zur engeren Auswahl verfrachtet. Falls bei etwas spontan das Wasser im Mund zusammenläuft, wird sofort gestoppt und gegessen. Das Prinzip Instincto ist im Grunde wortwörtlich »tierisch« simpel: Sabber = Fress.

Die längere, präzisere und fast schon meditative Variante ist derart, wie schon im ersten Teil des Buches beschrieben: Jede Frucht im direkten Vergleich mit einer anderen blind beschnuppern. Früchte, die an der Schalenoberfläche kaum riechen, können Sie mit dem Fingernagel oder Messer etwas anritzen, aber nicht zu tief, sonst wird die Haltbarkeit beeinträchtigt, bzw. die Fruchtfliegen-Armee aus dem Irgendwo frisst diese Frucht vor Ihnen. Das Anritzen verstärkt den Duftausstrom der Frucht und ist hilfreich für den im allgemeinen noch untrainierten und verkümmerten Geruchssinn (Zivilisationsschaden).

In Anlehnung an das Aschenputtel-Märchen heißt es dann: Die Guten aufs Tellerchen (die engere Auswahl), die Schlechten ins Körbchen (zurück ins Buffet). Diese engere Auswahl schrumpfen

Sie dann mit erneuten Riechdurchgängen soweit ein, bis Sie die für Sie am besten duftende Frucht gefunden haben.

Und: Welche ist es? Ist es zufällig genau die Frucht, die Ihnen schon beim Dekorieren besonders ins Auge fiel. Oder die schon am Morgen in der Küche fein duftete? Oder etwas völlig Unerwartetes? Was und wie auch immer: Jetzt dürfen Sie schlemmen mit der Gewissheit, das garantiert gesündeste Mahl ihres Lebens zu bekommen. Eine echte *Lebenspremiere* sogar: Ihr erstes Essen nach Instinkt. Willkommen im Reich der Tiere!

Falls Sie wieder Erwarten nichts leckeres gefunden haben (Glückwunsch für die Ehrlichkeit!), sämtliche Früchte überhaupt nicht anziehend dufteten, wenden Sie sich, gemäß Tabelle in Abb. 4 (Zeile: Früchte), zuerst den Honigen zu (Massnahme 1). Mit der gleichen Methode des Ausschlussverfahrens wählen Sie dann Ihren ersten Gang des Mittagessens. Falls auch die Honige nicht wirklich fein sind, beschnuppern Sie Ihre Gemüseauswahl und die Avocados (Massnahme 2). Und so weiter. Vielleicht merken Sie nach einer halben Stunde testen ohne Erfolg (Massnahme 6), dass Sie eigentlich gar keinen Hunger haben, sondern nur neugierig waren und stattdessen viel lieber spazieren gehen möchten. Oder ins Bett, weil Sie viel zu müde sind zum Essen.

Falls dies so ist, haben Sie eine Bravourleistung allerhöchster Güte vollbracht: Sie haben wirklich schon beim ersten Mal sämtliche optischen und gewohnheitsmässigen (»Am Mittag muss man essen!«) Fallen umschifft und sind ganz bei Ihrem Gefühl für sich selbst geblieben. Das ist eine außerordentliche Leistung und spricht für ein hohes Mass an Talent für Instincto.

Aber üblicherweise wählt der Instinkt am Mittag des ersten Tages etwas unter den Früchten (Beginn des Entgiftungsprozesses, Abdämpfung der Symptome). Essen Sie dieses Produkt dann solange, bis Sie im Mund eine eindeutige Geschmacksveränderung spüren. Die ersten Bissen der Frucht werden wahrhaft himmlisch schmecken (Teil des Instinktes: der Belohnungseffekt), sie werden regelrecht mit dem Essen voller Seufzen dahinschmelzen. Doch schon bald kommen die Vorboten einer Sperre: Abschweifende Gedanken,

Aromaverlust, Veränderung des Geschmacks in Richtung von »Nur-noch-süss« oder »Nur-noch-sauer«. Es wäre gut, nun aufzuhören.

Aber am ersten Tag dieses neuen Lebens isst man in der Regel weiter, bis es weh tut (Brennendes oder klebriges Gefühl im Mund). Oder man einfach nicht mehr kann (Druck im Magen). Je eher Sie aufhören, umso leichter ist die Verdauung und umso geringer sind die am Nachmittag auftretenden Entgiftungsreaktionen (Müdigkeit, extremer Durst, Schwäche).

Nach dieser ersten Mahlzeit sollten Sie die den Mittagstisch umgehend verlassen. Gehen Sie eine Runde spazieren. Schreiben Sie Tagebuch. Oder, falls Sie plötzlich schlagartig müde werden, legen Sie sich hin, schlafen Sie ein wenig oder bleiben Sie einfach einige Minuten ganz bei sich und dem, was vielleicht an Neuem in Ihnen passiert.

Falls Sie nach einiger Zeit ein Gefühl von Hunger haben oder einfach nur einen diffusen Appetit auf noch mehr, kehren Sie zurück an die Tafel und machen Sie einen zweiten Riechdurchgang. Essen Sie aber nur, wenn Ihnen bei einem Produkt wirklich das Wasser im Mund zusammenläuft. Oder wenn etwas auffallend *intensiv* und *fein* duftet. Je stärker Sie beim ersten Gang an die Sperre gegessen haben, umso länger sollten Sie mit einem zweiten Gang warten und umso genauer müssen Sie jetzt wählen. Ansonsten können recht starke Entgiftungsreaktionen die Folge sein und Ihnen im leichtesten Fall einen müden und wirren Nachmittag bescheren, im schwereren Fall zu Schweissausbrüchen, Kälte- und Schwindelgefühlen oder sogar Ohnmacht führen.

Die oberste Instincto-Regel lautet: *Im Zweifelsfall: Nein!*

Nie, nie vergessen diese Regel. Sie allein ist schon die halbe Miete für ein gesundes Leben, mehr noch, fast die ganze. Diese Regel gilt ganz besonders dann, wenn Sie bei einem der Gänge eine Ihnen unbekannte exotische Frucht verzehrt haben. Je ursprünglicher und wilder eine Tropenfrucht ist, umso heftiger und umfassender sind die von ihr im Körper ausgelösten Reaktionen. Wenn Sie im Bereich der anfänglichen Sperre (leichte Geschmacksveränderung) bleiben, wird in der Regel nichts passieren, außer einer leichten Euphorie und einem seltsamen Anflug von Müdigkeit eine Stunde später (Umstellungsvorgänge im Körper).

Also: Lassen Sie sich Zeit beim Wählen und beim anschließenden Geniessen. Dann sind Sie auf der sicheren Seite.

Und Instincto entfaltet seinen ganzen Zauber.

Grundsätzlich dürfen Sie so viele Gänge am Mittag machen, wie es Ihnen ein Bedürfnis ist. (Nutzen Sie dazu die Tabelle in Abb. 4). Solange Sie aufmerksam bleiben, ehrlich zu sich selbst sind und Gelüste nicht mit Bedürfnis verwechseln, können Sie essen was sie wollen – nein: was sie brauchen!

Die große Kunst bei Instincto ist es, stets im Bereich der sogenannten *Himmlischen Phase* zu essen. Das ist die Zeitspanne des höchsten Genusses, bis zum Eintreten des ersten Anzeichens einer Sperre (Geschmacksveränderung im Mund). Wenn Ihnen dies gelingt, werden sämtliche Mahlzeiten ausschließlich Genuss- und Erfolgserlebnisse. Und alle Entgiftungsreaktionen fallen maximal niedrig aus. Denn der Instinkt ist ja eine Art Dialog zwischen der Umwelt und der Innenwelt. Intuitiv regelt der Körper sein Wohlbefinden über die Anreize von aussen (Inkorporationen von Düften sowie flüssigen und festen Substanzen).

Die Himmlische Phase ist sozusagen ein Belohnungseffekt für Ihre Demut und Ihren Gehorsam gegenüber den Regeln der Natur.

Wohl jeder angehende Instincto wird diesem Phänomen der Himmlischen Phase in den ersten Monaten immer sowohl mit Bewunderung, aber überraschender Weise auch mit Wut begegnen. Einer plötzlichen Wut darauf, dass man nicht essen kann, *was* und *wieviel* man will. Denn man hat schnell begriffen: Nur was anziehend duftet, wird auch zu einer Himmlischen Phase führen. Und dem Instinkt ist es völlig egal, welche exotischen Raritäten in der Früchteauswahl liegen. Da leuchten vor einem wundervolle teuer bezahlte Mangos, und was macht der Instinkt? - Er wählt einen »dummen«, schlichten Apfel! Alles Geld umsonst ausgegeben! Natürlich duftet und schmeckt dieser Apfel himmlisch und lässt den Rest der Leckereien fast vergessen, trotzdem – *Was wird nun aus meiner Mango? Ist die morgen auch gut? Was, wenn sie zu überreif wird, bevor ich sie esse? Also, sobald sie auch nur ein bisschen gut riecht, ess' ich sie, die wird bestimmt gut schmecken. Wär' doch schade, wenn sie einfach so verderben würde! Also ...*

Derartige Gedanken sind in der Anfangszeit normal. Es ist sehr hilfreich zu wissen, dass es diese Gedanken gibt, dass es diese »Falle« gibt, herrührend aus unserer Erzogenheit zu einem selbstbestimmten Leben, so, wie es sich für einen Vertreter der herrschenden Rasse dieses Planeten gehört, einem machtvollen Leben, wo man essen kann, was man WILL (oder muss). Die Himmlische Phase ist sowohl ein strenger, unerbittlicher Lehrmeister, wie auch eine zärtliche und fürsorgliche Mutter. Genau genommen gibt es diese notwendige Demut gegenüber den Regeln der Natur nur bei uns Menschen. Sie ist ein Wegweiser auf der Reise zurück zu einem inneren Gleichgewicht und vollendeter Gesundheit. Tiere müssen verständlicherweise weder demütig, noch gehorsam, noch regeltreu sein. Sie *sind* Natur. Für sie gibt es gar keine Alternative außerhalb des »Spielfeldes«. Diesen Unterschied werden Sie vermutlich schon bei Ihren ersten Instincto-Mahlzeiten erkennen, werden diesen Kampf der inneren Stimmen in sich erleben, den Stimmen von Kultur und Natur.

Die Himmlische Phase bedingt auch das Ende einer Mahlzeit, noch bevor die Frucht möglicherweise fertig gegessen ist, ja, bevor möglicherweise sogar das, was Sie noch im Mund haben, heruntergeschluckt ist. Denn die ersten Anzeichen einer Sperre kommen unvermittelt. Wie aus dem Nichts. Und die zweite große Kunst ist nun: Ausspucken!

Seinlassen. Weglegen. Schluss!

Scheuen Sie sich nicht dies zu tun, auch wenn es Ihrer Erziehung vollkommen wiederspricht, es Ihnen in der Seele wehtut »den Teller nicht leer zu essen« oder etwas teuer erkauftes auszuspucken. Und falls Ihre schlechte gute Erziehung doch stärker ist: Achten Sie genau darauf, was in Ihnen geschieht. Wie fühlt es sich an? Wie denken Sie jetzt über sich und das Essen?

Schreiben Sie diese Gedanken und Erlebnisse auf. Instincto ist ein Lernen. Eine echte Selbsterfahrung. Vom ersten Bissen an. Diese erste Mittagsmahlzeit wird Ihnen ganz sicher ein bleibendes Erlebnis sein.

Der Nachmittag

Beim Verräumen der Mittagstafel können Sie eine weitere erstaunliche Entdeckung machen: Sogar die Reste der rohen Sachen sehen noch dekorativ und anziehend aus. Schalenstücke, Kerne und Fasern, besonders von den selteneren tropischen Früchten, tummeln sich form- und farbenfroh auf dem Resteteller. Im Gegensatz zu den blassen und schmierigen Überresten gekochter Mahlzeiten, verströmen die »Abfälle« roher Produkte immer noch den Charme kraftvoller Nahrung.

An den Resten und deren Ausstrahlung kann man deutlich sehen, dass man es bei der Rohkost wirklich mit *lebendiger Nahrung* zu tun hat.

Verbringen Sie den nun folgenden Nachmittag ganz nach Ihrem Gusto. Es bietet sich an, einen längeren Spaziergang zu unternehmen und nebenbei die Gerüche der Natur zu »besuchen«. Nach Ihrer ersten Instincto-Mahlzeit gehören Sie nämlich schon ein wenig mehr dazu. Ein wenig mehr zum »Club der Natur«. Vielleicht ermutigen Sie die Mittagserlebnisse, im naheliegenden Wald Instincto-Forschung zu betreiben. Haben Sie keine Angst. Riechen und schmecken Sie an den Dingen, die für Sie optisch anziehend sind. Vor allem das geschmackliche Testen von Blättern und das Beschnuppern von zerriebenen Wildpflanzen ist höchst spannend.

Was auch immer Sie an diesem Nachmittag tun, behalten Sie sicherheitshalber einen Liter Wasser und ein wenig Kassia in der Nähe. Besonders in den ersten Tagen und Wochen kann es spontan zu einem ungewöhnlich großen Durst vor und nach den Mahlzeiten kommen. Und bei Einnahme von größeren Mengen Kassia am Vormittag werden Sie ziemlich sicher am Nachmittag leichtes Bauchweh und Durchfall bekommen (Darmreinigungsprozess). Stellen Sie sich also auf unübliche körperliche Reaktionen jeder Art ein.

Bei einsetzenden Schwindelgefühlen, Schmerzen oder einem unangenehmen Geschmack im Mund, sollten Sie an der Kassia riechen und nach Möglichkeit ein wenig davon in den Mund nehmen. Lassen Sie es im Mund. Schlucken Sie die eingespeichelte Fruchtmasse nicht sofort herunter. Schon über die Mundschleimhaut werden viele Inhaltsstoffe aufgenommen. Beim ersten Anzeichen einer Sperre (klebrig, bitter, scharf) spucken Sie die Kassia sofort aus. Besonders am Nachmittag ist große Vorsicht im Umgang mit Kassia geboten. Zuviel davon führt zu heftigen Bauchschmerzen und schwersten Durchfällen. Wie gesagt: Der Instinkt ist ein strenger Lehrmeister. Passen Sie also auf!

Vor dem Abendessen (Zeitraum ca. 18-19 Uhr) sollten Sie wiederum eine Probierrunde an Ihrer eingerichteten »Wasserstelle« hinter sich haben.

Der Abend:

Stellen Sie für den Abend Ihre gesamte Auswahl auf den Tisch. Alle Gemüse, alle Proteine und auch alle Früchte und Honige. Beginnen Sie Ihre Riechrunde bei den Proteinen und fetthaltigen Produkten (s. Abb. 4) und selektieren Sie das beste Produkt für sich. Falls keines der Proteine wirklich so gut riecht, dass ihnen das Wasser im Mund zusammenläuft, sollten Sie in einem zweiten Riechdurchgang das für Sie beste Gemüse ermitteln und dann dieses gewählte Gemüse im Direktvergleich mit dem am meisten in Frage kommenden Protein im Vergleich riechen. Essen Sie das bessere von beidem.

Falls Sie sich bei den tierischen Proteinen nicht ganz sicher sind, können Sie ein wenig von dem am besten duftenden Stück in den Mund nehmen und geschmacklich antesten. Wie schmeckt es? Haben Sie das Verlangen, es herunter zu schlucken? Oder ist doch etwas unangenehm? In dem Fall schnell wieder ausspucken. Keinen Zwang! Vergessen Sie Ihre alten Denkmodelle, z.B., »dass man jeden Tag Fleisch haben muss«, oder etwas »mit Substanz« braucht. Bleiben Sie aufmerksam!

Falls Sie ein Protein geschmacklich angetestet und wieder ausgespuckt haben, warten Sie einige Minuten mit jeder weiteren Aktion. Die Erfahrung zeigt, dass der Körper sich erst neu einregulieren muss, um wieder bereit zu sein für die ein anderes Produkt. Beschäftigen Sie sich anschließend mit den Gemüsen und wählen Sie dort das Beste für sich. Essen Sie bei dem Gemüse bewusst bis zu einer deutlichen Sperre (scharf, pappig, Druck im Magen, hoher Schluckwiderstand). Die Himmlische Phase bei einer rohen Gemüsemahlzeit ist eine seltsame Sache. Gleichzeitig wunderschön und merkwürdig trostlos. Obwohl man während des Kauens begeistert ist von den intensiven Geschmackserlebnissen bei Möhre, Kohl und Konsorten, und sich tatsächlich auch belebt und gekräftigt fühlt, hat man, besonders in den ersten Wochen und Monaten von Instincto, das seltsame Gefühl von »Irgendwas-fehlt«.

Dieses Gefühl entspringt unser aller Prägung auf gekochtes und reich gewürztes Gemüse. Wir vermissen schon während des Roh-Essens unterschwellig die schmeichelnde Weichheit, den buttrigen Duft und die salzig-kräutrige Würze des altvertrauten Pfannengemüses. Diese eingeprägte Erwartungshaltung legt sich wie ein Schatten über die rohen Gemüsemahlzeiten und beeinflusst den Genuss mehr oder weniger stark. Deshalb ist es so wichtig beim Gemüse bis hart an die Sperre zu essen. Dies dämpft den aufkommenden Appetit »nach mehr« und lässt zudem den Sättigungseffekt klarer hervortreten.

Wie schon am Mittag, können Sie auch am Abend so viele Gänge machen, wie sie benötigen. Falls es Sie nach den Gemüsen zu den Früchten oder gar den Honigen hinzieht, sollten Sie besonders aufmerksam bleiben. Ein gutes Anzeichen ist zum Beispiel ein *spontanes, kurzes Gurgeln im Magen* in dem Moment, wo Sie nach einer schon gehabten Mahlzeit, ein weiteres Produkt beschnuppern. Dieses Gurgeln ist *auch* eine Sperre. Es zeigt, dass das, was Sie gerade in der Hand haben, nicht zu dem passt, was sich schon in Ihrem Magen befindet.

Falls Ihr erster Gang Fisch oder Fleisch war, sollten Sie nach Möglichkeit gar nichts mehr essen. Oder mindestens eine halbe Stunde warten und bei einem anschließenden Riechdurchgang *äusserst aufmerksam* sein. Beim ersten Anzeichen von Gurgeln im Magen oder nur halbgutem Geschmack – sofort aufhören! Auch mit dem Trinken sollten Sie sich sehr zurückhalten, außer es ist eindeutig Durst (Wasser geht wie von allein runter).

Rohe Proteine sind besonders für den noch nicht in Bezug auf das Darmmilieu umgestellten Instincto-Anfänger eine körperliche Zumutung. Nicht immer, aber oft. Deshalb gilt es bei rohem Fisch, Fleisch und Eiern ganz besonders wachsam zu sein. Zur Hilfe gibt es an dieser Stelle die »Zehn goldenen Instincto-Regeln« im Überblick:

1. Im Zweifelsfall: Nein!
2. Gerochen gleich gegessen.
3. Riechen - nicht denken.
4. Lieber zu früh als zu spät aufhören.
5. Weniger ist mehr.
6. Keinen Zwang, niemals!
7. Trinken ist wichtiger als Essen.
8. Bleibe achtsam. Immer!
9. Der Körper hat recht.
10. Es gibt keine Regeln.

Diese zehn Leitsätze, zusammen mit dem Leitfaden in Abb. 4, sollten Ihnen helfen, Instincto gesund und genussvoll zu erleben und die zwangsläufig eintretenden Entgiftungsschübe auf einem möglichst niedrigen Level zu halten. Ach ja: Die Regeln gelten übrigens generell für jede Art von Essen, ob roh oder gekocht, ob vegetarisch oder »hausbacken«. Schon gemerkt?

4. Die Folgetage

Am zweiten und dritten Tag der Instincto-Diät werden in der Regel die Entzugserscheinungen von Kaffee, Tee und Schokolade am größten sein. Je nach früherer Dosis dieser Aufputschmittel, schwanken die Symptome zwischen einerseits leichten Kopfschmerzen, einer hohen Grundmüdigkeit, Antriebsschwäche, leichter Depression und einer auffallende Unlust zu Gesprächen, sowie anderseits schwerer Migräne, Übelkeit, starken Schwindelgefühlen und extremem Schlafbedürfnis.

Wer in seinem »Vorleben« täglich 5 - 10 Tassen Kaffee getrunken hat, sollte sich also auf einiges gefasst machen.

Instincto vermag mithilfe der vielen Vitalstoffe in den rohen Produkten und der schon von Beginn an wirksamen Regenerationskräfte diese Symptome zu dämpfen – aber alles hat seine Grenzen. Nach drei bis fünf Tagen verschwinden diese Entzugserscheinungen soweit, dass sie den Alltag nur noch am Rande beeinträchtigen.

Was jedoch häufig in den folgenden Tagen und sogar Wochen verbleibt, ist eine seltsame Unlust zu längeren und insbesondere schwierigen Gesprächen, sowie ein Rückgang der Libido (sexuelles Verlangen). Beides ist bedingt durch den akuten Wegfall der künstlich stimulierenden Nahrung (Kaffee, Brot, und ganz besonders Zwiebeln, Gewürze und Salz). Der Körper organisiert sich um, stellt sich auf allen Ebenen neu ein. Das dauert seine Zeit. Diese innere Neuausrichtung erfolgt schubweise. Schwankungen bei den eigenen Kräften und in der Gemütsverfassung sind also zu erwarten. Je besser Ihnen Instincto gelingt, und je umfangreicher die Auswahl der Nahrungsmittel ist, umso einfacher kann sich der Körper stabilisieren. Und mit ihm die Psyche. Was Sie von Instincto in den ersten ein bis drei Wochen erwarten dürfen, ist folgendes:

- Gewichtsverlust
- Bessere Haut (geschmeidiger, zarter, weniger Hautunreinheiten)
- Insgesamt »frischeres« Aussehen (offener Blick, Entspanntheit)
- Bessere Verdauung
- Erholsamerer Schlaf und intensivere Träume
- Symptomverminderung bei chronischen Leiden (bes. Allergien)
- Rückgang von Schmerzen aller Art
- Angenehmes Gefühl von Leichtigkeit und »Transparenz«

Sollte es bei Ihnen wider Erwarten zu starken Symptomen kommen (extreme und anhaltende Schmerzen, schwere Schwächezustände u.a.) sollten Sie nicht zögern mit Instincto aufzuhören, eventuell übliche Medikamente zu nehmen und wieder gewohnt normal zu essen. Manchmal braucht es einen zweiten oder dritten Anlauf, um aus dieser Diät ein Genusserlebnis ohne Probleme zu machen.

Falls Sie von Beginn an ein gutes Gefühl mit dieser Diät haben und sich in irgendeiner Weise »befreit und bereichert« fühlen, sollten Sie sich dazu entschließen, eine weitere Zeit bei Instincto zu bleiben.

Etwa um die vierte Woche herum gelangen Sie dann in die Nähe eines entscheidenden Punktes: den berüchtigten »Point-of-no-Return« (übers.: Scheitelpunkt ohne Möglichkeit der Umkehr). Natürlich, mit Instincto aufhören kann man dann immer noch. Aber ab der dritten Woche fängt es an zunehmend schwieriger zu werden, weil der Körper sich schon weitgehend auf die natürliche Kost eingestellt hat. Es kann zu überraschenden Abwehrreaktionen gegen die altvertraute Kost kommen:

- Brot riecht völlig anders als früher, eher unangenehm und schmeckt unverwandt salzig und klebrig *(»Wieso ist mir das noch nie aufgefallen?«)*.
- Kaffee schmeckt wie pures Gift, gallenbitter und sieht in der Tasse aus wie der lauernde schwarze Tod *(»Und so was habe ich Jahre lang getrunken?«)*.
- Milch und Käse stinken wie verfaultes Gewebe, und sogar das Anfassen ist unangenehm *(»Und das Zeug soll gesund sein?«)*.
- Gekochtes Gemüse wirkt totenblass und ungeniessbar *(»Und diese Pampe soll in meinen Körper?«)*
- Pizza, Pommes und Bratkartoffeln wirken plötzlich leblos, falschfarbig, zu trocken, künstlich und eher wie Baumaterial als wie Esswaren *(»Und so was habe ich früher gemocht?«)*

Die Freude an gekochten Sachen will sich nicht recht einstellen und es kommt zu Bauchschmerzen, Verstopfung und einem schlechten Geschmack im Mund. Auch die Psyche, wie man plötzlich voller Überraschung feststellt, hat sich schon heimlich verändert: Man hat merkwürdige Schuldgefühle beim Kochen, tut sich selbst leid dabei, dass man nicht in der Lage ist zu verhindern, sich *bewusst zu schaden*. Man kommt sich schwach und willenlos vor, weil es einen wie fremdgesteuert wieder zurück in die alte »gemütliche Hölle« zieht.

Madeleine, eine junge Frau aus der Schweizer Gemeinde Männedorf, die Instincto für einige Wochen ausprobierte und anschließend doch wieder zur alten Kost zurückkehrte, sagte bei Ihrem letzen Besuch der Instincto-Gruppe: »Ich habe mit Instincto den Himmel gesehen. Ich glaube, ich werde das nie vergessen können.«

Wie gesagt, ab der vierten Woche wird es kritisch. Man geht jetzt heimlich über eine Grenze und erkennt dies manchmal erst, wenn es schon viel zu spät ist. Möglicherweise müssen Sie nun eine Entscheidung für Ihr weiteres Leben treffen. Und möglicherweise hat Ihr Körper sie schon längst getroffen. Und es beginnt eine Selbsterfahrung, die Sie mitnimmt auf eine Reise in ein unentdecktes Land.

5. Der Weg zurück: Wie man mit Instincto aufhört

Ähnlich wie beim »Fastenbrechen«, sollte man eine Umstellung auf die herkömmliche Kost behutsam durchführen. Und das umso mehr, je länger Sie Instincto gemacht haben. Gehen Sie auch hier soweit irgend möglich ganz nach Ihrem Körpergefühl und nach Ihrem Instinkt. Durchaus kann man auch *instinktorientiert* kochen. Dazu sollten Sie folgende Grundsätze beachten:

1. Nur ein Produkt kochen (Trennkost-Prinzip)
2. Nur kochen, zu was es Sie wirklich hinzieht.
3. So schonend wie möglich zubereiten (geringer Grad an Denaturierung)
4. So sparsam wie möglich würzen
5. So wenig wie möglich essen
6. Vorher genügend trinken

Die meisten vermissen während Instincto die komplexen Kohlenhydrate wie Nudeln, Reis und Kartoffeln. Besonders wenn man Mühe hat mit dem Verzehr von rohem Fleisch, Fisch, Ei und eingeweichtem Naturreis, baut sich über Tage und Wochen ein Nährstoffdefizit auf, welches das Verlangen nach den alten »Sattmachern« umso größer werden lässt.

Hinter diesem Verlangen steckt ein reales Bedürfnis und damit eine instinktive Regung. Wenn Sie also am Ende der Diät etwas kochen möchten, wählen Sie ein Produkt aus, wozu es Sie *instinktiv hinzieht*. Das Gleiche gilt für die Zubereitung von Salatmischungen. Je mehr Gemüsesorten Sie zu einem Salat verarbeiten, umso schädlicher ist er. Die Erklärung dieser merkwürdigen Behauptung liegt auf der Hand: Würden Sie alle Zutaten des Salates getrennt und roh und ohne Sosse oder Kräuter essen, würden Sie vermutlich das Meiste dieser Mischung nicht »runterkriegen«, weil Sie eine instinktive Sperre entweder gegen eines der Gemüse oder gegen die Mischung an sich hätten, da der Körper nicht jede Art von Reihenfolge an verzehrten Gemüsen akzeptiert. Bedenken Sie: In der Natur wachsen keine Salatmischungen oder einzelnen Gemüse derart nebeneinander, dass sie sämtliche Pflanzensorten gleichzeitig in den Mund stecken können! – Erinnern Sie sich noch: »Dosis facit venenum«?

Ein Großteil der Salatmischung ist für den Körper giftig, weil er deren biochemische Inhaltsstoffe absolut nicht benötigt, im Gegenteil: sie sind für ihn eine *biochemische Zumutung*. Aus diesem Grunde gibt es auch Salatsossen und Kräuter: Sie überdecken die instinktive Sperre mittels Ablenkung! Die Bitter- oder Schärfestoffe bestimmter, sehr sperrensicherer Gemüse wie z.B. Eichblattsalat, Chicoree und Weisskohl gehen in einer sauren, würzig-scharfen oder cremigsüssen Salatsosse unter. Der Instinkt wird durch ein Überangebot von geschmacklichen Reizen quasi »überrumpelt«, wird dahingehend abgelenkt, sich vorrangig mit den »aufdringlichsten« Bestandteilen des Salates zu beschäftigen, z.B. dem Pfeffer oder dem Essig. Dadurch »mogeln« sich eine Menge Pflanzenstoffe in den Körper, die er nicht braucht, mehr noch: die ihm wirklich *schaden* können. Blähungen, Unruhe und Heißhungerattacken sind dabei noch die harmlosesten Folgen.

Falls Sie also unbedingt Salate essen möchten, orientieren Sie sich auch hier möglichst am *instinktiven Prinzip:*

1. Nur ein bis zwei Gemüsesorten verwenden (instinktiv auswählen)
2. Nur frische Kräuter als Beigabe (auch hier instinktiv wählen)
3. Essig, Öl und Pfeffer vermeiden (altern.: Zitronensaft)
4. Schnittlauch, Lauch und Zwiebeln vermeiden (diese Dinge nur Solo und nach Instinkt essen)
5. Keine Fertig-Salatsossen verwenden

Grundsätzlich gilt: Was auch immer Sie für eine Mahlzeit wählen werden und zu welcher Tageszeit Sie es auch essen möchten: Bleiben Sie weiter aufmerksam für das, was mit Ihnen geschieht. Üblicherweise bringt schon die erste denaturierte Mahlzeit oder der erste üppige Salat Ihren Körper gehörig durcheinander. Auch in Bezug auf den Geschmack der rohen Produkte, die Sie vielleicht noch parallel solo essen möchten.

Am stärksten sind natürlich die Auswirkungen durch das gekochte Essen: Ihre erste einer solchen Mahlzeit nach einer längeren Instincto-Phase wird Ihnen wie ein Herausfallen aus dem Paradies erscheinen. Sie werden im Schnelldurchlauf erleben, wie ein Bedürfnis plötzlich das andere jagt, solange, bis Sie wieder tief in das komplexe Kochkost-System hineingerutscht sind: Am Morgen werden Sie müde und zerschlagen sein und sich wie aus dem Nichts kommend nach Kaffee oder sogar einer Zigarette sehnen. Der nur noch schwache Geruch der Früchte am Mittag (instinktive Sperre) wird sie schnell zum nächsten denaturierten Gericht treiben, weil Sie (Instinkt) etwas *stark riechen und schmecken möchten.*

Also wieder kochen.

Mit ein bisschen mehr Würze als beim ersten Mal. Und etwas später schmeckt auch der zweite Kaffee schon gar nicht mehr so schlecht ... Die Gedanken eilen in eigenständiger Weise voraus: Insgeheim freuen Sie sich schon auf die Pizza am Wochenende im Kreis Ihrer Freunde. Plötzlich ist der ganze Zauber Ihrer rohen Früchteauswahl dahin. Verflogen. Nur noch Erinnerung. Und Sie ringen sich das tröstende Versprechen ab, es morgen wieder besser zu machen.

Oder kommende Woche.

Oder im nächsten Sommer.

Oder spätestens bei der nächsten Krankheit ...

Wenn Sie den Zauber beider Welten behalten möchten, sollten Sie nicht jeden Tag denaturiert essen, und wenn, dann nur einmal am Tag. Lassen Sie das Frühstück weiterhin weg. Das gilt besonders für das heikle Produkt Kaffee. Auch wenn in der Presse immer wieder Loblieder auf diesen dunklen Sud angestimmt werden (»Krebsvorsorge!«, »Nervennahrung!« »Stimmungsaufheller!«), die Wirklichkeit ist eine andere: Kaffee stört die Darmflora, und die Maillardstoffe aus dem Röstvorgang haben erheblich negativen Einfluss auf den gesamten Stoffwechsel. Genau genommen besteht der Kaffee in der Tasse *ausschließlich* aus Maillard-Stoffen. Und dazu noch in Form einer flüssigen Lösung. Was bedeutet, dass im Darm eine maximal große Menge dieser Substanzen sofort Kontakt mit dessen Oberfläche hat und vermehrt ins Blut gelangen kann.

Auch wenn es jetzt abgedroschen esoterisch klingt: Kaffee holt die Dunkelheit in den Körper. Ich würde das nicht sagen, wenn dahinter nicht sehr viel eigene Erfahrung steckt (s. a. II/1.4). Aber mit ein wenig Gefühl für sich selbst, entdecken Sie diese Tatsache vielleicht von ganz allein. Diese »Dunkelheit« ist nach vielen Jahren Einverleibung von maillardhaltigen Lebensmitteln (inkl. Tabakrauch) sogar real sichtbar: Im Körper bildet sich sogenanntes *braunes Gewebe* (s. Literaturliste im Anhang / »Chemie«). Ähnlich, wie sich der weisse Papierfilter nach dem Durchlassen des Kaffees dunkel verfärbt, verfärben sich die eigenen Zellen an verschiedenen Stellen im Körper. Starke Kaffeetrinker und auch Raucher sehen nicht umsonst tendenziell »rauchig, irgendwie gegerbt und leicht ledrig aus« und neigen zu dunkel gefärbten Hautbildveränderungen.

Also, wenn Sie es schaffen, verzichten Sie auf anregende Getränke. Und auf ein Frühstück. Essen Sie beispielsweise am Mittag leicht und roh. Am Abend können Sie dann etwas schonend Gekochtes zu sich nehmen. Oder umgekehrt. Mit ein wenig Gefühl gelingt es Ihnen auf diese Weise, Ihre Gesundheit weitgehend kontrolliert auszubalancieren. Wann immer es Ihnen nicht gut geht, sollten Sie sich wieder ganz der Rohkost zuwenden und eine kleine Kur einschieben, genau so, wie Sie es mit der Instincto-Diät gelernt haben.

Mit dieser Methode des »Pendelns zwischen den Welten«, entdecken Sie die ganzen Höhen und Tiefen der Ernährung, bedeutende Zusammenhänge zwischen Essen, Psyche und den üblichen Krankheiten und bleiben zusätzlich in einer weitreichenden Weise autonom.

Falls Sie aber doch vollständig zurückkehren möchten zu den altvertrauten Genüssen von Brot, Gebäck und Bratwurst, versuchen Sie einfach trotzdem aufmerksam für sich selbst zu bleiben. Vielleicht zwingen Sie sich ja zu etwas, das Ihnen gar nicht mehr soviel bedeutet (Lerneffekt).

Lassen Sie nach Möglichkeit dauerhaft sämtliche Kuhmilchprodukte weg. Von allen Zivilisationsprodukten sind diese vermutlich am schädlichsten. Nicht umsonst ist von allen Allergien diejenige auf Milchprodukte am meisten verbreitet. Und die Dunkelziffer liegt hier, das wissen besonders Heilpraktiker, erheblich höher als die offiziellen Daten. Sich von diesen »Kuhsubstanzen« zu entwöhnen fällt zum Glück weniger schwer (Instinkt) als von den stark duftenden Getreideerzeugnissen Abstand zu nehmen.

Ich habe einmal mit einem Schweizer zusammen gearbeitet, der von Kindesbeinen an Käse und Milch strikt ablehnte und erst jetzt, im Alter von rund 30 Jahren, krampfhaft versuchte sich aus familiären Beweggründen das Essen von Milchprodukten anzugewöhnen(!). Es schmeckte ihm anfangs überhaupt nicht. Und es ging ihm körperlich auch nicht besonders gut damit. Aber sein Wunsch, mit den anderen mitzuessen, war derart übermächtig, dass er »auf Teufel komm raus« alle instinktiven Warnsignale konsequent überging. So anrührig dieses Unterfangen in einer gewissen Weise ist: es ist auch naiv und gefährlich.

Nehmen Sie diese Geschichte als Anreiz, um gut für sich zu sorgen. Bleiben Sie stets wachsam und erfinderisch. Schauen Sie für sich. Lesen Sie viel und probieren Sie aus, was Ihnen plausibel erscheint. *Glauben* Sie aber an nichts anderes, als Ihr eigenes Gefühl! Und bleiben Sie so gesund wie möglich.

6. Instincto für immer

Wer Instincto in seinen Experimentierwochen als echte Befreiung erlebte, oder sich mit dieser Diät von einer Krankheit heilen konnte, wird von dieser Methode der Ernährung so leicht nicht loskommen. Es gibt eben nichts überzeugenderes als erlebte Wirklichkeit. Man sollte sich auch vor Augen halten, dass die instinktive Rohkosttherapie im eigentlichen Sinne keine »Therapie« ist. Genau genommen hat man nur begonnen so zu essen wie es *wirklich* normal ist – weil genetisch angemessen. Der therapeutische Effekt besteht in der parallel einsetzenden Normalisierung der körperlichen und geistigen Vorgänge. Es ist nicht die Rohkost, die heilt, sondern das Weglassen der Kochkost.

Der Körper selbst ist hier also der Therapeut. Nicht das Essen!

Dies bedeutet auch, dass man Instincto sein Leben lang als Ernährungsweise praktizieren kann. Theoretisch. Wie in diesem Buch schon mehrfach beschrieben, stösst man bei diesem Vorhaben auf eine Menge Probleme. Probleme von ganz eigener Art. Probleme, die vor allem daher rühren, dass 99,9999 % aller Menschen anders essen als Sie es nun vielleicht vorhaben. Und dass diese Welt umfassend und bis ins kleinste Detail hinein vom Prinzip der Kochkost strukturiert, organisiert und interpretiert ist.

Instincto heißt also: Gegen den Strom schwimmen. Immer und immer wieder. Solange, bis man entweder keine Kraft mehr hat und sich mit den anderen mittreiben lässt. Oder bis man trainiert genug ist, um ganz automatisch weiter seinen Weg gegen die Strömung schwimmen zu können.

Was einfacher wird mit den Monaten und Jahren, ist die geringere Auswahl an Nahrungsmitteln, die man benötigt. Die diffizilen Entgiftungen zu Beginn von Instincto sind der Grund für die Notwendigkeit einer besonders vielfältigen Auswahl. In dieser Zeit hat die Nahrung tatsächlich einen medizinischen Effekt. Aber nach Wochen und Monaten der nun immer geringer ausfallenden Entgiftungsreaktionen verändert sich diese Bedeutung. Die Früchte und Gemüse werden wieder das, was sie eigentlich sind: *Nahrung*. Und damit nimmt auch der Instinkt einen anderen Stellenwert ein als ganz zu Beginn. Er wird offener und toleranter. Vieles riecht ähnlich gut. Vieles schmeckt sehr gut. Und Einschränkungen werden locker akzeptiert.

Ein Beispiel: Auf meinen mehrstündigen Bergwanderungen in den Alpen nehme ich nur wenige essbare Dinge mit: 10 Datteln, 10 Paranüsse, 10 Cashewkerne, 1 Avocado, 2 Tomaten und manchmal noch eine kleine Banane. Am Ende meiner sechs bis sieben Stunden ist meist alles aufgegessen. Und es schmeckte vorzüglich, jeder Bissen. Das Interessante ist, dass sich unterwegs nicht wirklich das bekannte Gefühl »Hunger« einstellt. Vielmehr lässt die Kraft ein wenig nach und man spürt tief in sich ein Verlangen nach Nahrung. Ein echtes Bedürfnis also. Allerdings ohne die Nebenerscheinungen aus dem Kochkost-System, die da wären Gurgeln, Magenziehen,

Unterzuckerung, Gereiztheit und schlechte Laune. Echter Hunger ist ein Sog hin zur Nahrung, ohne dass dieser Sog eine Qual wird. Wenn ich nichts zu essen dabei hätte, würde ich einfach langsamer gehen, mehr trinken, häufiger pausieren und schauen, was ich in der Natur so finde. Manchmal kam ich sogar nach sechs Stunden zurück und hatte noch meine gesamten Vorräte im Rucksack: Ich hatte trotz körperlicher Strapazen und hohem Kalorienverbrauch keine Nahrung gebraucht. Zu Fuss unterwegs durch Wälder, Schluchten und über sonnige Höhenzüge bekommt man »Nahrung« auch über die anderen Kanäle des Körpers. Der Wert und die Kraft dieser »Naturenergie« ist immer wieder erstaunlich und man neigt leicht dazu, ihn zu unterschätzen.

Der in Rohkostkreisen recht bekannte Extremaussteiger Reinhold Schweikert, der in Portugal die *Paradies-Insel-Familie* gründete (s. Adressliste Anhang) und mehrere Schriften zum Thema »Ausstieg aus der Zivilisation« verfasste, ist sogar der Ansicht, dass ein dauerhafter Aufenthalt unter freiem Himmel, der wichtigste Gesundheitsaspekt überhaupt ist. Wer draußen lebt und arbeitet, so seine Ansicht, muss beim Essen keine besonderen Regeln beachten, solange einfach generell roh gegessen wird. Mit dieser konsequenten Outdoor-Selbstversorger-Lebensweise liegen nach Schweikerts Ansicht auch problemlos Ziegen- und Schafmilchprodukte drin.

In einem gewissen Rahmen tritt mit den Jahren der Instinkt also zugunsten einer einfach rohen Ernährung zurück. Ihm kommt nun viel eher die Bedeutung einer *Schutz-*, als wie einer *Wählfunktion* zu. Um bei dem Beispiel mit der Wanderung zu bleiben: Hätte ich in meiner ersten Instincto-Woche bei einer Wanderung nur Cempedak, Avocados und Oliven dabei gehabt, wäre ich wohl verzweifelt umgekehrt, geschwächt von Entgiftungen und ohne Chance, irgend etwas zu essen – weil einfach nichts auch nur annähernd anziehend gerochen hätte. Heute, Jahre später, würde ich die Avocados und den Cempedak unterwegs wahrscheinlich voller Genuss verschlingen, und es ginge mir nur gut damit.

Der fehlende »Entgiftungsdruck« erlaubt eine große Spannbreite bei der Nahrungsaufnahme.

Damit steht man den Tieren so nah wie nie zuvor. Denn auch im Tierreich gibt es keine riesige Auswahl an Nahrungsmitteln Tag für Tag. Die Tiere nehmen von dem, was da ist. Und manchmal ist dies sogar über eine längere Zeit das Gleiche. Tiere leben in ökologischen Nischen. Und zu diesen Nischen gehören als Nahrungsquelle bestimmte Pflanzen mit ihrem Angebot an Blättern, Blüten und Früchten, sowie Insekten und andere Tiere. Die größte Nahrungsvielfalt bietet sich den verschiedenen Gattungen der Affen in den artenreichen Urwäldern. Aber auch Sie sind abhängig von dem, was gerade Saison ist und welche Baumarten in ihrem Territorium stehen. Und dann heißt es schnell sein bevor andere Tiergruppen den gleichen Speiseplan umsetzen. Der Instinkt richtet sich also auch nach dem jahreszeitlichen Rhythmus der Pflanzen- und Tierwelt eines bestimmten Biotops.

Weiterhin bekommt man durch die vielen instinktiven Mahlzeiten ein Gefühl für die eigenen Bedürfnisse. So kann man sich wesentlich gezielter mit bestimmten Produkten versorgen. Auch verbinden sich die vielen Esserlebnisse mit der optischen Wahrnehmung zu einer ganz eigenständigen Art der Kontaktaufnahme mit den rohen Produkten: Man kommt in die Küche und sieht sein Mittagessen sofort. Die benötigten Dinge leuchten einem förmlich entgegen. Seh- und Geruchssinn haben sich im Laufe der Zeit aufeinander abgestimmt. Hinter diesem Effekt steht eine unbewusste Gedächtnisleistung, die ganz besonders in Krisenzeiten (Entgiftungen) voll durchschlägt.

Diesen Erleichterungen bei der Instincto-Praxis wirken aber auch einige Kräfte entgegen. Kräfte, die ebenfalls dem Instinkt entstammen. Insbesondere sind dies drei Dinge:

1. Eine feinere Wahrnehmung (nur noch hohe Produktqualität kommt in Frage)
2. Verführung durch großes Angebot der Tropenkost-Versender
3. Bevorzugung frischer Kost gegenüber weniger frischer oder gar trockener.

Die Fähigkeit, nach zehn Jahren Instincto locker von Äpfeln und Möhren preisgünstig leben zu können, heißt nicht, dass man das auch so einfach tut. Im Gegenteil: Mit der Bekanntschaft der intensiven Tropenfrüchte zur Zeit der Ernährungsumstellung wird man gewissermassen geprägt auf ein geschmackreiches tropisches Nahrungsumfeld. Und je länger man dieses beibehält, umso so tiefer wird diese Prägung. Wenn man also Instincto über Jahre praktizieren möchte, kommt man kaum noch von den Tropenkost-Versendern und ihren verführerischen Abgeboten los. Sprich: Instincto bleibt recht teuer.

Dieses Verlangen nach tollen Früchten, feinen Genüssen und die Bevorzugung der frischeren Frucht gegenüber derjenigen, die schon eine Woche im Kühlschrank liegt und nur halb so gut riecht, diese Phänomene sind Effekte des Instinktes, die aus der Rohkost keine wirklich günstige Angelegenheit machen.

Jahrelang trockneten Yashila und ich in Schmerikon Äpfel, Birnen, Bananen, Aprikosen und Tomaten und stapelten viele Gläser davon im Küchenschrank. Mit dem Resultat, dass wir diese (unbewusst? instinktiv?) ständig vergassen in die Auswahl zu stellen und statt dessen immer wieder neue Sachen bestellten und, wenn es angesagt war, *frische* Äpfel anstatt der trockenen verzehrten. Und frische Tomaten anstelle der verschrumpelten Brocken im Schraubglas.

Die Ausfallquote möglichst niedrig zu halten, also genussvoll und gleichzeitig sowohl nach Instinkt (frische Frucht) wie auch nach Disziplin (Trockenfrucht) zu essen, ist die große Kunst, wenn man diese Ernährungsform über lange Zeit preisgünstig praktizieren möchte.

Ein weiteres, sehr großes Problem ist die zunehmende Gesundung der Körperfunktionen.

Wie bitte: *Problem!?*

Oh ja, sogar das größte Problem überhaupt bei Instincto! Denn während praktisch alle Menschen um einen herum dem kontinuierlichen Prozess der *Ver*-giftung unterstehen, beschreitet man selbst den Weg der *Ent*-giftung. Man wird zarter, reiner und empfindsamer. Und zwar gegen alles, was unnatürlich ist. Denn alles fern der Natur ist schädigend für einen lebenden Organismus. Instincto weckt die Instinkte. Und das Verlangen nach Gesundung und Schutz wird übermächtig. Lebensbestimmend. Wegweisend. Der Körper drängt einen immer stärker hin zu einem stimmigen Umfeld. Denn diese

Kräfte hat man nun einmal geweckt. Und leistet man Ihnen nicht Folge, wird das Leben mehr oder weniger zu einer Qual.

In der Praxis heißt dies, dass aus den meisten Gerüchen, die einem im Alltag begegnen und die man früher gar nicht als etwas Besonderes wahrgenommen hatte (Kochgerüche, Abgase, Parfums, menschliche Ausdünstungen, Rauch, Waschmittel, Chemikalien, Gülle), plötzlich unerträglicher Gestank wird. Man wundert sich, wie andere Menschen dieses selbsterzeugte Geruchsfeld überhaupt aushalten. Man selbst hält es nämlich kaum aus. Und zwar immer weniger, je länger man sich roh und ursprünglich ernährt.

Dieser Effekt des *instinktiven Ausweichens* vor schädigendem Einfluss ist bei jedem Rohköstler natürlich unterschiedlich stark ausgeprägt. Aber in der Regel stark genug, um einen am »Gang der Welt« und dem wenig feinfühligen Verhalten der Menschen, so manches Mal verzweifeln zu lassen: Alles scheint immer giftiger und naturferner zu werden – während man selbst immer gesünder und naturnäher wird.

Verrückte Sache. Im wahrsten Sinne des Wortes: ver-rückt.

Eine recht einsame Reise ist sie, die Reise in die Gesundheit ...

Rechnen Sie also mit einer Menge an Widerständen und gravierender Veränderungen, falls Sie diesen Weg der eigenen »Naturalisierung« weiter und weiter beschreiten. Was Sie als Gegenleistung für die Entsagungen erwarten dürfen, ist zusammengefasst dies:

1. Optimaleres Körpergewicht
2. Schönere, zartere Haut
3. Eine gut funktionierende Verdauung
4. Eine klarere Wahrnehmung von Innenwelt und Umwelt
5. Größere Naturbezogenheit
6. Besseres inneres Ressourcenmanagement
7. Verminderung oder Beseitigung von chronischen Leiden (bes. Allergien), Schmerzen aller Art und der Anfälligkeit für Infektionskrankheiten
8. Größere innere Ruhe
9. Ein angenehmes Körpergefühl

Eine weitere ungewöhnliche Veränderung, die sich im Alltag mit Instincto einstellen kann, betrifft die Reaktionen von Tieren, die sich einem gegenüber in einer plötzlich unberechenbaren Weise verhalten. Besonders Hunde neigen dazu, sich wild und zudringlich bis hin zur Bissigkeit zu gebärden, wenn man mit Kassia-, Cempedak- oder Duriangeruch an sich selbst, in ihre Nähe kommt. Yashila, die als »Landkind« von jeher ein lockeres Verhältnis zu Tieren aller Art hatte, wurde mehrfach, zum Entsetzen der Besitzer, wie aus heiterem Himmle von Hunden angegriffen und sogar gebissen, weil sie zuvor Kassia, Durian oder rohes Fleisch gegessen hatte. Diese den Hunden unbekannten »ursprünglichen« Gerüche scheinen zu bewirken, dass die Tiere auf einen reagieren wie auf *ein fremdes Tier,* da sie den mit Instincto völlig veränderten Körpergeruch nicht mehr als den eines »üblichen« Menschen klassifizieren. Seien Sie also dementsprechend vorsichtig auf ihren Spaziergängen.

Während der Abschlussarbeiten zu diesem Buch (März 2010) wurde mir von den leitenden Personen der Instincto-Gruppe auf Montrâme mitgeteilt, dass in absehbarer Zeit keine Instincto-Seminare mehr stattfinden. Die einst an Montrâme gebundene Instincto-Bewegung hat sich endgültig aufgelöst. Auch die Firma Orkos siedelt in diesen Tagen um nach Deutschland. Das kleine Schloss in Frankreich, das solange ein echter Geheimtipp für die ganz große Veränderung im Leben war, ist nunmehr nur noch ein Ort für Touristen und spezielle Seminarveranstalter.

Damit existiert kein offizielles Zentrum für Instincto-Kurmöglichkeiten mehr!

Wer nun ernsthaft mit dem Gedanken spielt, langfristig Instincto zu machen, steht zum ersten Mal seit zwanzig Jahren auf verlorenem Posten. Es bleibt in diesem Fall nur noch das Internet und die Kontaktaufnahme mit erfahrenen Leuten in den verschiedenen Rohkostforen (s. Anhang). In Berlin, Stuttgart und Hamburg finden noch regelmässig Instincto-Treffen statt. Die Frage ist: Wie lange noch?

Ohne eine fixe Anlaufstelle, ohne öffentliche Vorträge und Einführungskurse und seit dem Absturz der Instincto-Bewegung mit dem Ruf, obskure Sekte eines »Sex-Gurus» (Focus online) zu sein, dürfte der Instincto-Idee kaum die Chance zu einer neuen Blütezeit gegeben werden. Zwar hat Instincto in den Vereinigten Staaten unter dem Namen »Paleo-Diet« eine gewisse Wiederbelebung erfahren, doch in Mitteleuropa dürfte der Zenit längst überschritten sein. Schon in einigen Jahren weiß vermutlich fast niemand mehr um diese seltsame Diät. Die Zeit wird auch diese Idee fressen. So, wie sie schon immer alles frass, was eine wirkliche Wende hin zu einer gesünderen Welt hätte bringen können.

Zurück bleiben ein paar Bücher.

Und die Hoffnung, dass es immer ein paar wenige Leute geben wird, die den Mut haben, hinter den schillernden Fassaden dieser Gesellschaft nach Antworten zu suchen.

Menschen, die sich unbeirrbar für die Wahrheit und die Wirklichkeit in ihrem Innern entscheiden.

– ENDE –

Anhang

I. Zusammenfassung

Tatsachen

- Alle wildlebenden Tiere ernähren sich roh – keines verändert seine Nahrung mittels irgendwelcher Kunstgriffe.
- Die menschliche DNA unterscheidet sich von jener der Schimpansen nur um 1,3 %.
- Der Mensch ist das einzige Lebewesen auf der Erde, dass sich mit Kleidung umhüllt.
- Der Mensch leidet in der Summe an bedeutend mehr Krankheiten, als jedes wild lebende Tier.
- Der Mensch ist das einzige Lebewesen auf der Welt, das in der Natur keinen heimatlichen Platz mehr besitzt.
- Es ist möglich, dass menschliche Kleinkinder, von Tieren in der Natur adoptiert und großgezogen, in gesunder Weise überleben können und dabei deutlich animalische Züge aufweisen (Phänomen *Wolfskinder*).

Hypothesen

- Der Mensch ist genetisch immer noch an eine rohe, naturbelassene Nahrung angepasst.
- Der Mensch verfügt von Geburt an über einen brauchbaren Nahrungsinstinkt.
- Denaturierte Nahrung führt direkt oder indirekt zu fast allen als *Krankheit* bezeichneten Phänomenen.
- Der Mensch ist an Nahrungsmittel der tropischen Regionen der Welt besonders gut angepasst (hoher Befriedigungswert).
- Eine instinktiv orientierte, rohe Ernährung ist in der Lage, wesentliche Verbesserungen bei der Heilung von Krankheiten jeder Art zu ermöglichen.

- Der Mensch ist immer noch, in wesentlichen Teilen seiner Existenz, ein Tier.
- Genetische Vorgänge im Menschen sind unter anderem abhängig von der Art seiner Ernährung (Epigenetik).
- Hochfrequente Felder (Mobilfunk, WLAN u.a.) beeinflussen das Immun- und Hormonsystem. Unter Umständen werden dadurch positive Effekte einer gesunden Ernährung verringert oder sogar verhindert.

Eigene Erfahrungen

- Es ist möglich, sich über viele Jahre hinweg völlig, bzw. fast völlig roh zu ernähren und dabei gesund und leistungsfähig zu bleiben.
- Es ist möglich, mittels der geruchlichen Anziehung das am besten geeignete rohe Nahrungsmittel für seine Mahlzeit zu wählen.
- Es gibt eine geruchliche und geschmacklichen »Sperre« beim Essen, wenn der Körper etwas nicht (mehr) benötigt.
- Es existiert im Menschen eine instinktive Meidereaktion in Bezug auf Schadstoffe der Umgebung (Umweltinstinkt).
- Es stimmt, dass sich eigentümliche Substanzen (Maillard-Stoffe u.a.) der gekochten Nahrung im Körper über längere Zeit aufhalten können.
- Es ist möglich, mit roher Nahrung Reinigungsreaktionen (Entgiftungen) im Körper einzuleiten und aufrecht zu erhalten.
- Der Nahrungsinstinkt führt einen in Krisenzeiten (»Krankheiten«) stets zum jeweils besten rohen Produkt seiner Umgebung. Oder zu gar keinem (instinktives Fasten).
- Es ist möglich, über Jahre hinweg völlig ohne Brot und Milchprodukte zu leben, diese sogar völlig zu vergessen, und dabei ohne wesentliche Mangelerscheinungen gesund zu bleiben.
- Es ist möglich, mit nur sehr wenig tierischem Eiweiss über Jahre hinweg gesund zu leben.
- Es ist, im Rahmen einer *substanziellen* Ernährung, langfristig eher *nicht* möglich ganz auf tierisches Eiweiss verzichten zu können und dabei gesund zu bleiben. Zwangsläufig findet eine Überlastung mit Ersatzprodukten statt, die zu einer schweren Disbalance der Körperfunktionen führen kann (Dauerhunger, Überreaktionen des

Körpers aufgrund erzwungener Entgiftungen, Sehnsüchte nach gekochter Nahrung, Rückfälle).

- Weizenprodukte verändern massiv die Selbstwahrnehmung, die Gefühlswelt, die Umweltwahrnehmung und den eigenen Gedankenfluss, bis hin zu psychotischen Zuständen.
- Kaffee, Tabak und sämtliche anderen stark röststoffhaltigen Produkte sind *außerordentlich* gesundheitsschädlich.
- Kuhmilchprodukte schaden mehr, als dass sie gesundheitlich von Wert sind.
- Es ist möglich, dass, wenn man sich in Krankheitsphasen völlig auf seine instinktiven Regungen verlässt und ihnen nachkommt, man den eigenen Heilungsprozess deutlich beschleunigen kann.
- Die psychische Prägung auf Muster der Kochkost-Gesellschaft ist erheblich.
- Die größte Herausforderung bei einer instinktiv rohen Ernährung ist die Schaffung einer positiven »Gegenkraft«. Der Körper ist recht schnell von der Rohkost überzeugt – Gedanken- und Gefühlswelt jedoch nicht. Entscheidend für die Geschwindigkeit dieses inneren *Wertewandels* ist die eigene Biographie.
- Es ist möglich, sich mittels seiner Träume über die tatsächlichen Zustände seines Körpers zu informieren (Körperträume).
- Elektromagnetische Hochfrequenzfelder beeinflussen den Ablauf von Entgiftungsprozessen im Körper. In einem Umfeld schwacher HF-Funkversorgung verlaufen diese Prozesse stabiler und kontrollierter. Dies entspricht der von einigen Wissenschaftlern vertreten Ansicht, dass HF-Felder Immunsystemwirksam sind. (Eigener Erfahrungswert für Innenräume: max. 2µW/qm; dieser Wert entspricht auch den Empfehlungen zahlreicher Baubiologen, oberhalb dieses Wertes sind negative Folgen für die Gesundheit zu erwarten. In der Regel liegen die Werte in üblichen Wohnungen im Bereich von 4 – 50µW/qm, manchmal auch über 1500µW/qm wegen eines alten DECT-Telefons des Nachbarn ... Die übliche Ortsleistung des Mobilfunksystems bewegt sich außerhalb der Wohnung weitestgehend im Bereich von 5 – 150µW/qm, innerhalb der Wohnung, aufgrund der Dämpfung durch Wände und Fenster, nur noch zwischen 1-50µW/qm. Eine Überprüfung der eigenen E-Smogbelastung durch einen Baubiologen ist besonders in Wohnhäusern mit mehreren angrenzenden Nachbarwohnungen zu empfehlen.)

II. Gesund sein – aber wie?

Von der Schwierigkeit der Ursachenfindung bei Gesundheitsproblemen

Was unser Leben in der Moderne besonders auszeichnet, sind die auffallend vielen Umweltfaktoren, die sich im Laufe des Zivilisationsprozesses ergeben haben, und welche die Rahmenbedingungen der abendländischen Kultur ausmachen. Unser Alltag ist reicher an Gegenständen und komplexer in seinen Strukturen geworden.

Wie schon im zweiten Buchteil ausführlich beschrieben, existiert heutzutage eine Vielzahl dieser Faktoren, die allesamt vom Menschen selbst erstellt und ausgestaltet worden sind und in komplexer Weise wieder auf ihn zurückfallen, in dem Sinne, dass sie ihn nicht nur bereichern, sondern auch belasten, unter Umständen sogar schwer.

Seit rund dreissig Jahren gibt es den Bereich »Umweltmedizin«, der sich vorwiegend mit dem Problem beschäftigt, dass immer mehr Menschen an den Produkten und Effekten ihrer Lebenswelt scheitern, sie nicht vertragen, durch sie krank werden: Friseusen werden arbeitsunfähig aufgrund schwerer Allergien gegen die Chemikalien in ihrem Berufsumfeld, elektrosensible Personen müssen unter horrendem Aufwand ihre Wohnung abschirmen oder ziehen Kilometer weit weg, um sich zu schützen, und immer mehr Kinder vertragen immer mehr Lebensmittel nicht. Dazu: Stinkende Kunststoffe aus China, giftige Kinderspielzeuge, problematische Baumaterialien, Dioxine im Essen, »strahlende« schnurlose Telefone – die Medien verkünden uns eine Schreckensmeldung nach der anderen.

Es sieht ganz so aus, als ob wir, nachdem wir im Laufe der Evolution Säbelzahntiger, Schlangen und Spinnen als natürliche Feinde verloren haben, uns nun in einer immer wieder als feindlich erscheinenden Umgebung häuslich eingerichtet haben.

Und jetzt kommt dieses Buch und erzählt auch noch von der Gefährlichkeit der gekochten Nahrung, die offenbar *alles mögliche* im Menschen anrichten kann. Zusammen mit dem Feinstaub, den Dioxinen, dem Benzol, Ozon, Formaldehyd, PCB und den zyklischen Moschusverbindungen aus der Körperlotion, in Gegenwart von Bakterien, Viren, Pilzen und Prionen, mitten im nieder- und hochfrequenten Elektrosmog, ergeben sich wahrlich atemberaubende Unmengen negativer Umwelteinflüsse, die möglicherweise sogar noch komplex interagieren und ein Wirkfeld schaffen, das für unerkannt viele Symptome verantwortlich ist.

Was sollen wir essen? Was trinken? Wie wohnen?
Und warum eigentlich juckt es mich, verdammt noch mal, schon seit Wochen ständig zwischen den Zehen ...?
Was kommt denn nun von *was*?

Die Beantwortung der letzten Frage ist unglaublich schwierig. Eben weil wir eine Vielzahl der uns umgebenden, schädigenden Einflüsse nicht direkt wahrnehmen können. Es ist häufig reine Glückssache, bei bestimmten Symptomen eine genaue Ursache zu ermitteln. Die Auskünfte eines Arztes sind so sehr abhängig von dessen individuellem und daher zwangsläufig begrenztem Fachwissen, dass Diagnose und Behandlung nicht selten in einem jahrelangen »Trail-and-Error«-Labyrinth enden. Auch die alternative Medizin, reich an Konzepten, führt den Hilfesuchenden häufig in ein ebensolches.

Gesund zu sein und es zu bleiben ist also – neben guten Genen – reine Glückssache?

Zum Teil, ja.

Dennoch kann man eine Menge tun, um dauerhaft möglichst gesund zu bleiben. Garantien gibt es keine, aber Wahrscheinlichkeiten. Und diese kann man durchaus zu seinen Gunsten verändern. In Anlehnung an den schon zitierten Herrn Prof. Kollath kann man dieses Vorhaben auf einen Punkt bringen: »Halte Deine Umwelt so natürlich und schlicht wie möglich«.

Als Idealbild, dem man sich schrittweise annähern sollte, diene das gute alte Landleben in seiner einfachsten Form: Ein gesundes Wohnumfeld, das man bewusst und liebevoll gestaltet und pflegt. Wer aus beruflichen Gründen in der Stadt leben muss, sollte, wann immer er kann, diese verlassen, und hinaus in die Natur gehen.

Regelmässig Sport treiben, Sauna – und Thermalbadbesuche, ein rohkostreiches, bewusstes Essen, lange Spaziergänge und eine elektrosmogarme Umgebung können einem auf jeden Fall helfen, gesünder zu bleiben. Wer das Gefühl hat, Rohkost nicht zu vertragen, sollte schonende Kochweisen erlernen, Fast-Food einschränken, viel trinken und anderen gesundheitsfördernden Bereichen, die einem mehr liegen, größere Aufmerksamkeit widmen.

Kurz gesagt: Gesundheit ist das Resultat einer Balance zwischen *Gut* und *Schlecht*, zwischen *Fürsorge* und *Missbrauch*, zwischen *Instinkt* und *schlechten Gewohnheiten.*

Egal, was man tun möchte – alle Ratschläge erfordern natürlich Initiative und Aufmerksamkeit. Gesund sein ist unter Umständen eine wirklich aufwändige Angelegenheit und in der Regel sind wir erst dann dazu bereit, wenn wir schon krank geworden sind. Dabei wäre prophylaktisches Handeln natürlich am sinnvollsten.

Instinktiver essen, instinktiver trinken, instinktnaher und aufmerksamer leben – viel mehr kann man eigentlich nicht empfehlen, um möglichst gesund zu bleiben.

Genaue Ursachen für Symptome lassen sich häufig so schwer finden. Man kann noch so gesund essen und trinken – wenn die eigene Wohnung stark mit Formaldehyd oder durch Elektrosmog belastet ist, oder wenn man hohem berufsbedingten Stress ausgesetzt ist, oder andauernde schwere Probleme in seinem familiären Umfeld hat, wird man unweigerlich krank. Nicht selten sind die psychosomatischen Faktoren sogar diejenigen, die am schwersten wiegen und unlösbarer erscheinen als das Problem einer passenden Ernährungsweise. Der ganze Rucksack der oben erwähnten »negativen Immissionen« wird dadurch noch schwerer und die Lösung eines gesundheitlichen Problems ebenso.

Man sollte sich stets vor Augen führen: Ein Symptom, egal welches, ist stets nur die Spitze eines Eisberges – der Mensch ist, wenn sich ein Symptom zeigt, *immer als Ganzes aus dem Gleichgewicht*: Was wir essen, durchdringt uns ganz. Was uns umgibt, nimmt Einfluss auf uns insgesamt. Womit und worin wir leben, füllt uns aus und betrifft uns als Ganzes!

Gesundheit ist also ein Gesamtkonzept. Im Kleinen wie im Großen.

An dieser Stelle noch ein Tipp: Wer sich unsicher ist in Bezug auf seine Umgebung, wer sich in seiner Wohnung oder seinem Haus »irgendwie nicht gut fühlt«, oder generell nicht gut fühlt, und noch gar nicht eruiert hat, dass es vielleicht die eigene Wohnung sein könnte, sollte unbedingt wechselweise an verschiedenen Orten schlafen, um so ein besseres Gefühl für diesen Umstand zu bekommen. Manchmal schläft man im Urlaub an einem anderen Ort nicht nur deshalb besser, weil Urlaub ist, und ein Kurort, wie man meint, sowieso immer eine gesündere Umgebung darstellt, sondern weil ein unerkannter ausschlaggebender Negativ-Faktor des Heimatortes plötzlich einfach fehlt. Ein Baubiologe, eventuell sogar Radiäsie-Fachmann, kann einem helfen, Ursachen auf die Spur zu kommen, auf die man selbst nie kommen würde.

Man muss nicht gerade Instincto machen, um sensibel für Umweltfaktoren zu werden. Es reichen schon kleinere Veränderungen. Wer dieses Buch aufmerksam gelesen hat, wird für sich eine Menge Anregungen gefunden haben, um seinen eigenen Weg sicherer und zielgenauer gehen zu können.

Bleiben Sie gesund.

Sie schaffen das!

III. Liebe, Sex und andere Neurosen.

Eine persönliche Betrachtung der Missbrauchsgeschichte auf dem Chateau de Montrâme

Am 16. September 2008 wurde in Denpasar (Bali) Christian Burger, der Sohn von Guy-Claude Burger verhaftet. Auf seinen zwei Digitalkameras und seinem Laptop fanden sich, nach Auskunft der örtlichen Behörden, Bilder nackter Kinder. Ihm droht nun vor Ort eine Verurteilung wegen Pädophilie. Elf Jahre zuvor wurde sein Vater wegen Kindesmissbrauch und sogar Vergewaltigung in mehreren Fällen in Untersuchungshaft gesetzt und 2001 in Frankreich zu 15 Jahren Gefängnis verurteilt. Schon 1978 wurde G.C. Burger in der Schweiz wegen sexuellen Handlungen an einem seiner Söhne verurteilt. So die Faktenlage gemäß Presse und Internet.

Noch bevor das Chateau de Montrâme damals endgültig ins Blickfeld der Behörden geriet, erfuhr ich von einer ehemaligen Mitarbeiterin, dass es im Kellerbereich des Schlosses einen »verbotenen Raum« gab, einen Raum, zu dem nur bestimmte Personen des »inneren Kreises« Zugang hatten. Sie erzählte weiterhin, dass ihr Sohn mehrmals sehr verstört von dort unten herauf kam und schon bald den Wunsch äusserte, das Schloss verlassen zu wollen. Da der Junge gleichzeitig aber auch große Anerkennung seitens wichtiger Führungspersonen des Schlossbetriebes genoss, und es ihm schwer fiel, sich von diesen Aufmerksamkeiten loszusagen, wurde die Abreise mehrmals verschoben. Weder diese Mutter noch andere Eltern betroffener Kinder wussten zu diesem Zeitpunkt genaueres über die Vorgänge hinter den Kulissen des Schlossbetriebes. Einige Monate später kam es dann zu polizeilichen Untersuchungen, mehreren Razzien, ersten Verhaftungen und zahlreichen Verhören. Einigen Mitarbeitern gelang noch rechtzeitig die Flucht ins Ausland.

Was passierte wirklich in besagtem Keller? Lag dort das »dunkle Geheimnis« von Instincto? War dieser Kellerraum die eigentliche Wahrheit von Instincto? Diente die ganze obskure Theorie nur als Vorwand neue Jünger anzulocken, um anschließend deren fein duftende Kinder im Kellerraum zu »vernaschen«?

Ganz unzweifelhaft sind innerhalb der Mauern des Schlosses eine Menge sehr fragwürdiger Dinge geschehen. Die Indizien sind einfach erdrückend. Bei sexuellen Handlungen mit Kindern hört der Spaß auf. Egal, aus welchen Motiven heraus sie stattfinden. Und die Motive und Rechtfertigungen bestimmter langjähriger Instinctos des damaligen »inneren Kreises« sind von einer ganz speziellen Weise, einer Weise, die sich einem Aussenstehenden nahezu vollständig verschließen.

Gemeint ist die ominöse *Metapsychoanalyse*.

Die Theorie dieses Gegenentwurfs zur berühmten *Psychoanalyse* von Sigmund Freud, entwickelte Guy Claude Burger anhand von Beobachtungen bei seinen eigenen Kindern, besonders denen, die er mit der instinktiven Rohkost großzog. Parallel dazu, zog er Berichte und Fakten über die sexuellen Praktiken verschiedener Naturvölker (Trobriander u.a.) sowie der liebesverspielten Menschenaffengattung der *Bonobos* hinzu.

Guy Claude Burger war der Ansicht, dass ein Kind, dessen Impulse und Instinkte sich ungehindert entfalten dürfen, von sich aus zärtlichen und eindeutig sexuellen Kontakt zu den Eltern und auch zu anderen Erwachsenen und Kindern sucht. Unabhängig von deren Geschlecht. Die Sexualität, so Burger, entstammt, ebenso wie die Nahrungssuche, instinktiven Kräften und ist in ihrem Kern voller Neugier, Triebhaftigkeit und Freizügigkeit (Tabulosigkeit).

Diese Impulse von außen abzustellen, auszureden oder gar abzusprechen würde, so die weitere Ansicht Burgers, zu genau diesem *Ödipus-Komplex* führen, den Sigmund Freud als ein wesentliches Grunddrama des zivilisierten Menschen ansah: die Verbannung der Sexualität in das Reich von »Schlecht und Böse«, und der unbewusste Versuch, *Geliebter der Mutter* oder, im anderen Fall, *Geliebte des Vaters* zu sein und den jeweilig andersgeschlechtlichen Elternteil zu bekämpfen. Unbewusst und symbolisch verschlüsselt natürlich. Mit der Folge, in sexuellen Belangen fortan neurotisiert und unglücklich durchs Leben zu gehen.

Im Rahmen einer instinktiven Ernährung und einer metapsychisch bewussten und aufgeklärten Haltung würde, so Burger, das Kind hingegen die Chance bekommen, seine ureigene Sexualität zu entdecken. Allein gegründet auf Lust und Genuss und völlig frei von Tabus und einem schlechten Gewissen. Diese *Freiheit der Selbstfindung* würde aus einem Instincto-Kind schließlich einen starken und selbstbewussten Erwachsenen machen, der sowohl bei der Ernährung wie auch in der Liebe und der Sexualität völlig mit sich im Reinen ist. Dieses epikureische Prinzip der Lebensführung, so Burger, entspräche im Kern unserer *eigentlichen* Veranlagung.

Weiterhin würde diese gestattet natürliche Entwicklung dahin führen, dass sich die in uns Menschen angelegten metapsychischen Kräfte (außersinnliche Wahrnehmungen) voll entfalten können. Der Mensch, so Burger, sei auch ein »überirdisches« Wesen, ein Lebewesen mit hochspirituellen Begabungen, die aber einerseits durch unsere extreme Falschernährung ständig gestört und durch unsere tabubelastete Sexualität zusätzlich tief unterdrückt würden.

Zur Veranschaulichung dieser Theorie dienten Burger unter anderem die Beschreibungen des Garten Eden im alten Testament (Abwesenheit von Feuer, keine Kochkost, Nacktheit und Unschuld, Nähe zu Gott), die griechische Sage von Prometheus und der Triptychon »Der Garten der Lüste« des berühmten flämischen Malers Hieronymus Bosch.

Die Theorie der Metapsychoanalyse ist ein großartiger Entwurf. Zweifelsohne besitzt sie einen großen Charme und eine logische Überzeugungskraft. Ungünstigerweise wurde sie von einem Menschen entwickelt, der sich in Hinblick auf Liebe und Sexualität nicht frei von Vorurteilen, sozialen Prägungen und individuellen Neigungen sprechen kann.

Wer in unserer üblichen zivilisierten Gesellschaft groß wird, schafft dies kaum, ohne nicht auch bestimmte systemtypische Neurosen und Komplexe zu entwickeln, besonders in den Bereichen, die am meisten tabuisiert sind. Unsere moderne Gesellschaftsform hat die dem Menschen ureigene Impulshaftigkeit (Triebe und Gefühle) und davon besonders Aggression und Sexualität, weitgehend mithilfe bestimmter Konventionen und Rituale eingegrenzt, kanalisiert und abgedämpft. Vieles, was wir tun, tun wir nur noch in symbolischer Weise. Von einer inneren »wahren Natur« sind wir dabei abgeschnitten.

Was wir tun, geschieht weder aufgrund innerer Freiheit, noch aufgrund innerer Gesundheit oder gar aufgrund echter und ursprünglicher Normalität. Wir alle sind, um es einfach zu sagen, in einer jeweils ganz persönlichen Weise »deformiert«. Von einem solchen »verbogenen« Hintergrund aus wahre Entdeckungen in Bezug auf eine natürliche Sexualität zu machen und gültige Aussagen über *die wahre Natur des Menschen* erstellen zu können, ist nicht nur schwer, sondern auch höchst zweifelhaft.

Eine berühmt gewordene Erkenntnis der Quantenphysik lautet, dass ein Beobachter immer auch das Beobachtete verändert, schon nur dadurch, dass eine Beobachtung stattfindet. Einfach gesagt: Indem ich hinschaue, wird es anders.

Im Falle Guy Claude Burgers könnte man also mutmassen, dass er die Metapsychoanalyse auch entwickelte, um seine pädophilen Tendenzen ideologisch zu verschleiern. Und es selbst nicht merkte. Aufgrund seiner Vorbelastetheit in sexuellen Belangen war er als Beobachter seines »Naturexperimentes« nicht in der Lage zu sehen, dass er eine große Wahrheit missbrauchte, um eigene Bedürfnisse befriedigen zu können. Und damit verzerrte er auch die Ergebnisse seiner Forschungen. Schlicht gesagt: Es gelang ihm nicht, Privates und Berufliches (in diesem Falle als Entdecker) zu trennen.

Schon immer haben sich Männer auf dieser Welt eine Menge einfallen lassen, um andere Menschen zu unterdrücken und auszubeuten. Dazu bedienten sie sich jeweils ausgeklügelten Philosophien und Strategien. Man erinnere sich an die arische Ideologie der Nationalsozialisten und die frauenfeindlichen Regime der islamischen Staaten. Jede Form der Ideologie, und dazu gehören auch die Religionen, ist im Wesentlichen das: *ein verschleierter Machtanspruch*. Und der ging bislang immer auf Kosten bestimmter Menschen innerhalb eines abgesteckten Machtbereiches.

Im Falle von Montrâme waren dies einerseits die dort lebenden und arbeitenden Frauen (geringere Kompetenzzuweisungen, geringere Wertschätzung) und anderseits, wie der Gerichtsfall zeigte, auch eine Menge Kinder. Ganz sicher steckten hinter so manchen der pädophilen Handlungen im Kern natürliche Impulse und gutgemeinte Absichten. Aber diese wurden in den meisten Fällen mindestens ebenso sicher überlagert, überschattet und weggespült von schlichtem Egoismus und neurotischer Gier.

Die Metapsychoanalyse von G.C. Burger ist wieder einmal ein trauriges Beispiel dafür, wie eine große Wahrheit an trivialen, an »menschlichen« Realitäten scheitert. Die Welt, so scheint es, ist noch nicht soweit, solchen außerordentlich systemfremden Theorien, wie die von einer instinktiven Ernährung und einer ursprünglichen Sexualität, einen bleibenden Platz in ihrer Mitte zu gewähren. Und vermutlich wird sie es auch niemals sein. Ihr Weg ist ein anderer. Ihr Weg führt unbeirrt weiter in Richtung einer gebändigten und unterdrückten Natur.

G.C. Burger ist mit seinem Versuch, das Paradies wieder zu finden und in einer modernen Fassung auf Montrâme neu aufleben zu lassen, vorerst gescheitert.

Schade eigentlich.

IV. Der Herr des Feuers – Eine Legende

Vor langer, langer Zeit, als die Himmel der Erde sich in dunkle Wolken hüllten und die Wälder sich den Mächten des Nordens beugten, zog eine kleine Gruppe hagerer Gestalten über das weite und kalte Land der Sonne entgegen. Die Wälder waren still und leer. Und in den Ebenen herrschte die eisige Faust des Windes.

In der Nacht suchte die kleine Gruppe Schutz unter gefallen Bäumen und in engen Schluchten, wo der Wind sie nicht fand. Und am Tage, unter dem ewig grauen Himmel, zog die Gruppe weiter, angetrieben von einem letzten Aufbäumen der Kraft. Es war schwer, in diesen Tagen Nahrung zu finden. Die Farben der Welt schienen gegangen zu sein und viele Tiere und Pflanzen hatten sich ihnen angeschlossen.

In den Tiefen der Erde erwachte der Herr des Feuers und sah, dass seine Zeit gekommen war.

In der sternenlosen Nacht hatte sich die kleine Gruppe am Rande eines erstarrten Waldes dicht zusammen gedrängt, als blendendes Licht die Dunkelheit durchbrach und lodernd vor ihnen Gestalt annahm. Das Wesen breitete seine Schwingen aus, und Licht und Wärme brandeten über das Nachtlager der Schutzsuchenden hinweg. Voller Furcht starrten sie auf den brennenden Engel und fühlten doch auch, wie wohltuend es war, womit er sie übergoss.

Ohne jedes Geräusch leckten die Flammen des Engels in die Dunkelheit hinein.

Der Herr der Feuers wartete.

Er gab den verängstigten Gestalten Zeit, sein Licht und seine Wärme zu geniessen. Dann erhob er seine Stimme: »Suchende, hört mich an! Diese Welt ist nicht mehr die Welt eurer Väter. Sie ist eine arme und kalte Welt geworden. In den Wäldern streift der Tod umher. Bald schon nimmt er auch das Wenige, was euch noch geblieben ist. Ich sehe Hunger in euren Augen. Und ich sehe das Verlangen in euren Knochen. Suchende, hört: *Mein Reich ist das Reich des Feuers!* Wer sich mir anschließt, dem sind Licht und Wärme für alle Zeiten gewiss. Kommt zu mir, tretet hin zu mir und lernt die Kraft des Feuers kennen. Beherrscht es, sowie ich es beherrsche und ihr werdet Nahrung haben, wie ihr noch nie Nahrung hattet. Diese Nahrung wird euch auf neue Wege und in ein neues Land für eure Kinder führen. Die Zeit des Mangels ist vorbei. Kommt zu mir! Ihr werdet sein, wo ihr noch nie wart. Und ihr werdet selbst sein, wie ihr noch nie gewesen seit. Mein Geist wird in euch sein und ihr werdet *meines Geistes* sein. Tretet zu mir, nennt Wissen und Macht euer eigen!«

Die Gestalten unter dem Baum gaben aufgeregte Laute von sich, stiessen sich an, blickten wild umher. In ihren Augen tanzte der Glanz der Flammen. Aus ihrem Kreis löste sich eine sehr hagere, sehr alte Gestalt, trat zögernd vor, richtete sich auf, blickte in das Meer aus Licht und sprach: »Herr, die Verlockung ist groß, euer Angebot anzunehmen. Seit vielen Monden schon trägt diese Welt den Schatten des Todes. Unsere Kräfte schwinden. Wir sind nur noch wenige. Was verlangt ihr von uns, damit wir bekommen, wonach uns verlangt?«

Die lodernde Gestalt antwortete: »Suchende! Euer erster Vater und euer erstes Wort will ich sein. Ich will Teil von euch und ihr sollt Teil von mir sein. Ich werde mich öffnen und mit meinem Licht und meiner Wärme in euch dringen. Und wenn es mir beliebt, werde ich mir Teile von euch nehmen, so ich sie haben will. Wenn ich Haut will, werde ich mir Haut von euch nehmen. Sie wird das Rot des Feuers tragen, und sie wird brennen wie ich brenne. So werdet ihr wissen, dass ich gekommen bin um von euch zu nehmen. Wenn ich Knochen will, werde ich Knochen von euch nehmen. Sie werden brennen wie ich brenne. So werdet ihr spüren, dass euer Herr euch braucht und sich nimmt, was ihr zu geben habt. Ihr hingegen werdet essen und trinken können, wie ihr noch niemals zuvor gegessen und getrunken habt. Mein Feuer wird in eure Nahrung fahren, und mit ihr werde ich stets an eurer Seite sein. Ihr werdet euch mehren und Größe erlangen, wie von euresgleichen noch nie an Größe war. Ihr werdet wachsen, wie ich wachse und herrschen, wie ich herrsche. Ich werde in euch sein, zu allen Zeiten und an allen Orten. Und ich werde von euch nehmen, so wie ihr von mir nehmt. Ich werde in euch brennen, so wie es meines Zeichens ist. Das ist mein Angebot!«

Einige der Gestalten unter dem Baum sprangen auf, umringten ihren Ältesten, und gaben ihm zu verstehen, wie groß ihre Angst vor den Worten dieser leuchtenden Erscheinung war. Der Alte blickte in die dürren Gesichter und erkannte neben aller Furcht auch den frischen Glanz der Versprechungen in ihren Augen. Schweigend wartete er, bis auch die anderen in seinem Gesicht erkennen konnten, dass es nur *eine Wahl* geben konnte, und dass in dieser Nacht ihr alter Weg sein Ende gefunden hatte.

Erfüllt von einer tiefen Traurigkeit, wendete der Alte sich wieder den abgründig lodernden Flammen zu und sprach: »Herr, wir nehmen Deinen Vorschlag an. Du bringst uns große Furcht, trotz aller Verheißung. Doch haben wir keine Wahl. Zu wenig ist noch, um uns zu guten Tagen zu führen. Bitte, Herr, gib uns die Macht neue Nahrung zu finden und verfüge über uns wie Dir beliebt«.

Der Herr des Feuers blickte lang und tief in die traurig glänzenden Augen des Alten. Fast empfand er Mitleid mit dieser ausgezehrten Gestalt, die mit so leeren Händen vor ihm stand. Er war am Ziel, endlich – und zögerte doch. Er betrog sie und wusste es. Diese Wesen kannten keinen Schmerz. Nicht diesen Schmerz, wenn sein Feuer in ihren Gliedern brennen würde. Nie würde es diesen Wesen und ihren Nachkommen gelingen, sich von ihm zu befreien. Zu tief würde er in sie dringen. Zu tief, um ihn zu finden, zu tief, um ihn zu stellen. Er würde in ihre Nahrung fahren und sie seiner Macht unterwerfen. Der wahre Hunger würde erst kommen. Unersättlichkeit und Gier würden Einzug halten in diese Welt. Und im Innern dieser armen Wesen würden furchtbare Bilder und Stimmen um ein Vergessen ihrer selbst flehen. Er betrog sie. Doch hatte auch er keine Wahl.

»Suchende, so sei es. Ich trete nun in euch. Euer Weg endet hier. Mit mir werdet ihr einen neuen Weg beschreiten. An seinem Anfang und an seinem Ende wird Feuer sein, und der Weg selbst, wird gezeichnet sein von Asche. Ich nehme euch die Kälte dieser Welt und gebe euch das Feuer des Verlangens. Ich werde brennen in euch. *Aus Feuer wird sein, alles was ihr erschafft. Aus Feuer wird sein, alles was ihr tut. Mein Feuer wird euer einziges Licht sein. So sei es!«*

Die Erscheinung zerstob zu einem Ozean aus Hitze und Licht, brandete über die Gestalten hinweg, drang in sie ein und füllte sie aus.

Die Gestalten unter dem Baum schrieen auf. Sie fühlten, wie sie noch nie zuvor gefühlt hatten. Bilder und Stimmen strömten herbei, und ihre Leiber waren nicht mehr ihre vertrauten Leiber. Eine unbändige Kraft brannte in ihren Adern. Die ganze Nacht hindurch, bis in den späten Morgen hinein, tanzten sie voller Wildheit und Ekstase. Tanzten, schwitzten und schrieen, weil sie nicht wussten, wie ihnen geschah.

Hätten sie es gewusst, hätten sie Worte dafür gehabt, so hätten sie gesagt, dass sich in dieser Nacht der Teufel in ihren Körper geschlichen hatte.

Und dass der kommende Tag, der erste der Menschheit war.

- ENDE -

Literatur- und Adressliste

Ernährungskonzepte

1. Instinktive Rohkost:

Die Rohkost-Therapie, G.C. Burger, Heyne Verlag, 1988. *Anm.: Hauptwerk des Begründers der Instincto-Therapie. In Form eines Interviews stellt der Autor seine Erlebnisse und Hypothesen dem Leser vor. Neuere Ausgaben sind mit satirischen Cartoons ergänzt worden. Gut verständlich geschrieben und sinnvoll ergänzt mit diversen Auszügen aus wissenschaftlichen Veröffentlichungen.*

Stärken Sie Ihr Immunsystem, Bruno Comby, Waldthausen-Verlag, 1995. *Anm.: Ein fachlich hochinteressantes Buch zum Thema instinktive Rohkost. Comby erweitert den Ansatz Burgers um die Bedeutung der Insekten als Nahrungsquelle und berichtet von erfolgreichen und gescheiterten Selbstheilungen von AIDS-Patienten. Und warnt eindringlich vor dem Rauchen.*

Köstliche Insekten – Die Proteine der Zukunft. Eine Quelle für die gesunde Ernährung, Bruno Comby, Eichborn-Verlag, 1994.

Gesund ohne Kochen – aber wie?, Reidar Tavarez, Betzel-Verlag, Nachdr., 2000, *Bietet Kurse zum Thema außerkörperliche Erfahrungen an: www.forschungsgruppe-ake.de*

Instinctive Eating: The Lost Knowledge of Optimale Nutrition«, Zephyr, Pan Piper Press, Hawaii, 1996, engl., *Anm.: Das Buch entstand im Rahmen des Projektes PANGAIA, einer Rohkost-Gemeinschaft im Süden von Big Island (Hawaii). Informationen zum Buch unter: www.gaiayoga.org*

Instinctive Nutrition, Severen Shaeffer, Celestial Arts, 1988, Paperback, engl.

Instinctive Nutrition: Food, Your Body&You, Helen Young u.Steven Alley, Accord Health and Lifestile Management, 1995, engl.

We want to live: Volume one, Aajonus Vonderplanitz, Caralian Bay Castle Press, 1997, *Anm.: Homepage des Autors : www.home.earthlink.net/~welive/*

Le régime du plaisir, Dominique Guyaux, Vivez Soleil, 1998, franz., *Anm.: Geschichte einer Selbstheilung von multipler Sklerose. Infos unter: www.guyaux.fr/perso/index.htm, Webseite des Autors: www.guyauxdom.com*

2. Vegane Rohkost:

Der große Gesundheits-Konz, Franz Konz, Universitas Verlag, 1995, 1450 Seiten (!), *Anm.: Aggressiver, mitunter beleidigender Schreibstil, sehr fragwürdige Bildtafeln (naturistische Fotografien von Frau und Kindern), zahlreiche Berichte über medizinische Irrtümer und Kunstfehler. Der Autor ist Schirmherr der von ihm entwickelten URKOST. Große Anhängerschaft in Deutschland. Homepage: www.urkost.fuer-uns.de*

Willst Du gesund sein? Vergiss den Kochtopf, Helmut Wandmaker, Waldthausen Verlag, 1989. *Anm.: Direktiver, aggressiver Schreibstil. Viele Jahre proklamierte der Autor vehement eine reine Früchterohkost, bis ihn gesundheitliche Beschwerden dazu veranlassten Milchprodukte zu verwenden. Große Anhängerschaft in Deutschland. Besonders lesenswert: das Kapitel über Darmgesundheit (erschütternde s/w- Bilder).*

Rohkost statt Feuerkost, Helmut Wandmaker, Goldmann Verlag, 1996

Natürlich Leben und Geniessen – Aufbruch in ein neues Jahrtausend, Bernd Bieder, Pegasus und Partner-Verlag, 2000

Menschennahrung – Über die der menschlichen Genetik angemessene Ernährungsweise«, Arjuna, Eigenverlag, 2001

Unsere natürliche Nahrung Rohkost, A.T.Hovannessian, Natura-Viva-Verlag, 1992

Pro und Contra Rohkost-Ernährung, Jamila Peiter, Access Verlag, 2002, *Anm.: J.Peiter war längere Zeit Assistentin von G.C.Burger. Nach dem Zerwürfnis mit ihm, entschied sie sich für einen eigenen Weg mit gemäßigter Rohkost. Dieses Buch vermittelt gut das Hin- und Hergerissensein zwischen dem Absoluten und dem Machbaren.*

Gesundheit ist essbar, Michael L. Moeller, Goldmann Verlag, 1993, *Anm.: Ein besonnen verfasstes Buch zum Thema Instincto, Rohkost und die Bedeutung der Psyche. Klassiker. Empfehlenswert. Der Autor war Psychologe und Paartherapeut.*

3. Sonstige:

Rohkost Praktikabel. Die Zivilisation überleben, Reinhold Schweikert, Eigenverlag, freier Download unter: www.schweikert.supergoofy.com, oder Bestellung beim Autor in Portugal (s.u. Lebensgemeinschaften)

Leben durch Lichtnahrung. Der Erfahrungsbericht eines Wissenschaftlers, Michael Werner und Thomas Stöckli, AT Verlag, 2005, *Anm.: Hochinteressanter Bericht eines Chemikers, dem es gelang, nach zweimaliger Durchführung des 21-Tage-Umstellprozesses (Konzept von Jasmuheen), nunmehr völlig auf feste Nahrung zu verzichten. Seriösestes Buch zum Thema; dennoch gilt die Lichtnahrungsszene als fragwürdig, da praktisch alle Autoren entweder bei der Einnahme von Mahlzeiten entdeckt wurden, oder selbst zugaben hin- und wieder zu essen und zu trinken.*

Sie sind nicht krank, sie sind durstig: Heilung von innen mit Wasser und Salz, F. Batmanghelidj, VAK Verlags GmbH, 2007

Leben ohne Brot – Die wissenschaftlichen Grundlagen der kohlenhydratarmen Diät, Dr. Wolfgang Lutz, Verlag Informed, 16. Aufl., 2004, *Anm.: Ein guter Einstieg für alle, denen Rohkost zu extrem ist, die aber interessiert sind an alternativen Konzepten.*

Gesundheitsratgeber

Allergien bei Kindern. Behandlung, Psyche und Ernährung, Anne Calatin, Heyne Verlag, 1990

Allergien: Folgen von Umwelt und Ernährung. Chronische Erkrankungen aus der Sicht der klinischen Ökologie, T. G. Randolph, R. W .Moss, C.F. Müller Verlag, 1990 *Anm.: Sehr zu empfehlendes Grundlagenwerk zum Thema Ernährung, Psyche und Verhalten*

Wenn Gifte auf die Nerven gehen: Wie wir Gehirn und Nerven durch Entgiftung schützen können, K. D. Runow, Südwest Verlag, 2008, Klinische Ökologie. Angewandte Umweltmedizin, K. D. Runow, Hippokrates Verlag, 1994

Ist das Ihr Kind?: Versteckte Allergien aufdecken und behandeln. Ein Selbsthilfebuch«, Doris Rapp, Pro Medico Verlag, 1996

MCS – Wenn chemische Substanzen und Duftstoffe krank machen: Erfahrungen, Informationen, Adressen zur multiplen Chemikalienunverträglichkeit«", Els Valkenburg, Nietsch Verlag, 2008

Die Krankheitserfinder: Wie wir zu Patienten gemacht werden, J.Blech, Fischer Verlag, 2004

Wie Sie Ihren Arzt davon abhalten, Sie umzubringen, Vernon Coleman, Kopp-Verlag, 2007, *Anm.: Für alle, die einen leichten Start hin zur eigenen Autonomie mögen. Die Bücher des Kopp-Verlages sind nicht immer wissenschaftlich unumstritten, aber lesenswert.*

Fit fürs Leben / Fit for Life 2, H. und M. Diamond, Goldmann Verlag, 2007, Erstveröffentl. 1985, *Anm.: Klassiker der alternativen Ernährungsmodelle. Vertreten wird eine rund 80%ige Rohkost in Verbindung mit einem bewussten und gesunden Lebensstil. Dieser wird besonders in Band zwei genau beschrieben. Obwohl das Buch schon über 20 Jahre alt und typisch amerikanisch-euphorisch verfasst ist, ist es immer noch lesenswert.*

Kritische Ernährungswissenschaft

Prost Mahlzeit!, Udo Pollmer u.a., Verlag Kiepenhauer u. Wietsch, 2001
Vorsicht Geschmack: Was ist drin in Lebensmitteln ?, Udo Pollmer u.a., Rowohlt-Verlag, 2001
Iss und stirb. Chemie in unserer Nahrung, Udo Pollmer u.a., Kiepenhauer&Witsch,1983
Die Ernährungslüge: Wie uns die Lebensmittelindustrie um den Verstand bringt, H.U. Grimm, Droemer/Knaur, 2005
Die Suppe lügt: Die schöne neue Welt des Essens, H. U. Grimm, Droemer/Knaur, 2008

Anthropologie

Der domestizierte Affe. Die Evolution des menschlichen Gehirns, Peter F. Weber; Walter Verlag, 2005
Die Frühzeit des Menschen: Der Weg zum Homo sapiens, Friedemann Schenk, C.H. Beck-Verlag, 2006
Die ersten Spuren: Über den Ursprung des Menschen, Richard Leakey, Goldmann Verlag, 1999
Die Natur und Denaturierung des Menschen, Erwin Chargaff, Klett-Kotta, 1988
Kaspar Hausers Geschwister. Auf der Suche nach dem wilden Menschen, P. J. Blumenthal, Deuticke im Zolnay Verlag, 2003, *Anm.: Umfangreiche Sammlung von Berichten über Menschenkinder, die in der Wildnis ausgesetzt, dort von Tieren groß gezogen wurden und nach ihrer Auffindung versucht wurden zu resozialisieren – mit erstaunlichen Effekten, aber auch traurigen Folgen.*

Biologie und Chemie

Ein neues theoretisches Modell vom Phänomen des Virus, Dossier, G.C. Burger, 1990
Maillard Crosslinks in Food in the Human Organism, Klaus M. Biemel, Shaker Verlag, 2003, Freie Radikale, Oxidativer Stress und Antioxidantien: Krankheitsverursachende, präventive u. reparative Prinzipien in lebenden Systemen, Gerhard Ohlenschläger, Reglin-Verlag, 2001
Kaffee aus der Sicht des Chemikers, D. Scheckelmann und M. Ritter, Universität Bayreuth, Dossier, www.old.uni-bayreuth.de/departments/ddchemie/umat/kaffee1/1_kaffee1.htm, *Anm.: Ausführliche Dokumentation bezüglich der Maillard-Substanzen im Kaffee*
Bildung von alpha-Dicarbonylverbindungen beim Abbau von Amadori-Umlagerungsprodukten, Doktorarbeit von Ralph Liedke, 1999, Internet unter: www.unimuenster.de/imperia/md/ content/lebensmittelchemie/pdf/diss_liedke.pdf, *Anm.: Detaillerte Dokumentation zum Thema Maillard-Moleküle und Melanoidine*
In unserem täglichen Brot: Melanoidine – die rätselhaften Substanzen, Infoseite der Gesellschaft deutscher Chemiker, Internet unter: www.gdch.de/oearbeit/press/2004/26.htm
Schlüssel zum Verständnis chronischer Erkrankungen, Dr. Angelika Bierhaus u. Prof. Dr. P. Nawroth, Ruperto Carola Publikation der Univeristät Heidelberg, 3/2002, *Anm.: Bericht über den Zusammenhang von Glykisierungsreaktionen (Maillard-Reaktionen)im menschlichen Körper und seinen Folgen (Gewebebraunfärbung, Eiweissveränderungen, Alters- u. Krankheitsbilder). Einführung in die RAGE-Hypothese.*
Liebe geht durch die Nase – Was unser Verhalten beeinflusst und lenkt, Udo Pollmer u. a, Kiepenhauer u. Wietsch, 2001

Ethnologie

Über das Aussterben der Naturvölker, Dr. Georg Gerland, Verlag Friederich Fleischer,1886

Naturvölker – Sozialsysteme im Einklang mit der Umwelt, Claude Levi-Strauss u.a., Rowohlt Verlag, 1982

Gefährdete Menschheit – Ursache und Verhütung der Degeneration, Albert von Haller, Hippokrates Verlag, 9.Aufl.,1997, *Anm.: Dieses 1956 erstmals erschienene Buch gilt als Standardwerk für alle, die sich mit dem Thema "menschengerechte Ernährung" auseinandersetzen.*

Nutrition and Physical Degenaration, W.A. Price, Verlag Keats Pub., 6. Aufl., 1997 (erstmals erschienen 1939)

Auf der Suche nach dem verlorenen Glück – Gegen die Zerstörung unser Glücksfähigkeit in der frühen Kindheit, Jean Liedloff, Verlag C. H. Beck, 5.Aufl., 2006, *Anm.: Ein intensives Buch, eindringlich und erschütternd – ein echter Klassiker der Ethnologie/Sozialpsychologie, erschienen 1977.*

Das Rohe und das Gekochte, Claude Levi-Strauss, Rowohlt Verlag, 2008 (Nachdruck), *Anm.: Ersterscheinung 1964, Essay zur Bedeutung und den Zusammenhängen von Ernährung, Natur und Kultur am Beispiel der südamerikanischen Indianer und ihrer Mythologie.*

www.palaeofood.de, Internet. Umfangreiche Informationen zum Thema Naturvölker, Evolution der Ernährung u.ä., *Anm.: Die Autoren der Homepage treten für eine Getreide- und Zuckerarme Kost ein.*

Ökologie

Die Eroberung der Natur: Eine Geschichte der deutschen Landschaft, D. Blackbourne, Pantheon-Verlag, 2008

Ebersberg oder das Ende der Wildnis. Eine Landschaftsgeschichte, Rainer Beck, Beck Verlag, 2003

Philosophie

Selbst-Natur-Sein. Leibphänomenologie als Naturphilosophie, Philipp Thomas, Akademie Verlag, 1999

Leib und Lebenswelt, Thomas Fuchs, Verlag Die Graue Edition, 2008

Ethik leiblicher Existenz: Über unseren moralischen Umgang mit der eigenen Natur, G. Boehme, Suhrkamp Verlag, 2008

Ernährung für Mensch und Erde: Grundlagen einer neuen Ethik des Essens, C. Opitz, Nietsch-Verlag, 1995

Psychologie

Gefangen im Schmerz. Befreiung durch seelische Kräfte, Arthur Janov, 1981, Fischer S. Verlag, 1981, *Anm.: Der Autor gilt als Begründer der Primärtherapie, die als »Urschrei-Therapie« weltweit bekannt wurde. Seine Werke beschäftigen sich mit den z.T. erstaunlichen Erlebnissen der Patienten während dieser gefühlsintensiven Therapie und den bemerkenswerten Schlussfolgerungen des Autors dazu.*

Anatomie der Neurose, Arthur Janov, Fischer S. Verlag, 1988

Frühe Prägungen, Arthur Janov, Fischer S. Verlag, 1988

Das neue Bewusstsein, Arthur Janov, Fischer S. Verlag, 1988

Lebendiges Träumen – Die Entdeckung des Durchbruchtraums, R. Corriere und J. Hart,

Asanger Roland Verlag, 1987, *Anm.: Folgebuch zu »Going Sane« (Lebendiges Fühlen), dem Grundlagenwerk der Feeling-Therapie. Ausgezeichnete Anleitung zur Intensivierung und therapeutischen Nutzung der eigenen Traumkräfte.*

Die Kunst des Träumens, Carlos Castaneda, Fischer Verlag, 5. Aufl., 1998

Ernährung und Psyche, K. D. Runow und Anne Calatin, Deukalion Verlag, 1995, *Anm.: Grundlagenwerk. Ein Muss für alle, die an einem Zusammenhang zwischen Essen, Gedanken, Gefühlen und Verhalten zweifeln.*

Die Psyche isst mit – Wie sich Ernährung und Psyche beeinflussen, Susanne Fehrmann, Foitzik-Verlag, 2006

Anerkennen, was ist. Gespräche über Verstrickung und Lösung. Bert Hellinger, Kösel Verlag, 14. Aufl. 2006, *Anm.: Guter Einblick in das systemische Familienstellen*

Ohne Wurzeln keine Flügel. Die systemische Therapie von Bert Hellinger, Bertold Ulsamer, Goldmann Verlag, 2008

Die Unwirtlichkeit unserer Städte: Anstiftung zum Unfrieden, Alexander Mitscherlich, Suhrkamp, 25. Aufl.; 2006

Visionäre Konzepte

Das schöpferische Universum: Die Theorie des morphogenetischen Feldes, Rupert Sheldrake, Ullstein Verlag, 1993

Das Gedächtnis der Natur, Rupert Sheldrake, Scherz Verlag, 12. Aufl., 2003

Das Gaia-Prinzip. Die Biographie unseres Planeten, James Lovelock, Insel Verlag, 1993

Die Macht der Meme. Oder die Evolution von Kultur und Geist«, Susan Blackmore, Spektrum Akademischer Verlag, 2005

Biologie des Lichts. Grundlagen der ultraschwachen Zellstrahlung, Fritz-Albert Popp, Blackwell Wissenschafts Verlag, 1984, *Anm.: Der Autor stellt in diesem Buch erstmals sein Konzept der intrazellulären Informationsübertragung mittels kohärentem Licht vor. Wegweisende Hypothese, die immer wieder von verschiedenen Wissenschaftlern aufgegriffen und weiterverfolgt wird. Diese Theorie beweist indirekt die Richtigkeit der Instincto-Hypothese, dass naturbelassene Nahrungsmitte für den Menschen am geeignetsten sind (höhere Lichtenergie bei natürlichen Nahrungsmitteln)*

Biophotonen – Neue Horizonte in der Medizin, F. A. Popp, Haug Verlag, 3.Ausg., 2006

Sonstiges

Die Kunst zu überleben – Survival, Rüdiger Nehberg, Kabel Ernst Verlag, 1981, *Anm.: Wegweisendes Erstlingswerk des Überlebensspezialisten Rüdiger Nehberg. Auch für alle, die Instincto in der Wildnis ausprobieren wollen, sind Nehbergs Bücher empfehlenswert und hilfreich. Sie sind eine wahre Schatztruhe voller Tipps und Tricks, (z.B. Fallenstellen, Kontaktaufnahme mit Urvölkern, erste Hilfe u.a.).*

Medizin-Survival. Überleben ohne Arzt, Rüdiger Nehberg, Piper Verlag, 2006

Abenteuer Urwald. Ausgesetzt im Urwald – Die Morde um Tatunca Nara«, Rüdiger Nehberg, Piper Verlag, 2008

Wo vor mir keiner war. Durch Dschungel und Wüste. Mein abenteuerliches Leben als Entdecker letzter unerforschter Gebiet, Douchan Gersi, Scherz Verlag, 1988

Exotische Früchte, Bernd Bieder, Baselife Verlag, 2000. *Anm.: Solides Nachschlagewerk über Vorkommen, Geschmack, Lagerung u.a. von rund 200 tropischen Früchten.*

IMAG. Das Instincto-Magazin, ca. 110 Ausgaben, unregelmässig erschienen seit ca.1987, Eigenverlag Chateau de Montrâme, Soisy-Bouy, Anfangs schwarz-weiss später farbig, jeweils 10-30 Seiten, diverse Autoren. *Anm.: Berichte über Instincto in Theorie und Praxis. Zahlreiche umfangreiche Essays und Reportagen zu den Themen rohes Fleisch, Selbstheilungen, Krankheiten aus Sicht von Instincto, die Schwierigkeiten bei der Suche nach ursprünglichen Produkten, Hintergründe zur Firma Orkos, Umbau des Schlosses, Leserbriefe und Reiseberichte. Die meisten Exemplare sind nicht mehr frei erhältlich.*

Dokumente des Institutes für genetische Anthropologie, Guy Claude Burger u.a., Chateau de Montrâme. 1987-2003. *Anm.: Schriften und Tonaufzeichnungen zu den Themen Instincto in Theorie und Praxis, neues Virenmodell, Metapsychoanalyse, Umgang mit Lebensmitteln u.a. Diese Dokumente sind nicht mehr frei erhältlich.*

Das Narrenzeitalter. Von der Hölle ins Paradies, Reinhold Schweikert, Natura Viva Verlag, 1989, freier Download unter: www.schweikert supergoofy.com

Kunst, Literatur und Film

Die Sternenwanderer, Bände 1 - 6, Kunstcomicserie von Moebius, *Anm.: Der bekannte französische Comiczeichner verarbeitet in den Bänden 2-4 seine Erfahrungen mit der Instincto-Ernährung. Diese Kunst-Comics sind vermutlich die beste Darstellung der Instinctothematik / Metapsycholanalyse überhaupt. Luzide, schamanisch, zivilisationskritisch. Einfach genial.*

Der Garten der Lüste, Triptychon, Hironymus Bosch, um 1500, ausgestellt im Museo del Prado

Das Parfüm, P. Süsskind, Diogenes, 46.Aufl.,1994, *Anm.: Die Macht der Gerüche; Klassiker*

Walden oder Leben in den Wäldern, H. D. Thoreau, Dt-Verlag, 1999

Aus den Tagebüchern 1837-1861, H. D. Thoreau, Tewes Verlagsbuchhandlung, 1996

Matrix, SF-Film, USA,1999, Regie: A. u. L. Wachowski, Darsteller: Keanu Reeves, Laurence Fishburne u.a., *Anm.: Kongeniale Umsetzung der Welt-hinter-der-Welt-Thematik.*

Instinkt, Spielfilm, USA, 1999, Regie: Jon Turteltaub, Darsteller: Anthony Hopkins, Cuba Gooding jr.

Internet - Informationen und Foren zum Thema Rohkost

www.rohkostnetz.de, *Anm.: Sehr informatives Forum auch zum Thema Instincto*

www.rohkost-fuer-uns.de, *Anm.: Umfangreiche Informationen zur Rohkost/Urkost*

www.rohkost.ch, *Anm.: Homepage der Rohköstlerin Katrin Seiler*

www.rohleben.de, *Anm.: Allgemeine Infoseite zur Rohkost*

www.rohkostszene.de, *Anm.: Diverse Foren zum Thema Rohkost*

www.instincto.net, *Anm.: Insiderforum. Beschränkter Zugang*

www.urkostmitbrigitte.de, *Anm.: Umfangreiche Infos zur Rohkost (Urkostphilosophie)*

www.erdbeerkinder.de, *Anm.: Homepage der Biologin Traudel Weustenfeld, private Erfahrungsberichte zum Thema Kinder u. Rohkost. Hilfreich: umfassende Ärzteliste.*

www.ecologos.org/instinctotherapy.htm, *Anm.: Interview mit G. C. Burger, engl.*

http://members.yline.com/~naturpur/marial.html, *Anm.: Bericht einer Selbstheilung von Krebs mittels Instincto*

http://www.rohkostwiki.de, *Anm.: Literatur und Infolinks zum Thema Rohkost und Instincto (auch rohes Fleisch, Erfahrungen mit dessen Verzehr, Orkos und Kassia)*

home.arcor.de/sie_befinden_sich_hier/content/instinkttherapie.htm, *Anm.: Infos zu Instincto, Selbstheilungen, Metapsychoanalyse, Missbrauchsgeschichte u.a., Seite ist tendenziös und meinungsmachend und nicht mehr auf dem neuesten Stand, einige Fakten zu Instincto sind falsch. Lesenswert in Bezug auf Haltung der Medien zu Instincto.*

www.selbstversorgerforum.de, Internet, *Anm.: Sehr umfangreiche Homepage zu genau diesem Thema* www.antivegan.de, Internet, *Anm.: Unterhaltsame »andere« Seite der Ernährung*

Anmerkung: Unter der Bezeichnung *Paleo-Food* oder *Paleo-Diet*, bzw. *Raw-Paleo-Diet* finden sich seit einigen Jahren im englischsprachigen Internet div. Info-Seiten und Foren (z.B. *Caveman-Forum*). Diese auch als »Steinzeit-Diät« bezeichneten Ernährungsformen können als Spross der Instincto-Szene gesehen werden, da viele theoretische Übereinstimmungen zu finden sind.

Lebensgemeinschaften

FRIEDENSGARTEN, 02627 Pommritz, Deutschland, Rohkost-Projekt der Schenker-Bewegung, Homepage: www.die-schenker.net, *Anm.: Die Schenkerbewegung wurde bekannt durch »Öff-Öff«, den Waldmenschen, über den die Medien schon mehrfach berichteten. Sympathische, wenn auch ein wenig skurrile Präsentation der Rohkost.*

PANGAIA, Hawaii, Big Island (südl. Inselteil), Homepage: www.pangaia.cc/index.html, *Langjährige echte Rohkost-Kommune mit Besuchs- und Kurmöglichkeiten. Eigener Permakulturanbau.*

Projekt BIOLEEN, Jörg Sameisky, Masze 2, Nowa Wies Elka, Polen. *Anm.: Echte Aussteiger-kommune auf Basis von Permakultur, Trockenobstbau, Jagd, Fischerei (Rohkost/Instincto).*

EL PARAISO, San Bernadino, Paraguay, Homepage: www.rawfood-community.info, *Anm.: Gegründet 2008, Noch im Aufbau und auf Teilhabersuche.*

PARADIES-INSEL-SYSTEM, 7320-999 Castelo de Vide, Portugal. *Anm.: Langjähriges Projekt, gegr. von Reinhold Schweikert, Verwendung von Ziegen- und Schafmilchprodukten. Besuch und Mitarbeit möglich. Übernachtet wird im Freien unter Schutzdächern. Mitbringen technischer Geräte (Handys etc.) unerwünscht.*

ECOFOREST, Puente Valenciana (bei Malaga), Spanien, www.ecoforest.org.

LA CASCADA, Ojén (bei Malaga), Spaniel, www.communidadcruda.org ,*Anm.: Eigenanbau, Urlaubsmöglichkeiten, International, eigene Zeitschrift*

CANA DULCE, Coin (bei Malaga), Spanien, www.permaculturacanadulce.org

KUMU AINA, Hawaii, www.home.c2i.net/kumu.aina/, *Anm.: Farm, Permakulturprojekt, Möglichkeit der Mitarbeit*

Urlaubs- und Kurmöglichkeiten

KARUNA, Rohkostpension, 56414 Bilkheim, Deutschland, *Anm.: Inhaber der Pension sind Instinctoerfahren und geben auf Wunsch Anleitungen zu dieser Diät. Orkos-Produkte vor Ort erhältlich. Interessantes Rahmenprogramm. Homepage: www.rohkost-pension.de*

HAUS DER GASTFREUNDSCHAFT, 02627 Pommritz, Projekt der Schenker-Bewegung. *Anm: Rückzugsmöglichkeit für alle, die mit Rohkost und bei einfachen Lebensbedingungen einmal »aussteigen« und sich neu finden möchten. Homepage: www.die-schenker.net*

BASELIFE, Rohkostcamps und organisierte Rohkosttreffen. Leiter: Bernd Bieder, Homepage: www.baselife.de

FRESHFIRST, Homepage: www.freshfirst.de, Anm.: Heilwanderungen mit Fasten und Rohkost, Leiter Peter Dreverhoff hat umfangreiche Erfahrungen mit Instincto.

Bezugsquellen für rohe Nahrungsmittel

ORKOS, www.orkos.com, *Anm.: Europaweit größtes Sortiment an naturbelassenen Nahrungsmitteln (Landesfrüchte, Tropenfrüchte, Nüsse, Oliven, Honige, Datteln, Fisch, Fleisch uvm.)*

PASSION 4 FRUIT, www.passion4fruit.com, *Anm.: Großes Sortiment an tropischen Früchten aus Thailand u. Sri Lanka*

TROPENFRUCHT.DE, www.tropenfrucht.de, *Anm.: Großes Sortiment an Tropenfrüchten aus Thailand. Vertreten wird die Urkost-Philosophie von Franz Konz*

FAIR FRUIT, www.fairfruit.de, *Anm.: Großes Sortiment an Früchten aus Sri Lanka*

http://wiki.allesroh.de/wiki/Rohkost-Versender, *Anm.: Liste von Rohkost-Versendern mit Testberichten von Rohköstlern*

Geräte

Messgerät »Stressometer Comby ADTM 60«, TNR Technology, Frankreich. *Anm.: Wissenschaftlich fundiert entwickeltes Gerät zur speziellen Messung des aktuell im Körper vorhandenen Tremors (unbewusstes »Zittern«). Dieser Tremor lässt Rückschlüsse auf den neuronalen Stress zu, der sich u.a. auch bei falscher (gekochter) Ernährung im gesamten Körper einstellt. Produktinformationen unter: www.tnr.fr/adtm60/pres60en.htm*

Anmerkung: Von den Inhalten der in diesem Verzeichnis angeführten Internetseiten distanziere ich mich ausdrücklich. Die Auswahl der Adressen erfolgte ausschließlich nach dem Gesichtspunkt der Informationsvielfalt. Inwiefern die erwähnten Webseiten mit schädlicher Software (Trojaner u.ä.) belastet sind, kann ich nicht beurteilen. Das Aufsuchen dieser Seiten erfolgt auf eigene Gefahr. Ebenso distanziere ich mich ausdrücklich von allen Gruppierungen und Vereinen, die mit der Rohkost in irgend einer Weise zu tun haben. Dieses Buch wurde ohne jede Einflussnahme seitens solcher Gemeinschaften verfasst.

A

Acrylamid 260
Allergien
- Grundsätzliches 289
- Kreuzallergien 290
Alliesthesie *Siehe* Instincto
Anopsologie *Siehe* Instincto
Appetit 156
- aromatische Substanzen 259
- bei Instincto 417
- Belohnungseffekt 309
- Brotsucht 309
- Entgiftungssymptom 413
- Instinkt 365
Appetitlosigkeit
- bei grippalen Infekten 293
Archetypus
- Mutterbild Rohkost/Kochkost 179
Ardipithecus ramidus 303
Australopithecus 302

B

Benzpyren 260
Berlepsch, Fabian von 395
Bieder, Bernd 396
Bioleen
- Rohkost-Projekt 352
Blind riechen
- Siehe Instinct-Training
Borderline-Persönlichkeiten 351
Bromelin 263
Burger, G.C. 63
- Buch "Die Rohkost-Therapie" 17, 26
- Evolution 240
- Fleisch und Instincto 327
- Instincto und Fleisch 158
- Krebsheilung 327
- Metapsychoanalyse 447
- neuronale Rückkopplung 360
- Theorie zu Weizen und Stress 123
- Verhaftung 108
- Virenmodell 283
- zur Person 70
-Instincto I. Seminar 67
Verurteilung 13
Burger, Jean-Marie
- Urwald-Experiment 101
- zur Person 100
Burger, Nicole 329
- Krebserkrankung 326

C

Chateau de Montrâme 103, 110, 370, 447
- Reunion 105
Cholera 271

D

Desensibilisierungs-Therapie 291
- um von Instincto loszukommen 370
Detoxination *Siehe* Entgiftung

E

Ekel
- Entgiftungsreaktion 294, 321
- Psychologie 153
- Tabuisierung 293
- Überwindung 73, 93, 188
- und Instinkt 188, 191
- vor Durian 136
- vor Fisch 169
- vor Insekten 382
- vor rohen Produkten 97
Elektrosmog 288, 331, 387, 445
- negative Umwelteinflüsse 444
- Wirkung auf Immunsystem 269
Entgiftung 174, 226
- Autoimmunkrankheiten 284
- bei Instincto 31
- Beispiel 114
- Getreideüberlastung 290
- Grundsätzliches 273, 292
- Kassia 63, 81
- Körpertraum-Phänomen 321
- Krankheiten, Seuchen 271
- Maillard-Substanzen 69
- Milchprodukte 169
- Psychische Wirkung 108
- Reinheitsneurose 105
- und Psyche 360
- während Instincto 417
- Wechsel Kochkost-Rohkost 213
Enzyme
- Grundsätzliches 262
Epigenetik 348, 440
Evolution 74
- Anpassung (Instinkte) 65
- des Bewusstseins 303
- des Gehirns 317
- des Menschen 302
- Hygienemassnahmen 271
- Immunsystem 264

- Krankheitsbegriff 270
- Mikroben im Menschen 270
- und Kochkost 261
- variable Genaktivitäten 348
- Virenmodell 283
- Wiege der Menschheit 301

F

Feinstaub 106
Feuerbach, Ludwig 238
Fischgeruch
- Instincto-Praxis 147
Fleisch
- Qualität 403
Fließgleichgewicht 350

G

Genetik .... *Siehe* a. Epigenetik
- Anpassung an Topenfrüchte 381
- Junk-DNA 348
Gen-Technik
- Gen-Food 334
Geruch
- eingebildete Gerüche 44
- Körpergeruch bei Instincto 111
-Instincto-Praxis 66
Gerüche
- Durian 194
- im Alltag 435
- Instincto-Praxis 182, 380
- Körpergerüche 111
- Maillard-Stoffe 257
- Psychologie 237, 240
- Reaktion 120
- Relativität von Gerüchen 147, 163
- Wahrnehmung 230, 233
- Wahrnehmungstraining 376, 377
Geruchssinn
-Instincto-Praxis 66

H

Heilung 65, 293
- Heilungsproblematik 17
- Rohkost, Krebs, rechtl. 287
- Selbstheilung 70, 278, 288, 292
- Spontanheilung 118
- Störungen 276
- von Krebs (Rohkost u. Fleisch) 403
- von Krebs .... 327 *ff*
Heißhunger
- durch Brotentzug 309
- Kassia 410
Hesse, Herrmann 321
Hippocampus 318
Hölle
- Begriff i.d.Theologie 361
- chemische, elektrische 359
- Definition nach J.C. Lilly 357
- Definitionen 357
- sprachgeschichtl. 364
- Urbild als Gefühlszustand .... 356 *ff*
- Urbild als Krankheitsbild 359
Homo ergaster 303
Homo habilis 302
Homo sapiens 304
Homo sapiens sapiens 336
Homöostase 350
Hunger
- in der Natur 307
- Legende 453
- Verwechslung mit Durst 413
Hungergefühl 32, 440
- bei Instincto 417
- bei Rohkost 174
- Definition 307
- durch Fleischmangel 213
- Evolution 308
- Kassia 409, 412
- Unterschied Rohkost/Kochkost 431
- während Instincto 404
Hungerstreik
- bei Kleinkind 151

I

Instincto 16
- Alliesthesie 95
- als Basisernährung 430
- als Finallösung bei Krankheiten 129
- als Kind 191
- als Kur 293
- ältester Instincto 100
- Autonomiebegriff 188
- bei einem Säugling 338
- bei Allergien 72
- bei Kindern 93, 96, 337, 354
- Chateau de Montrâme 90
- Diät beenden 426
- Entgiftung 117
- Entgiftungen 106, 296, 320
- Entzauberung der Kochkost 368
- Erfahrungsbericht .... 38 *ff*
- Evolution 302

- Fleisch 403
- Fleischgenuss 152, 156, 157
- Grenzerfahrung ....161 *ff*
- Gruppe Montrâme........................105
- Gruppierung 87
- Güteklassen..................................380
- Heilungsproblematik 331
- Heimatbegriff................................353
- Himmlische Phase 418
- Hintergrund Fleischverwendung ... 158
- in der Natur 220
- Instincto-Kind 73
- Kaffeesucht 250
- Kassia ....63, 80, *410 ff*
- Konfliktfeld 103
- körperliche Veränderung 55
- Krebserkrankung 326
- Küchenausstattung........................390
- Lebensgefühl 46
- Metapsychoanalyse ....447 *ff*
- Milchprodukte 44
- mit Handelsprodukten 384
- Motivationen................................372
- Mustertag einer Diät 408
- Natur/Kultur (Probl.) 335, 351
- Ökologie 381
- Praktische Ausführung ....369 *ff*
- Produkteauswahl..........................398
- psychische Wirkung 105
- Psychologie
Mutterbild 178
Selbstbetrug 328
Wahrnehmung..............................238
- Psychologie................................344 *ff*
- Reaktion von Hunden 436
- Regeln (Leitbild)..........................422
- Reinheitsideal 109
- Relaivität von Giften 379
- Riechtraining 377
- Rückfall mit Kochkost..................214
- Schärfung der Instinkte................239
- Sekte 77, 104
- Seminar 62
- Soziales 81, 140, 150, 186, 221, 434
- Spekulativer Ausblick 355
- Szene 17, 150
- Therapiebegriff 70
- Trauma 159, 352
- Trauma 160, 203
- und Brot-Sucht..............................123
- Versorgungsproblem 198, 384, 433
- Verzehr von Verschimmeltem.......166
- Wasser ....411 *ff*
- Zahnprobleme 173
- zur Gründungsgeschichte 73
Instincto-Therapie ....*Siehe* Instincto
Instinkt ....
Siehe a. Sexualinstinkt,
Siehe a. Nahrungsinstinkt
Siehe a. Umweltinstinkt
- Appetit 156
- bei Tieren 392, 433
- Definition 230, 235
- Durchbruchserlebnis......................184
- Entgiftungen 292
- Evolution..74
- Fleisch 152, 157, 403
- Folgen uninstinktiven Verhaltens..189
- Geschlechtsspezifisch 165
- Grundsätzliches 59, 188, 264, 339
- instinktiv leben 236
- Instinktive Gier 60
- Krebsproblematik 327
- Mensch und Tier 234
- metaphysisches Erlebnis................136
- Prägungsmuster 241
- Psychologie 341, 345
- Reaktion auf Kochkost 304
- Reaktion auf Verdorbenes 163
- Reflexhandlungen 379
- Soziologie 102
- Stufe der Unschuld 191
- Tabuisierung 236
- Unterdrückung 236
- Urgeschichte des Menschen 303
- Urwaldexperiment 101
- US-Spielfilm "Instinkt" 361
- Wolfskind-Phänomen 246
Instinktive Impulse
- beim Kind 339
Instinktive Kur 293
Instinktive Sperre
- bei Wasser 406
- Erlebnis 34, 35
- Evolution 303
- Fleisch 159
- Mechanismus 56
- Salatproblem 427
- Selbstbetrug (Kochkost) 428
- Verlust bei Kochkostverzehr 58
- Wolfskinder 247
Instinkto
- Krebserkrankung 327
- und Weihnachten 176

J

Janov, Arthur
- Primärtherapie ... 249
- Schmerztheorie ... 317

Jasmuheen
- Lichtnahrungs-Konzept ... 13, 218

K

Kadmium ... 106

Kaffee ... 241, 381
- Blockade gegen Rohkost ... 214
- Maillard-Stoffe ... 280
- Sucht ... 313, *350 ff*
- Suchtkreislauf ... 310
- Wirkung (psych.) ... 213, 315

Kakao ... 241, 315

Kochkost ... *Siehe* a. Maillard-Substanzen
- Allergien ... 290
- Anziehungskraft für Tiere ... 305
- emotionale Wirkung ... 105
- Entgiftungstheorie ... 295, 296
- Enzymatik ... 262
- Heimatbegriff (phil.) ... 351
- im Vergleich zur Rohkost ... 18
- Immunsystem ... 272
- inhärente Masslosigkeit ... 60
- Körpergerüche ... 112
- Maillard-Substanzen ... 70, 261
- neuronale Wirkung ... 107
- Ökologie ... 355
- ökologische Überlegungen ... 314
- Phänomen des Körpertraums ... 321
- philosophisches ... 350
- Prägung auf K. ... 171, 249, 351, 353
- Prägung beim Kind ... 339
- Psychologie ... 344 *ff*, 366
- Rückfälle bei Instincto ... 161
- Sucht ... 308
- Töten und Schuld ... 155
- Verwirrung des Instinktes ... 58

Kokosnuss-Keimlinge ... 167

Kollath, Prof. W. ... 407, 444

Konz, Franz ... 249
- Vegane Rohkost ... 352

Körpergerüche
- bei Instincto ... 111
- Kochkost ... 113

bei Instincto ... 112

Krebs
- Instincto und Krebserkrankungen .. 330

Kupfersulfat
- Bio-Anbau ... 383

L

Lichtnahrung ... 218

Limbisches System ... 318

M

Maillard-Feld
- Modellentwurf ... 315

Maillard-Substanzen ... 31
- Ausscheidung ... 293 *ff*
- Entgiftung ... 278
- Entstehung ... 69, 106 *ff*, 259 *ff*
- in der Umwelt ... 254, 316
- Kaffee ... 428
- Psyche, Rückkopplungsphänomen 360
- psychische Wirkung ... 315

Makrobiotik ... 262

Metapsychoanalyse ... 448

Möller, Michael Lukas
- Krebserkrankung ... 329

N

Nahrungsinstinkt
- bei Kindern ... 93
- Beispiel Funktionsweise ... 33, 40, 72
- Durchbruchserlebnis ... 184
- Fleisch ... 158
- Grundsätzliches ... 59, 64
- Kassia ... 409
- Reaktion auf Kochkost ... 59
- Reaktion auf Verdorbenes ... 163
- Reflexhandlungen ... 379
- Wasserqualität ... 405

beim Kleinkind ... 339

Natur ...
- contra Kultur ... 15, 98, 346
- Evolution ... 283, 304
- Immunsystem ... 264
- innere und äussere ... 264
- Kochkost ... 59
- Mensch ... 15, 234, 336
- Mutterbild ... 178
- natürlicher Schimmel ... 164
- Philosophie ... 367
- Relativität ... 380
- und Instincto ... 220
- Urwaldexperiment ... 101
- Werden und Vergehen ... 166

Naturvölker ... 350

NCA (Neue Chemische Arten) .... *Siehe* Maillard-Substanzen

O

Orkos
- Chateau de Montrâme 91
- Fleisch 402
- Fleischqualität 156, 159
- Folgen der Verhaftung Burgers 195
- Gründungsgeschichte 73
- Kassia 403
- Logistik (früher) 77, 148, 182
- Logistik (heute) 194
- Orkos prestige 394
- Orkos selection 396
- Philosophie 74
- Preisproblematik 78
- Qualität (Erlebnis) 76
- Qualitätsveränderung 395, 396
- seltene Früchte 201
- Unternehmensgeschichte 394
- Verdächtigungen 13
- Versorgungsproblematik 128
- Warenherkunft 79
- Wildfleisch 325

P

Pangaia
- Rohkost-Kommune 353

Papain 263
Paracelsus 46, 118
Parkinson 185
passion4fruit 383, 393, 396
Phytotherapie 379
Phytotherapie-Set 404
Pocken 271
Polen
- Bioleen-Projekt 381

Portugal 247
Prione 276, 444
Pyrolyse 258

R

Reflex
- Definition 230

Riechen .... *Siehe* Gerüche
Rilke, Rainer-Maria 355
Rohkost
- Erscheinungsbild 367
- Instincto-Experiment 30
- Paradies-Insel-System 247
- Plädoyer 15
- und Fleisch 157
- und Kaffee 212, 250
- und Parkinson 185
- vegane 352
- Wahrnehmungen 216
- Zahnprobleme 174

Röststoffe .... *Siehe* Maillard-Substanzen

S

Samaisky, Jörg 352
Sameisky, Jörg
- Projekt Bioleen 381

Schamanismus 326
Schimmel 163
Schokolade 241
Schuld
- G.C. Burger 17
- Instincto und Fleisch 156
- Instinkt und Ethik 345
- Kochkost und Ethik 155
- Metapsychoanalyse 449
- Rohkost und Ethik 154, 155
- Stufe der Unschuld 191
- Unschuld des Kindes 96
- Unschuld von Kindern 94

Schuldgefühl
- Tötung eines Tieres 152

Schuldgefühle
- beim Kochen 94, 425

Schweikert, Reinhold 247
Selbstheilung .... *Siehe* Heilung
Selektionsprinzip 283
Sexualinstinkt 235, 237
Strychnin 248
Symbol
- Kochen als symbolischer Akt 366

T

Teufel
- Urbild als Gefühl 357
- Urbild (Anhang: *Eine Legende*) 456

Tierhaltung
- BSE u.ä. 315
- Viehzucht, Krankheiten 60

Trieb
- Definition 230
- Mensch und Tier 234

U

Umweltgifte 269
Umweltinstinkt 235
- erweiterte Sinneswahrnehmung..... 243
- Funktionsweise 239, 240
- Raumwahrnehmung 242
- Sonnenlicht 242

Unschuld
- bei Kindern 94
- Instinkt und Ethik 345
- Metapsychoanalyse 449

V

Val Cramosino 220
Vegetarierin 98
Viehzucht 308
- Fleischkonsum 154
- Krankheiten 60

Viren 28, 69
- Entgiftungen 281
- Feindbild 276
- Grundsätzliches 282
- neues Virusmodell 281

W

Wandmaker, Helmut 249, 330
Wolfskinder 246